COMPUTER SYSTEM FOR MEDICAL CENTER

병원관리를 위한
컴퓨터 시스템

남태희, 김영민 공저

D.B.Info

머리말

이 세상은 하루가 다르게 빠른 속도로 변화하고 있다. 특히 정보를 다루는 관리자들은 더욱더 그러하다. 매일 최신의 정보를 업데이트 하는 것부터 시작해서 운용 관리에 이르기 까지 항상 긴장의 연속 속에서 살고 있다. 컴퓨터를 이용하여 병원 업무의 전반을 관리하는 일도 그러하다. 매일같이 새로운 환자의 입력과 환자의 질병을 데이터베이스화하여 운용 관리하는 작업도 매우 다양하다. 또한 새로운 질병에 대한 대처 방안으로 모든 질병에 대한 의사결정까지도 이제 컴퓨터가 아니면 할 수 없는 시대에 살고 있다. 그 만큼 시대는 변모하였고, 복잡 다변화 하였다는 것이다.

원천적으로 의료(醫療)라는 용어는 단순 "의술로 병을 고치는 일"이라고 정의할 수 있다. 그러나 의료라는 이 한 단어가 의미하는 내용은 매우 다양하다. 병원에서 진단, 진료, 치료, 예후 등 의사가 환자를 대상으로 의술을 행하기 위한 구체적 표현이기도 한다. 또한 의료라는 단어와 함께 사용되는 여러 단어 중 전산은 의료 행정과 병원 실무 분야를 보다 구체적으로 관리 응용할 수 있는 실무적 학문으로 짐작할 수 있다. 본 서의 병원컴퓨터개론은 앞서 언급된 의료와 컴퓨터란 단어가 만들어낸 포괄적인 병원전산시스템이다. 즉, 이것은 의료인 및 기타 의료 관계자들이 원내 발생하는 제반적인 업무에 대해 컴퓨터라는 도구를 이용하여 관리하는 것이다. 또한 컴퓨터는 단순 자료로서 방치되어 있는 환자의 병력, 일일 치료 및 진료 기록, 주 또는 월별 단위로 기록된 수익 등을 일괄 원천 데이터베이스화하여 향후 원내 수익 분석 및 다양한 질병에 대한 완치률 등을 추세선 등과 같은 그래프로 쉽게 분석할 수 있게 해준다.

이제 병원의 업무도 과거 단순 환자의 진료 수준에서 벗어나 최첨단 의료기기를 이용한 과학적 진료 및 치료 기법으로 환자 중심의 시설 투자를 하지 않으면 시장 원리의 경쟁력에서 밀리게 된다. 또한 질병에 대한 새로운 치료법 및 완치의 정보를 항시 연구함으로서 환자의 생명은 물론 무 고통 질병 치료를 위한 새로운 치료 기술들을 개발하기 위해 무한한 정보를 활용할 수 있는 기회를 가져야 한다. 결국 병원 전산화는 병원에서 발생하는 제반적 업무를 자동화하여 일원화로 운영 관리하는 것이다.

이에 맞춰 본서는 통상적인 의료와 전산의 밀접한 관계를 분석하고 이를 응용해 갈 수 있게 집필하였다. 특히 본서는 이론과 실습을 병행할 수 있게 집필되어 의료 전산을 처음 접하는 초보자들이 쉽게 이해하고 넘어 갈 수 있게 설명하였다. 본서의 내용은 의료인, 의료기사 기타 이해관계자들이 의료 행위를 함에 있어서 꼭 알아두어야 할 지식과 방향 제시 등을 체계적으로 구성하였으므로 특히 컴퓨터에 의료를 접목하는 과정을 배우고자 하는 학생들에게는 많은 도움이 될 수 있는 기본 지침서가 될 것으로 짐작된다.

끝으로 본서에 대한 미비한 점은 앞으로 계속 수정 보완하여 완벽한 사용자 지침서로서 최선을 다할 것이며, 바쁘신 가운데서도 편집에서 출판에 이르기까지 애써주신 복두출판사 사장님이하 직원 여러분에게 감사드리는 바이다.

저자 씀

차례

CHAPTER 1

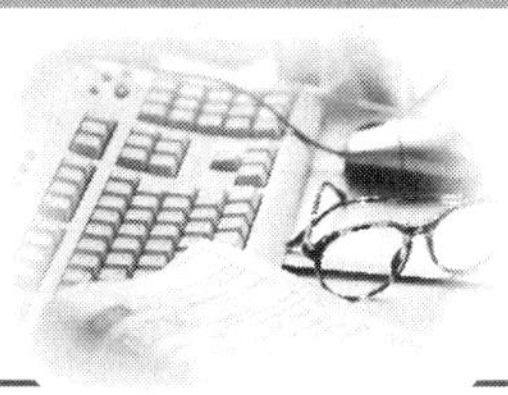

병원지식과 정보

1.1 지식화 사회 개요

오늘날 우리는 정보의 홍수 속에 살고 있다. 매일 새로운 정보들이 쏟아져 나오는가 싶더니 순식간에 사라져버리는 정말 정신없는 시대에 살고 있다. 이러한 시대는 과거 조직이나 집단속에서 정보를 찾는 방식이 아닌 개인의 아이디어나 지식을 새롭게 받아들이는 개인의 창의성을 존중해주는 사회로 변모하였다.

고대 유명한 철학자 아리스토텔레스는 "인간은 사회적 동물이다."라는 유명한 명언을 남겼다. 여기서 사회라는 것은 고대 로마의 도시국가 제도를 의미한다. 고대 도시국가는 인간들이 서로 어울려 살아가는 공동체 즉 하나의 집단으로서 서로 생각하며, 의논, 토의하고, 그러다가 새로운 사실들을 발견하면서 점점 인간 생활의 질을 풍요롭게 형성해나가는 것이 가장 이상적인 사회 구조라고 생각하였다.

그 당시에는 어떤 인간은 집을 짓는데 혼신의 노력을 다할 것이고, 또 어떤 인간은 자연재해로 인한 위험을 사전에 막기 위해 여러 방법들을 고안해 낼 것이다. 이러한 생가들이 모여서 인간의 삶을 구축하는 것이 바로 이상적인 사회적 구조라고 생각했다. 이러한 시대에서 새로운 사실의 발견 즉 정보는 획기적이었다. 그것은 정보를 만들어내기 위한 기본적인 자료들이 너무나 부족한 시대였기 때문이다.

이와 같이 오늘날 사회구조는 빠르게 변모하는 정보화 사회, 혹은 급속도로 발전하는 지식화된 정보화 사회가 되었다. 여기에 정보처리를 편리하게 도와주는 컴퓨터는 더 이상 특수목적용으로 사용되는 기계가 아니며, 일상생활의 각 분야에서 널리 활용 될 수 있는 새로운 문명의 이기로서 자리 매김을 확보한 것이다. 전 세계의 컴퓨터 보급률이 급속도로 빨라지고 있는 오늘날, 매일 새롭게 업데이트되는 새로운 정보는 우리 생활의 질을 향상시켜준다. 지금까지, 과거 새로운 정보를 만들기 위해서는 많은 시간과 노력이 필요했다. 그러나 오늘날의 정보는 최신의 정보통신기술을 기반으로 하기 때문에 인간의 최소한 창의적 아이디어 발견은 결국 기존 연관된 정보와 함께 융합 시뮬레이션에 의한 새로운 응용 정보를 탄생시키는 윤회적 형태의 지식 정보화 사회로 진보해가고 있다.

최근까지만 해도 정보사회 또는 "know where" 즉 필요한 정보가 어디에 있는지 알고 그 정보를 자유롭게 활용할 수 있는 능력자가 인정받는 사회였지만 이제는 그 정보를 어떻게 응용하는가? 즉 새롭게 응용을 능숙하게 잘하는 사람이 대우받는 세상이 되었다. 이게 바로 지식(knowledge)인 것이며, 미래는 정보를 응용한 지식화 사회로 나아가는 것이다. 즉 지식은 정보를 이용하여 새로운 아이디어를 창출해내는 것을 의미한다. 이러한 정보의 개념은 인간 삶의 질을 향상시켜주는 원천이라 할 수 있으며, 보다 나은 정보화 사회를 건설하는 주요한 지식이라 할 수 있다.

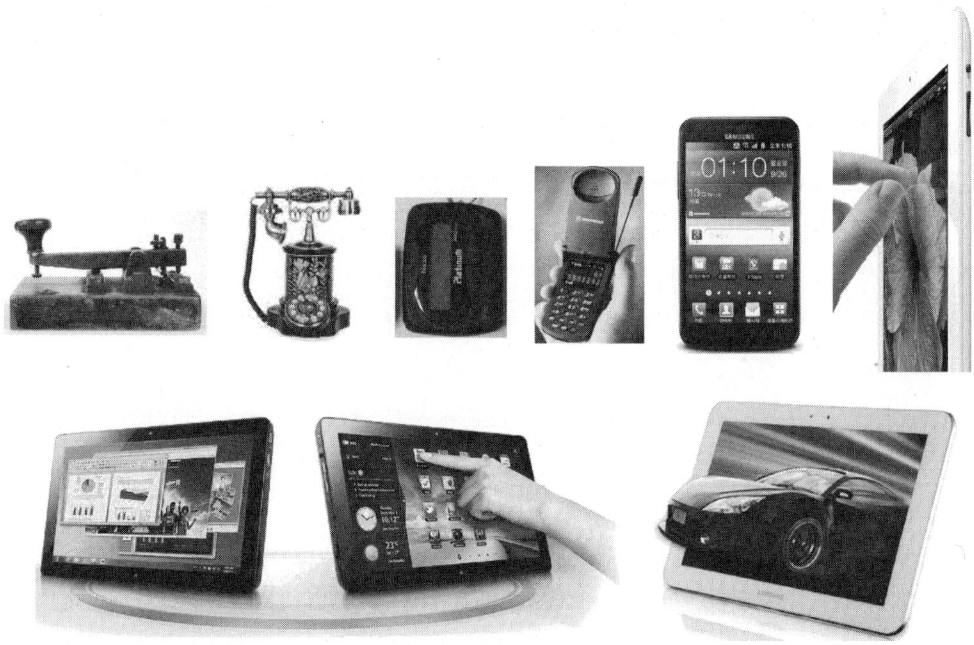

[그림 1-1] 정보 통신 기기들

과거 및 오늘날까지 기본적으로 설치된 통신수단은 고정된 유선 전화이다. 사실 처음 유선전화가 개발되었을 때는 획기적인 정보기술의 결정체였다. 그러나 오늘날 전화의 진보는 전화통화는 물론 인터넷, 메일, 동영상 시청, 카메라, 앱(어플리케이션 줄인 말), 트위터(twitter), 페이스북, 소셜 네트워크 서비스(SNS, Social Networking Service) 기능 등 다양하게 활용될 수 있게 개발되었으며, 유무선이 가능해 어디서든지 자유롭게 정보를 접할 수 있게 되었다. 이와 같이 기존 정보 기술을 응용하여 새로운 사실들을 만들어 낸 결과물을 지식이라고 정의할 수 있다. 따라서 지식화 사회에서 지식은 정보 중에서 이용자의 목적에 맞게 유용하고 새로운 부가가치를 창출할 수 있는 것일 때 지식이라고 한다. 즉 여러 정보가 조직화 체계화되어 새로운 부가 가치 창출로 이어질 수 있을 때 지식화 사회로 한층 나아갈 수 있을 것이다.

오늘날 지식을 창출할 수 있는 원천인 정보를 한 마디로 정의하는 것은 매우 쉽다. 그러나 그 정보가 우리 일상생활에 우리가 느끼지 못하는 매 순간 우리의 생활습관에 자연스레 자리 잡고 있었던 여러 생활의 틀에 박힌 습관적 생활 정보를 한마디로 표현하기는 매우 어렵다. 우리가 정의하는 정보는 보통의 정보라는 단순 용어로 표현하면서 모든 사실들을 함축시켜 나타내기도 한다. 이러한 습관적 생활 정보가 이제는 인간과 너무나 친숙하여 이러한 것들이 없이 인간의 삶을 살아간다는 것은 생각할 수 도 없을 것이다. 그 만큼 우리도 모르게 정보가 우리의 삶에 깊숙이 파고들어 인간 생활의 주요한 부분을 담당하고 있었던 것이다.

이러한 정보가 꼭 필요로 한 곳 중 하나가 병원 및 의료기관이다. 의료기관은 의료인이 매 순간마다 인간의 생명을 담보로 시술해야하는 환자의 질병에 대해 의료인 자신의 정확한 판단력과 이를 뒷 받침해주는 의료 지식 그리고 제반 의료 정보 기술 등이 융합되어 환자의 생명을 구하게 된다. 이와 같이 의료인이 환자의 생명을 구할 수 있는 근본적인 지식은 의료인 자신이 지금까지 학습한 의료 기술과 수많은 진료 정보 등 이러한 사실들이 경험적으로 많은 환자의 새로운 새 생명을 제공해주기도하며, 이 또한 새로운 정보로 탄생되는 정보 기술로서 또 다른 환자의 질병을 치유하는 원천이 되기도 한다. 즉 정보를 이용하여 지식을 만들고, 그 지식은 또 다른 정보로서 활용되어 지면서 또 다른 지식의 원천이 되기도 한다는 것이다.

의료기관에서의 의료인(의료인이라 함은 의료법 제2조 제1항에 기술된 내용으로, 보건복지부장관의 면허를 받은 의사, 치과의사, 한의사, 조산사, 간호사를 의미한다.)은 환자를 치료할 수 있는 능력도 중요하지만 이에 새로운 의료기기 도입 및 병원에서의 환자 질적 서비스 즉 질병 치료 및 관리를 위한 새로운 정보 제공 또한 치료 못지않게 중요한 요인이다. 그러므로 병원은 이제 경험 많은 의료인뿐만 아니라 의료시설 및 의료 서비스 개선에 많은 비용을 투자하지 않으면 개방된 의료시장에서 존폐위기를 맞을 것이다. 이제 병원은 환자의 다양한 의료 서비스에 목적을 두어 개선된 진료 및 치료 정보 제공과 맞춤식 질병관리 시스템으로 환자 삶의 질을 개선시키는 평생 동반자 역할로 발전되어야 할 것이다.

정보(information)의 의미를 한마디로 정의하자면, 분산된 자료들을 조직적이고 체계성이 있게 정리해 둔 자료(data) 중에서 정보 이용자가 필요한 정보를 추출하여 이를 유용하게 이용하는 과정이라고 정의한다. 예를 들어, 단순 정보라 함은 병원에서 의사가 환자를 진찰할 때 새로운 질병에 대한 정보 검색이나 또는 의학 문헌 정보 검색 등의 활용이 여기에 해당한다. 또한 A기업의 과거 매출현황 정보와 사회 현실적 정보를 고려하여, 미래 어떤 분야가 새롭게 발전해 갈 수 있는지를 예측할 수 있는 시스템 또한 기본 바탕이 되는 것이 바로 정보이다. 여기서 알려진 정보는 정보로서의 그 가치가 끝나는 것이 아니라 새로운 정보를 창출하는데 매우 중요한 일익을 담당하게 된다. 이와 같이 기존 정보는 계속적으로 새로운 정보를 창출하기 위한 정보임으로 무한한 가치로서 발전해가고 있다. 따라서 과거의 정보 기술은 미래의 새로운 정보 및 지식을 개발하는데 도움이 된다.

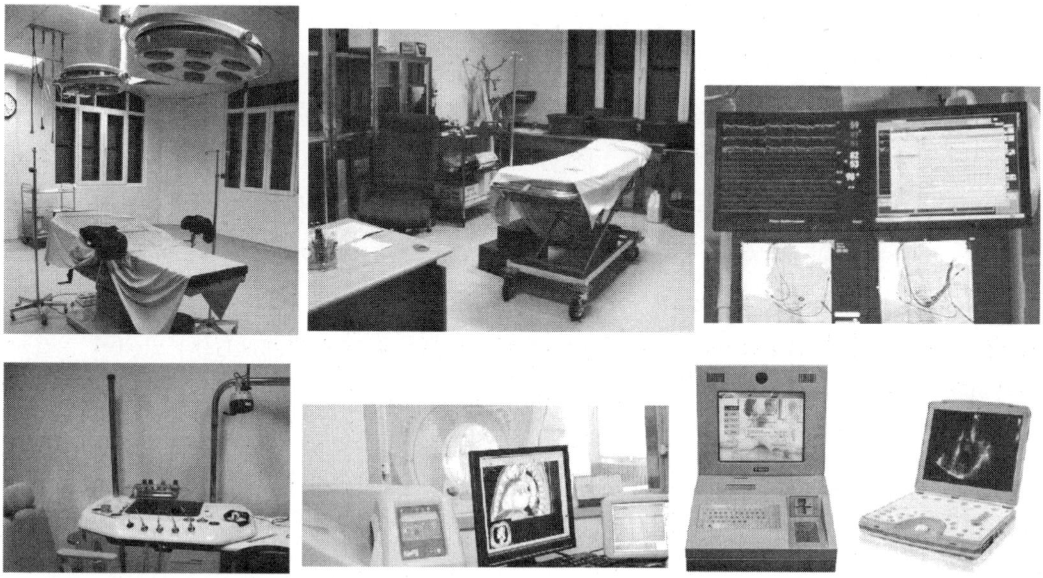

[그림 1-2] 의료기기 및 진단 컴퓨터 현황

사회적 변화에 따라 정보화 환경도 변화될 수 있는데, 다음 그림에서 그 환경 변화를 쉽게 알 수 있다. 먼저, 농경사회에서는 토지와 노동력이 자원으로서 중요한 가치가 있었고, 산업사회에서는 자본과 기술이, 오늘날의 정보화 사회에서는 정보와 지식이 막대한 자원으로서 실질적인 가치로 인정받고 있다. 이 처럼 과거에는 현물이나 인력이 중요한 자원이고 정보이지만 오늘날에는 보이지 않는 무형재산이 무한한 가치를 지니고 있으며 인간의 아이디어가 중요한 정보로서 그 가치를 인정하고 있다. 결국 정보는 새로운 정보를 계속적으로 생산하면서 정보 활용에 따른 지식 정보 시스템으로 발전되고 있다.

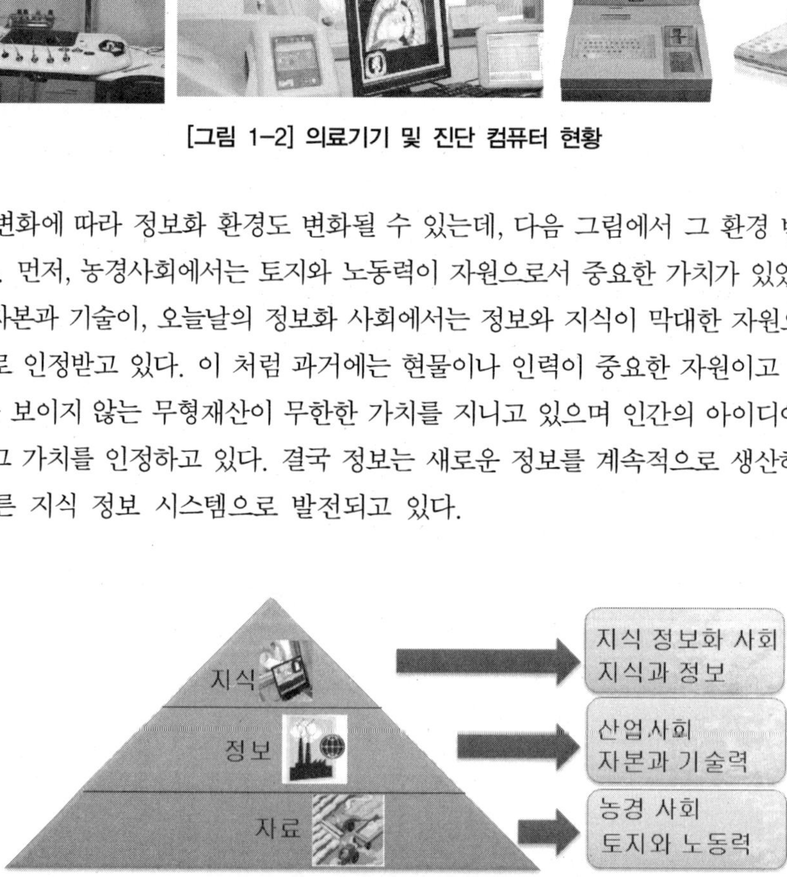

[그림 1-3] 사회 환경 변화에 따른 구조 변화

예를 들어, 대학병원에서 소화기 내과 전문의가 현재 환자 진료 현황을 파악하고, 환자의 치료에 따른 약물 부작용을 관찰한다든지, 또는 현재 간호사가 간호하는 환자의 행동 동향을 파악 한다든지 하는 과정은 환자를 다양한 방법으로 치료하기 위한 의료인의 노력으로서 여러 정보를 가공하여 새로운 결과물을 획득하는 과정으로 정보를 응용한 지식된 정보라고 할 수 있다. 이와 같이 병원에서 발생하는 통상적인 업무를 다양한 방법으로 처리함으로서 질병에 대한 대처 능력이 신속하며, 환자 관련 업무 절차를 편리하게 활용할 수 있는 형태가 정보 및 지식이 포함된 정보라고 할 수 있다. 이러한 지식 정보는 병원뿐만 아니라 여타 분야에서도 필수 불가결하게 활용되어지고 있다.

앞서 정의한 지식은 기존 방대한 정보를 바탕으로 완성되는 결과물로서 정보를 가공할 수 있는 지식베이스 추론기능, 통계학적 분석, 데이터마이닝 등의 구체화된 프로토타입이 새로운 지식을 창출하는 원천이며, 이를 의료 분야에 적용하여 다양한 방법으로의 의료 기술 아이디어로 새롭게 생산되고 있다.

병원 정보화 사회는 최신 컴퓨터와 의료 기기의 활용에 의해 의료인 및 환자를 보다 편리하게 지원해주는 사회이다. 다음과 같이 열거된 내용은 병원 정보학의 특징으로서, 환자를 진료하기 위한 다양한 정보를 기술한 예이다.

① 병원 정보화 사회는 시간적 공간적 개념을 없앤 사회이다.
② 컴퓨터와 인터넷 및 정보통신기술을 이용하여 의료 정보 가공 활용하는 사회이다.
③ 의료 지식 정보를 이용하여 의료 행위를 보다 편리하게 활용하는 사회이다.
④ 다기능 체제로서 복잡한 업무를 단순화, 간소화하는 사회이다.
⑤ 컴퓨터 정보기술의 발전에 의해 폭발적으로 증가하고 있는 다변화된 의료 정보를 원하는 사용자(환자 또는 의료인)에게 직접적으로 제공할 수 있게 해주는 사회이다.
⑥ 고도의 정보통신기술이 활용됨으로서 가변적, 불확실성에 대한 명확한 지식 정보를 제시해 줌으로서 관련 당사자들의 상황 대처에 쉽게 해결할 수 있는 사회이다.
⑦ 환자 및 의료인의 욕구에 맞게 의료 정보의 고급화 및 다양화로 가는 사회이다.
⑧ 인간의 지적, 창조적 활동을 위하여 풍부한 지식을 제공해주는 사회이다.
⑨ 단순 정보 검색에 의한 정태적 사회에서 정보 가공 및 활용하는 동태적인 사회로의 변화이다.
⑩ 불 특정화된 사회에서 지식 정보는 개인의 창의성을 중요시하는 사회 등 이다.

정보 가공 및 응용에 있어서, 의료 분야에서도 예외일 수는 없다. 특히 의료업종에서는 의사 및 간호사에 대한 많은 정보 즉 임상 및 검사 데이터, 각종 논문, 질병에 대한 지식 그리고 환자들에 대한 질병들, 이들 모두가 하나의 자료로서 관리되고 이를 정보로서 활용되어지고 있다. 병원에서는 이와 같은 정보들을 컴퓨터를 이용함으로서 해당 진료에 많은 도움을 주고 있다.

▎정보와 지식 구분

정보와 지식의 차이는 간단하다. 예를 들면 한 여름 높은 산 공기 맑은 곳에 많은 사람들이 텐트를 치며 휴가를 즐기고 있었다. 어느 날 "내일 비가 많이 올 것이다."라는 사실을 일기 예보로 전해 들었다. 이 때 휴가를 즐기는 한 사람은 안전한 다른 곳으로 대피하자고 주장했으나 나머지 대부분의 사람들은 "우리같이 높은 산에 있는 사람들이 홍수와 무슨 상관이냐"며 비웃었다. 그러나 이후 산사태가 발생하여 다른 안전한 곳으로 피신한 사람들만 살아남고 나머지는 모두 죽음을 면치 못했다.

이러한 예를 정보와 지식의 개념에 적용해 보면 "내일 비가 많이 올 것이다."라는 사실은 사람들에게 수동적으로 전해진 정보의 한 형태라고 할 수 있다. 하지만 대다수 사람들은 단순히 정보를 받아들였을 뿐 그 이상을 생각하지 못했다. 그러나 이러한 정보를 전해 듣고 안전한 곳으로 대피한 사람들은 정보를 응용하여 지식으로 창출했다고 볼 수 있다.

1.2 정보의 개념

정보(information)는 단순히 자료(data)의 수집, 정리 및 분석하는 과정에서 어떤 사실에 대해 직접적인 의미를 부여한 것이라고 정의 할 수 있다. 즉 단순 자료에 대한 의미가 정리 분석하는 단계에서 중요한 정보로 응용될 수 있는 것이다.

또한 정보라는 것은 어떤 목적을 위해서 여러 수집된 자료들을 간단명료하게 처리하여 세밀하게 분석하고, 이를 유용한 형태로 변형하여 인간이 직접적으로 활용하기 위한 결정체로 만들어진 결과물을 의미한다. 여기서 정보 창출에 대한 원천인 자료의 의미는 매우 중요한 요소이기도 하다.

예를 들면 A병원에서 전체 환자들의 질병별 정리 및 관리한다든지 또는 현재 근무 중인 전체 의료진들의 연봉이 최소 9,000만원 이상 자료를 처리하고자 한다면, 검색된 자료 즉, 가공된 자료가 정보로서 추출되어 이것이 결과물로 하나의 정보라고 할 수 있다. 이러한 어떤 목적에 의해서 수집된 일상적인 업무(자료)를 간단명료하게 처리함으로서 인간이 더욱 편리하게 정보를 처리 할 수 있는 업무 자동화 형태를 한마디로 자료 처리 또는 정보처리라고 한다.

정보의 원천인 자료(data)란 "개념 및 사실 그리고 명령을 인간이나 자동기계가 통신 해석 처리하기에 적절한 형태로 표시하는 것" 또는 현실 세계에서 관찰이나 측정을 통하여 수집한 사실이나 얻어진 값으로 특정한 목적에서 평가되지 않은 것을 의미한다. 예를 들면 DBMS (DataBase Management System)을 활용하기 전, 근본적인 데이터베이스는 모집단 자료의 중복을 배제하고 독립적으로 그룹별 조직되어 있는 데이터 체계를 하나의 자료라고 할 수 있다. 이러한 자료는 자료로서의 신뢰성 및 신빙성이 있는 최근의 데이터이어야 한다. 이것은 정보 이용자를 위한 실세계에서 발생하는 모든 자료를 정의해 놓은 것이 바로 데이터베이스라고 할 수 있다. 따라서 자료라는 것은 요구하는 사용자의 욕구에 충족시킬 수 있는 가장 기본적으로 분류 조직된 것을 의미한다.

기본적인 데이터베이스 구조는 자료를 처리하기 위해서 그 구조가 먼저 논리적인 개체로 구성되어 있어야 한다. 그 구성은 필드, 레코드, 파일로 구성된다.

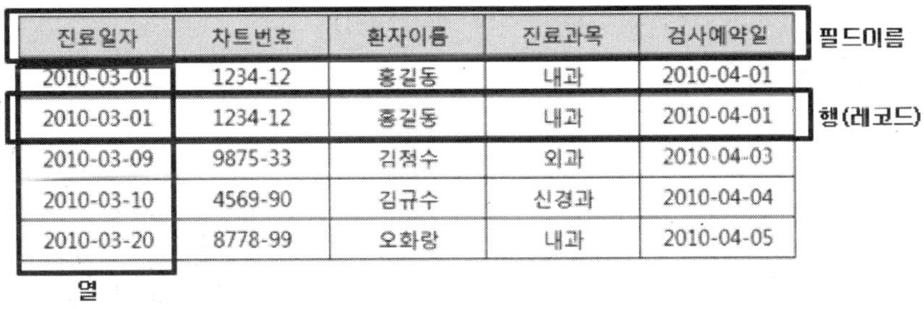

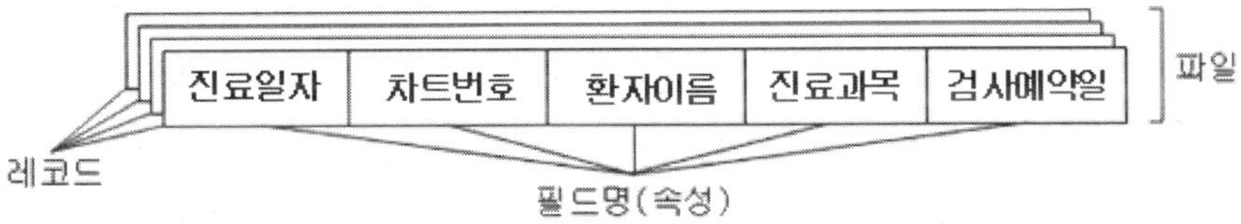

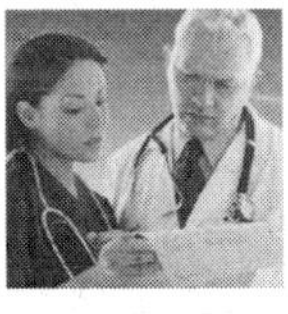

환자기초자료 : 테이블

직원 번호	차트번호	환자명	주민번호	전화번호	진료과목	담당의	보험유형	진료예약시간
2	1010101	남태희	701224-1220018	051-200-2345	정형외과	김길수	국민건강보험	2010-11-11
3	1010102	김주성	611012-1120022	051-200-8765	피부과	황수재	국민건강보험	2010-10-10
5	1010108	이성호	651212-1120045	051-210-1111	정형외과	김길수	국민건강보험	2010-10-10
6	1010110	한가람	651010-1220021	051-200-3456	정형외과	김길수	국민건강보험	2010-10-10
7	1010123	박상수	781111-1120223	051-678-8765	피부과	황수재	국민건강보험	2010-11-11

[그림 1-4] 설계와 작업 현황

[기본 구조]

① 필드(Field) : 데이터를 구성하는 기본적인 단위 표현을 의미한다.

② 레코드(Record) : 여러 개 필드의 집합을 의미한다.

③ 파일(File) : 여러 개 레코드의 집합을 파일이라고 한다.

병원에서 환자를 관리하기 위해 전자의무기록이나 환자관리시스템에서 기본적인 환자를 등록할 때, 환자 성명, 주소, 전화번호, 질병 명, 예상 질병 항목, 진료 받을 등의 세부적 내용을 작성한다. 이럴 경우, 각 환자 성명이나 주소 기타 열거 된 항목들은 필드가 되고, 이러한 필드의 집합으로 환자 개인 자료 현황이 레코드가 된다. 이러한 테이블 및 데이터베이스의 설계가 전체 업무 흐름의 주요한 형태로서 효율적으로 설계되어야 원하는 지식화된 정보를 활용할 수 있다.

또한 정보(information)에 있어서, 미래는 정보가 보다 중요한 가치를 가지는 지식 정보화 사회가 될 것이다. 과거 지식 정보화 사회를 지향하는 흐름이 오늘날 일반적인 정보화 사회라고 말할 수 있다. 현재 많이 유행하는 용어로서 "정보"라는 용어는 이제 흔히 사용하며, 정보라는 용어가 개인 및 사회단체가 추진하고 있는 정보 통신의 핵심적인 용어라고 생각 할 수 있다. 이러한 정보라는 용어를 맥도노(A. McDonough)는 "특정한 상황에서 가치가 평가된 데이터이다."라고 정의하여 자료로부터 얻어낸 부가가치를 하나의 정보 및 지식이 가미된 정보라고 평가했다. 여기서 특정한 상황이란 특정한 목적 및 특정 사용자를 의미하며 상황에 따라 정보의 응용성을 시사한 것이다.

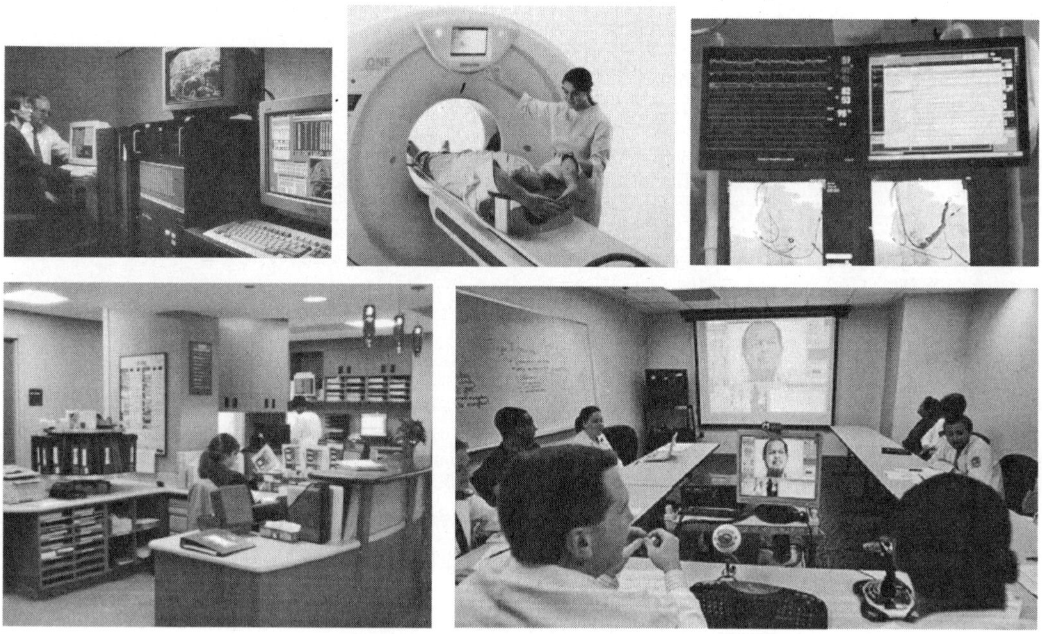

[그림 1-5] 병원 의료 정보 현황

또한 네이미스는 "정보란 받아들이는 인간에게 필요한 형태로 가공된 데이터로서 현재와 미래의 활동이나 의사결정에 있어서 실제 인식 면에 가치를 주는 자료이다."라고 정의하여 의사결정에 도움을 주고 정보 이용자에게 의미를 부여하는 형태 전환 과정을 강조하고 있다.

루카스(Lucas, jr)는 "정보란 어떤 사건에 대한 불확실성을 최소화하는 유무형의 실체이다"라고 정의하여 정보의 중요성은 바로 의사결정에 있어서 불확실성을 감소시키는데 있다고 하였다.

위너는 "정보란 인간이 외계에 적응하려고 행동하고, 그 행동의 결과를 외계로부터 감지할 때 외계와 교환하는 내용이다."라고 정의하여 정보에 있어서 통신수단의 의미를 강조하고 있다. 따라서 정보란 특정한 목적달성에 도움이 되도록 데이터를 가공 및 처리한 것이다. 즉, 정보는 일정한 목적을 위해서 정리해 놓은 자료에 대한 결정체라고 할 수 있다.

정보처리의 원천인 정보이론은 1948년 샤논(C. Shannon)에 의해 통신에 대한 수학적 이론을 논문으로 발표하면서부터이다. 즉 샤논은 "정보란 메시지를 송수신에 필요한 기본 단위를 비트(bit)라고 정의"하여 정보량을 수학적 개념에서 정립하였다. 이 논문은 정보를 수량적으로 다루는 방법을 고찰하여 정보량의 정의를 세우고, 이것을 통해 통신의 효율화를 비롯한 정보 전달에 대한 여러 가지 문제를 해결할 수 있는 이론적 기초로 제공됐다. 이러한 샤논 정보이론의 기본 개념은 정보단위로서 2진법 또는 비트를 선택했으며, 이것은 통신상의 잡음 문제를 해결하는데 많은 도움을 주었다. 이러한 이론이 오늘날 정보통신의 발전을 가져왔으며, 이러한 정보통신의 발전으로 인하여 의료정보 분야도 혁신적인 발전을 가져왔다.

정보 활용의 측면에서, 병원을 내원한 환자를 진료하는 과정을 생각해보면, 먼저 의료인은 환자를 진료하기 위해 환자가 고통스러워하고 있는 질병 요인에 대하여 담당의는 그 병명에 정확한 진료를 위하여 의과서적을 뒤적이거나 아니면 이미 체계적으로 잘 정돈된 데이터베이스를 통하여 정확한 정보를 구할 수 있다. 그러므로 정보라는 것은 요구하는 사용자의 요구에 맞게 이미 정리되어 있는 자료를 가공하여 정보의 창출이라는 의미에서 상당한 장점을 가지고 있다.

의료분야에서 정보 처리 및 정보 통신은 환자, 병원 및 기타 의료 정보 활용에 있어서 매우 중요한 부분을 차지한다. 이와 같은 환경에서 정보의 이용과 관리 면의 관점에서 보면 다음 그림과 같이 나타낼 수 있다.

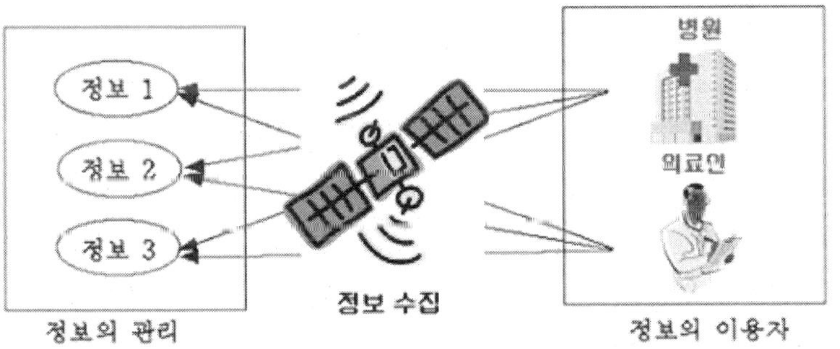

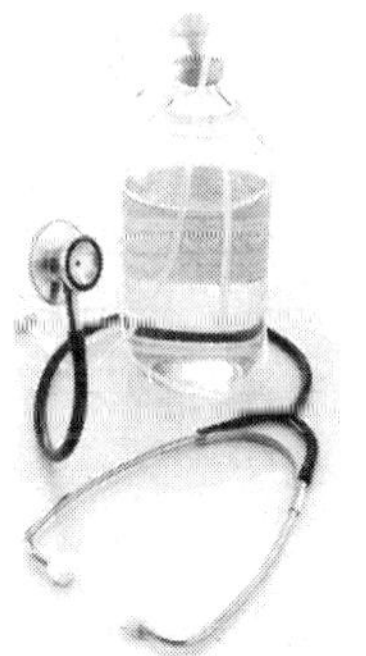

[그림 1-6] 정보 수집 및 이용 과정

(1) 정보 이용자

① 필요한 정보를 언제 어디에서나 활용할 수 있다.
② 정확한 최신의 정보를 보다 쉽고 신속하게 활용할 수 있다.
③ 최신의 정보를 획득하여 자유롭게 활용할 수 있다.

(2) 정보 관리자

① 이용자가 필요로 하는 정보를 수집하여 관리한다.
② 수집한 정보를 이해하기 쉽고 정확 신속하게 이용자에게 제공한다.
③ 지식 정보로서 활용의 가치를 가진 정보로 재탄생 할 수 있게 관리한다.

(3) 정보 처리 과정

정보란 방대한 양의 자료를 검사 선택하고 결합하여 유용한 형태의 지식 정보를 만든 것이라고 할 수 있다. 정보를 만들어 내는 과정을 일반 병원에서 환자의 질병을 치료하는 것과 비교하여 설명 할 수 있다. 즉, 자료(질병)를 적절한 방법으로 가공(진료 및 치료)하여 지식화된 정보(완치 및 예후)로 만들어 내는데, 이와 같이 지식화된 정보를 만들어 내는 과정을 지식 정보 처리 과정이라고 한다.

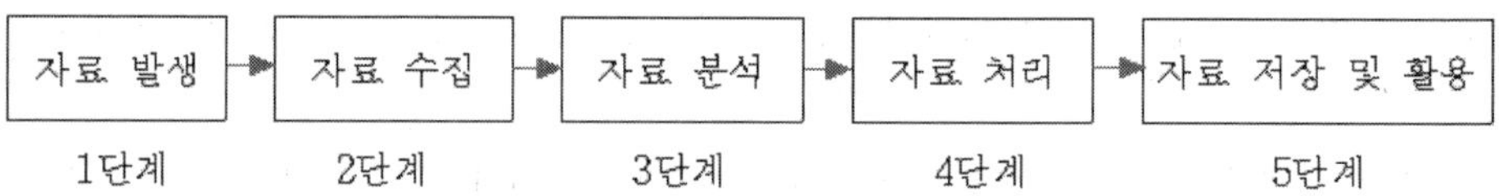

[그림 1-7] 자료 및 정보 처리 과정

1.3 정보의 활용성

오늘날 정보는 이용하는 사용자들(네티즌)에 의해 생성되었다가 곧 바로 소멸되기도 한다. 이와 같이 정보는 시시각각 다양한 방법으로 변모하고 있다. 따라서 정보의 존재는 그 정보가 실질적인 효용의 가치가 있어야만 계속적으로 소멸되지 않고 유지된다. 정보가 실질적인 효용의 가치를 가지기 위해 불확실한 현실 상황 속에서 의미 있는 확실한 존재로서 유일한 가치를 가지고 있을 때 정보로서 유용하게 응용 될 수 있다. 따라서 정보가 효율적인 가치를 갖기 위해서는 다음과 같은 조건을 만족해야 한다.

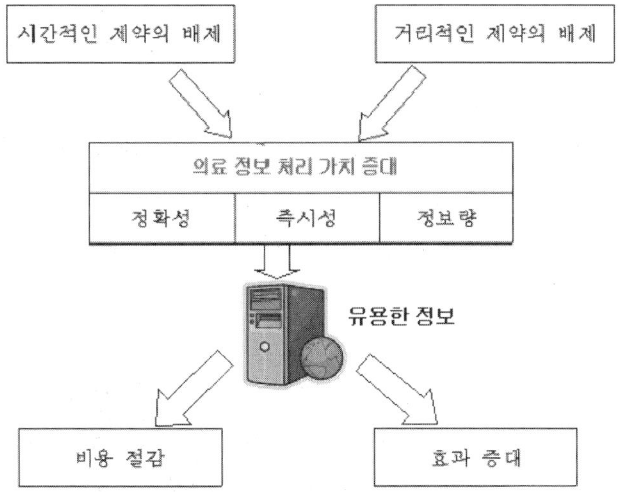

[그림 1-8] 정보의 활용성

① 가치 있는 정보의 형태는 사용자가 원하는 형태에 가까울수록 더욱 실질적인 가치를 갖는다.
② 고귀한 정보는 사용자가 원하는 시간 상황에 제공되어야 실질적인 가치를 갖는다.
③ 정보는 쉽게 접근 할 수 있고, 쉽게 전달되어야 실질적인 가치를 갖는다. 예외적으로 개인정보는 쉽게 전달되거나 접근 할 수 없어야한다.(환자의 질병기록 등)
④ 정보의 소유자가 그 정보를 다른 사람에게 전달되는 것을 통제하여 정보의 가치를 높일 수 있다. 즉, 정보는 사용자가 필요로 할 때, 원하는 장소에서, 필요한 형태로 가공하여, 전달된 내용으로 존재할 경우에 실질적인 가치를 갖는다.

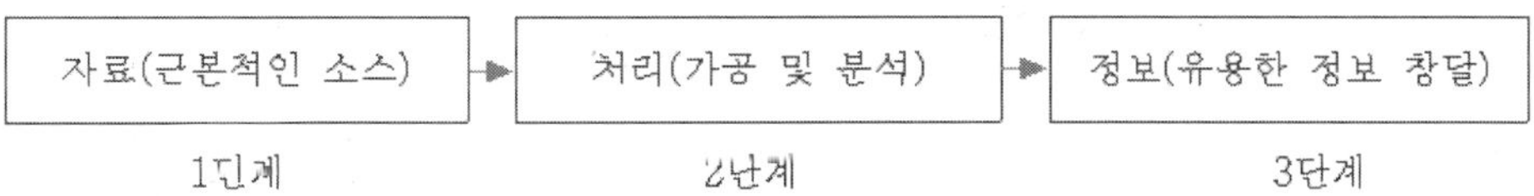

[그림 1-9] 정보 처리 단계

불확실한 상황에서 정보의 가치는 실제로 상당한 의미가 있다. 예를 들어 “내일 비가 올 것이다.”라든지 아직 누구나 모르는 최근 정보로서 “어떤 모 연예인이 교통사고를 냈다든지”라는 정보는 상당한 희소의 가치를 가진다. 즉 내일이 아니고서는 어느 누구도 비가 올 것을 100% 확신할 수 는 없다. 그리고 어떤 모 연예인의 교통사고 사건도 단순히 인터넷 정보나 아니면 정통한 소식통에 의해서 듣는 정보이기 때문에 정보로서는 중요한 의미를 가진다. 이러한 앞으로의 불확실한 일기 예보와 모 연예인의 교통사고는 매우 중요한 정보로 희소의 가치를 가진다고 할 수 있다.

또 다른 사례로, 최근 "그리스 디폴트(채무불이행) 사태, 스페인의 재정 위기가 유럽의 주요 물가 경제 및 주식에 상대적으로 영향을 줄 수 있다."라는 의미는 경제라는 다차원적인 요소의 측면을 응용하여 경제 분석의 결과로서 하나의 정보를 창출하였다고 볼 수 있다. 그러나 이러한 일부 국가적인 재정 위기에 따른 영향이 향후 2년 동안은 전 세계의 경제가 3% 이상의 성장을 기대하기 어려울 것으로 예상되며, 특히 직접적으로 영향을 받을 수 있는 교역국들은 치명적인 경제 위기를 초래할 수 있는 마이너스 성장이 지속될 것이다. 라고 분석하는 것은 다차원적인 정보를 응용하여 지식을 창출시킨 결정체라고 할 수 있다.

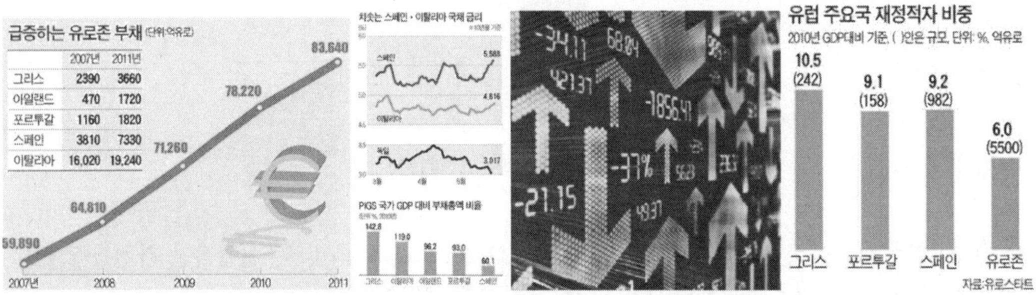

[그림 1-10] 의사결정에 따른 다차원 정보 현황

이러한 불확실한 상황을 분석하여 새로운 정보를 창출할 수 있는 것이 바로 새로운 정보로서 희소의 가치를 가진다고 할 수 있다.

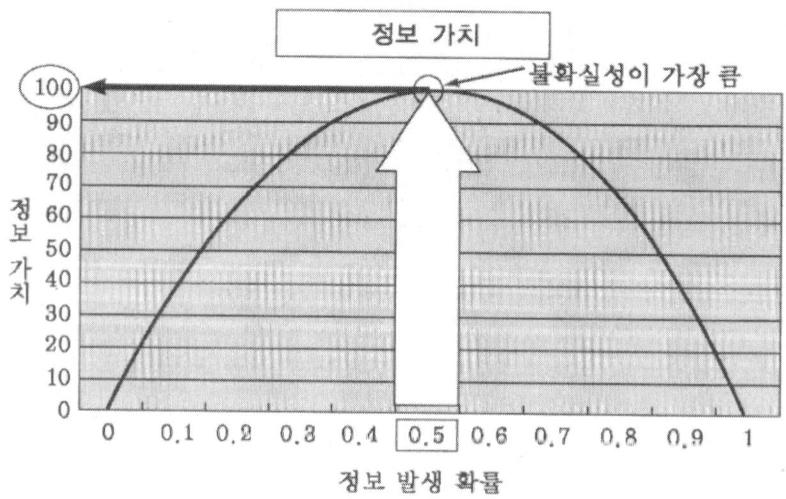

[그림 1-11] 정보 가치 분석

위 그림은 정보 발생 확률에 대해 정보가치를 평가하는 차트이다. 그림에서 정보의 가치가 100이 되기 위해서는 어떤 정보가 불확실한 사건으로 즉 확실하지 않는 최근의 정보라고 했을 때 그 정보의 기반이 되는 모든 경우의 자료들을 다차원적으로 응용하여 최상의 정보를 구한 결과물이 바로 희소의 가치를 가지는 최상의 정보가 되는 것이다.

(1) 의료행위에 있어서의 정보 활용

병원의 행정적인 업무(원무 관리)와 환자 진료 기록은 과거 진료 기록 차트만을 관리하여 이용해왔다. 이로 인해 병원에서의 환자 진료 분석 및 병원 경영 분석에 많은 어려움이 있었다. 그러나 현재에는 병원정보시스템(HIS, Hospital Information System)을 이용하여 진료 현황 및 병원 경영에 많은 도움을 주고 있다.

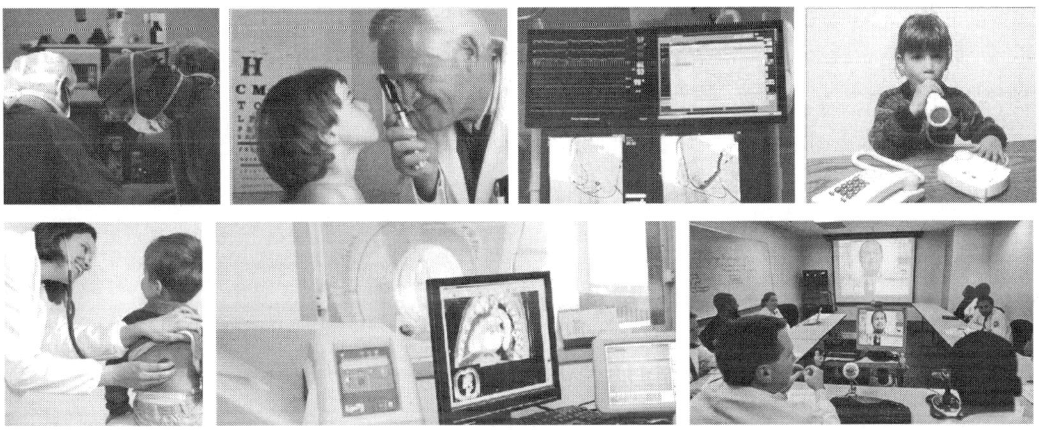

[그림 1-12] 의료 행위 및 정보 활용

덧붙이면, 병원 경영에서의 정보 활용은 과거 생산의 3 요소로서 자본, 노동, 물질만을 중요시 해왔을 뿐 정보를 주요 생산재로 생각하지 않았다. 그러나 정보화 시대로 접어들면서 정보가 자본, 노동, 물질과 더불어 제4의 생산 요소로서 재평가되고 있는 실정이다. 이것은 정보가 경영정보시스템(MIS, Management Information System)으로 병원 운영의 중요한 의사 결정에 막대한 비중을 차지하기 때문이다. 이러한 경영정보시스템이 새로운 경영 예측을 분석을 할 수 있는 원천으로 지식경영시스템(KMS, Knowledge Management System)을 이용하여 새로운 경영 관리 모형을 설계할 수 있다. 오늘날 우리는 이러한 정보를 응용하여 지식으로 창출하는 시대에 살고 있다.

(2) 자원 활용으로서 정보 활용

정보는 일단 생산된 후에도 소비에 의하여 고갈되지 않는 무한한 가치를 갖는 자원으로서 활용범위가 넓을수록 효용이 더욱 증대된다. 따라서 정보화 사회에서는 누가 정보를 더 많이 갖느냐에 따라서 사회적인 인지도 및 실질적인 능력의 차이가 나타난다. 정보화 사회에서는 정보의 양(量)과 질(質)이 산업 경쟁력과 복지수준을 결정하기 때문에 정보화에 대한 독점력이 더욱 커지게 되어 정보의 무한한 가치는 더욱더 증대될 것이다. 또한 이러한 정보를 이용하여 새로운 지식을 습득케 할 수 도 있다.

1.4 진료 정보

종래의 진료는 환자가 진찰실로 들어오면, 담당의가 환자의 진료차트와 과거에 검사된 결과를 검토하고, 환자를 문진한 후, 치료와 투약을 위한 처방전을 내리는 과정을 통하여 이루어졌다. 그러면 환자는 내려진 처방전을 받아들고 치료와 처방약을 받기까지 몇 군데 부서를 거치면서 처방전을 주고 받아야하는 불편함이 있었다. 그러나 진료 정보화는 환자가 여러 부서를 다니면서 기다려야하는 불편함을 해소하였다.

예를 들어 진찰실로 환자가 들어오면, 의료인은 그 환자의 진찰번호에 근거하여 환자의 데이터를 컴퓨터에서 검색한다. 여기서 컴퓨터는 담당의에 대한 환자의 진료기록과 검사결과가 저장되어있다. 즉 환자가 마지막으로 병원을 방문한 때가 언제이고, 그때 어떤 담당의가 어떤 약을 처방하였는가를 쉽게 파악할 수 있다. 그러므로 진료하기 전 검사 즉, 혈액검사와 심전도, 방사선 등의 결과들을 모니터링 하면서 간단한 키 조작 방법으로 쉽게 파악할 수 있다. 이에 근거하여 담당의는 환자를 진찰하고 필요한 처방을 바로 컴퓨터에서 내릴 수 있다. 이렇게 내려진 환자에 대한 처방은 원무과, 약국, 기타 검사실 등 해당되는 부서로 직접 전송되기 때문에 환자는 해당부서로 가서 기다리다 자신의 이름이 호명되면 검사를 받거나 약을 처방 받으면 된다. 이러한 진료의 정보화는 환자정보의 신속한 전달로 병원 내 전체적인 진료시간을 단축시킬 수 있으며, 환자의 불편한 과정을 단축시켜 환자에게 편의를 제공해준다. 이러한 과정은 병원의 측면에서 보면, 처리하는 시간과 사용 인력을 절감 시킬 수 있다. 또한 모든 환자 의료 데이터를 컴퓨터 내 기록하여 데이터베이스화 할 수 있기 때문에 객관적이고 정확한 진료에 활용할 수 있다. 이러한 검사결과 및 처방전 전달을 위해서는 병원 내 각 부서가 병원 네트워크로 연결되어 있어야한다.

환자 차트 정보화에 대해 현재 병원에서 작성하고 있는 환자의 차트는 환자의 기본적인 인적사항을 포함하고 있는 파일에, 환자의 각종 검사결과지가 부착되고 담당의의 진료기록이 수작업으로 작성되어 첨부되어 있다. 이러한 진료 기록은 차트 보관 창고에 보관되었다가, 진료예약일 전날에 찾아서 진료실로 옮겨지게 된다. 여기서 환자에 대한 모든 기록은 환자의 차트에 포함되게 되어있으며, 일반 서류의 파일처럼 기록이 발생한 순서대로 차곡차곡 파일로 정리되어 있을 뿐이다. 수작업으로 작성된 글씨는 본인이나 담당자 아니면 매우 보기 어려울 정도로 필기되어있다. 즉 의료인의 편의대로 작성되었기 때문이다. 이러한 형태의 환자 진료 차트는 진료의 정보화 및 자료의 디지털화에 부적합하여 차트 정보화가 등장하게 되었다.

- 환자에 대한 진료기록은 담당의가 직접 작성하여 입력한다.
- 전자 차트가 활성화되면, 환자의 정보에 대한 접근과 활용이 신속하고 편리하여짐과 동시에, 병원 내 환자의 차트를 보관하여야할 공간을 절약할 수 있다.
- 타 의료기관간에도 쉽게 환자에 관한 기록을 주고받을 수 있다.
- 환자정부에 대한 객관적인 분석 등을 통하여 진료의 질을 향상 시킬 수 있다.

1.5 정보의 분류

정보는 현재 사람이 활용할 수 있는 최소의 가치라고 정의할 수 있다. 이러한 정보는 각기 사용자의 활용 목적에 따라 그 형태에 맞게 다양하게 분류할 수 있다.

(1) 사용목적에 따른 분류

정보는 사용목적에 따라서 다음과 같이 경제정보, 사회정보, 문화정보, 군사정보, 과학정보, 생활정보, 의료정보 등 다양하게 나누어 볼 수 있다.

① 경제정보 : 경제적인 측면에서 사용하기 위한 수리적인 통계 예측 분석 결과가 하나의 정보이다.

② 사회정보 : 사회 전반에 걸친 사건이나 사실 등에 대한 실질적으로 평가되는 것이 하나의 정보이다.

③ 문화정보 : 인간의 문화생활에 필요한 정보로서 실질적인 사원의 정보로 자리 잡음으로서 인간이 문화적인 정보도 하나의 정보이다.

④ 군사정보 : 한 국가의 군사적 활동에 대한 필요한 자국(自國)과 타국(他國)의 군사적인 정보이다.

⑤ 과학정보 : 과학기술에 이용되는 법칙이나 규칙 등 과학적인 지식 및 데이터를 처리하는

것이 하나의 정보이다.

⑥ 생활정보 : 인간의 일상생활에 필요한 생활 도구들이 하나의 정보이다.

⑦ 의료정보 : 특정 집단의 의료인 및 기타 관련 분야에 종사하는 사람들을 위해 관련 질병 및 의료분야의 사례 분석 정보도 하나의 정보이다.

(2) 대상에 따른 분류

정보는 대상에 따라서 인적 정보, 물적 정보, 활동 정보로 구분된다.

① 인적 정보 : 기술적인 노하우는 인적사항에 대한 정보이다. 병원의 경우, 환자의 질병을 치료하기 위한 기본적 인적 정보로서, 의사나 간호사, 방사선사(放射線士), 원무직원, 경영자 등이 여기에 속한다.

② 물적 정보 : 관측대상이 되는 물질이 가지고 있는 특징이나 성질에 대한 정보이다. CT나 MRI, PET 장비, 기타 관련 의료기기가 물적인 정보이다.

③ 활동 정보 : 사회가 변화하면서 발생하는 일련의 사건이나 활동에 대한 정보이다. 의료인들의 의료 행위나 환자의 질병을 치료하기 위해 관련 자료 수집, 의료인의 컴퓨터 교육, 의료인들이 환자 질병을 시술하는 방법 개선, HIS 활용 등이 의료 분야 내에서는 하나의 활동 정보라고 할 수 있다.

(3) 형태에 따른 분류

정보는 그 형태에 따라 수치정보, 문자정보, 구두정보, 영상정보로 분류할 수 있다.

① 수치정보 : 정보를 수치로 기록하여 나타낸 것을 말한다.

② 문자정보 : 정보를 문자의 형태로 표시한 것을 말한다.

③ 구두정보 : 인간의 언어로 전해지는 정보를 말한다.

④ 영상정보 : 인터넷이나 디지털 TV를 통한 화면상에 표시된 정보를 말한다.

1.6 병원 의료 정보학적 개념

병원 의료 정보는 병원에서 일어나는 의료 행위의 전반적인 분야를 실체적으로 구현시키는데 있다. 즉 환자의 진료, 의학도서 및 교육 분야, 의학연구, 의료경영분석 등 병원에서 일어날 수 있는 모든 실무적인 의료 행위가 바로 병원 의료 정보이다. 이것은 병원에 각종 의료 정보를 효율적으로 체계화하는 분야로 제정비할 수 있다. 가령 의료 정보라는 것이 병원에서 의료인이 외래환자를 접수하고, 진료한 다음, 임상검사를 시행하고, 진단의 결과를 내리면서, 처방전까지 발행한다면 이것은 의료 정보라는 것이 그렇게 중요하지는 않을 것이다. 의료 정보는 한 사람이 병원의 전반적인 진료 및 업무 행위를 하는 것은 의료 정보 행위라고 할 수 없다. 즉 의료 정보라는 것은 의료행위를 분야별로 분업된 업무의 행위를 하는 것을 의미한다. 즉 의사나, 간호사 그리고 의료행정을 수행하는 의료 행정사들이 하나의 절차적으로 각 분야에서 업무의 전문화를 수행해나가는 전체적인 그룹을 의료 정보라고 말할 수 있다.

또한 학문적 기반을 둔 의료정보학은 컴퓨터를 이용한 의학적 의사결정, 단순 의학적 정보 처리를 넘어 의학적 지식공학 시스템, 의학적인 전문 지식의 해석 등 광범위한 분야이다. 이러한 의료정보학의 분야는 기초 생명과학과 임상의학, 환자 개개인의 임상 진료에서부터 공중보건학 분야에 이르기까지 다양한 영역에 관련되어 있다.

오늘날 의료정보학은 정보기술과 지식공학의 놀라운 발전으로 말미암아 계속적으로 변모하고 있지만 의료정보학의 근본적인 틀은 크게 변함이 없다고 할 수 있으며, 이러한 의료정보학을 이해하기 위하여, 다음과 같은 세 분야로 크게 구분해 생각해 볼 수 있다.

▍의료정보학 분야

① 기초의료정보학 (기초학문 중심의 의료정보학: academic medical informatics)
② 임상의료정보학 (응용과학 중심의 의료정보학: clinical informatics, health informatics)
③ 생명의료정보학 (의생명현상 연구 중심의 의료정보학: bioinformatics)

(1) 기초의료정보학

기초 학문으로서의 의료정보학 즉 영어 표현으로는 academi을 의미한다. 기초의료정보학은 주로 의학의 정보 이론적 기반을 연구하는 분야이다. 이하 정보의 특성, 자료구조론, 자료와 정보의 추상화, 의학 용어, 이휘, 명명법, 질병분류체계, 표준화, 의학문헌, 정보 및 지식 데이터베이스 등 의학정보의 수집 및 정리, 커뮤니케이션의 근간에 대한 분야와, 의학정보의 해석, 의학적 의사결정, 의사결정 지원, 지식공학, 데이터마이닝, 의학적 인공지능과 같은 의학 자료와 정보의 지식 공학적 처리에 관한 분야와, 컴퓨터기반 의학교육, 전문가 시스템 및 정보시스템 평가 등과 같은 의료정보시스템 엔지니어링의 기초 학문을 연구하는 분야이다.

(2) 임상의료정보학

응용과학 중심의 의료정보학은 영어 표현으로 clinical informatics 또는 health informatics을 의미한다. 임상의료정보학은 주로 임상과정에 초점을 맞춘 분야이다. 이는 의료정보학으로 알려진 대표적 분야로서, 임상진료의 제 과정을 정보 공학적 방법을 통해 향상시키기 위한 응용분야 전반을 의미한다. 여기에는 의료용 데이터베이스, 전자의무기록, 병원정보시스템, 의료 정보 경영 관리 시스템, 의료 활동의 모니터링과 정도관리, 지역사회 보건의료정보망, 의학 멀티미디어 즉, 영상 및 신호처리, 의학 정보의 보안과 사적비밀보장과 사생활보호 등의 실제적 응용을 갖는 제 분야와 그 관련 기술에 대한 폭넓은 교육 및 연구를 수행한다.

최근 급속히 발달하고 있는 소비자의료정보학(consumer health informatics), 보건의료정보학(health informatics) 및 간호정보학(nursing informatics) 등도 넓은 의미에서 임상의료정보학 관련분야로 생각할 수 있다. 또한 각 임상과별 의료정보학들(psychiatric informatics, dental informatics, emergency healthcare informatics 등)도 임상의료정보학의 제 분야로 이해할 수 있다. 하지만 임상의료정보학은 현존하는 정보기술의 단순한 임상응용이 아니다. 진정한 임상의료정보학의 발전에는 기초 의료 정보학에 대한 심도 깊은 이해가 선행되어야 함은 물론이다.

(3) 생명의료정보학

생명의료정보학은 "인간의 질병 및 그 치료를 주된 연구대상으로 한다."라고 정의할 수 있다. 이것은 생명현상 연구 도구로서의 의료 정보학 즉 영어로 bioinformatics로 표현한다. 즉 생명의료정보학이라는 의미이다.

이와 같이 세 분야가 공통적으로 이용되는 정보학(informatics)은 교육 및 연구를 바탕으로 하여 분야별 정보학적 기법 및 이론에 근거하여 발전했다는 사실이다. 즉 의료정보학 분야의 기본적 연구는 컴퓨터를 이용한 알고리즘, 인공지능, 기계학습 등 지식공학이라는 학문적 기반을 둔 정보학으로 이해하면 된다.

1.7 의료정보학의 발전 과정

우리가 알고 있는 오늘날의 컴퓨터는 65여년 정도의 역사밖에 가지고 있지 않다. 물론 이전 계산기의 등장으로 인류 역사상 인간이 해결하지 못한 계산의 한계를 극복함으로서 새로운 장을 열었다. 의료정보학(medical informatics)은 1950년 말 컴퓨터가 처음 탄생하면서 의료분야에서도 정보를 활용하는 차원으로 응용되기 시작하였다. 물론 초기에는 통신 장비 및 기타 장비부족으로 활성화 되지는 못했다. 그렇지만 이를 발판으로 해서 1960년대 말에는 의료정보학이 활성화된 시기로, 처음 유럽에서 사용되기 시작하여 미국 및 기타 지역으로 전파되었다. 유럽에서 의료정보학이 시작되었으나, 초기 발전은 미국에서 활성화되어 그 근원을 미국을 중심으로 찾아볼 수 있다.

(1) 1950년대 의료정보학

인구통계조사에 펀치카드시스템(PCS, Punch Card System)을 이용하는 방식을 그 당시 일부 대학에서 기초의학 연구 자료 처리에 적용하여 의학연구에 이용하였다. 이 시대는 아직 컴퓨터의 발전이 미미하였으므로 초보적인 생체신호처리를 위한 기초적인 연구가 이루어졌다. 또한 사회적으로는 미국에서 처음으로 의료보험 제도를 실시하여 의료보험수가 지급이 원활하게 진행되었으며, 병원 진료수가 청구에 컴퓨터 사용에 관한 연구도 이때 시작되었다. 또한 그 당시는 의료장비의 불 정확성으로 인해 의료사고가 많이 일어나는 시기로서 의료의사결정시스템이 개발되는 시기가 되었다.

> **▌1950년대 의료 정보**
>
> ① 기초의학 연구 자료처리용으로 펀치카드시스템을 이용
> ② 컴퓨터 발전의 미미로 초보적인 생체신호처리
> ③ 미국에서 처음으로 의료보험 제도를 실시
> ④ 의료장비의 불 정확도로 인해 의료의사결정시스템이 개발

(2) 1960년대 의료정보학

이 시기에는 유럽에서 처음으로 의료정보학이라는 용어가 등장되어 미국을 중심으로 발전한 시기였다. 즉 의료정보학 발달의 황금기로 볼 수 있다. 의료정보학이 미국에서 발달할 수 있는 것은 그 당시, 본격적인 컴퓨터의 등장으로 의료분야에 많은 컴퓨터를 활용할 수 있는 기회가 되었던 것이다. 즉 IBM 360, PDP-1로부터 PDP-9까지의 미니컴퓨터 등이 등장으로 외래환자 의무기록 및 의료정보화가 체계적으로 적용된 시기였다.

> **▌1960년대 의료 정보**
>
> ① 유럽에서 의료정보학이 등장했으나 미국을 중심으로 컴퓨터가 발전하여 미국에서 발전
> ② 의료정보학 발달의 황금기
> ③ 시분할방식의 컴퓨터, IBM 360, PDP-1로부터 PDP-9까지 등장
> ④ 병원전산 시스템 개발로 의무기록 및 의료정보화가 체계적으로 적용
> ⑤ IMIA(International Medical Informatics Association,국제의료정보과학협회) 기술위원회 탄생

(3) 1970년대 의료정보학

1970년대에는 컴퓨터 개발이 더욱더 가속화 되어 의료정보 분야의 응용 또한 활발히 진행되었다. 즉 병원정보시스템의 성숙기라고 할 수 있는데, 그것은 컴퓨터 하드웨어의 발전뿐만 아니라 프로그램 언어까지도 활용할 수 있기 때문에 의료 정보관리에 한층 더 편리해졌다. 즉 과거 수작업으로 진행하던 병원의 업무를 자동화한 것이다. 간호, 약제, 방사선 영상처리, 핵의학 정보, 영양, 수납, 환자접수, 예약, 입 퇴원, 전과, 의무기록 등이 전산화되면서 업무는 신속 정확하게 처리되었다.

▌1970년대 의료 정보

① 의료정보 분야 응용으로 병원정보시스템의 성숙기
② 컴퓨터 하드웨어 및 네트웨어 발달
③ 의료정보통신 표준화 초기단계(HL7 초기 개발 단계)

(4) 1980년대 의료정보학

1980년에는 컴퓨터 하드웨어, 소프트웨어, 정보통신 기술, 데이터베이스 관리시스템이 눈부시게 발전한 시기이다. 따라서 이러한 컴퓨터 시스템과 통신 기술을 이용하여 클라이언트 서버 방식으로 병원정보시스템을 활성화시켰다. 국내에서는 의료보험 청구를 위한 의료보험수가시스템 즉 의료보험수가가 도입된 시기이다.

▌1980년대 의료 정보

① 개인용 컴퓨터 등장
② 데이터베이스, 정보 통신 기술 개발
③ 클라이언트/서버 기술을 이용한 병원정보시스템(HIS)의 활성화
④ 국내 의료보험수가 도입(국내)

(5) 1990년대 의료정보학

1980년에 발전된 컴퓨터 하드웨어와 소프트웨어를 응용해서 전문화된 병원정보시스템이 개발되었다. 이 시기를 병원정보시스템의 완숙기라고 하는데, 데이터베이스 및 인터넷 통신 기술이 급속하게 발전되어 사용자 중심의 의료정보관리로 변모하였다.

국내에서는 일부 대학병원에서 처방전달시스템(OCS, Order Communication System)을 시도하였다. 의료보험은 1963년 12월16일 의료보험법 제정이후, 1977년 7월1일 500인 이상의 사업장에서 의료보험을 실시하는 것을 확대하여 1979년 1월 1일 공무원 및 교직원 의료보험을

실시하였다. 그리고 1988년 1월 1일 농어촌 지역의 의료보험 확대실시 하였으며, 1989년 7월 1일 전국 도시지역의료보험을 실시하던 것을, 2000년 7월 1일 전국 의료보험 완전 통합으로 현재까지 전 국민 의료보험을 실시하고 있다.

1998년부터 국제표준기구(ISO)의 기술자문위원회의 하나로 보건 의료 정보 표준화기술위원회(TC215)가 탄생했다. 미국은 의료기술 및 의료서비스체계가 가장 발달된 국가이며, 최신 시설을 갖춘 병원을 중심으로 디지털의료정보 서비스가 일반화되고 있는 추세이다. 일본은 가정용 의료기기분야에서 세계 최고의 경쟁력을 갖추고 있으며, 의료기기의 디지털화를 선도하고 있다. 최근 들어 집단 소프트웨어와 유전자 해석 칩을 개발해 IT 산업과의 융합에 앞장서고 있다. 우리나라 보건의료정보 표준화작업을 위한 기술위원회는 ISO TC215 대응조직으로 과학기술표준원에 위원회가 설치되었다.

▌1990년대 의료 정보

① 하드웨어 및 소프트웨어, 인터넷 발전
② 사용자 중심의 시스템 개발
③ 영상 정보 시스템 개발로 의료영상저장전송시스템(PACS, Picture Archiving and Communication System)도입 (삼성의료원이 시초) – (국내)
④ 일부 대학병원에서 처방전달시스템(OCS, Order Communication System) 도입 시도(국내)
⑤ 전 국민 의료보험제 실시(국내)
⑥ 1995년부터 국내 의료시장 개방으로 외국자본의 국내 진출 가능(국내)

(6) 오늘날 의료 정보학

의료정보기술의 발전으로 병원의료정보를 다양하게 활용할 수 있는 시기이다. 즉 초고속 인터넷의 발전으로 원격진료 및 재택진료가 가능하고, 멀티미디어 환경에서 전자의무기록이 가능하다. 또한 의사가 환자를 진료하거나 치료할 때, 관련 정보를 찾을 수 있으며, 상황에 따라서는 의료 진단 의사결정까지도 가능하다. 그 만큼 의료에 관한 정보를 많이 얻을 수 있으며 이를 의료정보를 활용할 수 있는 시기이다.

또한 보건복지부가 국내 의료기관의 무질서한 과대 홍보로부터 환자들의 피해를 최소화하고, 환자의 안전과 의료 서비스의 질적인 수준을 향상시키기 위한 제도로서 2011년 1월 24일 의료기관 인증제를 도입하였다. 이 제도는 일종의 인터넷 의료 마케팅이며 대표적인 발전된 오늘날 의료정보학이라고 할 수 있다.

▎오늘날 의료 정보

① 원격 진료 및 재택 진료
② 의료화상회의, 화상 진료
③ 일반화된 전자의무기록 개발로 인한 자료의 체계적 관리
④ 2000년 7월에는 의약분업을 실시(국내)
⑤ 2011년 1월에는 보건복지부가 의료기관 인증제를 도입(국내)
⑥ 2011년 3월에는 개인 정보 보호법 신규 제정(국내)
⑦ 2014년 11월에는 개인 정보 보호법 일부 개정(국내)
⑧ 의료 마케팅 활성화

참고로 원격진료 또는 원격의료 서비스는 인터넷이나 통신을 이용하여 간단한 상담에서부터 원격진료 단말기를 이용한 생체신호 측정 및 영상데이터 획득뿐만 아니라 나아가 실시간 원격 수술에 이르기까지 매우 다양하다. 현재는 주로 웹을 통해 의료 관련 정보를 제공하거나 상담이 주류를 이루는 가상병원 형태이며, 나아가 의료 마케팅 서비스까지 계속적으로 진보해가고 있다.

1.8 의료정보학의 목표

의료정보학은 인지과학이나 사회교육, 교육심리, 의료인 및 경영자의 의사결정의 판단 능력 그리고 정보통신 기술과 컴퓨터과학 등이 집약된 복합적인 덩어리로 구성된 분야이다. 좀더 나아가 의료 정보학은 이러한 실체적인 의료정보와 그에 뒷받침되는 학술적인 의료 연구를 포함해서 총괄적으로 의료 정보학이라고 한다. 의료정보학의 업무 적용은 컴퓨터와 통신기술을 실제 병원의 의료 체계에 적용하여 어떻게 효과적으로 업무를 활용할 수 있는가에 대해 연결 지을 수 있는 방법론을 모색하는 것이 또한 의료정보행위, 의료정보학이라고 한다.

의료정보학의 목표는 미국의료정보협회(AMIA, American Medical Informatics Association)의 권고사항으로 미래의 의료행위에 영향을 줄 수 있는 잠재력에 대해서 개괄적인 목표를 설정하였다. 그 목표는 의료 행위 및 의료정보관리에 있어서 발생될 수 있는 문제점, 즉 임상 정보의 수집, 임상적 추론에 있어서의 확률 적용 방법, 다른 임상의와의 정보교환방법, 새로운 의학 지식의 습득, 의료 시술 시에 접하게 되는 여러 가지 문제점, 예측하지 못한 상황에 대한 대처 방안 등을 의료 정보학의 관점에서 분석하여 그 문제점을 해결할 수 있는 능력을 키우는데 있다.

[표 1-1] 미국의료정보협회(AMIA) 권고 사항

미국의료정보협회(AMIA) 권고분야		권고 내용
1	컴퓨터 조작 및 활용 방법	운영체제 조작 활용법, 응용 프로그램(소프트웨어) 사용법 및 활용법을 습득한다.
2	통신망 활용	의료정보 교환을 위한 통신망 활용법을 습득한다.
3	정보의 검색 활용	인터넷 정보 검색 방법 및 정보 데이터베이스로부터 지식 정보를 검색하는 능력을 습득한다.
4	CAL(Computer Aided Learning)	의료인의 컴퓨터 보조 학습을 이용하여 재교육한다.
5	환자관리와 의사결정 시스템	환자관리를 위하여 데이터베이스 활용법 및 의료 의사결정에 필요한 지식 정보를 습득한다.
6	의료 사무 및 행정 관리	병원 행정에 컴퓨터 적용과 활용하는 방법을 연구한다.
7	HIS(Hospital Information System)	환자진료 및 병원업무를 총괄 관리하는 프로그램으로 활용 및 지식을 습득한다.

(1) 컴퓨터 조작 및 활용 방법

컴퓨터 조작 방법은 의료인 필요한 정보를 컴퓨터로 얻기 위해 기본적인 조작법을 습득해야 한다. 즉 컴퓨터 운영체제, 윈도우, 유닉스 등을 학습해서 근본적인 컴퓨터 조작법을 배우고, 이를 통해 인터넷을 학습하여 필요한 지식 정보를 구한다.

(2) 통신망 활용

통신은 의료정보 관련 통신 시스템을 이해하기 위해서 가장 기본적인 분야이다. PACS 나 기타 영상기기와 병원정보시스템과의 통신을 하기 위해 HL7, DICOM 등의 프로토콜을 이해해야 한다.

(3) 정보의 건색 활용

정보의 검색과 활용은 인터넷상에서 의료인이 필요한 정보를 검색하거나 데이터베이스로부터 정보를 검색하는 능력을 배양하는 것이다.

(4) Computer Aided Learning

CAL은 컴퓨터로 의학교육을 학습한다. 즉 정보의 검색과 관리 분야에서 필요한 정보를 습득하고, CAL을 이용해서 의학 관련 정보를 학습한다. 이러한 학습은 적극적이고 지속적인 강의가 가능해야 하며, 배우는 의학도 수준에 맞게 학습을 단계적으로 조절될 필요가 있으며, 학업의 성취도가 있도록 교육이 체계적이고 단계적이어야 한다. 그외 재현성이 있고 객관적인 교육이 가능해야 한다.

(5) 환자관리와 의사결정 시스템

의료인이 환자 관리를 위하여 관련 의료 정보 데이터베이스를 활용할 수 있는 방법을 습득한다. 이러한 의료 정보 데이터베이스는 의료 의사결정을 하는데 있어서 상당한 도움을 준다.

(6) 의료 사무 및 행정 관리

병원 행정에 컴퓨터 적용과 활용하는 방법을 연구한다.

(7) Hospital Information System

병원정보시스템(HIS, Hospital Information System)는 환자진료 및 병원업무를 총괄 관리하는 프로그램이다.

1.9 의료 행위 활용

(1) 의료 정보 활용 방안

의료 정보를 실제적으로 활용하기 위해서는 다음과 같은 활용 방법이 필요하다.

① 교육, 훈련을 통하여 정보의 개념, 내용, 중요성을 인식시켜야 한다.
② 의료 정보자료의 이용방법을 숙지시켜 활용 능률을 향상시켜야 한다.
③ 최신 의료 정보 자료실을 두어 의료 정보의 활용기회를 확대시켜야 한다.
④ 컴퓨터 시설을 도입하여 활용함은 물론, 컴퓨터의 활용법을 숙지시켜 활용도를 높여야 한다.

(2) 의료 정보 활용 과정

효율적이고 체계적으로 의료 정보를 활용하는 과정은 아래와 같이 세 가지 단계로 분류한다.

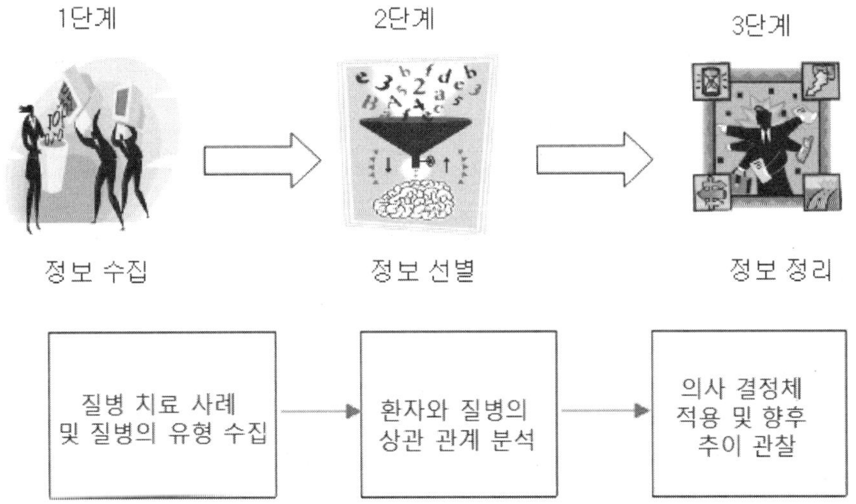

[그림 1-13] 의료 정보 활용 과정

① 의료 정보 수집

사회의 변화를 파악하고 그에 적응해 나가기 위해서는 인터넷이나 기타 정보매체를 통하여 다양한 의료 정보를 수집하여야 한다.

② 의료 정보 선별

인터넷 등의 정보매체를 통하여 무분별하게 의료 정보를 모두 수집한다면, 정보의 홍수 속에 빠지게 될 것이므로 수집 범위를 한정시켜 가치 있는 의료 정보를 체계적으로 분석하고 이를 선별해야 한다.

③ 의료 정보 정리

정보를 수집하여 이를 선별한 후 각 분야별로 체계적으로 분류하고 정리하여 활용 가능한 형태로 컴퓨터에 저장해 놓았다가 필요할 때 즉시 활용 할 수 있도록 효과적으로 관리해야 한다.

(3) 의료 정보 사용자

의료 정보는 필요한 분야에서 효율적이고 유용하게 이용되어야 하는데, 정보의 사용자들은 크게 다음과 같이 구분할 수 있다.

① 연구원 및 의료인

의료인이나 연구원은 실험 연구 및 환자를 직접 치료하기 위한 필수적인 최신 정보가 있어야 한다.

② 의료기사 및 기술자

의료기사나 의료 기기를 고칠 수 있는 기술자 등이 최신의 기술을 습득할 수 있게 의료기기 학습전문 사이트에서 CAL를 이용하여 학습한다.

③ 병원 경영 관리자

병원 경영관리나 기획 관리자는 경영관리에 필요한 총괄적인 정보를 입수하여 병원경영관리와 경영의사결정 과정에 이를 반영하여야 한다. 그러나 지나친 정보의 제공은 경영관리자의 판단에 혼란을 가져와 정확한 의사결정 파악에 막대한 지장을 초래할 수도 있으므로 신중하게 결정하여야 한다.

1.10 병원 의료 정보 발전 및 정보처리 과정

1990년대는 병원정보시스템의 완숙기라고 할 수 있는데, 그것은 급속한 인터넷 통신 기술이 발전되어 사용자 위주의 맞춤식 의료 행위가 가능해졌다는 것이다. 재택진료나 인터넷상의 의료상담 등은 찾아가는 의료 서비스가 실천되는 시점이라고 생각된다. 따라서 인터넷 통신기술의 발전으로 정보처리의 생산성이 비약적으로 향상되었다.

의료 정보처리에 의해 다음과 같은 분야가 발전을 거듭하고 있다.

① 의료 관련 정보 산업화, 의료 데이터베이스 구축 활용
② 체계적인 의료 정보 산업화
③ 재택진료 및 맞춤식 의료 서비스

의료 정보처리 과정에서 한 내과 의사가 만성 소화불량인 환자를 진료하기 위해 필요한 정보는 과거 환자가 어떤 증상으로 병원을 몇 번 방문했는지, 또는 다른 질병으로 병원을 방문한 적은 없는지를 먼저 파악한다(과거 자료). 이를 참고로 해서 현재 증상을 파악하고 질병을 진료한다(정보처리). 이처럼 의사가 증상만 가지고 찾아온 환자를 신속하게 진료하기 위해서 그에 관련된 과거 자료가 필요하다. 이러한 자료를 정보로 활용하기 위해서는 컴퓨터를 이용하여 유용한 자료 입력에서부터 최종 처리에 이르기까지 기본적인 절차를 수행해야 한다.

다음 그림은 입력, 처리, 출력 및 보조기억장치가 수행되는 기능을 한 눈에 표시하였다. 즉 임의의 자료를 수집하여 원하는 정보를 창출하기까지 데이터가 최종 정보로 되기 위해 데이터 가공을 수행하여 보조 장치 즉 데이터베이스에 기억시켜 둔다. 그렇게 하여 원하는 정보를 처리하기 위해 출력에서 필요한 정보를 표시하거나 그 정보를 전달을 수행한다.

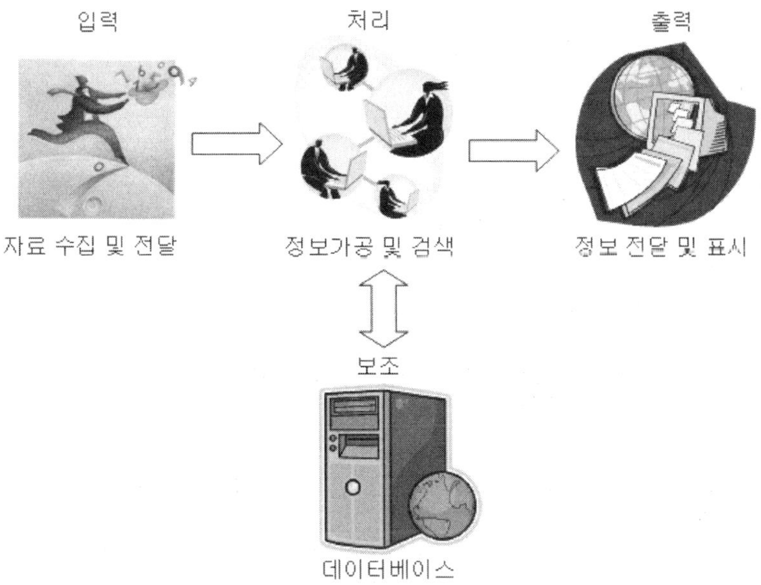

[그림 1-14] 컴퓨터를 이용한 의료 행위 과정

(1) 데이터 입력

모든 데이터는 처리를 위해 주기억장치에 기억시키기 전 외부 기억 매체에 수록된다. 고전적 입력매체로는 광학마크판독기(OMR, Optical Mark Reader), 광학문자 판독기(OCR, Optical Character Reader), 자기 테이프(Magnetic Tape), 자기 디스크(Magnctic Disk) 등과 오늘날 USB, 외장 하드디스크 등이 될 수 있다.

(2) 데이터 처리

컴퓨터 프로그램은 명령어들로 구성되는데, 이 명령어들이 데이터를 처리하도록 컴퓨터에게 지시한다. 그러면 처리장치에서 즉 데이터가 입력장치를 통해 주기억장치로 읽혀지면 주기억장치에 있는 프로그램이 데이터를 하나씩 처리한다.

(3) 결과 출력

출력은 논리적 레코드가 컴퓨터에 처리된 후 생성되는데 프린터와 모니터를 많이 사용한다. 여기서 출력장치는 출력할 정보를 디스플레이된 형태나 하드 카피, 프린터(3D 프린터)로 제공해 준다.

(4) 데이터 저장

출력된 데이터를 나중에 다른 프로그램에서 사용하도록 보조기억장치에 저장하는데, 보조기억장치에 저장된 데이터는 어느 프로그램에서든지 필요할 때마다 검색할 수 있다. 그리고 보조기억장치에 사용되는 고전적 매체로는 자기 테이프, 자기 디스크 등이 있으며 오늘날 USB, 외장 하드디스크 등을 많이 활용한다.

1.11 병원정보를 활용한 질병 치료 과정

오늘날 의료 산업은 단순히 의료인이 환자를 주관적인 실력만 믿고 진단 및 치료하는 단계를 벗어나 여러 가지의 지식을 총동원해서 환자 진료에 만전을 기한다. 이와 같이 의료인이 환자 치료에 최선을 다하기 위해 여러 가지 참고 서적이나, 인터넷 의료 정보를 이용하게 된다. 또한 환자의 비정형적인 질병에 의해 의료인들은 여러 가지의 의학적 의사결정으로 환자를 진료하게 되는데, 대표적으로 불확정성의 원리로서 정형화되어 있지 않는 질병에 대해 수학적인 개념이나 기타 지식화된 정보를 정리하여 환자를 가능한 최선의 방식으로 진단 및 치료를 하게 된다. 여기서 지식화라 함은 데이터마이닝, 데이터 웨어 하우스, 지능화된 병리 시스템, 기타 지식습득방법 등을 이용하여 최상의 의학적 의사결정을 내리게 된다. 이러한 환자 진료에 있어서 절차적인 흐름을 다음 3단계로 정리될 수 있다.

▌3단계 진료 과정

1단계 : 관찰 단계(자료)
2단계 : 추론 및 진료 단계(정보)
3단계 : 치료 및 예후 단계(지식화된 정보 적용)

(1) 관찰 단계

환자가 병원을 내원하여 의사와의 직접적으로 면담을 시작할 때부터 모든 내용은 현재 환자가 앓고 있는 질병을 치료하기 위한 모든 경우의 자료로 사용됨으로 이들 질병 관련 자료들을 모으고, 이에 질병으로 추정되는 특정 부위에 대해 구체적인 검사를 시행하게 된다. 즉 기본적인 신체적 검사부터, 혈액이나 소변 검사, 심전도나 뇌파와 같은 생체신호 자료, CT나 MRI 등의 자료들을 정리한다. 그리고 담당 의사는 환자 질병에 관련된 참고 서적이나 인터넷 등을 이용하여 유사한 사례들을 정리하게 되는 단계이다.

(2) 추론 및 진료 단계

추론과 진료 단계에서는 이제 의료인이 환자의 질병을 판정하기 위해 지금까지 검사한 모든 자료와 담당의가 특정 질병으로 추정되는 관련 의학 서적 및 의료 정보를 토대로 최종적인 환자의 질병에 대해 판정을 내리게 되는 단계이다. 이러한 환자의 질병 판정은 담당의의 주관적인 관점이 많이 내포되겠지만 질병에 대한 불확실성을 최소화하기 위해 기존의 지식을 최대한으로 활용하면서, 질병 사실에 근거하여 환자의 치료에 만전을 기하게 된다. 물론 이러한 경우에도 많은 시간의 소요되며, 자료 수집에 한계가 있고 이를 바탕으로 의료인 매우 주관적인 한계를 가지고 진단할 수밖에 없는 경우가 일반적이다. 따라서 의학적 의사결정 시스템을 이용하게 된다. 의학적 의사결정 시스템은 여러 의료인들의 객관적인 진료 사실과 경험 그리고 컴퓨터를 이용한 전문가 시스템의 도움으로 최종적인 환자의 질병을 판정할 수 있다.

(3) 치료 및 예후 단계

치료 및 예후 단계는 이제 여러 가지의 도움으로 판정된 환자 질병을 치료하는 단계이다. 환자의 질병이 판정되었다 하더라도 담당의에 따라 치료의 방법이 다를 수 있다. 즉 치료는 환자의 임상 및 체질에 따라 치료에 대한 반응이 다를 수 있기 때문에 의료인의 주관성이 문제가 될 수도 있다. 즉 의료인은 주관적인 치료의 경험으로 환자를 직접적으로 치료하기에는 상황에 따라서 위험성이 내포될 수도 있다는 것이다. 물론 여기서도 의료인이 환자를 치료하는 것에 대해 객관성을 가지려면 전적으로 의료인의 경험으로 치료하기 보다는 컴퓨터를 이용한 의사결정분석 과정을 통하여 환자를 치료하거나 또는 완치되는 성과에 따라서 향후 환자의 예후를 객관적으로 결론을 내릴 수 있게 되어야 한다.

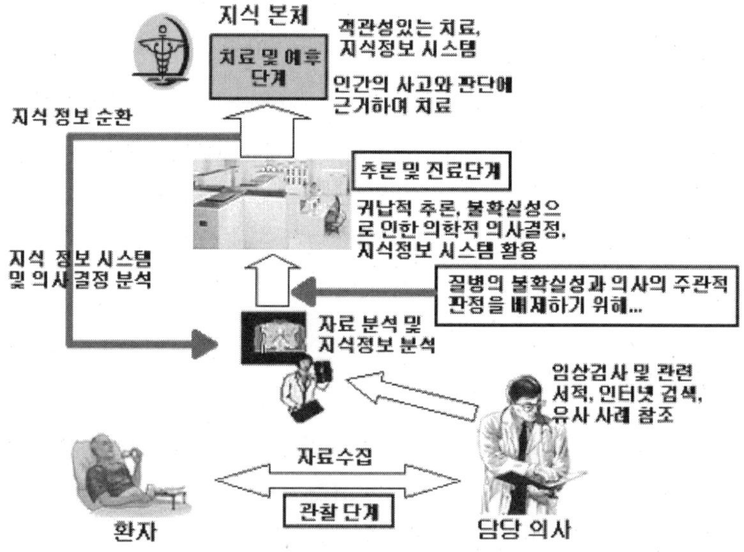

[그림 1-15] 자료, 정보, 지식을 이용한 환자 진료 과정

1.12 미래 의료 정보산업과 중요성

(1) 미래 병원 정보 산업

미래 의료정보 산업은 의료 정보에 대한 수요의 증대 및 다양화로 인하여 컴퓨터 및 기타 소형화된 통신 기기를 편리하게 이용이 확대될 것이다. 컴퓨터 및 소형 통신 기기 이용기술의 발전으로 풍부한 의료 정보를 선별하여 이용할 수 있게 될 것이다. 또한 의료 정보 이용기술의 발달로 최신의 다양한 의료 정보를 여러 필요한 의료인이 함께 공유함으로써 효과적인 생산 효율이 가능해지고, 지역 간 수준의 격차가 최소한으로 줄어들 것이다. 또한 의료산업 기술은 인간 중심으로 더욱 발달하게 될 것이며 인터넷과 인트라넷의 발전으로 전 세계적인 의료 정보 공유 및 병원들의 체계적인 전산화를 위한 발전으로 전개되면서 개인 및 국가적으로 그 활용 범위가 확대될 것이다.

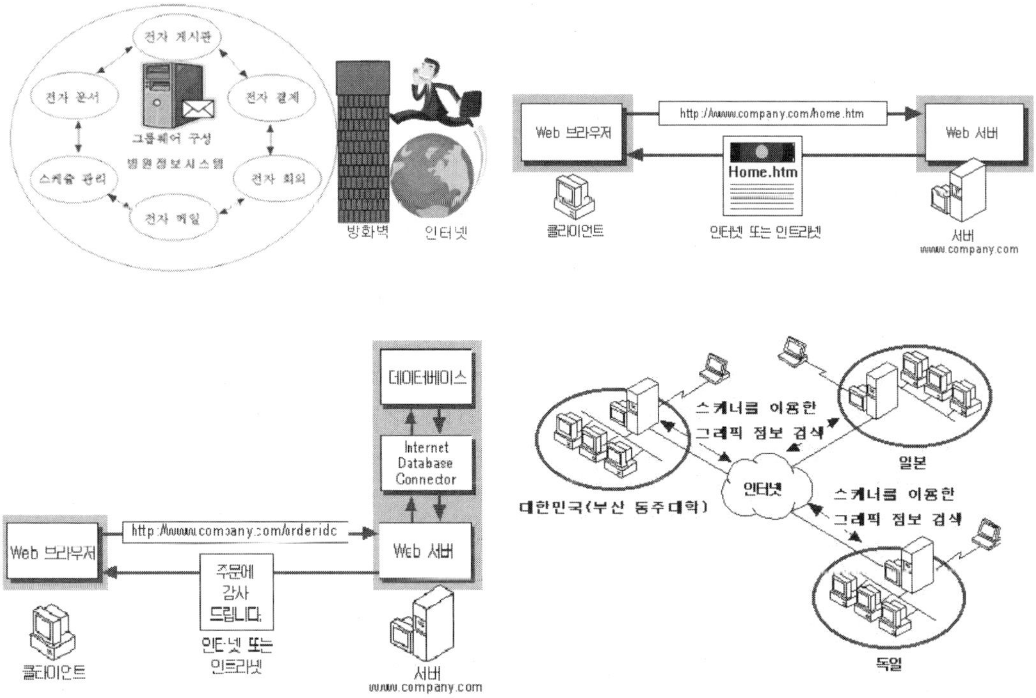

[그림 1-16] 병원 정보 시스템(HIS, Hospital Information System)과 정보 검색 구조

그룹웨어는 사용자마다 프로그램을 설치하는 번거로움과 프로그램 업그레이드시 많은 시간과 비용을 최소화하기 위하여 인트라넷을 이용하게 된다. 인트라넷은 회사 업무의 신속 정확한 처리를 위하여 많이 활용되고 있는데, 의료기관에서도 많이 활용하는 일반적인 시스템이다. 인터넷 및 인트라넷의 발전은 새로운 최신의 정보를 장소를 구애받지 않고 쉽게 검색할 수 있게 되었다. 정보기술이 하루하루가 새롭게 변해가고 있는 덕택으로 이용자들은 정보 이용 및 관리가 점점 편리해지고 있다. 향후 인터넷 의료 정보 검색 기반의 효율성을 높이기 위해서는, 기존 웹 방식보다는 그래픽 처리 방식, 즉 원하는 그림이나 사진 정보만 가지고 검색하는 기반으로 변화할 것이며, 검색 방법에서도 기존 나열형 보다는 사용자 위주의 검색 형태로 정보 기술이 진일보 할 것으로 보인다.

(2) 의료 정보의 중요성

현재 의료정보 발생량은 환자의 질병 및 의료 관련 정보들이 늘어남에 따라서 의료 정보 발생빈도가 계속적으로 늘어나고 있다. 그에 따라 의료정보관리에 사용되는 비용도 점차적으로 늘어나고 있다.

선진 외국 병원을 예를 들면, 의료정보관리에 사용하는 비용이 전체비용의 20에서 40% 정도이다. 또한 병원종사자들이 의료정보관리에 사용하는 시간은 전체 근무시간의 30% 정도이다. 이중 수간호사는 60%, 일반간호사는 40%로서 병원종사자들이 그들 근무시간의 많은 부분을 의료정보관리에 사용하고 있다. 이와 같이 이미 병원종사자들이 정보관리에 많은 시간을 사용하고 있는데 의료기술이 발달하여 새로운 검사법이 개발되고 각종 검사결과가 자동으로 출력됨에 따라 정보의 발생량은 계속적으로 증가하고 있다.

또 다른 이유로서, 병원간의 경쟁이다. 즉 종래에는 의료공급에 비해 의료수요가 많아서 병원 간 큰 경쟁이 없었다. 그러나 최근에는 의료수요에 비해 의료공급이 과잉 현상으로 병원 간 환자 유치를 위한 경쟁이 더욱 심화되고 있다. 따라서 병원들은 환자가 재원 중에 환자진료의 문제점을 즉시 파악하여 대처하여야 함에 따라 환자가 퇴원한 후에도 이들 환자 정보를 분석하여 각종 문제점을 제시하는 의무기록과 업무의 중요성이 강화되므로 항상 환자 관리를 위한 정보관리가 필요하다.

1.13 의료정보 보안 및 환자의 사생활 보장

(1) 의료정보 보안

의료정보는 환자 진료정보와 관련된 정보 전체를 의미하는데, 타 분야 정보와 달리 외부에 노출될 경우 환자의 사회적인 고립뿐만 아니라 생명까지도 위협받기 때문에 철저한 보안과 보호를 필요로 한다. 현재 의료 체계상 모든 환자의 의료정보에 대한 보호 및 보안은 의료기관이 책임을 지고 있다. 하지만 자신의 의료정보에 대한 환자와 일반인의 관심이 고조돼 가면서 자신의 의료정보를 자신이 관리하거나 감독을 하는 경우가 많아져 정보의 노출 위험이 높은 실정이다. 앞으로 전자의무기록과 원격의료가 활성화되면 의료기관간의 의료정보의 전송이 빈번해지고, 이에 따라 의료정보의 노출이 심각한 문제로 대두되리라 예상된다. 따라서 기술적으로나, 행정적으로나 보안을 철저히 관장해야 될 필요가 있다. 따라서 법, 제도적, 기술적 보안장치 외에 병원마다 보안규정과 보안책임자를 두어 전 직원에 대한 보안 교육을 철저히 하는 것이 필요하다.

(2) 환자의 사생활 보장

의학이라는 학문은 수많은 환자들에 대한 의료정보가 축적되면서 발전한 학문이다. 의료정보는 환자의 진료뿐만 아니라 의학 연구에서 활용되는 자료, 의료인과 환자간의 의사소통

수단, 의료인간의 의사소통수단, 그리고 국가적인 차원에서의 의료정책 수립의 자료로서 중심적인 역할을 한다. 뿐만 아니라 국내의 경우, 환자에 대한 진료 과정에서 획득한 의료정보가 보험정책의 수립 및 운영에도 중요한 자료로서의 역할을 하고 있다. 하지만 의료정보는 개인의 사적인 정보를 담고 있기 때문에 의료정보에 대한 보호가 충분하지 못할 경우, 개인의 사생활의 비밀(privacy)에 대한 침해라는 문제를 야기될 수 있다. 히포크라테스 선서에도 치료와는 관계없는 환자의 사생활에 대해 비밀을 촉구하여, 환자에 대한 비밀 준수에 대한 규정을 두고 있다.

사생활 침해는 보험관계, 고용관계 또는 치명적인 질병(암 또는 에이즈) 등의 영역에서 의료정보에 근거한 차별이 발생할 수 있다. 최근 정보통신 기술의 발달로 의료정보도 전자매체에 기록되어 보관되거나 이용되는 경우가 늘어나고 있다. 이로 인해 누구나 마음만 먹으면 환자 개인의 정보를 쉽게 확인할 수 있게 되었다.

사례를 들면, 국내 산부인과 이용실태에 대해 여성의 44%가 자궁암, 유방암 등 건강검진을 위해 산부인과를 이용하고 있으며 산부인과 관련 정보는 방송이나 신문을 통해 가장 많이 얻고 있었다. 사생활 보호에 대해서는 진료실 내 다른 대기자가 있거나 진료 후 다음 환자가 입실할 때까지 시간적 여유가 없는 등 사생활 보호가 부족한 것으로 나타났다. 환자의 알권리 역시 검사 시 검사내용에 대한 의료인의 상세한 설명 부족, 검사가격 미 게시 등 제대로 보장되고 있지 않아 만족도가 낮았으며 개선사항으로는 사생활 및 환자인권보호에 대한 요구도가 가장 높았다.

또한 국내 자궁경부암 검진과정을 모니터한 산부인과 의료서비스 실태조사 결과 자궁경부암 검진방법과 비용이 산부인과에 따라 차이가 심하였으며 검사와 관련하여 제대로 설명이 이루어지지 않고 검사방법을 의료인이 일방적으로 결정하는 등 환자의 알권리, 치료방법 선택 권리가 제대로 보장되지 않고 있었다. 또한 진료 침상은 외부와 차단되어 있었으나 조사대상의 절반이상 즉 54%가 산부인과에서 접수대의 개인 접수내용이 노출되는 등 사생활이 보호되지 않고 있었다. 이것은 아직도 국내 의료기관의 사생활 보장에 대한 인식부족으로 진료과정에서 환자의 알권리 확보 및 사생활 보호에 대해 문제가 있다는 것을 알 수 있다.

다음은 의료정보에서 개인 정보 보호에 관한 법률 제정안의 일부 내용으로 환자 개인 정보에 대한 주요내용은 아래와 같다.

① 전자의무기록

환자는 자신의 의무기록을 자신이 지정한 의료인 또는 의료 기관에 전송 열람하도록 요청이 가능하다. 이러한 경우 전자의무기록은 의료인이 전자서명을 한 후 전송이 가능토록 한다.

② 전자처방전

의료인은 의료법 제18조(처방전 작성과 교부) "① 의사나 치과의사는 환자에게 의약품을 투여할 필요가 있다고 인정하면 「약사법」에 따라 자신이 직접 의약품을 조제할 수 있는 경우가 아니면 보건복지부령으로 정하는 바에 따라 처방전을 작성하여 환자에게 내주거나 발송(전자처방전만 해당된다)하여야 한다. [개정 2008.2.29 제8852호(정부조직법), 2010.1.18 제9932호(정부조직법)] [[시행일 2010.3.19.]] ② 제1항에 따른 처방전의 서식, 기재사항, 보존, 그 밖에 필요한 사항은 보건복지부령으로 정한다.[개정 2008.2.29 제8852호(정부조직법), 2010.1.18 제9932호(정부조직법)] [[시행일 2010.3.19.]] ③ 누구든지 정당한 사유 없이 전자처방전에 저장된 개인정보를 탐지하거나 누출·변조 또는 훼손하여서는 아니 된다. ④ 제1항에 따라 처방전을 발행한 의사 또는 치과의사(처방전을 발행한 한의사를 포함한다)는 처방전에 따라 의약품을 조제하는 약사 또는 한약사가 「약사법」 제26조 제2항에 따라 문의한 때 즉시 이에 응하여야 한다. 다만, 다음 각 호의 어느 하나에 해당하는 사유로 약사 또는 한약사의 문의에 응할 수 없는 경우 사유가 종료된 때 즉시 이에 응하여야 한다. [신설 2007.7.27]

1. 「응급의료에 관한 법률」 제2조 제1호에 따른 응급환자를 진료 중인 경우
2. 환자를 수술 또는 처치 중인 경우
3. 그 밖에 약사의 문의에 응할 수 없는 정당한 사유가 있는 경우 등에서 처방전 및 전자처방전은 환자에게 내주거나 전자 발송해야 한다. 다만, 환자가 요구하는 경우에는 의료인은 환자가 원하는 약국으로 전자처방전을 송부할 수 있다. 또한 기타 처방전에 기록된 환자의 의료기록 역시 개인 정보로서 탐지하거나 누출·변조 또는 훼손하여서는 아니 된다고 해서 개인정보를 보호하고 있다.

개인정보보호는 개인정보의 수집, 유출, 오용, 남용으로부터 사생활의 비밀 등을 보호함이 목적(개인정보보호법 제1조)으로 2011년 3월 29일 국내 개인정보보호법 시행으로 그 법이 과거보다 한층 강화되었으며, 특히 의료 행위를 하는 의료인들조차도 환자 개개인의 개인정보를 허락 없이 자유롭게 열람할 수 없게 함으로서 환자의 사생활을 철저하게 보호하도록 하고 있다.

2011년 3월 29일에 신규 제정되었으며 2014. 11. 19 일부 개정된 개인정보보호법 제1조(목적)
이 법은 개인정보의 처리 및 보호에 관한 사항을 정함으로써 개인의 자유와 권리를 보호하고, 나아가 개인의 존엄과 가치를 구현함을 목적으로 한다. [개정 2014.3.24]

병원에서 개인정보는 환자 진료정보와 관련된 정보 전체를 의미하는데, 타 분야 정보와 달리 외부에 노출될 경우 환자의 사회적인 고립뿐만 아니라 생명까지도 위협받기 때문에 철저한 보안과 보호를 필요로 한다. 현재 의료 체계상 모든 환자의 의료정보에 대한 보호 및 보안은 의료기관이 책임을 지고 있다. 하지만 자신의 의료정보에 대한 환자와 일반인의 관심이 고조돼 가면서 자신의 의료정보를 자신이 관리하거나 감독을 하는 경우가 많아져 정보의 노출 위험이 높은 실정이다. 앞으로 전자의무기록과 원격의료가 활성화되면 의료기관간의 의료정보의 전송이 빈번해지고, 이에 따라 의료정보의 노출이 심각한 문제로 대두되리라 예상된다. 따라서 기술적으로나, 행정적으로나 보안을 철저히 관장해야 될 필요가 있다. 따라서 법, 제도적, 기술적 보안장치 외에 병원마다 보안규정과 보안책임자를 두어 전 직원에 대한 보안 교육을 철저히 하는 것이 필요하다. 히포크라테스 선서에도 치료와는 관계없는 환자의 사생활에 대해 비밀을 촉구하여, 환자에 대한 비밀 준수에 대한 규정을 두고 있다.

개인 정보 유출에 대한 사생활 침해는 보험관계, 고용관계 또는 치명적인 질병(암 또는 에이즈) 등의 영역에서 의료정보에 근거한 차별이 발생할 수 있다. 최근 정보통신 기술의 발달로 의료정보도 전자매체에 기록되어 보관되거나 이용되는 경우가 늘어나고 있다. 이로 인해 누구나 마음만 먹으면 환자 개인의 정보를 쉽게 확인할 수 있게 되었다.

1.14 의료기관 개인정보 보호

의료기관의 환자 등 개인정보보호는 2011년 9월 30일부터 개인정보보호법이 발효되면서부터이다. 이제 개인정보보호에 대한 법률을 위반하면 실제 처벌을 받게 되는데, 따라서 의료기관에서 환자의 진료 및 기타의 목적으로 개인정보를 수집하기 위해서는 개인정보 수집 및 활용 동의서를 꼭 받아야한다.

개인의 동의가 있어야만 수집 이용 가능한 개인정보는 다음과 같다.

(1) 홈페이지를 통한 회원 가입

홈페이지를 통한 회원 가입 시 회원이 가입한 개인정보는 의료법에서 규정한 진료 목적의 개인 정보로 볼 수 없으므로 반드시 동의를 받아야 한다. 특히 주민등록번호 등의 수집은 개인정보보호법에 따라 원칙적으로 금지하고 있으므로 회원 가입 시에는 필수 및 선택정보를 잘 구분하여 동의를 받아야 한다.

(2) 환자 이메일 등 개인 정보

선택 정보로 개인의 동의 없이 이메일을 수집 활용하는 것은 불법이다. 즉 의료기관이 진료 정보, 학술정보 및 병원소식 등의 안내와 환자의 의견수렴을 위해 휴대전화 문자, 이메일 등을 통해 추가 서비스를 제공하기 위해서는 당연 동의를 받아야 한다. 따라서 진료 외 서비스를 위한 개인정보는 가급적 진료정보와 별도로 관리할 필요가 있다. 즉 진료 외 서비스를 원하는 환자들에게만 선택적으로 동의서를 받아야 한다.

(3) 기타 보안 동의서

환자의 진료정보를 다루는 병원 직원들은 소속 병원에 보안동의서를 별도로 제출하여야한다. 따라서 병원 직원들도 환자의 개인정보를 함부로 보거나 외부로 유출하면 법적인 처벌을 받게 된다.

개인의 동의 없이 수집 및 이용 가능한 개인정보는 다음과 같다.

(1) 병원 접수를 위한 개인정보 수집

병원 진료를 위해 환자의 성명, 주소, 주민등록번호, 전화번호는 개인의 동의 없이 수집 가능하다(의료법 제22조)

○ 의료법 제22조(진료기록부 등)

① 의료인은 각각 진료기록부, 조산기록부, 간호기록부, 그 밖의 진료에 관한 기록(이하 "진료기록부등"이라 한다)을 갖추어 두고 환자의 주된 증상, 진단 및 치료 내용 등 보건복지부령으로 정하는 의료행위에 관한 사항과 의견을 상세히 기록하고 서명하여야 한다. [개정 2013.4.5] [[시행일 2013.10.6]]

② 의료인이나 의료기관 개설자는 진료기록부등[제23조제1항에 따른 전자의무기록(電子醫務記錄)을 포함한다. 이하 제40조 제2항에서 같다]을 보건복지부령으로 정하는 바에 따라 보존하여야 한다.[개정 2008.2.29 제8852호(정부조직법), 2010.1.18 제9932호(정부조직법)] [[시행일 2010.3.19]]

③ 의료인은 진료기록부등을 거짓으로 작성하거나 고의로 사실과 다르게 추가기재 · 수정하여서는 아니 된다.[신설 2011.4.7][[시행일 2012.4.8.]]

○ 의료법 제23조(전자의무기록)

① 의료인이나 의료기관 개설자는 제22조의 규정에도 불구하고 진료기록부등을 「전자서명법」

> 에 따른 전자서명이 기재된 전자문서(이하 "전자의무기록"이라 한다)로 작성 · 보관할 수 있다.
> ② 의료인이나 의료기관 개설자는 보건복지부령으로 정하는 바에 따라 전자의무기록을 안전하게 관리 · 보존하는 데에 필요한 시설과 장비를 갖추어야 한다.[개정 2008.2.29 제8852호(정부조직법), 2010.1.18 제9932호(정부조직법)] [[시행일 2010.3.19]]
> ③ 누구든지 정당한 사유 없이 전자의무기록에 저장된 개인정보를 탐지하거나 누출 · 변조 또는 훼손하여서는 아니 된다.

(2) 진료 목적을 위한 개인정보 수집

병원 진료 예약, 진단, 진단결과의 통보, 진료비 청구, 증명서 발급 등 진료를 목적으로 하는 업무는 개인의 동의를 받지 않아도 된다.

CHAPTER 2

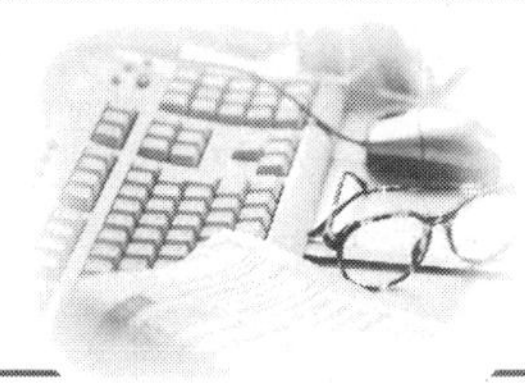

병원정보기술

2.1 개요

병원정보는 환자의 건강증진을 위한 총체적 정보를 포함하고 있는 다양한 형태의 정보 집합이다. 병원에서 중요시 되는 분야는 보건학, 의학, 간호학 등이지만 현재 병원에서 병원정보를 생성, 저장, 관리, 활용, 전송, 분석하는데 있어서 빼놓을 수 없는 분야가 정보과학, 컴퓨터과학 등이며, 그 기반은 데이터베이스와 네트워크 시스템이 융합된 정보 기술이다.

업무적 범주에서 병원정보란? 병원에서 일어나는 제반적인 업무를 컴퓨터라는 도구를 이용하여 폭넓게 활용하는 것이다. 작게는 의사나 간호사의 일상적인 워드나 계산업무부터 넓게는 의사 및 간호사에 대한 업무현황, 작업지시, 환자의 과거 병명부터 현재까지 병의 진행과정이나 치료 방법 기타 병원의 행정적인 업무 등 제반적인 모든 정보를 활용하는 것이 바로 병원정보라고 할 수 있다.

병원정보는 의료인이 환자를 진료할 때, 신속하게 의사결정을 내릴 수 있는 것 또한 병원정보가 제공해주는 것 중 하나이다. 결국 병원정보시스템(HIS, Hospital Information System)은 환자진료를 중심으로 유기적으로 구축되어야 한다. 이와 같이 병원정보는 병원 전산화에서 병원의 제반적인 업무를 활성화하는데 꼭 필요하다. 이에 국내 의료 분야도 초기에는 보험청구 관련 업무를 중심으로 병원 내 전산화를 시도하여, 계속적인 투자에 의해 발전해왔다. 또한 2000년 7월 의약분업 이후 늘어나는 의료재정 적자폭의 감소를 위해 정부에서 병원의 전산화를 적극적으로 지원하면서 병원정보시스템 구축의 필요성이 증가되고 있다.

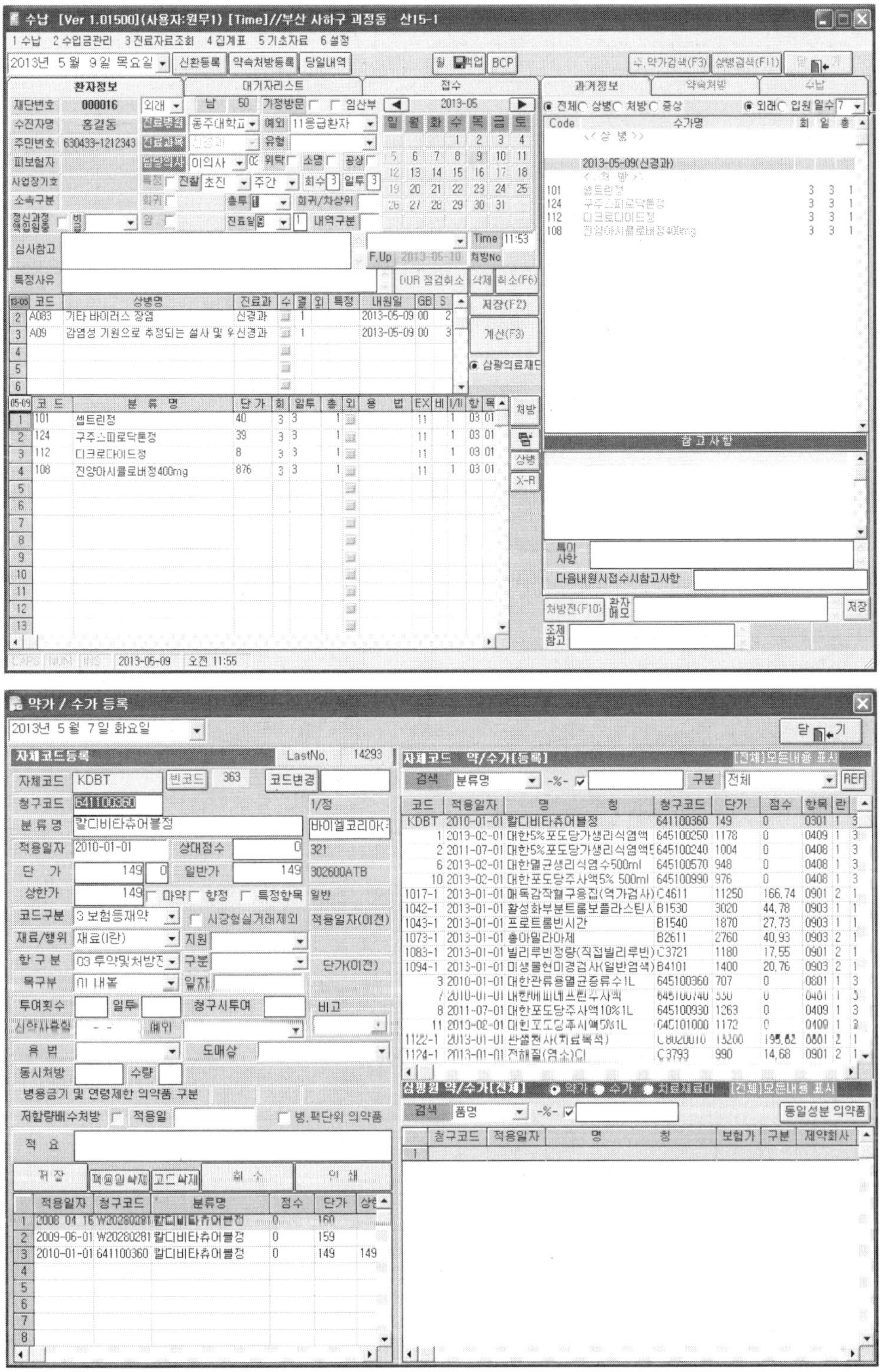

[그림 2-1] 병원정보 작업화면

[표 2-1] 통합 병원정보시스템 구성

통합 병원 정보 시스템			
병원 경영 정보 분야			
1	MIS(Management Information System)	관리정보시스템	인사 급여, 물류, 회계, 자산관리
2	EIS(Executive Information System)	경영정보시스템	경영통계, 원가분석
3	EDI(Electronic Data Interchange)	전자문서교환시스템	보험청구, 원외처방전
4	PM/PA(Patient Management/Patient Account)	원무관리시스템	환자등록, 접수관리, 진료비수납관리, 미수금관리
진료 정보 분야			
1	RIS(Radiology Information System)	방사선정보시스템	Order 접수, 판독결과
2	LIS(Laboratory Information System)	임상정보시스템	Interface, 결제검색, 정도관리
3	EMR(Electronic Medical Record)	전자의무기록시스템	차트관리, OCS, Order 접수
4	PACS(Picture Archiving Communication System)	의료영상저장 전송시스템	서버, DICOM, Viewer

병원정보시스템이란 의료 활동을 지원하는 정보시스템 혹은 정보시스템의 집합을 의미한다. 좁은 의미의 병원정보시스템은 병원 내 EMR(Electronic Medical Record)을 중심으로 의료와 직접적으로 관련된 작업들을 지원하는 전산시스템이다. 병원정보시스템은 전자의무기록인 EMR이 필수적이고, 그 외에 임상용어 등에 관한 정리와 참고자료 및 임상모델 등이 필요하다. 그러나 병원정보시스템이 효율적으로 제 기능을 발휘하기 위해서는 의사들의 의사결정을 돕는 의사결정지원시스템 및 유연한 병원업무흐름을 가능하게 하는 워크플로우 시스템 등과 같은 지원 기능이 이차적으로 필요하다. 그 외 병원을 관리하고 병원정보시스템과 연동하여 구매 등의 작업을 하는 시스템도 광의의 병원정보시스템이라고 할 수 있다. 이와 같이 병원정보시스템은 병원을 전산화하여 모든 업무를 자동화하는 것이다.

병원 및 역할에 따른 분류

■ 병원의 분류

① 종합병원 - 의사 및 치과의사가 있고, 입원환자 100인 이상을 수용할 수 있는 병원.
② 병원 - 30인 이상의 입원환자를 수용할 수 있는 의료기관
③ 치과병원 - 기본 시설로 입원 시설이 필요 없음.
④ 한방병원, 요양병원 - 30인 이상의 입원환자를 수용할 수 있는 의료기관
⑤ 의원, 치과의원, 한의원 - 진료에 지장이 없는 시설을 갖춘 진료기관
⑥ 조산원 - 의사가 필요 없으며, 조산에 필요한 시설을 갖춘 진료기관

■ 역할에 따른 분류

① 1차 진료 기관 - 주민들이 맨 처음으로 접촉하는 기관
의원, 전문 의원, 보건소, 모자보건센터, 조산원
② 2차 진료 기관 - 진료과목 4개 이상과 전문의를 갖춘 기관
500 병상 미만의 종합병원, 30병상 이상의 병원
20개 병상 이상의 전문 의원
③ 3차 진료 기관 - 모든 진료 과목과 전문의를 갖추고 분야별 의학교육, 의료인력 훈련기능의 시설을 갖추고 있는 기관
500 병상 이상의 의과대학 부속병원 또는 종합병원

2.2 병원 업무 구조

병원정보시스템(HIS, Hospital Information System)이란? 병원의 전반적인 관리 업무 즉 일반적인 병원관리업무와 경영관리업무를 전산화하는 것이다. 구체적으로 환자의 외래와 입퇴원, 의료수가, 의료 장비 관리와 병원의 인사, 급여, 관리자의 경영 분석 등 병원에서 발생하는 제반적인 업무를 자동화하여 신속하게 운영해나가는 것이다

[표 2-2] 병원 업무 구조

병원 업무		
1	진료 업무	외래, 병동, 응급실, 특수부서, 연구지원, 임상통계
2	진료 지원 업무	임상병리, 주사실, 방사선, 약국, 의무기록, 특수 검사, 간호 관리, 수술실
3	원무 행정 업무	수납, 외래 원무, 병동, 응급실, 미수관리, 입원 업무, 보험 심사 및 청구
4	사무자동화 및 경영관리 업무	급여 관리, 경영지원, 인사관리, 회계 관리, 전자메일, 전자결제 시스템, 구매 및 자산관리, 시설 기자재, 원가분석
5	방사선 및 기타 업무	X-선, PACS, EMR, HL7, DICOM
6	고객 지원 업무	홈페이지관리, 전화응답서비스, 환자안내서비스, 카드결재

정리하면, 병원정보시스템은 OCS(처방전달시스템), EIS(경영정보시스템), LIS(임상정보시스템 또는 검사정보시스템), EMR(전자의무기록시스템) 등 첨단의 진료환경을 제공하며 진료의 효율성과 경영의 합리화를 통해 환자에게 양질의 의료서비스를 제공하는 것이다.

용어 정리

HIS - Hospital Information System - 병원정보시스템
OCS - Order Communication System - 처방전달시스템
EIS - Executive Information System - 경영정보시스템
LIS - Laboratory Information System - 검사정보시스템
EMR - Electronic Medical Record - 전자의무기록시스템

병원정보시스템은,

① 1990년대 초 대형병원을 중심으로 구축되었으며, OCS 위주로 발전하였다.
② 사회적 환경으로는, 1978년 의료보험 도입, 1989년 전 국민 의료보험을 실시하였다.
③ 기술적 환경으로는, 네트워크망의 형성으로 클라이언트, 서버 구조, 윈도우 기반 GUI 환경이 제공되면서 편리한 사용자 위주의 시스템이 구축되었다.
④ 2000년 이후에는, PACS, Web-Based HIS, ASP(Application Service Provider) 등장으로 의료 질적 수준이 높아졌다.

병원정보시스템 구축 목적은,

① 진료와 진료지원 업무에 대한 생산성 증가 즉, 수익의 증대 발생
② 비용의 최소화 차별화된 병원정보시스템 구축으로 환자에 대한 질적인 서비스 향상
③ 의료 서비스 향상을 통한 경쟁력 제고
④ 병원 확장에 의한 복잡한 업무 관리 능력 향상
⑤ 환자 수 증가에 따른 확장성 고려
⑥ 행정 업무에 대한 신속성으로 생산성 향상
⑦ 원가관리에 따른 병원의 수익성 향상
⑧ 병원 시스템 환경변화에 유연하게 대응
⑨ 종합 의료정보 시스템으로 환자 고객관리에 중점
⑩ 자료의 공유화와 분산처리 시스템이 가능하여 신속한 정보교환이 가능
⑪ 다양한 경영 분석 보고 기능이 원활
⑫ 정확한 경영분석정보 제공을 통한 합리적인 운영계획 수립
⑬ 병원행정의 3대 요소인 인원, 물자, 자금의 체계적 관리

병원정보시스템 구축 방안으로는,

① 사용자 중심의 정보환경으로 사용자 편리성을 최우선적으로 고려한다.
② 최신 기술 적용에 대한 실무자(의료인, 관련 행정요원)들의 적극적인 대처
③ 단계별 프로그램 개발 및 적용계획
④ 경비대 효과의 경제성 고려
⑤ 기존시설과 환경에 적합한 전산망 및 전산장비 도입

병원정보시스템 구축 시 고려사항으로는,

① 정확성 : 자료 및 정보 정확성
② 안전성 : 하드웨어 및 소프트웨어에 대한 안전성
③ 보안성 : 주요 정보 관리
④ 경제성 : 최소한의 비용으로 최대 효과
⑤ 공간성 : 전산망 장비 설치 공간 확보

2.2.1 병원정보시스템 분류

병원정보시스템은 크게 실무적, 기능적, 전략적 기능 3가지로 분류할 수 있다. 여기서 실무적인 기능으로는 환자의 병력정보관리, OCS, 환자 예약관리 그리고 재무 및 회계 관리로 정리할 수 있다. 이러한 실무적 기능은 단순히 사무 또는 기본적인 환자관리 업무를 처리하는 분야라고 생각하면 된다. 말 그대로 현장에서 업무를 처리하는 분야로서 전산화로 경영학적으로는 인건비 절감, 진료 정보 시스템으로는 환자관리 시스템으로 생각하면 된다. 두 번째로 기능적인 측면에서는 전문가 시스템으로 경영자 의사결정지원시스템, 진료결정지원시스템, 환자자료관리를 위한 EMR, 임상관리 등이 해당된다. 그리고 세 번째 기능으로, 전략적 기능은 병원경영에 있어서의 경영의사결정시스템이 여기에 속한다. 경영의사결정은 병원을 운영하는데 있어서 리더쉽을 발휘하여 최적의 경영시스템으로 병원을 운영해가는 것을 의미한다.

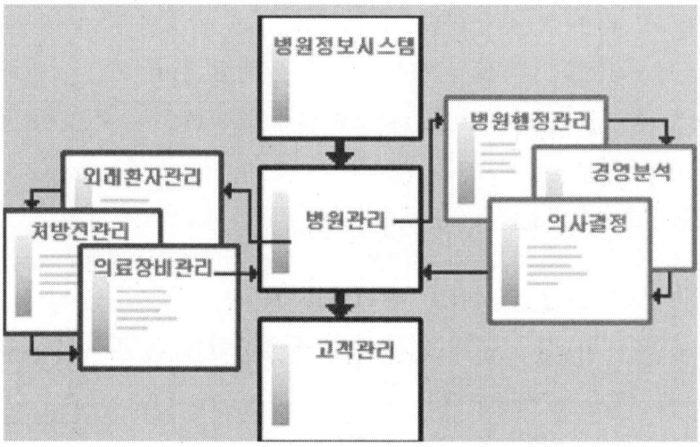

[그림 2-2] 병원 정보 시스템 구성

2.2.2 병원정보시스템 주요기능

원무 관리 시스템을 비롯하여 인사, 회계, 자산관리 등 행정관리와 환자를 직접적으로 진료하는 OCS(Order Communication System) 기능 그리고 각종 검사 및 간호, 급식, 약제, 의무기록 등 병원 전반적인 업무와 진료지원 업무 지원기능 등이 주요 기능이다.

(1) 병원관리업무

병원관리 업무는 환자의 병력관리, 처방관리, 각종 의료영상(X선, CT, MRI, PET, 초음파 등)을 저장 및 검색해 주는 의료영상관리, 의무기록, 각종 병리검사, 혈액검사, 조직검사, 생체신호(ECG, EEG, EMG 등) 그리고 기타 의료 행위에서 발생되는 제반 진료지원 업무를 포함한다.

CT : Computer Tomography(컴퓨터단층촬영) MRI : Magnetic Resonance Imaging(자기공명촬영장치) PET : Positron Emission Tomography(양전자단층촬영) ECG : Electro CardioGram(심전도) - 심근의 흥분 등 심장 질환을 신호로 기록 EEG : Electro EmcephaloGram(뇌파, 뇌전) - 뇌 신경계의 전기적 활동을 기록 EMG : Electro MyoGraph(근전도) - 인체 근육의 전기적 활동을 기록

(2) 경영관리업무

경영관리업무는 병원의 행정적인 제반업무를 의미한다. 즉 병원자체 운영을 위한 경영, 경영자의 의사결정, 원가에 의한 관리, 경영의 합리화 등 진료 경영업무에 해당되는 모든 행위를 의미한다.

2.2.3 병원정보시스템 구축 특성

병원정보시스템의 특성은 환자진료를 중심으로 유기적으로 구축되어 있어야한다. 이를 위해 원무 관리 시스템(PM/PA, Patient Management / Patient Account), 처방전달시스템(OCS, Order Communication System), 의료영상저장전송시스템(PACS, Picture Archiving and Communication System), 전자의무기록(EMR, Electronic Medical Record), 의료 데이터웨어하우스(Medical DW, Medical Data Warehouse), 환자 관계 관리 솔루션(CRM, Customer Relationship Management), 원격의료(telemedicine) 솔루션 등의 구축을 고려해야 한다. 이러한 병원이라는 특수성과 전문성이 고려되어 환자들에게 양질의 의료 서비스가 제공될 수 있어야 실질적인 병원정보시스템이라 할 수 있다. 이와 같이 실질적인 병원정보시스템이 구축되고 있는 주요 정보시스템의 특성을 정리하면 다음과 같이 요약된다.

① 다양하고 복잡한 데이터 처리
② 다양한 전문가로 구성되는 사용자
③ 대량의 데이터 발생
④ 빠른 응답 시간 요구
⑤ 높은 신뢰성이 요구되는 데이터
⑥ 다양한 Sub System의 결합
⑦ 사용자의 높은 정보 욕구도

2.2.4 병원정보시스템 구성

(1) 환자 관리 분야

① 입원 등록 : 입원 스케쥴링, 환자통계, 입원 예정자 및 입원환자 관리, 보험 및 전환정산관리, 병실 조회 및 관리

② 외래 진료 : 외래환자기록(진찰권번호, 환자 인적사항 등록, 초진 및 재진 구분), 건강진단, 접수비 자동계산 및 영수증 발행, 진료의 질적 관리, 의사보조기능, 의무기록실 보관 차트 대출 의뢰(차트 관리)

③ 중환자 진료 : 환자상태 모니터링, 이상시 의료진에게 경고 시스템

④ 수술실 : 수술 스케쥴링, 수술실 이용 분석, 수술실 일지 유지

⑤ 방사선과 : 방사선 검사의뢰 입수, 환자 스케쥴링, 판독 및 결과 출력, 필름관리, 방사선치료 계획

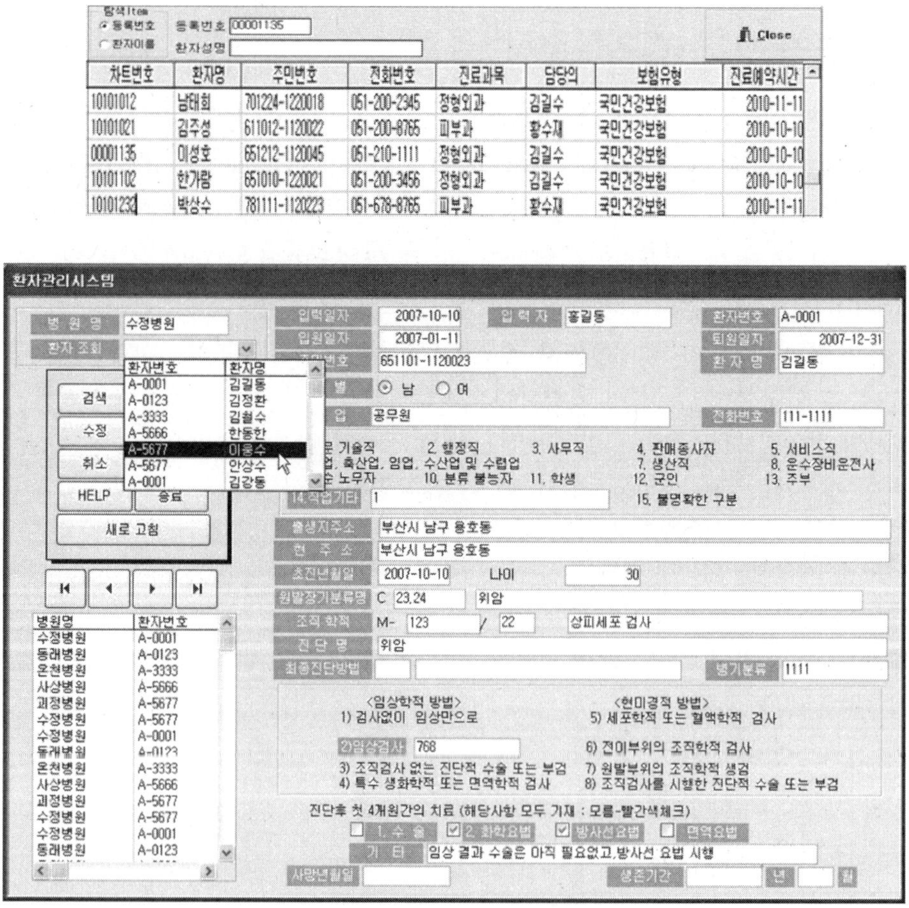

[그림 2-3] 환자 관리 화면

(2) 원무 관리 분야

① 원무과 : 급여 및 비 급여 처리, 각종 처방 및 취소 반환관리, 수납 내역 관리, 진료 예약 및 전화 예약 관리, 일반 회계, 청구 관리, 수입금 관리, 미수금 관리(미수금 청구 및 회수), 환자별 수납 내역 집계 수입일보, 월보, 연보 환자 접수 집계

(3) 보험 관리 분야

① 보험 청구 : 수납된 진료 내역 조회, 의무기록 상병 내역 관리, 전월 청구 상병 내역 관리, 심사 전 내역 조회, 기타 보험 처리 및 관리

(4) 진료와 처방 및 기타 관리 분야

① 임상병리과 : 의사의 지시서 조회, 검사도구 정리, 자료입수 정리, 결과출력
② 영양과 : 식품 재고 관리, 영양분석, 식사정보, 식단관리
③ 약국 : 처방 정보 입수, 라벨 출력, 약 처방, 부작용 및 지시사항 출력, 약품관리
④ 중앙 공급실 : 물품관리, 의료 기자재 관리

2.2.5 병원정보시스템의 세부 내용

(1) 환자에 대한 정보

① 외래환자 관리, 입원환자 관리, 응급환자 관리
② 환자 통계
③ 환자정보 조회, 입원환자 진료조회

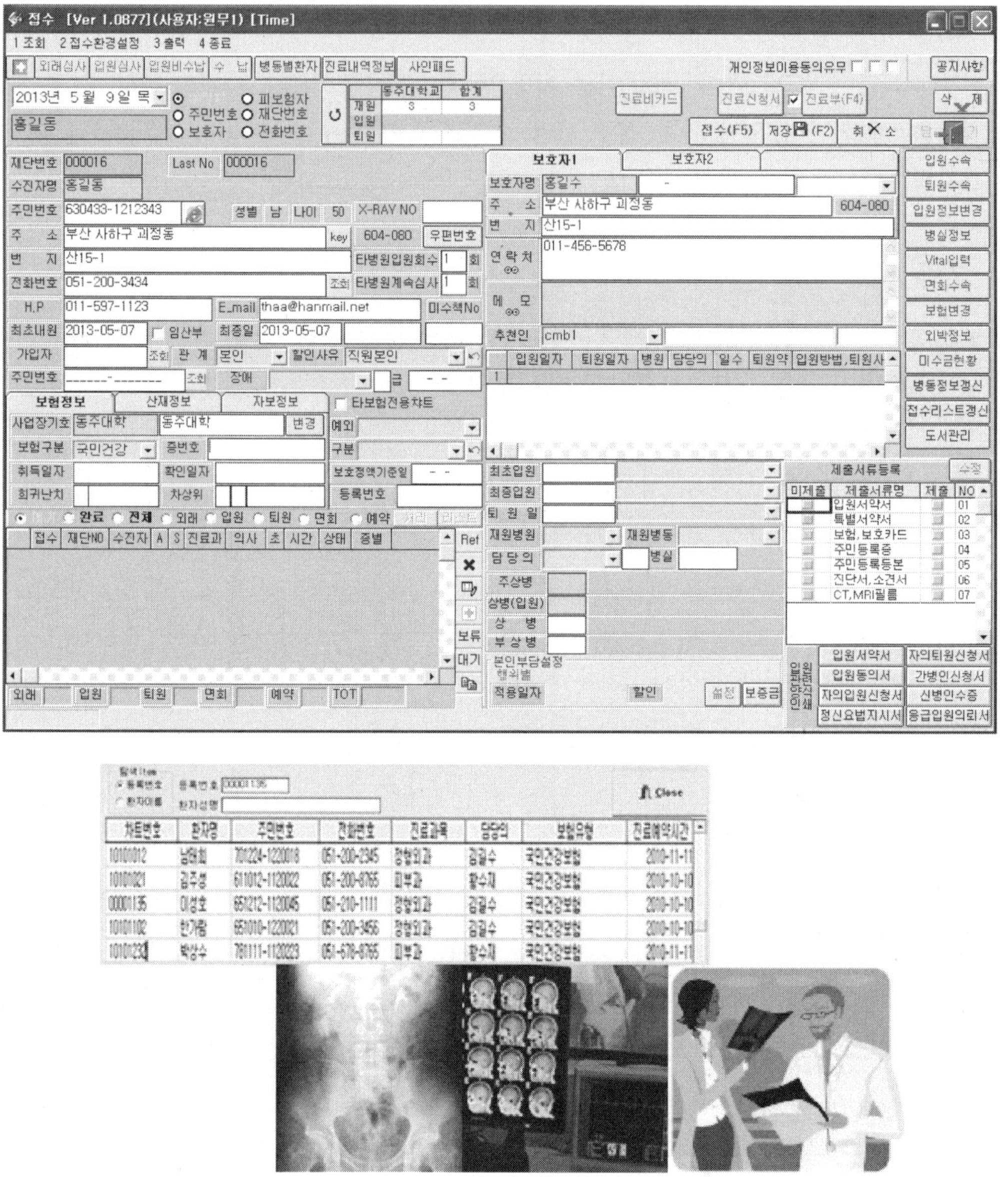

[그림 2-4] 환자 관리

(2) 진료 및 진료 지원 업무

① 처방전달시스템(OCS), 처방관리

② 약품 및 조제 관리

③ 의무기록 관리, 간호 관리, 외래 간호, 외래 환자 안내

④ 병동관리, 간호정보 관리, 수술실 관리 등

⑤ 식단, 식수 관리, 건강진단 검사 관리
⑥ 약국관리, 환경정보관리, 진단검사관리
⑦ 해부병리관리, 미생물, 진단방사선, 임상 병리 시스템
⑧ 방사선종양, 핵의학, 기능 검사
⑨ 치료 검사, 인공신장

(3) 환자에 대한 일반 회계 업무

① 외래수납, 수입금 통계 관리
② 입 퇴원 수납 관리, 청구, 미수 관리

(4) 일반 행정 관리 업무

① 인사관리, 재무 관리, 회계 관리(관리 회계)
② 일반 재고 관리
③ 급여 관리, 고정자산 관리
④ 의약품 및 의료장비 관리
⑤ 경영 정보

(5) 의료관련 장비 연결 업무

① 약품 자동포장 장비
② 엠보싱, 인코딩 카드 발행기
③ CUSTOMER DISPLAY
④ 환자 대기 순서 관리장비
⑤ 임상병리 검사 장비
⑥ 바코드처리기

(6) 기타 원무 관리

① 전화예약시스템, 외래원무시스템, 외래통계시스템
② 수납시스템, 입원등록시스템, 응급관리시스템

2.2.6 임상 병리 정보 시스템 지원

임상 병리(LIS, Laboratory Information System)는 검체 또는 생체를 대상으로 병리적, 생리적 상태의 예방, 진단, 예후 관찰 및 치료에 기여하고, 신뢰성을 보장하기 위하여 신속하고 정확한 검사결과를 제공한다. 또한 임상 병리사는 검사결과의 연관성을 해석하고 현재 사용중인 검사법의 평가와 개선을 꾀하여 새로운 검사법을 평가하는 전문의과학 기술인을 의미한다.

주요 담당 업무는 병리학, 미생물학, 생화학, 기생충학, 혈액학, 혈청학, 법의학, 뇨화학, 세포병리학, 방사성동위원소를 사용한 가검물 등이 있다. 또한 검사 및 생리학적 검사 즉, 심전도, 뇌파, 심폐기능, 기초대사 기타 생리기능의 분야에서 임상병리검사 업무에 필요한 기계, 기구, 시약 등의 보관, 관리, 사용, 가검물 등의 채취, 검사, 검사용 시약의 조제, 혈액의 채혈, 제조, 조작, 보존, 공급 기타 분류 업무를 취급한다.

임상 병리과 주요 업무

① 진단 혈액 : 일반 및 특수 혈액검사실
② 임상 화학 : 일반 및 특수 화학검사실, 뇨 검사실
③ 임상 미생물 : 미생물검사실, 결핵검사실, 기생충검사실
④ 혈액은행과 면역 혈청

이러한 임상병리과는 병원 수행검사의 50%이상 차지할 만큼 비중이 크다. 따라서 HIS가 필수적으로 필요한 곳이라고 할 수 있다. 대부분의 미국 병원에서는 현재 전산화 도입을 시행하고 있으며, 국내에서도 도입을 계속적으로 진행 중이다. 그러나 국내 임상 병리 정보화의 도입에 여러 가지 문제점이 제시된다. 즉 임상병리 시스템에 대한 표준적, 상품화된 제품이 없어 자체 개발이 필요하고, 의료진과 전산 인력의 협력 부진으로 완전한 시스템 구축이 어려우며, 각 부서 마다의 독특한 업무 형태로서 전산화에 여러 가지 문제가 있다. 또한 타 정보 시스템과의 연계나 병원 경영자의 무관심이 시스템 구축에 대한 어려움이다.

2.2.6.1 임상병리과 검사 진행 과정

진단 검사 의학이라고도 하는 임상병리는 환자의 여러 분비물을 채취, 검체하여 그 결과를 의료인에게 신속하게 제공해주는 일이다. 따라서 자료의 신속성과 정확성을 위해 전산화가 필요하며, 그 검사 시스템은 다음 그림과 같다.

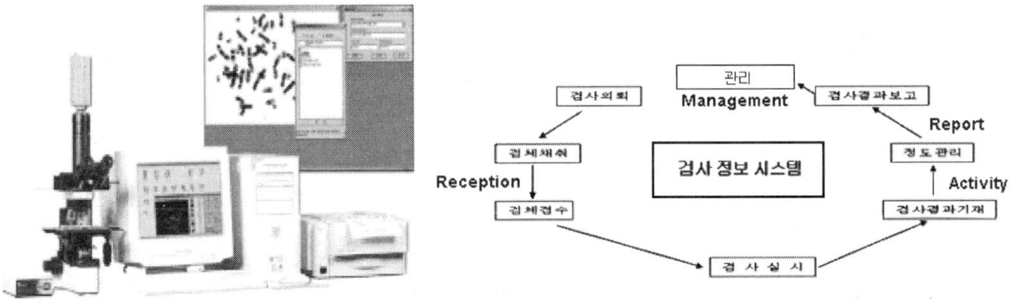

[그림 2-5] 검사 정보 시스템

(1) Reception - 검체 채취 및 접수 시스템(진단 검사의학과, 병동에서 수행)

입원 및 외래 환자에서 의뢰된 검사를 임상병리과에 검사를 위한 검체 채취 및 접수하는 시스템으로 구성은 다음과 같다.

① 병동 검사 물 정보 : 입원환자별 채혈리스트
② 외래환자 검사의뢰 정보 : 외래 채혈 실
③ 라벨 : 등록번호, 환자명, 수행검사실, 검체명, 검체 번호
④ 검체 운송 시스템 : 검체 운반용 벨트시스템
⑤ 검체 접수 시스템
⑥ 검체 정보 확인 기능
⑦ 작업번호 부여 기능

(2) Activity - 검사 시행 및 정도 관리 시스템

실내 온도나 수질 관리 및 기타 검사 장비를 관리한다. 또한 검사 전, 후에 발생하는 오차와 사무적인 오차를 발견하여 그 문제점을 시정하는 정도관리 시스템을 실시한다.

(3) Validation - 검사 결과 검증

(4) Report - 보고서 제출(검사결과 보고 시스템)

(5) Management - 유지 관리(사무관리)

임상결과 처리 진행과정은 병원의 각 검사실과 진료과별로 구축된 네트워크로서, 검사실에서 자동으로 실험실 검사 결과들이 환자 등록 시스템에 검사 항목으로 입력되고, 그 결과에 대하여 담당 의료인이 단말기에서 확인 할 수 있다. 대부분의 병원에서는 의사의 지시에 따라 필요한 검사 항목이 표시되어 나가기 때문에 환자를 직접 대하지 않는 임상 병리과, 진단

방사선과 등에서는 환자의 문제가 무엇인지를 모르게 되는 경우가 많다. 따라서 이들 각 검사실에서 단말기를 통해 환자의 기록을 열람하고, 진단에 필요한 자료를 검토할 수 있다.

2.2.7 병원정보시스템 도입 효과

(1) 경영자 측면(병원 경영 지원)

병원정보시스템 구축에 대한 경영자 측면에서 보면, 병원 내 정보 공유에 의한 상호 이용으로 병원경영의 효율화 조직화할 수 있으며, 경영관리자로의 신뢰성 향상 등이 그 장점이 있다. 또한 경영자 입장에서 신속한 병원 행정(lost charge 방지, 미수금 집계, 관리의 신속성, 정확성, 각종 통계자료의 신속성, 정확성 개선, 재고관리 강화 및 재고비용 부담의 경감) 정보 안내와 신뢰할 수 있는 병원 이미지를 부각할 수 있고, 인력을 효율적으로 활용할 수 있어서 많은 업무량을 신속하게 관리 활용할 수 있다.

(2) 환자 측면(환자의 서비스 향상)

환자에 대한 양질의 서비스를 제공하기 위해 병원정보시스템을 도입한다. 즉 환자의 대기시간을 줄이고 의사와 환자 간 신뢰성을 높임으로 해서 결과적으로 의료서비스 향상을 기한다. 그러므로 병원정보시스템을 도입하면, 진료 대기시간 단축, 신속한 정보처리에 대해 환자에 대한 진찰, 검사 투약 등에 있어서의 충분한 설명이 가능하고, 환자 관리에 따른 검사에 대한 중복 검사 방지, 중복 투약의 방지가 가능함으로서 환자들로 하여금 신뢰성 향상으로 환자의 만족도를 향상시킬 수 있다.

(3) 의사 측면(치료 및 임상 연구)

환자에 대한 질병들을 분류해서 신속하게 제공 받아 이를 임상, 연구에 적용하여 현재의 질병을 치료할 수 있게 하며, 기타 그 질병으로 새로운 질병을 막을 수 있게 자료를 활용할 수 있게 된다. 따라서 병원정보시스템 구축이 의사의 측면에서 보면, 현재 환자의 질병을 치료하고, 이로 인해 새로운 질병을 막을 수 있는 과학적인 환자진료 및 치료가 가능하게 된다.

(4) 간호사 측면(효율적인 환자 간호)

환자를 효율적으로 간호하기 위해서는 환자들의 질병에 대한 특성들을 사전 파악하고 그에 대한 체계적으로 간호하기 위해 병원정보시스템 구축이 필요하다. 그 외 간호외적인 업무를 간소화하여 간호사 본분에 충실할 수 있도록 배려해준다.

(5) 병원 자동화 측면

병원정보시스템은 모든 정보를 신속하고 정확한 정보교환을 위해서 필요하다. 환자의 정보, 진료정보, 회계정보의 부문 간 상호이용, 기록 작업과 집계작업의 감소 및 신속화, 정도 향상, 처방전 작성 작업의 간소화, 업무의 공통화, 자동화로 사무능력 제고, 업무량 증가에 용이하게 대처 가능하며, 전화한통에 의한 확인 업무 감소, 전문식의 삽무배세로 전문 입무에 진념, 사무습득 기간의 단축 등으로 병원업무를 효과적으로 볼 수 있다.

(6) 기타 의료서비스 효율적 제공 측면

검사 예약, 결과 확보의 정확성, 신속성, 처방정보의 신속, 정확한 실행부서 전달, 검사의뢰정보의 신속, 정확한 실행부서 전달, 차트정보 검색의 신속, 정확성, 전문직 직원이 고유 업무에 전념으로 의료서비스 향상 등을 들 수 있다.

2.2.8 국내 병원정보시스템 구축의 문제점

① 병원 경영자의 정보화 인식 부족(경영자 인식 부족)
② 병원 사용자의 전산화에 대한 이해 부족(행정직원의 교육 및 적용성 인식)
③ 의료인의 진료환경 변화에 소극적 자세 즉 컴퓨터 사용에 대한 거부감이 강함.(의료인의 자세)
④ 전산 전문가의 정보화 접근 자세와 컴퓨터 업체의 영세성(프로그래머들의 교육 및 업체의 한계성)
⑤ 병원정보시스템 표준화 미흡, 개발된 프로그램의 현업 적용률 저조함.(업무 적용 한계)
⑥ 기존 HIS 정보와 호환성 유지 및 점진적인 교체기간이 필요함.(유지보수)
⑦ 24시간 풀가동이 가능한 시스템을 유지하여야 하며, 특히 진료 정보에 대한 완벽한 보안과 보호가 보장되어야 함.(보안 유지)
⑧ 전산화에 부적합한 시설 및 환경, 전산화에 따르는 경비 문제(경제성과 편리성 문제)

2.2.9 병원정보시스템 구축에 대한 기대효과

병원정보시스템 구축은 환자 진료 서비스가 질적으로 개선되며, 진료 예약으로 인한 진료 대기시간 단축 그리고 행정 업무에 대한 업무 개선효과 등을 들 수 있다. 또한 PACS, MRI, CT 등 의료 영상 및 의료기기의 발전으로 환자의 질병 확진률도 높아졌으며, 기타 의학적 의사결정 지원 시스템에 있어서도 많은 기여를 할 것이다. 또한 신뢰성 있는 병원 경영정보 분석 시스템 구축, 원가분석(기계의 설비, 인건비 등 병원에 드는 비용) 그리고 수익성 개선 즉 정확한 자원(인적, 물적, 자금) 관리에 의한 낭비되는 요소들을 제거할 수 있을 것이다. 또한 의료진의 입장에서는 편리해진 환자 진료 및 의학 교육(CAL, Computer Aided Learning), 그리고 OCS, EMR의 도입으로 효과적으로 환자를 진료할 수 있게 되었다. 총체적으로 병원정보 시스템의 기대효과를 4가지로 분류하면 다음 그림과같이 볼 수 있다.

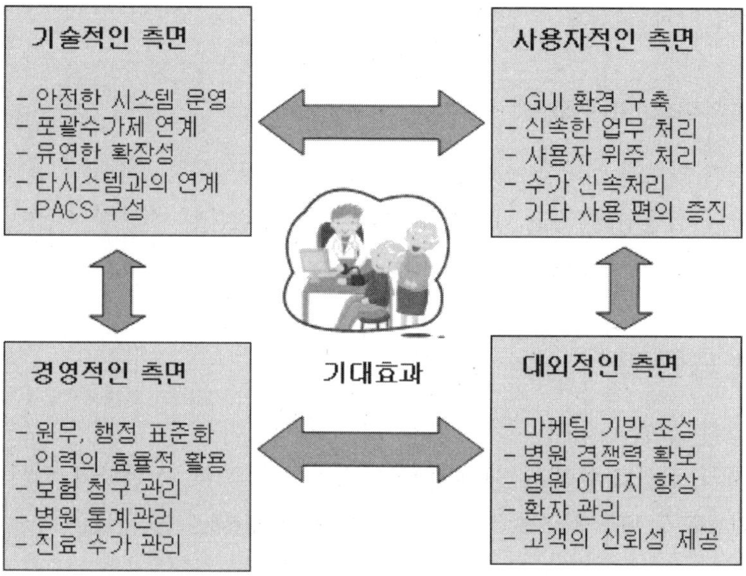

[그림 2-6] 병원정보시스템 구축에 대한 기대효과

2.3 병원 EDI

미국 데이터 교환 표준 협회에 의해 최초로 개발된 EDI(Electronic Data Interchange)는 세계 표준인 EDIFACT(행정, 상업, 수송을 위한 전자 자료 교환, Electronic Data Interchange For Administration, Commerce And Transport)에 통합되는 전자 문서 교환 시스템이다. EDI의 기본적인 기능은 기업 간의 거래 데이터를 컴퓨터 통신망을 통해 교환하는 전자상거래의 한 형태로서 물품 주문서나 입 출고서를 팩스로 주고받는 것과 같이 일정한 전자문서 교환 표준양식을 정하여 메시지를 송수신하는 방식이다. 이러한 EDI 시스템은 일반 기업뿐만 아니라 병원에서도 의료보험진료비 청구 등 다량의 자료 교환에 소요되는 시간을 줄이기 위해 EDI를 사용한다. 즉 병원에서도 환자의 처방 및 제조에 따른 불편함을 최소화하기 위해 환자의 요구가 있을 경우 환자가 원하는 약국으로 팩스를 통해 처방전을 전송하는 시스템이다.

구체적으로 EDI 메시지에 포함되는 데이터 요소들은 가격이나 제품, 모델번호, 수량 등과 같이 개별적이며 구체적인 사실들이 표현된다. 각각의 데이터 요소들은 구획문자에 의해 구분되어 전송된다. 또한 EDI 메시지들은 암호화되고 압축되어 전송되므로 복호화 및 압축해제 과정을 거쳐야 정상적인 메시지를 수신할 수 있어 컴퓨터 해킹으로부터 안전하다고 할 수 있다. 이러한 EDI를 병원 행정 및 진료에 적용하는 병원들도 늘고 있다. 왜냐하면, 병원의 막대한 물류비용 및 시간 절감으로 병원경영합리화에 의해 병원 경영에 많은 도움이 되기 때문이다. 최근 건강보험심사평가원과 보건복지부는 인터넷 홈페이지에 접속하여 심사관련 사항을 직접 조회해 볼 수 있도록 하는 등 EDI 청구, 심사제도 관련 사항을 개선하고 의과, 치과, 약국, 한방, 보건기관 등 전 요양기관으로 EDI 참여를 확대하고 있다. 그러나 EDI 확산을 위해서는 기술기반구축, 의료정보 환경조성, 표준화 및 법제화 등이 정부의 차원에서 먼저 선행되어야 진정한 EDI를 실현할 수 있을 것이다.

2.3.1 병원 EDI 분야

병원업무를 EDI 방식으로 처리하는 서비스는 다음과 같다.

(1) 진료비(약제비)청구 EDI

건강보험, 산재보험, 자동차보험 진료비 청구업무를 EDI로 처리하는 서비스로 VAN EDI와 WEB EDI 방식이 있다.

(2) 전자처방전 EDI

의료 기관에서 약국으로 전달되는 처방전을 EDI 방식으로 처리하는 보편적인 방식이다.

(3) 검사료청구 EDI

의료 기관에서 검사비용 청구를 EDI 방식으로 처리한다.

(4) 방역 EDI

법정 전염병 및 예방접종 후 이상 반응 보고를 EDI 방식으로 처리한다.

(5) 의약품유통 EDI

의료기관과 의약품 공급업체 간에 약품 수발주 업무를 EDI로 처리하는 방식으로 많이 사용한다.

2.3.2 병원 EDI 서비스 기능

병원 EDI 서비스 주요기능은 다음과 같다

① 전자문서의 송신, 보관, 수신
② 전자문서 교환정보의 검색 및 삭제
③ 전자문서 정보 송수신 상태 조회
④ 전자문서 정보의 복원
⑤ 병원용으로 원무, OCS 프로그램 제공
⑥ 의원용으로 청구, 전자차트 프로그램 제공
⑦ 의원, 치과, 약국, 한방, 보건기관에 대한 청구, 전자차트, 경영정보, 환자 및 고객관리 프로그램 제공

2.4 처방전달시스템

병원은 각종 의료시설을 갖추고 환자의 질병을 치료하는 통상적인 의료인 및 의료기사들이 의료 행위를 하는 장소이다. 이러한 의료 시설은 과거 병원마다 환자 진료 후 처방 및 환자의 의무 기록 방식이 각기 상이하여 환자들이 타 병원에서 재진료 시 많은 어려움이 있었다. 이러한 문제점을 해결하기 위해 모든 병원들이 사실상 전산화를 하지 않으면 병원 업무에 많은 차질이 있을 뿐만 아니라 시간적 공간적인 손실이 커져 사실상 병원 업무의 표준화 및 통합적 사무 관리를 위해 시스템을 도입할 수밖에 없었다.

의료법 제2조(의료인) 제1항

이 법에서 의료인이란 보건복지부장관의 면허를 받은 의사, 치과의사, 한의사, 조산사 및 간호사를 말한다.
의료법에서 정한 의료인 5종 : 의사, 치과의사, 한의사, 간호사, 조산사

의료기사 등에 관한 법률

제2조(의료기사의 종류) 의료기사의 종류는 임상병리사, 방사선사, 물리치료사, 작업치료사, 치과기공사 및 치과위생사로 한다.
의료기사는 의사의 지시, 감독을 받아 진료 또는 의화학적 검사 업무에 종사하는 사람

처방전달시스템(OCS, Order Communication System)은 약제 처방 및 환자의 기본 정보가 저장되어 있는 대표적인 환자 위주의 병원정보시스템이라 할 수 있다. 처방전달시스템은 환자가 처음 내원하여 의사의 진료를 받은 기록들이 관리되고 있어, 이를 체계적이고 신속하게 환자 위주로 관리하는 시스템이라 할 수 있으며, 여기에 전자의무기록이 함께 연동됨으로서 실질적인 환자 의무 관리 시스템이 구축된다 할 것이다. 즉, 전자의무기록은 환자가 내원하여 의사의 진료를 받은 구체적인 의무기록들이 컴퓨터로 기록된 결정체를 의미하는데, 이것은 과거 종이에 의한 의무기록보다 공간적, 시간적 개념을 초월한 대표적인 병원정보관리시스템이다.

이러한 디지털 병원의 첫 시발점이라고 할 수 있는 처방전달시스템은 병원에서 환자의 질병을 전산화로 단계별 기록해나가는 방식이다. 즉 전산화로 인해 진료기록의 공유와 의사의 오더처리를 지원한다. 과거에는 각 진료 부서에서 의사가 환자를 진단하고, 환자의 정보와 기본진료처방, 약과 주사, 수술, 처치, 검사, 촬영 등의 처방에 대해 의사의 처방을 수기로 기재하고 처방전을 작성하여 각 관련 부서로 전달하면, 그 처방지에 의해 처방을 수행했다. 그러나 처방전달시스템은 이러한 일련의 과정을 온라인상에서 의사가 직접 입력하고 각 관련 부서에 자동 전달되어 업무를 처리하게 되는 것이다.

이와 같이 처방전달시스템은 병원 시스템에서 가장 중요한 분야로서 환자에 대한 최초 정보 획득 및 지속적인 진료기록을 관리하는 시스템이다. 처방전달시스템은 의사, 간호사, 관련 진료 지원 부서간의 정확하고 신속한 의사전달이 생명이므로 업무 단계별로 업무처리 절차의 진행 상태와 결과를 즉시 확인할 수 있고, 원무 관리 시스템과도 연계되어 회계처리가 가능하다.

결론적으로 병원정보시스템 중 가장 기초가 되는 것은 원무 관리 시스템과 처방전달시스템이라고 할 수 있다. 원무 관리 시스템은 환자관리와 환자회계를 위주로 한 시스템으로 1970년

대말 전 국민 의료보험이 실시되고 컴퓨터가 보급되기 시작하면서 1980년대 초부터 병원에 서서히 도입되기 시작했다. 초기에는 단순한 보험 청구를 위한 환경에 집중되었으나 점차 경영환경에 도움을 주는 통계 자료와 진료실적에 대한 분석기능이 강화되었으며, 이미 병원 급 의료 기관에 100%에 이르는 도입률을 보이고 있다. 이러한 원무 관리 시스템에 관련해서 연결 지을 수 있는 게 바로 처방전달시스템이다. 즉 환자진료와 관련된 진료부서, 진료지원부서, 처방전달 및 결과 조회 처리하는 기능을 담당함으로 매우 중요하다. 이러한 처방전달시스템 도입은 1990년대 초반부터 시작해서 현재 병원 급 의료 기관에 일반화 되다시피 보편적으로 많이 이용되고 있다.

처방전달시스템은 환자의 입원 여부에 따라 외래 OCS와 병동 OCS로 구분되며, 업무에 따라 진료(의사, 간호사), 진료지원(약국, 진단방사선과, 임상병리검사 등), 원무행정 등 세부적인 기능으로 구분된다.

2.4.1 외래 및 병동 OCS

(1) 외래 OCS

외래 OCS(일반 진료)는 환자가 병원을 내원하여 진찰을 받고 귀가하기까지의 모든 절차를 전산화 할 수 있기 때문에 원격 진료예약으로의 기능 확장을 가능토록 한다. 병원은 환자의 진료 대기시간을 대폭 단축시킬 수 있다. 또한, 처방전달 과정을 자동화시킴으로 약을 타거나 각종 검사를 받기 위해 소요되는 시간도 단축할 수 있다. 병원의 외래 업무는 그 특성상 많은 환자들을 한정된 시간 내 진료해야 하기 때문에 OCS를 통한 의료서비스 제공을 위해서 필요한 프로세스를 빠르게 진행할 수 있다.

외래 OCS의 주요 기능은,

① 전체 및 부서별 상병 관리 기능
② 약품 및 처방 관리 기능
③ 진료 지원 관련 관리 기능
④ 진료부서 주치의 선택 기능
⑤ 검사 접수, 물리치료실, 방사선, 검사의뢰서 기타 출력 기능

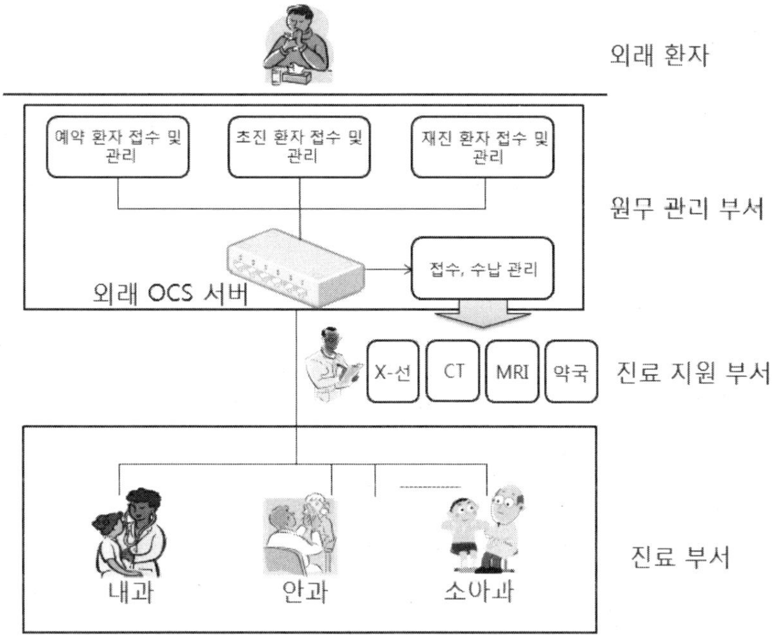

[그림 2-7] 외래 OCS 흐름

(2) 병동 OCS

병동 OCS(응급실, 입원시)는 환자가 병원에 입원하고 있는 동안 처방과 관련된 모든 행위를 전산화하는 것이다. 외래 OCS와 다른 점은 진료행위를 한 다음 원무의 후 수납과 식사처방이 발생한다는 점이다. 또한 24시간 가동되고 백업이 원활하며, 간호, 병실, 의료기자재 관리 기능을 갖추고 있다.

결론적으로 처방전달시스템의 보편화로 진료정보의 공유 및 의학적 통계 추출이 용이하며, 나아가 첨단진료환경을 구축하여 진료의 신뢰성을 확보하고 타 의료기관과의 정보 교류를 통한 의료의 임상학적 발전을 기대할 수 있다.

2.4.2 OCS 구축목표와 기대효과

OCS 구축은 환자의 편의도 측면과 의료인의 만족도 측면에서 좋은 점수를 얻고 있다. 즉 병원 업무와 환자 진료 측면에서 상당히 편리해졌다. 그럼 여기서 OCS를 구축하면, 어떤 좋은 점이 있는가? 환자의 측면과 의사의 측면 그리고 병원의 측면을 각각 살펴보면 다음과 같이 정리된다.

▍OCS 구축목표

환자 서비스 향상 : 자동화 및 통합의료정보시스템의 구축
진료 생산성 향상 : 진료지원 시스템 구축
병원 운용의 효율성 : 경영자 정보시스템 구축

(1) 환자의 측면

첫째, 진료를 위한 절차가 간편해진다. 외래접수, 수납, 진료, 검사, 원외처방전 발행, 다음 진료예약 등 전 분야에 걸쳐 일련의 과정이 단순해지고 간편해지게 된다.

둘째, 진료대기시간이 짧아진다. 환자가 의사의 오더 지를 받아 들고 검사, 영상 촬영 등 관련 부서로 이동하던 방식에서 벗어나 이미 처방내역이 관련 부서로 전달되어 있기 때문에 진료대기 시간이 대폭 절감된다. 특히 수납, 검사, 영상 촬영 등을 위한 진료대기는 가장 큰 개선 효과를 기대할 수 있게 된다. 또한 다음진료 예약 기능 등을 통해 환자가 집중되는 시간을 분산하게 됨으로써 환자는 보다 쾌적한 진료를, 병원은 더 많은 환자를 진료하게 됨으로 효율적인 병원운영이 가능해진다.

환자서비스 개선에 대해,

① 외래접수, 수납, 진료, 투약 등의 대기시간 단축
② 간호사 사무업무의 감소로 인한 재원환자의 간호서비스 개선
③ 진료정보의 활용 및 정확한 전달체계를 통한 진료의 질적 향상

(2) 의사의 측면

첫째, 의사가 처방한 내역을 각 관련 부서에 일일이 오더를 내던 방식에서, 한 번의 입력으로 자동 전달되는 방식으로 바뀌게 됨으로 진료가 간편해지고 신속해진다. 따라서 의사 본연의 임무인 환자진료에 더 많은 시간을 할애 할 수 있고 양질의 의료 서비스를 제공할 수 있게 된다.

둘째, 검사예약, 검사의뢰, 검사보고 등 일련의 과정도 신속, 정확해진다.

셋째, 환자의 의무기록 및 처방 오더가 수작업으로 작성되어지면, 환자 진료정보 공유가 불가능하며 작성된 진료기록은 정보화되지 못한 단순기록으로 사장돼 의학적 통계자료 추출에 더 많은 시간과 인력의 낭비를 가져온다. 그러나 의료 정보화는 진료정보의 공유 및 의학적 통계 추출을 용이하게 하며, 더 나아가 첨단진료환경을 구축하여 진료의 신뢰성을 확보하고 타 의료기관과의 정보 교류를 통한 의료의 임상학적 발전을 지원한다.

진료생산성 향상에 대해,

① 외래 대기시간 단축을 통한 외래환자증가, 진료시간 단축, 효과적인 진료
② 병상 회전률 및 이용률 증가(공간 최적화 시스템)
③ 지역 의료 서비스를 통한 환자증가

(3) 병원의 측면

첫째, 직원들의 단순 반복되는 수작업을 전산화함으로써 업무의 생산성을 극대화하고, 효율성이 높아짐으로 업무수행의 만족도가 향상되는 효과를 기대할 수 있다.

둘째, 이를 통해 인적자원의 효율적인 배치로 경영효율을 높이고 제한된 자원의 가동률을 높일 수 있게 된다.

셋째, 각종 양질의 통계자료와 다양한 정보를 실시간으로 활용할 수 있어 병원의 효율성 제고에도 크게 기여하게 된다. 2003년 4월 개정의료법이 시행된 것을 계기로 디지털 병원에 대한 관심과 요구가 거세지고 있다. OCS는 단순히 병원정보시스템의 여러 솔루션 중 독립적인 시스템에 불과하지만 병원정보시스템에서 없어서는 안 될 필수적이 시스템이라 할 수 있다.

수익 증가에 대해,

① 처방의 누락방지
② 고의적 누락의 최소화
③ 의료물품의 철저한 관리를 통한 손실의 최소화

경영 효율화에 대해,

① 전산을 통한 인원증가 요인 억제
② 효율적 재고관리를 통한 진료재료비율 감소
③ 각종 경영통계를 통한 재무구조 개선

의사결정 지원에 대해,

① 원내 활동의 변화추이 분석을 통한 미래예측
② 진료, 사무, 경영 등의 오류에 대한 근거 추적

2.5 의무기록시스템

의무기록시스템의 대표적인 전자의무기록(EMR, Electronic Medical Record)은 병원에서 사용되는 종이 문서를 없애고 모든 자료를 전산 매체에 저장하는 방식이다. 지금까지 널리 사용되고 있는 종이 의무기록은 오랜 세월 동안 쌓여지면 언젠가는 관리 및 보관상에 한계가 발생한다. 따라서 의무기록을 영구 보존하는 대부분의 병원에서는 진료 후 일정기간이 지난 비 활용 의무기록을 마이크로필름이나 광디스크 등에 수록 보관하는 작업을 함께하고 진행했었다.

국내에서는 1990년대 들어 신설된 병원들을 주축으로, 네트워크 환경을 구축하고 전산시스템도 원무 및 보험청구 중심에서 발전하여 처방전달시스템을 도입하는 형태로 병원 전산 환경이 개선 발전하였다. 그 결과 처방전달시스템 환경에서는 환자의 인적상황, 처방내역, 검사결과 등이 이미 텍스트 형태로 입력되어 진료 중에 활용하고 있기 때문에 의료진이 기재하는 진료기록만을 전산에 입력하여 보다 진보된 전자의무 기록이 구축될 수 있게 되었다. 이러한 전자의무기록 도입은 개원의 입장에서 보면, 보조 인력의 감축, 문서 저장 공간 절약, 시간절약 등 전반적으로 효율성이 좋아졌다고 볼 수 있다.

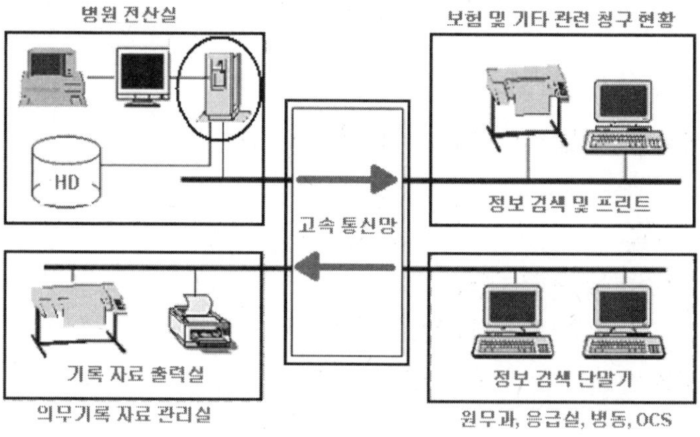

[그림 2-8] 의무기록 전산화

전자의무기록은 단순히 종이에 환자의 기록을 남기는 차원에서 이제는 컴퓨터로 관리하는 시대이다. 또한 전자의무기록은 일차적으로 환자 개개인의 임상진료를 위한 것에서 법적, 행정적, 재정적 자료를 기록하기 위한 것으로 꼭 필요한 시스템이다.

컴퓨터 기반을 이용한 전자의무기록은 다음과 같은 장점이 있다.

① 진료의 연속성과 효율성이 향상
② 언제 어디서나 최적의 진료 서비스 혜택
③ 종이 기록의 단점을 대부분 해결
④ 작은 공간에 대량의 정보를 저장, 비용 절감 효과
⑤ 다양한 멀티미디어 방식으로 데이터 통합 관리
⑥ 전산화된 기록은 종이 기록보다 읽기 쉽고 정확하며, 기록의 질이 향상
⑦ 텍스트뿐만 아니라 도표 및 차트와 같이 다양한 형식으로 표현
⑧ 진료 자료 접근성이 향상, 정보공유와 의사소통이 촉진
⑨ 전산화된 환자 의무기록은 진료의 질을 향상
⑩ 지능적 에이전트 프로그램, 기억보조 프로그램, 실수방지
⑪ 환자의 처방과 처치에 관한 정보 및 가이드라인, 문헌정보 검색
⑫ 의무기록 디지털화로 환자 중심의 기록
⑬ 응급실, 외래진료실 등에서 차트 조회 및 즉시 처치 가능

2.5.1 전자의무기록 발전 과정

전자의무기록 최종 목표는 컴퓨터를 이용해서 환자를 관리하는 것이다. CPR(Computer Based Patient Record)은 다음 5단계로 나누어 설명하고 있다.

(1) 제1단계, 의무기록의 자동화(Automated Medical Record)

현재 병원에서 행해지는 개별 작업을 전산화하는 단계, 즉 통합이 아닌 각 부서별로 전산화하는 과정을 의미한다. 이것은 환자 등록, 수납, 의료 보험 청구 등 단순 작업으로 개인 병원이나 소규모 병원에서 행해지는 단순 작업이다.

(2) 제2단계, 의무기록의 전자보관(Computerized Medical Record System)

종이로 작성된 의무기록 자료를 영상으로 스캐닝하여 컴퓨터에 보관하는 작업을 의미한다. 이것은 컴퓨터에 기록을 보관하는 정도의 극히 제한적으로 이용되고 있는 시스템이다.

(3) 제3단계, 전자의무기록(Electronic Medical Record)

의무기록 내용을 전산화 할 계획으로 HIS를 구축하고 네트워크 환경에서 정보를 검색할 수 있도록 구현한 시스템을 의미한다. 현재 국내에서 개발하고 있거나 활용되고 있는 실정이다.

(4) 제4단계, 전자의무기록시스템 (Electronic Patient Record System, Computer Based Patient Record System)

기존의 전자의무기록 방식보다는 광범위한 개념이며, 국제적으로 표준화된 시스템을 의미한다. 모든 의료 정보가 조직적으로 저장되어 각종 의학적 의사결정을 지원해 주는 시스템으로 이용된다. 이것은 병원 간 국가 간의 의료 정보 교류로서 재택 진료 및 원격 진료가 그 대표적이다. 여기서 원격 및 재택 진료가 가능하려면 전자의무기록이 병원 간 국가 간에 표준화가 설정되어야한다. 또한 환자 주요 정보 보안 및 관리를 위해 국가적인 차원에서의 지원이 이루어져야 한다.

(5) 제5단계, 전자건강기록(Electronic Health Record)

의료정보뿐만 아니라 개개인의 건강관련 정보를 모두 포함하고 관리할 수 있는 시스템으로, 필요시 언제든지 검색할 수 있는 시스템이다. 즉 환자의 기본적인 정보로서 운동시간, 한의학, 민간의료, 식이습관, 흡연정도 등의 건강문제에 대한 모든 정보를 포함하고 있어야 한다.

2.5.2 의무기록 전산화

의무기록 전산화는 병원에서 환자가 처음 외래 또는 입원으로 의무기록을 작성하는 과정부터 관리 및 퇴원에 이르기까지를 다음과 같은 차트 흐름으로 정리가 된다. 의무기록 전산화는 환자의 모든 정보를 전산화하는 것이다. 이러한 작업은 환자 진료 대기시간 감소, 비용 절감, 의료인이 환자기록 접근의 용이성, 신속한 진료 등이다.

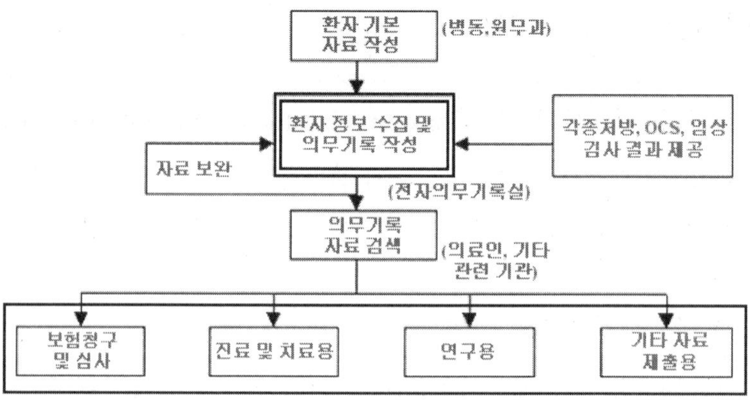

[그림 2-9] 자료 관리 흐름

위의 자료 관리 흐름을 보면, 먼저 병동이나 원무과에서 환자의 기본적인 자료를 작성해서 환자 질병 관련 부서로 전달하게 된다. 여기서 환자는 질병의 유형에 따라 관련 부서에서 진료를 받게 되고, 그에 따른 각종 처방이나 OCS 또는 임상 검사 결과를 의무기록 차트에 상세하게 기술된다. 이렇게 하여 한명의 환자가 전자의무기록실에 자료가 기록되고 보관된다. 이렇게 보관된 의무기록은 의료인 또는 기타 의학 관련 전문인에 의해 자료가 검색되고 향후 관련 질병을 치료하는데 도움을 준다. 이러한 전자의무기록은 병동, 응급실, 의국, 의사실, 외래진료실 등이 네트워크가 연결되어 언제라도 입원 및 기타 관련 환자를 검색해 볼 수 있다. 의무 기록 전산화에 대해 다음 3가지 개념으로 정리할 수 있다.

❙ 의무 기록 유형

CPR(Computer Based Patient Record) - 컴퓨터 기반 환자 기록
EMR(Electronic Medical Record) - 전자의무기록
EPR(Electronic Patient Record) - 전자환자기록
EHR(Electronic Health Record) - 전자건강기록

2.6 컴퓨터 기반 환자 기록

컴퓨터 기반 환자 기록(CPR, Computer Based Patient Record)은 의료인이 환자의 진료 정보를 필요시에 어느 병원이나 즉시 사용할 수 있도록 전국적인 의무기록 정보 시스템을 구축하는 것을 의미한다. 또한, CPR은 환자에 대한 정확한 의무기록의 사용을 가능하게 하고, 더 나아가 환자의 진료에 대한 결정을 도울 수 있는 의학지식이 연계된 전산화된 전자의무기록을 의미하는 것이다. 이것은 의무기록 전산화에 관련된 개념 중 가장 포괄적인 개념으로서 모든 진료 정보의 입력은 텍스트 형태로 입력된다. 이러한 CPR을 실현하기 위해서는 먼저 병원 간에 사용되는 용어와 각종 서식이 통일되어야 하므로 실제적으로 단시일 내 실현되기는 현실적으로 어려움이 있다.

미국을 주축으로 선진 외국에서는 기존 종이의무기록의 내용 및 용도의 한계를 넘어 환자와 관련된 인적사항, 임상 관련 사항 등이 보다 많은 정보를 새로운 틀에 의해 정보화하여 구축한 획기적인 시스템 즉, CPR에 대단한 관심을 가지고 체계적으로 준비하고 있다. 이러한 시스템은 최상의 개념이 포함된 전자의무기록으로서, 환자정보와 관련된 병원의 전반적인 정보 발생 및 흐름을 분석하여 진료행위가 진행되는 과정 중의 중요한 실체를 찾아내어 그 실체관계를

중심으로 데이터 구조를 논리적으로 설계하여야 하며, 축적된 파일로부터 여러 용도에 알맞은 다양한 화면 검색도 가능하도록 구현하여야 한다. 더 나아가 데이터 항목이나 내용까지도 표준화시켜 다른 기관과의 정보 교환까지도 원활하게 이루어지도록 개발되어야 한다.

완전한 CPR 시스템이 구축되기 위해서는 다음과 같은 개념들이 정리되어야 한다.

(1) 의학 용어 표준화

CPR을 대비하여 의료인이 사용하는 의학용어 및 어휘가 표준화되어야 한다. 즉 이러한 표준화로 인하여 국내뿐만 아니라 국제적으로도 정보를 주고받을 수 있게 통일된 개념으로 사용하도록 해야 한다.

(2) 작업의 표준화

CPR 자료의 기본항목, 항목내용, 자료교환 방법, 순서 등이 포함된 한국형 표준안이 세계적인 표준안과 호환성 있게 만들어져 널리 사용하도록 홍보하여야 한다. 또한 일단 확정된 표준안은 매년 수정 보완되는 세계적인 표준안과 지속적으로 일치시키는 작업을 병행하여야 한다.

(3) 환자정보 노출기준 조정

환자 안전성과 사생활 및 비밀이 보장될 수 있도록 환자에 대한 주요 정보 노출에 대한 합리적인 기준을 마련해야한다.

(4) 시스템의 기술적 한계

다양한 형태의 자료를 자유롭게 활용할 수 있는 기술, 음성인식 및 텍스트 프로세싱 기술 등에 대한 관심을 갖고 지속적인 연구개발을 해야 한다.

(5) CPR 추진 설립 기구 정비

CPR을 위한 한국형 시스템의 개념 정립, 시스템 설계 방안, 의료정보 표준화 연구 및 표준안 보급 등을 총괄하는 기구가 필수적이다. 이러한 조직을 통하여 관련인사, 단체들의 적극적인 관심과 협조 하에 단계적인 활동이 활발하게 추진되어야 한다.

(6) 미래의 과제

미래의 CPR 시스템으로 가는데 있어서 가장 큰 기술적인 과제는,

첫째, 많은 양의 환자 데이터를 정확하고 신속하게 텍스트 형태로 입력하여 정보화 할 수 있어야 한다. 이를 해결하기 위해 음성인식시스템에 대한 연구가 활발하게 진행되고 있으며, 그 결과 많은 진전이 있었으나 아직은 CPR용으로 사용하기에는 여러 가지 문제점이 많다.

두 번째 과제는 입력된 자료가 자동으로 분석되어 코드화 될 수 있어야 한다. 이 분야에서도 그 동안 많은 발전이 있어 왔지만 아직도 연구가 더 필요하며, 특히 의료진이 용어 사용에 있어서 공식적이고 잘 정의된 어휘만을 사용하는 협조가 필수적이다.

셋째, 입력된 환자 정보가 안전하게 관리되고 비밀이 보장되어야 한다. 환자정보 노출에 대한 여러 가지 방안들이 제시되는 등 다각적인 연구가 진행되고는 있으나 이 또한 아직 완전하지 못하다. 따라서 기존의 종이의무기록에서의 기준과 다른 분야에서의 전산정보노출에 대한 기준도 참고하여 CPR에 알맞은 종합적이고 합리적인 방안이 마련되어야 한다.

마지막으로 CPR 자료를 호환성 있게 상호 교환하기 위해서는 자료항목, 내용, 교환 방식 등 여러 면에서 표준화가 이루어져야 한다는 점이다. 그 동안 미국을 중심으로 표준화에 대해 많은 발전이 있어 왔으며 해마다 ASTM(American Society for Testing and Materials) 및 HL7(Health Level 7) 표준안 등을 출간하고 있다. 앞으로 합리적인 방법으로 지속적으로 수정 및 보완해 나가되 확정된 표준을 세계적인 표준안으로 널리 홍보하고 활용하도록 하여야 한다.

2.6.1 전자의무기록

의무기록전산화가 추구하는 방향은 CPR(Computer Based Patient Record)의 실현으로 이것은 상당히 많은 시간을 요한다. 이것은 병원 내 의무기록전산화를 중심으로 개발하여 사용하는 것을 의미한다. 전자의무기록(EMR, Electronic Medical Record)은 CPR과의 차이점은 CPR은 전국 어디서나 모든 병원의 환자에 대한 진료 정보를 이용하는 것에 주안점을 두는 것인데, 비해 EMR은 병원 내 의무기록전산화에 초점을 두고 이용하는 것이기 때문에 다소 협의의 개념이라고 할 수 있다.

EMR은 병원에서 사용되는 종이 문서를 없애고 모든 데이터를 전산매체에 저장하는 방식이다. 현재까지 널리 사용되고 있는 종이의무기록은 오랜 동안 모아지면 언젠가는 관리 및 보관상에 한계가 오기 때문에 의무 기록을 영구보존하는 대부분의 병원에서는 진료 후 일정기간이 지난 비 활용 의무기록을 과거에는 마이크로필름에, 최근에는 광디스크에 수록하여 관리하고 있다. 이들을 전산과 연계시키고 네트워크를 연결하면 영상으로만 구성된 전자의무기록이 보관 및 검색 목적으로 제한적으로 활용 될 수 있는 초기 단계의 전자의무기록이 구성된다. 국내에서는 1990년대 들어 신설된 병원들을 중심으로 네트워크 환경을 구축하고 있다. 또한 병원 전산시스템도 원무 및 보험청구 중심에서 발전하여 처방전달시스템(OCS, Order Communication System)을 도입하는 형태로 병원전산환경이 발전하였다. 그 결과 OCS 환경에서는 환자의 인적상황, 처방내역, 검사결과 등이 이미 텍스트 형태로 입력되어 진료 중에 활용하고 있기 때문에 의료진이 작성하는 진료기록만을 전산에 입력하여 보다 진보된 전자의무 기록이 구축될 수 있게 되었다.

EMR 시스템의 개선방안으로는,

(1) 텍스트 입력 방식 확대

의사 처방, 퇴원요약, 수술기록, 협진기록, 간호기록 등은 점진적으로 텍스트 자료로 정보화하고, 상대적으로 스캐닝하는 서식은 최소화하여, 편리하게 기록하게 한다.

(2) 영상 시스템과의 연계

내시경 영상, 수술 전, 후 환부 영상 등의 자료는 대폭적으로 활용한다. 여기서 PACS 시스템을 연계하여 하나의 단말기에서 진료기록, 영상, 필름 등을 함께 검색할 수 있도록 한다.

(3) 의료기기와의 연계

검사 결과 중 전산에 입력되지 않고 있는 심전도검사, 뇌파검사 등 그래픽 자료를 전산에 수록하여 해당 의료인이 자유롭게 이용하도록 한다.

(4) 시스템 기능 보강

병원정보시스템 개발 시 원무행정 위주가 아닌 EMR 중심으로 개발하여야 한다. 또한 EMR 기능을 충분히 수행할 수 있을 정도의 기능이 강화된 전산시스템, 하드웨어 용량, 신속한 응답속도, 시스템의 안정성 등이 확보되어야 한다.

(5) 전자서명의 법적인증 획득

전자서명이 법적으로 인정되어야 한다. 따라서 종이의무기록을 이중 보관 및 관리하지 않음으로서 공간의 최적화 및 보다 나은 편리성, 경제성을 확보할 수 있다.

2.6.2 전자환자기록

전자환자기록(EPR, Electronic Patient Record)은 EMR로 가기 위한 전단계로서 병원에 종사하는 사람들이 모든 정보를 텍스트 형태로 입력하는 것이 용이하지 않을 경우, 텍스트 형태로 입력할 수 있는 것은 텍스트로 입력하고, 그렇지 못한 경우에는 자료를 스캐닝을 통해서 입력한 다음 이들을 체계적으로 연결하여 활용하는 시스템을 의미한다.

2.6.3 전자건강기록

전자건강기록(EHR, Electronic Health Record)은 국내의 급속한 노령 인구 증가에 따라 질병의 발생 정도가 매우 증가하는 상황에 대비하기 위해 개개인의 건강을 기록 관리하는 개념으로 생각할 수 있다. 이러한 EHR은 CPR의 기능보다 좀 더 개선된 시스템으로 환자들의 질병뿐만 아니라 건강 상태 등 제반적인 문제들을 병원 간에 공유함으로서 환자들의 건강을 관리하는 방식을 의미한다. 즉, 병원에서 정상인들에게 시행하는 건강검진 등이 여기에 해당된다.

2.7 의무기록 작성 방법

의무기록이라는 것이 과거 히포크라테스 증례 기록은 시간의 흐름에 따라 환자 스스로가 관찰한 증상을 중심으로 병전 상태와 병 발생 후의 증상 발현 순서에 따라 기록되고 의사에게 찾아오기까지를 순서적으로 하나하나 관련 내용들을 기술하는 것이다. 이러한 기록은 1819년 레넥(Laennec, 1781-1826)의 청진기 발명 후 부터 의사가 관찰한 중심으로 세세하게 기록하는 형식으로 발전되었다. 그런 후 19C 후반 메이요 클리닉(Mayo clinic)의 집단진료 중심 의무기록 즉 임상 의사 중심으로 기록이 발전되면서 현대적 의무기록의 형태로 발전하였다. 이러한 임상 의사 중심 기록으로 환자를 기록하면서 문제시되는 단점 즉, 환자 중심이 아닌 의사 중심의 의무기록 작성으로, 여러 번 병원을 내원하는 환자의 병력을 포괄적으로 재구성하는 어려움이 있었다. 이러한 문제를 해결하기 위해 1907년 플럼머(Plummer)는 1인당 환자를 중심으로 의무기록 작성을 권고하였다. 그리고 1940년에 병원 인증 단체들은 의료계를 향해 정확하고 구조화된 의무기록을 요구하기 시작했는데, 1960년대에 컴퓨터 기반의 병원정보시스템이 출현하면서, 로렌스 위드에 의해 문제 중심 의무기록 즉 문제해결을 위한 문제 중심의 의무기록으로 체계적 조직적으로 의무기록 작성을 할 수 있는 발판이 되었다. 이와 같이 역사적으로 의무기록이라는 것이 진행되어 왔고, 오늘날의 의무기록은 다음 두 가지 형태로 작성하고 있다.

의무기록방법으로 의료정보 모델링은 다음과 같다.

2.7.1 수집원 지향적 기록 방식

수집원지향식 기록은? 현재 의무기록으로 흔히 사용되고 있는 모델로서 그 수집 자료의 기록자를 의미하는 것이 아니고 그 수집된 자료가 얻어진 근원을 의미하는 것으로 처치 명령 및 과정, 간호 기록, 임상병리 검사, 방사선 검사 등과 같은 자료의 유형을 의미하는 것이다. 이러한 수집된 자료들은 각각 수집원 별로 구분 기록된다. 이러한 수집원지향식 의무기록은 각 수집원 별로 분류된 자료가 시간 순서대로 정리되므로 각 유형별 변화 추이 분석에 용이하다.

참고로 여기서 수집원이라 함은? 기록자를 의미하는 것이 아니라, 그 자료가 얻어진 근원을 의미하며, 동시에 처치 명령, 간호 기록, 임상 병리 검사, 방사선 검사 등의 자료 유형을 의미한다.

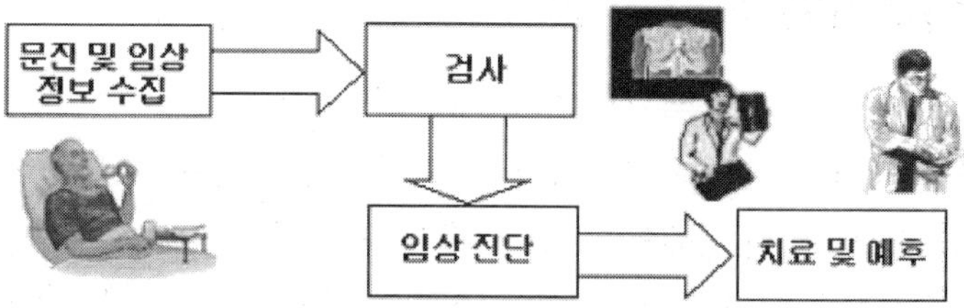

[그림 2-10] 시간 순서로 기술된 수집원지향식 의무기록 과정

위의 절차는 자료 수집원지향식 기록을 시간 순서로 기술되어지는 과정으로 문진, 검사, 진단, 예후로 각각 분류된다.

(1) 문진 및 임상정보 수집 - 병력, 인구학적인 자료, 질병에 대한 증상 체크

문진이라 함은 의사의 관점에서 묻고, 환자가 호소하는 자각증세를 듣는 한편, 환자가족의 병력을 조회하는데 목적을 두는 진단법이다. 문진의 내용은 형식적으로는 기왕력(旣往歷), 가족병력, 주소, 현 병력 등으로 나눈다. 기왕력에는 출생의 상태와 과거에 앓았던 질병에 대한 경위가 포함된다. 가족병력은 유전에 대한 정보를 파악하는데 도움이 된다. 또한 주소는 진찰을 받게 된 동기가 되는 질병의 중심적인 증세이며, 이것으로 진단의 방향이 결정된다. 현 병력은 현재 질병의 시작, 진행, 증세의 종류 등 가장 중요한 부분이다. 결론적으로 의사는 환자를 문진하면서 환자의 성격, 감수성, 의학적인 상식, 생활태도 등도 꼼꼼히 관찰하여 해당 질병을 치료하는데 도움이 되게 한다.

(2) 검사 – 이학적 검사, 임상 검사, 기타 추가 검사

환자의 질병 상태를 구체적으로 알아내기 위해 여러 가지의 임상 검사를 실시하게 된다. 여기에는 환자의 문진을 기초로 해서 해당 신체부위를 검사하게 된다. 이와 같이 검사의 오더는 의사가 환자의 모든 자료를 참조해서 결정을 내리게 된다.

(3) 진단(임상 진단) – 임상학적 진단, 환자의 병력, 증상, 증후를 고려

진단은 환자의 과거병력과 환경요건, 환자가 호소하는 여러 증상, X-선, 스캐닝, 심전계 등의 실험 장비를 이용하거나 또는 이를 이용하지 않은 다양한 진찰 방법으로 밝혀낸 신체적 증후 등을 파악한 후 결정한다.

(4) 치료 및 예후 – 치료 결과에 대한 예측, 임상 결과에 대한 의학적 의사 결정

환자 질병의 경과 및 치료 결과에 대해 미리 판단하는 것. 예를 들어 "진행성 암은 수술해도 생명에 관한 예후가 나쁘다"와 같은 의사 결정이 이에 속한다.

2.7.2 문제 지향식 기록 방식

문제라 하면, 추상적인 개념을 중심으로 관련된 자료들을 조직화 및 구조화 한 것을 의미한다. 즉 문제라는 개념은 진단이란 단어보다 훨씬 광범위한 개념으로서 환자를 진료하는데 폭넓게 체크한다는 것이다. 이러한 문제에 대한 기록은 환자의 증상 증후를 기초로 작성되며 각각의 특정 문제에 대한 의사결정 단계 즉 SOAP(Subjective, Objective, Assessment, Plan)이란 구조를 갖추어 기록함으로서 의사의 논리적인 판단 과정으로 환자의 질병을 유추할 수 있다.

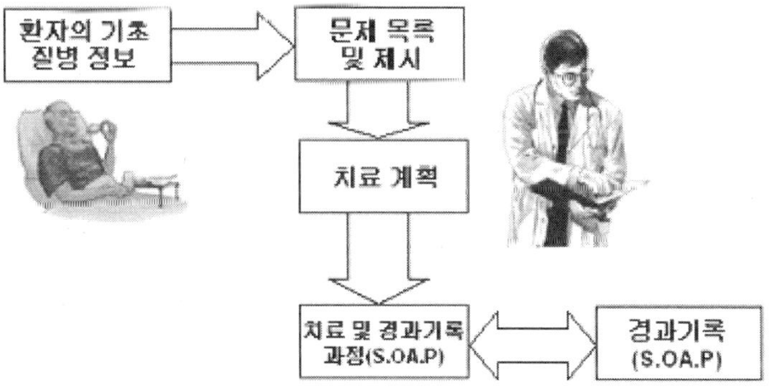

[그림 2-11] 문제 지향식 의무기록 절차

(1) 환자의 기초 질병 정보

환자의 과거 병력, 인구학적 정보, 증상, 증후

(2) 문제 목록 및 제시

환자의 질병을 해결 위하여 여러 가지 증상 증후들을 기초로 정리, 질병의 추상적인 개념을 정리

(3) 치료 계획

질병을 치료하기 위한 의사결정 과정

(4) 치료를 위한 경과기록(S.O.A.P)

Subjective(주관적인 호소), Objective(객관적인 관찰), Assessment(질병의 평가), Plan(치료 계획) 예를 들어 간호사의 간호 일지 내용을 정리해서 경과기록(S.O.A.P)을 정리하면,

① Subjective(주관적인 호소)

S : 환자 호소 - "언제쯤 움직일 수 있습니까?", "계속 누워 있다간 온몸이 쑤시고 아파서..."

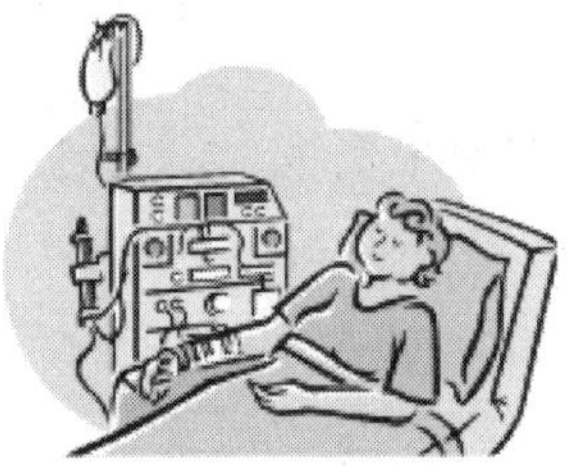

② Objective(객관적인 관찰)

O : 간호사 관찰 - 오랜 시간 고정 자세로 몸 전체가 부어 있습니다. 척추수술로 인한 통증 때문에 몸 전체가 움직이지 못합니다.

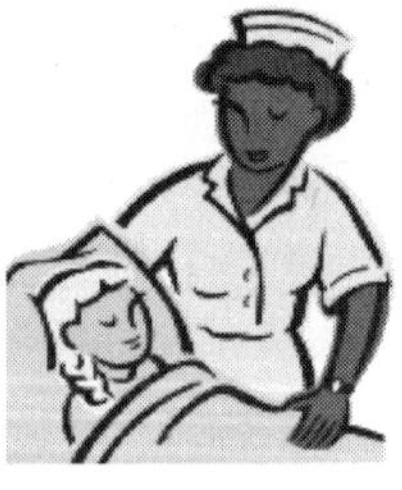

③ Assessment(질병의 평가)

A : 담당의 평가 - 척추 수술 부위에 대한 움직임이 불편함과 관련된 침상 거동성 장애

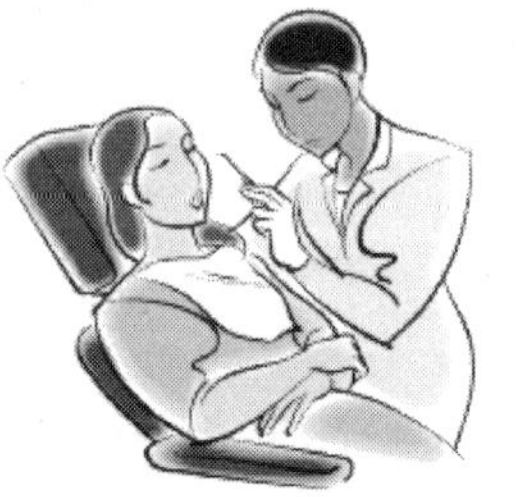

④ Plan(치료 계획)

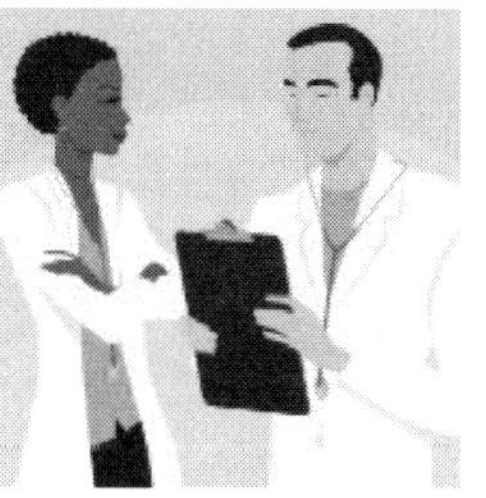

P : 담당의 치료 계획 - 누워있는 동안 다리에 베개를 받쳐서 편안한 자세로 만들고, 무릎을 굽히는 식으로 다리를 움직여서 몸 전체가 조금이라도 활동할 수 있도록 하며, 기타 오랫동안 누워있으면 back site에 욕창이 생기는 것을 방지하도록 한다.

CHAPTER 3

병원 컴퓨터 원리 및 응용

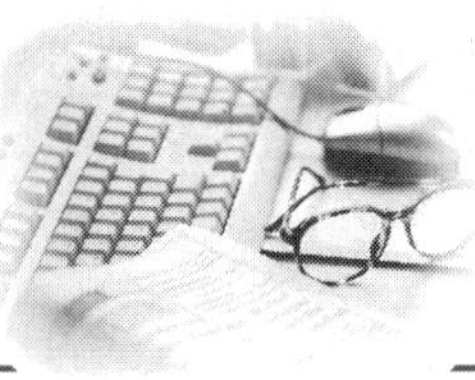

3.1 개요

21세기는 정보응용 시대, 제2의 산업혁명 시대, 혹은 급속도로 발전하는 지식 정보화 사회의 시대라고 할 수 있다. 이제 컴퓨터는 더 이상 특수목적으로 사용되는 도구가 아니며, 일상생활의 각 부분에서 널리 활용 될 수 있는 문명의 이기로서 자리를 확보한 것이다. 따라서 전 세계의 컴퓨터 보급률은 급속도로 퍼져가고 있는 요즈음 컴퓨터에 대하여 관심이 없거나 그 영향을 받지 않는 사람이 거의 없을 정도로 이제 컴퓨터는 우리 생활과 여러 면에서 밀접한 관계를 맺고 있다. 특히 의료 분야는 환자 질병에 대한 완치률을 높이기 위해 더욱 정밀한 의료 기기가 필요하다. 물론 여기에는 컴퓨터 하드웨어와 소프트웨어가 매우 중요한 역할을 수행한다. 따라서 컴퓨터와 친숙해지고 이를 생활의 도구로 이용하려면 우선 컴퓨터가 무엇인지를 이해하는 것이 중요하다.

컴퓨터는 전자의 운동 원리를 이용하여 만든 일종의 전자 제품으로써 사람의 명령 즉 프로그램에 따라 복잡한 일들을 처리해주는 기계장치이며, 전자계산기 또는 다량의 데이터에 대한 전자식 처리 및 조직적인 체제를 운영체제라고도 한다. 이러한 컴퓨터를 운영하려면 컴퓨터의 구조와 기능, 그리고 컴퓨터가 인식 할 수 있는 언어를 알아야만 컴퓨터를 효율적으로 운영할 수 있다. 따라서 현대 사회의 복잡한 업무처리와 고도의 과학기술 계산 등을 보다 편리하고 신속하게 처리하기 위해서는 컴퓨터의 이용이 필요 불가결하다고 할 수 있다. 따라서 정보화 사회에서 인간은 주어진 업무를 전산으로 개발하여 처리하고 있으며, 이러한 전산화 추세는 계속 확장 발전될 수밖에 없다.

철강을 가공 처리하기 위해서는 선반과 작업순서가 필요하듯이, 정보를 처리하는데 있어서는 컴퓨터라는 기계와 작업순서의 흐름을 제어 할 수 있는 명령의 집합인 프로그램이 있어야 한다. 여기서 컴퓨터라는 기계를 하드웨어라고 하며, 작업 순서를 나타내는 프로그램을 소프트웨어라 한다. 컴퓨터 시스템이란 하나의 조직체로서 자료나 정보 및 컴퓨터 하드웨어 그리고 프로그램 소프트웨어가 유기적으로 잘 결합된 것을 말하며, 이 세 가지 구성요소 중 어느 하나가 없어도 제대로 기능을 발휘하지 못한다. 이들 가운데에서도 우리가 특히 비중을 두어야 할 부분은 소프트웨어라고 할 수 있다. 왜냐하면 이것의 개발영역은 엄청나게 넓고 인간의 생각보다 활용의 범위가 무한대에 가깝기 때문이다.

컴퓨터는 무수히 많은 양의 데이터를 필요한 사용자의 요구에 따라 신속하고 정확하게 처리하며 필요한 정보를 제공해주는데, 그 특징은 다음과 같다.

(1) 자동성

작업의 순서나 명령을 부호화 한 것을 프로그램이라 한다. 이것을 기억장치에 기억시켜 그 프로그램에 따라 완전히 자동으로 작동한다. 따라서 컴퓨터는 처리 절차와 방법을 지시하는 프로그램에 의해서 데이터를 신속 및 정확하게 처리하여 준다.

(2) 고속성, 신속성

컴퓨터가 자동으로 수행하는 각종 기능 즉, 입력, 연산, 기억, 판단, 출력 등의 기능을 초고속의 빠른 속도로 처리한다. 따라서 컴퓨터는 단순한 사칙연산뿐만 아니라 비교, 판단, 분류, 추출 등 다양한 처리 능력을 갖추고 있다.

(3) 정확성

인간의 작업으로는 상상하기 어려울 정도의 복잡한 일들을 매우 정확하게 처리하여 준다. 그러므로 컴퓨터는 대량의 데이터를 기억시킬 수 있을 뿐만 아니라 언제든지 기억되어 있는 데이터를 신속하고 정확하게 사용할 수 있다.

(4) 대용량성

컴퓨터는 대량의 정보를 기억하여 처리한다. 즉 테이프나 디스크 등 보조 기억 장치를 사용하면, 기억장치는 무한대에 가까울 정도로 저장 활용할 수 있다.

(5) 다양성, 호환성, 범용성

컴퓨터는 과학계산, 상업계산, 학습, 음악, 미술 등을 처리할 수 있다. 컴퓨터는 수치 뿐만 아니라 문자 그리고 도형, 음성 등 다양한 형태의 데이터를 기억시키거나 처리할 수 있다. 컴퓨터는 여러 사람이 동시에 각기 다른 업무를 활용 할 수 있도록 해주며 데이터 통신 매체를 통하여 멀리 떨어져 있는 사용자가 하나의 컴퓨터를 공동으로 활용할 수 있게 해준다.

그 외 컴퓨터는 단순한 계산기와는 달리 다양한 기능을 가진 여러 장치들이 유기적인 관련성을 가지고 복합적으로 구성되어 있기 때문에 복잡한 계산은 물론 각종 보고서 작성 및 사무처리 기능을 수행하는 시스템이다.

[표 3-1] 컴퓨터와 계산기 성능 비교

비교 / 성능	컴퓨터	전자계산기
계산 처리	프로그램에 의한 자동처리	프로그램 없이 수동으로 처리
연산 처리	산술 및 논리 연산 가능	산술 및 논리연산(공학용의 경우) 가능
자료 처리	수치나 문자, 도형, 음성 등 사용	수치로 된 자료만 사용
주변 기기	여러 주변기기 사용	여러 주변기기 사용 할 수 없음.

컴퓨터는 자동성, 고속성, 정확성, 대용량성, 범용성 등의 특징을 가지고 있어서 업무의 생산성 향상을 가져올 뿐만 아니라 인간의 의사결정에 있어서도 매우 유용한 도구로 활용되고 있다.

3.2 컴퓨터 시스템

컴퓨터 시스템은 병원정보시스템의 가장 기본적인 구성요소로 앞서 다루어진 OCS, EMR, PACS의 핵심 처리장치인 동시에 최종 사용자(end-user)들의 처리장치이다. 컴퓨터 시스템은 발생되는 정보의 형태가 텍스트, 그래픽, 애니메이션, 영상, 사운드 등과 같은 다양한 형태로 구성되어 있다고 하더라도 신속한 처리가 가능하기 때문에 의료정보를 처리하기에 매우 적합한 도구이다.

컴퓨터 시스템은 컴퓨터 외형을 구성하고 있는 장치들의 모임인 하드웨어와 각 장치를 제어하면서 데이터 처리를 지시하는 명령어들의 집합인 소프트웨어로 구성되어 있다. 컴퓨터 하드웨어는 입력장치, 기억장치, 제어장치, 연산장치, 출력장치로 구성되어 있으며, 이들은 서로 유기적인 동작에 의해 데이터를 처리하게 된다. 특히, 제어장치, 연산장치를 합쳐서 중앙처리장치라고 한다. 소프트웨어는 하드웨어의 동작을 제어하면서 각각의 기능을 수행할 수 있도록 하는 시스템 프로그램과 응용입무를 처리하는 응용프로그램으로 나눈다. 컴퓨터 시스템의 기능은 입력, 기억, 연산, 출력, 제어 기능이며, 다음 그림과 같다.

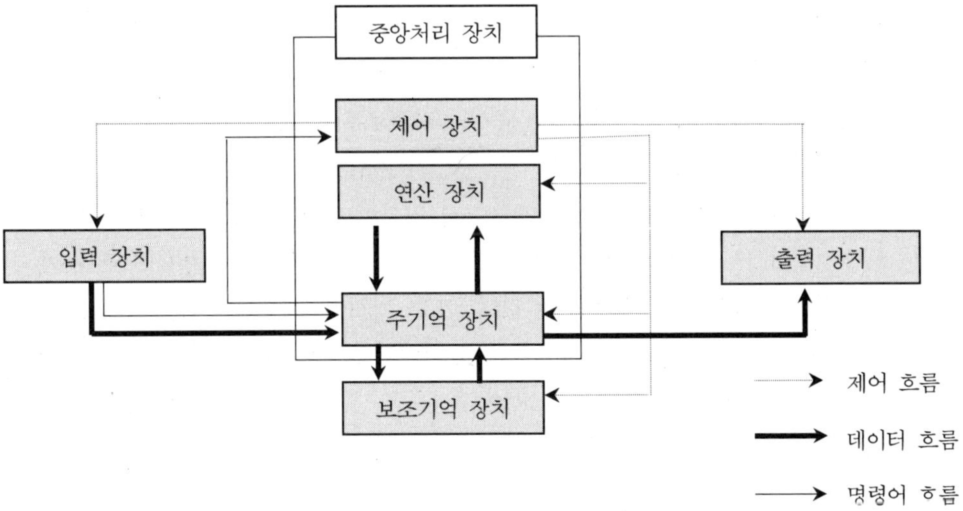

[그림 3-1] 컴퓨터 시스템 구성도

컴퓨터를 이용하여 자료를 처리하기 위해서는 다음과 같은 여러 가지 기능을 가진 장치들이 서로 유기적으로 연결되어 각기 제 기능을 발휘해야 한다. 즉 데이터의 덧셈, 뺄셈, 곱셈, 나눗셈과 같은 산술연산과 어떤 수가 다른 수 보다 큰 것인가를 결정하는 것과 같은 논리연산 그리고 처리를 위해서 데이터를 받아들이거나 인쇄해 내는 입출력 동작 등 모든 제반적인 내용을 컴퓨터는 신속 정확하게 처리해 준다.

(1) 중앙처리장치

중앙처리장치(CPU, Central Processing Unit)는 컴퓨터에 있어서 중추적인 역할을 수행하는 부분이다. 중앙처리장치는 연산기능과 제어기능을 갖는다. 연산장치는 제어장치의 명령에 따라서 입력되는 자료에 대하여 산술 및 논리 연산을 수행한다. 또한 제어장치는 주기억장치로부터 명령을 읽어 들여 그 명령의 수행을 위한 제어신호를 생성한다. 특히, 제어장치와 연산장치로만 구성된 것을 마이크로프로세서라 부른다.

정보를 표현할 수 있는 컴퓨터의 능력은 그 자체만으로는 별 유용성이 없다. 즉 컴퓨터의 진정한 가치는 방대한 분량을 계산할 수 있는 능력 때문에 거의 불가능할지도 모르는 문제를 처리할 수 있는 능력이 있다.

① 연산장치

연산장치는 기억장치에 기억되어 있는 프로그램이나 데이터를 이용하여 산술 및 논리연산을 수행하는 기능이다. 연산기능을 담당하는 연산장치는 사칙연산 외 논리적인 비교, 판단 그리고 데이터를 이동시키는 기능도 수행한다. 연산장치에 의한 모든 연산은 논리회로에 의한 논리연산으로 수행된다.

따라서 연산장치는 제어 장치의 지시에 따라 주기억 장치로부터 필요한 데이터를 제공 받아 산술연산과 논리연산이 이루어지는 장치이다. 산술연산은 가감승제와 같은 사칙 연산을 의미한다. 논리연산은 수학의 대수식을 바탕으로 만들어진 연산이며 대표적으로 NOT, AND, OR 연산이 있다. 산술연산과 논리연산의 가장 큰 차이점은 산술연산에서는 일반적으로 16개의 숫자를 사용하지만 논리연산에서는 2개의 논리 값(참 또는 거짓)만을 사용한다는 점이다. 따라서 논리연산은 연산대상과 연산결과 모두 논리 값으로 나타난다. 논리 값은 일반적으로 참값을 1, 거짓 값을 0으로 나타내며, 연산자 AND, OR를 각각 곱(·), 덧셈(+)으로 표기한다. NOT, AND, OR 연산은 다음 표와 같다.

[표 3-2] 논리연산자

입력 데이터		출력 데이터		
A	B	NOT A	AND	OR
0	0	1	0	0
0	1	1	0	1
1	0	0	0	1
1	1	0	1	1

위의 표에서 보는 바와 같이 논리연산자 NOT은 연산결과가 항상 입력의 반대 값이 산출된다. 따라서 입력이 참 값이면 결과는 거짓 값으로 나타나고, 입력이 거짓 값이면 결과는 참값으로 나타난다. 논리연산자 AND는 입력이 모두 참값일 경우에만 결과 값이 참값으로 나타나고 그 외의 경우에는 모두 거짓 값으로 나타난다. 논리연산자 OR는 입력이 모두 거짓 값인 경우에만 결과 값이 거짓 값으로 나타나고 그 외의 경우에는 모두 참값으로 나타난다.

연산장치를 구성하고 있는 레지스터의 종류는 데이터 레지스터(data register), 누산기(accumulator), 상태 레지스터(status register)가 있으며 다음 그림과 같이 구성되어 있다.

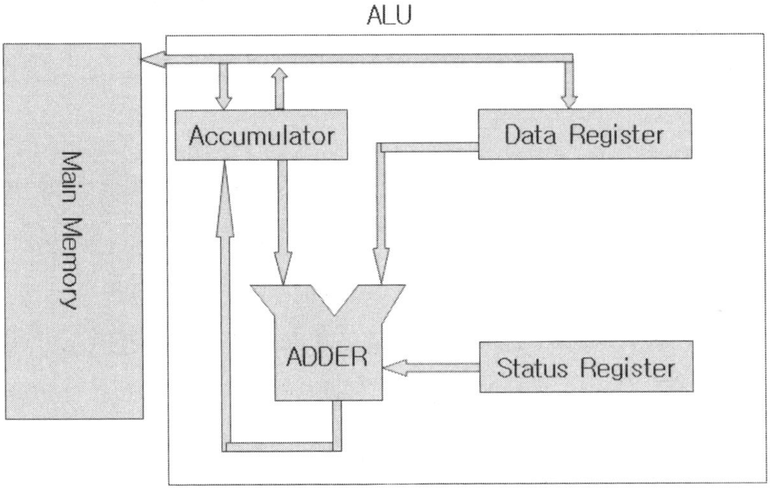

[그림 3-2] 연산 장치의 구성도

- **누산기(accumulator)** : 연산 장치의 중심이 되는 장치로 사칙 연산, 논리 연산 등의 결과를 임시로 기억한다.
- **데이터 레지스터(data register)** : 실행 대상이 2개인 경우 주기억 장치에서 읽어낸 데이터를 임시 기억하고 있다가 가산기(adder)에 제공한다.
- **가산기(adder)** : 누산기와 데이터 레지스터에 기억된 두 데이터를 더하는 기능을 수행하며 결과는 다시 누산기(accumulator)에 저장된다.
- **상태 레지스터(status register)** : 연산 결과가 양수(0)인지, 음수(1) 또는 자리올림(end carry)이나 오버플로우(overflow)가 발생했는지 등의 연산에 관계되는 상태와 외부로부터의 인터럽트(interrupt) 신호 등을 나타내는 레지스터이다.

② 제어장치

제어장치는 주기억장치에 기억된 프로그램의 명령들을 차례대로 읽어서 해독하여, 이렇게 해독된 내용에 따라 컴퓨터의 각 장치들을 제어하는 기능으로서 제어장치가 그 기능을 수행한다. 즉, 컴퓨터의 모든 장치들은 항상 제어장치에서 발생된 제어신호에 의하여 동작하며 이 제어신호는 프로그램에서 지시한 명령에 따라 발생된다.

이러한 제어장치는 여러 개의 레지스터들로 구성되어 있는데 각각의 레지스터들은 고유한 기능을 가지고 유기적으로 동작하고 있다. 이러한 동작을 통하여 입력, 출력, 기억, 연산 장치 등에 적합한 명령을 지시한다. 제어처리 과정을 크게 2가지로 분류할 수 있는데, 첫 번째 과정은 주기억장치에서 명령어를 읽어 명령레지스터에 가져오는 호출단계이고, 두 번째 과정은 명령레지스터의 내용에 따라 기억장치로부터 데이터를 읽어 연산장치에서 등에서 명령을 실행하여 결과를 특정 레지스터에 저장하는 실행단계로 나눈다. 제어장치에 있는 레지스터의 종류와 기능은 다음과 같다.

- **프로그램 계수기(PC, Program Counter)** : 프로그램 명령어를 순서대로 처리할 수 있도록 다음에 수행할 명령어의 주소를 저장하는 레지스터이다. 프로그램 계수기는 일반적으로 1씩 증가하고 제어 명령문을 수행할 때는 실행순서가 바뀌게 된다.
- **명령 레지스터(IR, Instruction Register)** : 프로그램 계수기에 의하여 지정된 번지(주기억장치)에 기억되어 있는 명령을 호출한 것을 저장하는 레지스터로 명령부(instruction part)와 번지부(address part)로 구성된다. 명령부는 실제적으로 실행되는 연산 종류(덧셈, 뺄셈 등), 번지부는 데이터가 기억되어 있는 주소가 저장된다. 명령부의 명령코드는 명령해독기, 번지부의 주소는 번지해독기로 각각 전송되며 명령레지스터는 한 번에 하나의 명령밖에 수용하지 못한다.
- **메모리 어드레스 레지스터(MAR, Memory Address Register)** : 메모리에 저장되어 있는 데이터나 명령을 호출하기 위한 주소를 기억하고 있는 레지스터이다.
- **메모리 버퍼 레지스터(MBR, Memory Buffer Register)** : 메모리로부터 읽어낸 데이터를 기억한다. 이를 메모리 데이터 레지스터(MDR, Memory Data Register)라고 부르기도 한다.
- **명령 해독기(ID, Instruction Decoder)** : 명령 레지스터로부터 전송되어 온 명령어의 의미를 해석하는 레지스터이다. 즉, 명령어를 각종 제어를 위해 필요한 제어신호로 번역하는 논리회로이다.
- **어드레스 해독기(AD, Address Decoder)** : 명령 레지스터로부터 전송되어 온 주소를 해독하고 그 주소의 내용을 메모리 버퍼 레지스터로 불러내는데 필요한 신호를 보내주는 논리회로이다.

다음 그림은 제어장치를 구성하고 있는 레지스터의 구성과 상호작용에 대한 흐름도이다.

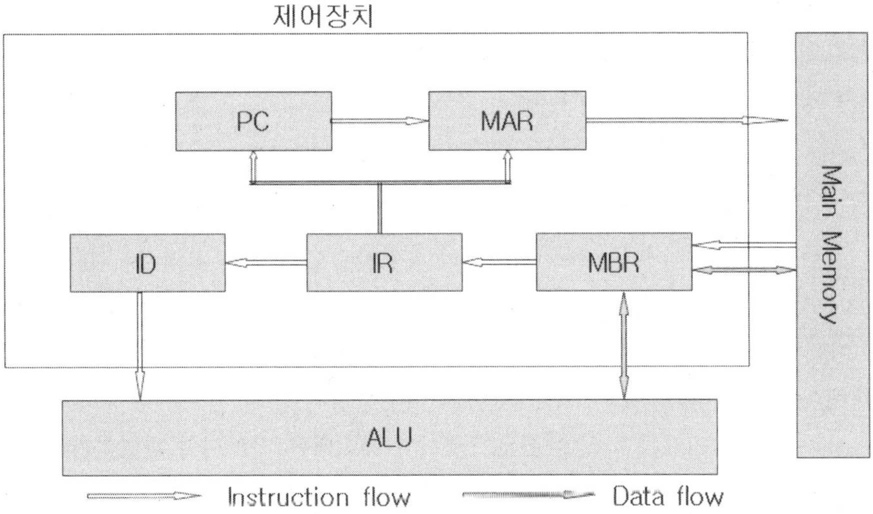

[그림 3-3] 제어장치 내 레지스터와 명령 및 데이터 흐름도

(2) 주기억장치

주기억장치는 수행되고 있는 프로그램과 수행에 필요한 데이터를 기억하는 장치이다. 그러므로 주기억장치는 중앙처리장치와 직접 데이터를 교환 할 수 있는 기억장치이다. 이러한 주기억장치는 기억소자라고 부르는 일련의 저장장소이며, 각각의 기억소자는 주소를 가지고 있다.

기억소자에 기억될 수 있는 정보의 단위는 여러 가지가 있다. 디지털 컴퓨터에서는 모든 상태를 ON 또는 OFF 그리고 참 또는 거짓이라는 2진 상태를 이용해서 표시하는데, 수치로는 각각 1과 0에 해당한다. 이러한 상태는 컴퓨터 내에서 사용되는 정보의 최소 단위이며 이를 흔히 비트라고 한다. 그러므로 N개의 비트로 표시할 수 있는 정보의 종류는 2^N개가 된다. 이것은 컴퓨터와 사용자가 정보를 교환할 때 약속된 기호를 사용하는 것이 일반적인데, 흔히 사용되는 기호는 영문자, 숫자 및 다양한 특수 기호들이 있다. 이를 컴퓨터 내부에서 표현하는 수단은 여러 가지가 있는데, 그 중에서도 대표적인 것으로는 7비트를 사용하는 미국 정보 교환 표준 코드인 ASCII 코드 그리고 8비트를 사용하는 확장된 2진화 10진 코드인 EBCDIC 코드 및 6비트를 사용하는 2진화 10진 코드 즉 BCD 코드가 있다. 여기서 특정 부호를 표시하기 위하여 여러 개의 비트, 즉 흔히 8개의 비트를 조합한 것을 바이트라고 부른다.

기억소자의 주소와 그 내용을 구별하는 것은 상당히 중요하다. 주소는 기억장치에서의 상대적인 위치를 가리키는 것이며, 내용은 그 소자에 포함되어 있는 정보를 의미한다. 주기억장치에서의 주요 기억기능은 처리할 프로그램이나 입력된 데이터 등 프로그램을 실행하는 과정에서 발생하는 중간 경과 그리고 최종결과 등을 저장하는 기능이다. 기억장치에 기억된 데이터는 연산장치로 옮겨져 연산을 수행할 수 있다. 이와 같이 연산장치에서 처리된 결과는 반드시 기억장치에 기억된다. 그 외 외부로 출력되는 데이터도 반드시 기억장치에 기억되어 있는 내용이 출력장치로 전달되어 출력된다.

(3) 보조기억장치

대규모 프로그램이나 데이터는 주기억장치의 용량만으로는 모두 기억시키기에 불충분하다. 주기억장치는 일반적으로 휘발성이어서 전원을 차단하면, 기억하고 있던 모든 내용이 지워지게 된다. 이러한 경우에 대한 대비책으로 주기억장치보다 훨씬 용량이 크면서도 단위 기억 분량에 대해서는 주기억장치보다 훨씬 저렴한 비휘발성의 기억장치를 두게 된다. 이곳에는 컴퓨터가 지금 당장에 필요하지 않은 프로그램이나 데이터를 기억시켜 두었다가 필요한 시점이 되면 주기억장치로 이송하여 사용 할 수 있다. 이러한 보조기억장치의 대표적인 예로서는 자기 테이프, 자기 디스크, 광 디스크, USB 등이 있다.

① 자기 테이프(magnetic tape)

자기 테이프는 가장 오래된 저장 기술임에도 불구하고 현재까지 대량의 데이터에 대한 영구 보관용으로 이용되고 있다. 자기테이프는 가격이 저렴하고 안정성이 높은 반면 데이터의 저장과 접근이 순차적으로 이루어져야 하고 다른 매체들에 비하여 속도가 느리다는 단점이 있다. 인터넷과 연결된 병원 정보시스템이 외부인으로부터 침해를 당하거나 혹은 자연재해에 의한 피해를 대비해 백업(back up)을 한다. 백업 시 자기 테이프를 많이 사용한다. 종류로는 릴 테이프, 카트리지, 카세트 등이 있다. 중대형 컴퓨터에는 릴 테이프, 카트리지를 주로 사용하고, 개인용 컴퓨터에는 카세트를 사용한다.

② 자기 디스크(magnetic disk)

컴퓨터 시스템에서 가장 널리 사용되는 저장매체로 저렴한 비용으로 대용량을 저장할 수 있으며 접근속도 또한 빠르다는 장점을 갖고 있다. 자기 디스크는 금속 디스크에 산화철로 양면이 코팅되어져 있다. 대형 및 중형 컴퓨터에서는 디스크를 디스크 팩 속에 여러 장 삽입하여 사용하게 되는데 디스크는 고속으로 회전(분당 3,600~7,200회전)하게 되며 디스크의 앞뒷면에는 읽기/쓰기 헤드가 있어 데이터를 기록하거나 읽어내게 된다. 이러한 헤드를 움직여 주는 것을 액세스 암(access arm)이라고 한다. 자기 디스크의 각 면은 수백 개의 동심원과 동심원을 나눈 영역이 존재하며 각각 트랙과 섹터라고 한다. 트랙은 회전축을 중심으로 가장 바깥쪽부터 번호(0번)를 붙이게 되는데 만약 200개의 트랙으로 구성되어 있다면 제일 안쪽 트랙은 199번 트랙이 된다. 디스크의 여러 면들의 동일한 트랙번호들의 집합을 실린더라고

하는데 이는 매우 의미 있는 용어이다. 왜냐하면 동일한 실린더에 데이터가 저장되어 있다면 적어도 데이터를 찾기 위해 액세스 암을 움직일 필요가 없기 때문에 액세스 암의 움직이는 시간을 절약할 수 있어 데이터를 기록하고 읽어내는데 그만큼 빨라진다.

최근 대형 컴퓨터에서 RAID(Redundant arrays of Independent disk)라는 저장장치를 이용하고 있다. 이는 여러 개의 하드디스크와 컨트롤러 카드를 별도의 케이스에 담아 고속의 대용량 저장능력을 제공할 수 있도록 설계되어 있다. 또한 RAID 저장장치를 이용하여 데이터를 저장하는 방법 중에 동일한 데이터를 여러 하드디스크에 동시에 저장하므로 한 하드디스크가 작동을 멈추더라도 시스템은 계속 가동될 수 있다. 이러한 방법을 디스크 미러링(disk mirroring)이라고 한다. 이러한 중복저장 기능은 컴퓨터 시스템에 장애 대응(fault tolerance) 능력을 제공함으로써 시스템 안정성을 높이는데 기여한다.

③ 광디스크(optical disk)

광디스크는 레이저 기술을 이용하여 방대한 데이터를 저장할 있다. 대표적인 광디스크로는 CD-ROM과 DVD를 들 수 있다. CD-ROM(Compact Disk Read-Only Memory)은 직경이 12cm의 CD를 사용하고 저장용량은 600Mbyte에 달한다. CD-ROM의 종류는 CD-R(Compact Disk Recordable), WORM(Write Once/Read Many), CD-RW(Compact Disk ReWritable) 등이 있다. DVD(Digital Video Disk)는 CD-ROM과 사이즈 및 외관이 동일하지만 저장용량에 있어서는 훨씬 방대하다. DVD 한 장에 4.7 Gigabytes의 데이터를 저장할 수 있어 화상, 음성, 그래픽, 텍스트 등 다양한 멀티미디어 자료를 저장할 수 있기 때문에 점차 CD-ROM을 대체하고 있는 추세이다.

④ USB(universal serial bus)

USB 드라이브는 플래시메모리 반도체 칩을 내장한 저장장치로 휴대가 간편하고 읽고 쓰는 속도가 가장 빨라 차세대 휴대용 저장장치로 각광을 받고 있다.

3.3 컴퓨터 역사

우리가 알고 있는 오늘날의 컴퓨터는 50여년 정도의 역사밖에 가지고 있지 않다. 본 절에서는 인류의 노력의 결실인 컴퓨터의 발전 과정을 현대적인 컴퓨터의 개념에 비추어 크게 공헌한 사건들을 중심으로 하여 계산기의 등장에서 다음 세대 컴퓨터에 이르기까지 그 발자취를 자세히 살펴보고자 한다.

3.3.1 계산기 등장 및 발전

인간은 도구를 사용하는 동물이다. 인류 역사가 처음 시작되면서부터 인간은 계산을 수행하는데 많은 시간과 노력을 기울여 왔다. 처음에는 가장 단순하고 간단한 개념에서부터 시작되었으나, 사회가 점차 복잡해지고 다양해지면서 계산을 위한 도구의 필요성이 강조됨에 따라 이를 개발하기 위한 노력이 시작됐다. 그렇게 하여 계산 도구로써 처음 만들어진 것은 주판으로 볼 수 있다. 또한, 17세기 초에 이르러 스코틀랜드의 네피어(John, Napier)는 숫자를 새긴 막대기를 맞추어서 곱셈을 할 수 있는 네피어 막대를 만들었는데, 이것은 기계라기보다는 하나의 도구에 불과하였다.

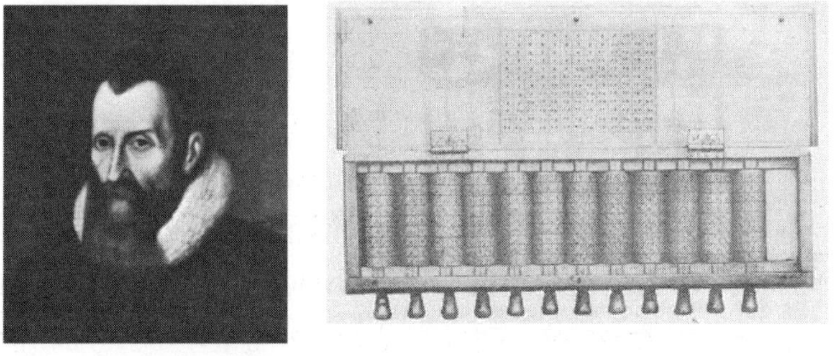

[그림 3-4] 네피어와 네피어 막대를 이용한 계산기

톱니바퀴 계산기는 톱니가 10개인 바퀴들을 가장 오른쪽부터 왼쪽으로 단위별 1자리, 10자리, 100자리 등의 순서로 대응시키고, 1자리 톱니바퀴가 한 바퀴 회전하면 10자리 톱니바퀴는 1톱니가 움직이게 된다. 10자리 톱니바퀴가 한 바퀴 회전하면 100자리 톱니바퀴가 1톱니 움직이는 구조로 조립하고, 각 톱니바퀴의 톱니들은 0부터 9까지 대응시켰다.

이렇게 숫자로 대응시킨 톱니들에 숫자를 써서 톱니바퀴를 조립한 틀의 위쪽에 구멍을 뚫어 가장 위쪽 톱니의 숫자를 볼 수 있도록 하였다. 그러므로 어떤 수가 나타나도록 맞춘 후, 더하려는 수에 해당하는 각 자리의 톱니바퀴를 회전시켜 덧셈을 할 수 있었으며, 뺄셈은 톱니바퀴를 반대 방향으로 회전시켜 계산할 수 있었다. 이러한 톱니 바퀴식 계산기는 지금도 수동식 계산기, 시계, 각종 계수기 등에 많이 사용되고 있다.

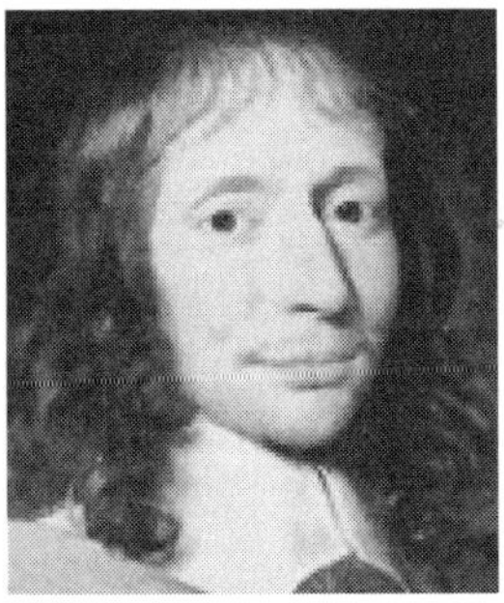

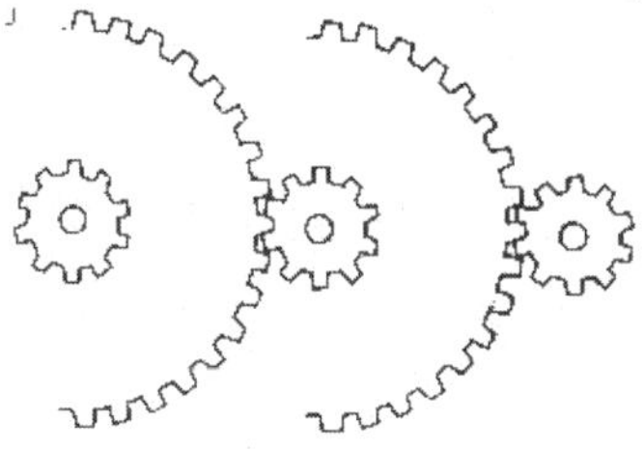

[그림 3-5] 파스칼과 파스칼이 고안해낸 톱니바퀴

1642년 프랑스의 철학자이며 수학자인 파스칼(Blaise, Pascal. 1623~1662)은 톱니바퀴를 이용하여 발명된 최초의 기계식 수동 계산기로서 덧셈과 뺄셈을 수행할 수 있는 최초의 기계식 계산기 즉, 치차식 계산기를 고안하였다. 또한 독일의 수학자인 라이프니츠(Gottfried Wilhelm, Leibniz. 1646~1716)는 1671년경에 파스칼의 톱니바퀴 계산기를 개량하여 곱셈과 나눗셈의 연산(사칙 연산기)까지도 할 수 있는 톱니 바퀴식 계산기를 완성하였다. 이러한 단순 계산기를 발판으로 자동 계산기가 탄생하였는데, 그것이 바로 배비지(Charles, Babbage. 1792~1871)의 차분기관(difference engine)과 해석기관(analytical engine)이었다.

(1) 주판

주판은 BC 2500년경 고대 중국에서 발명된 최초의 계산 도구로서 컴퓨터의 탄생 전초에 국내에서도 많이 사용된 도구이다.

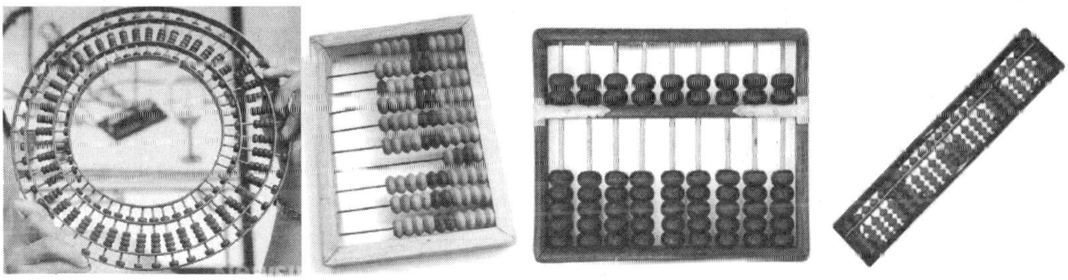

[그림 3-6] 중국 명나라 시대에 사용했던 원형 주판 및 일반 주판

(2) 네피어 막대

1614년 네피어(John, Napier. 1550~1617)는 숫자를 새긴 막대기를 맞추어 곱셈을 할 수 있는 네피어 막대를 발명하였다.

3.3.2 최초의 계산기

(1) 파스칼 계산기

1642년 프랑스의 철학자이며 수학자인 파스칼은 톱니바퀴를 이용하여 최초의 기계식 수동 계산기를 발명하였는데, 이것은 덧셈과 뺄셈을 수행 할 수 있는 일종의 치차식 계산기이다.

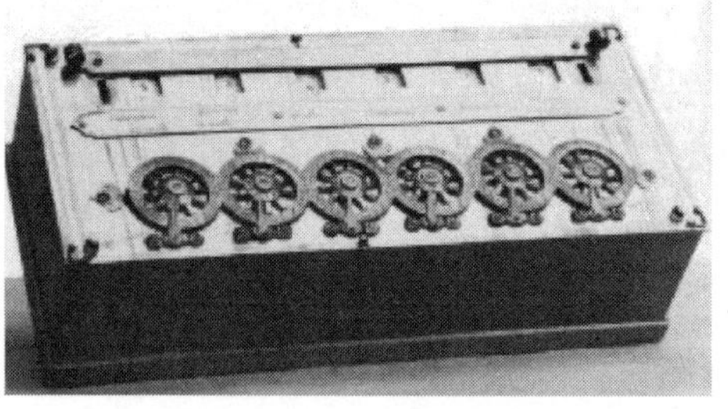

[그림 3-7] 1624년에 개발된 파스칼의 기계식 계산기

(2) 라이프니츠 계산기

독일의 수학자인 라이프니츠는 1671년경에 파스칼의 톱니바퀴계산기를 개량하여 곱셈과 나눗셈의 연산(사칙 연산기)까지도 할 수 있는 톱니 바퀴식 계산기를 완성하였는데, 이것은 현재 널리 사용되고 있는 탁상용 계산기의 시조라고 할 수 있다.

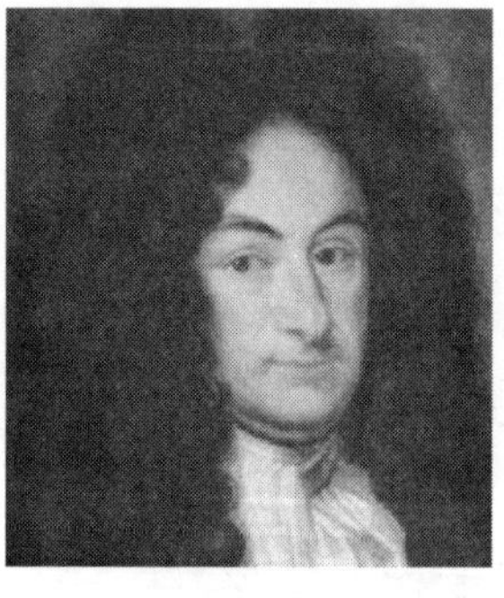

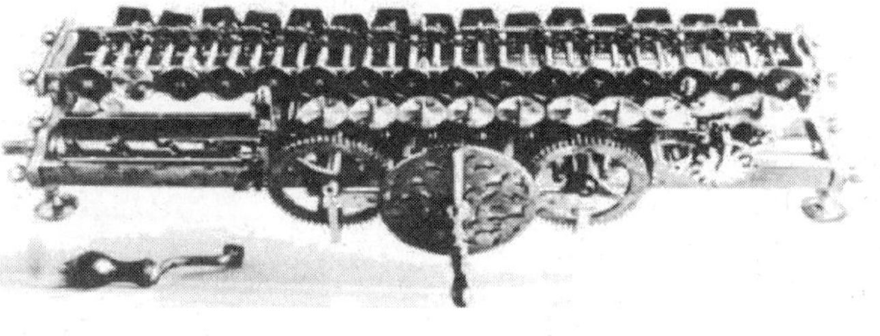

[그림 3-8] 라이프니츠의 사칙 연산기

[표 3-3] 수동 계산기 발전

1614년	1642년	1671년
네피어	파스칼	라이프니츠
막대형 승산기	치차식 계산기(최초 계산기)	사칙 연산기(탁상용 계산기의 시조)

3.3.3 자동 계산기 발전

자동 계산기의 탄생은 과거 수를 계산하기 위한 획기적인 생각으로서 기존 수동적인 계산보다 그 기능은 월등히 뛰어나지만 현실적으로 실용적인 가치는 없었다.

(1) 배비지의 차분기관

영국의 수학자인 배비지는 1823년에 삼각 함수표를 이용하여 계산하는 기계적 자동 계산기인 차분기관을 완성하였다.(Difference Engine Of Babbage) 오늘날 수학이나 과학을 전공하는 학생들은 수(數) 표(表)를 당연한 것으로 받아들이고 있지만 그 당시는 그렇지가 않았다. 여러 국가에서는 방대한 수학적 표들을 만들기 위해 수학자들에게 많은 투자하고 있었으며, 이렇게 해서 개발된 차분기관은 수(數) 표(表)의 자동적인 계산을 목적으로 하는 정교한 기계였다.

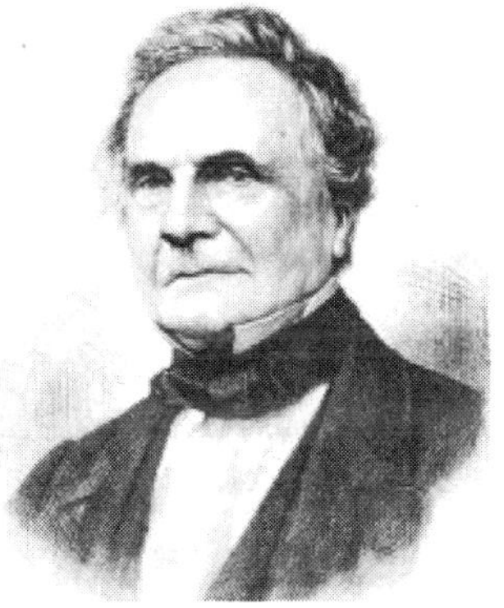
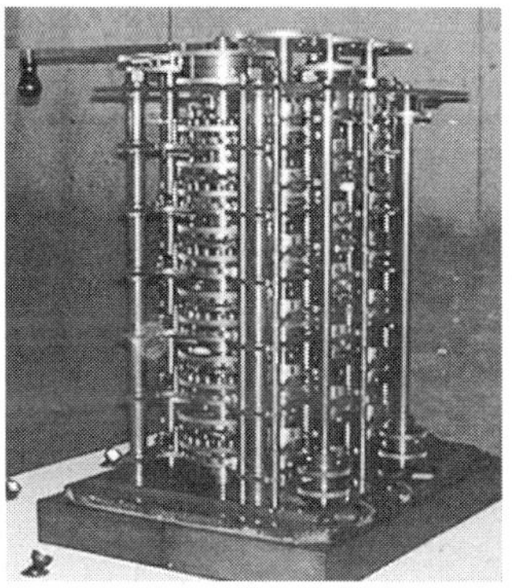

[그림 3-9] 오늘날 컴퓨터의 기초를 세운 배비지와 그의 연구 업적인 차분기관

(2) 배비지의 해석기관

배비지는 차분기관에 이어 1834년 차분기관 보다 계산 능력 및 용량 등 성능면에서 훨씬 뛰어난 세계 최초의 자동 디지털 계산기인 해석기관을 개발하였다.(Analytical Engine Of Babbage) 해석이란 오늘날의 수학을 의미하는 것으로 오늘날 전자계산기가 가지고 있는 입력, 출력, 제어, 연산 및 기억기능을 모두 갖춘 계산기였다.

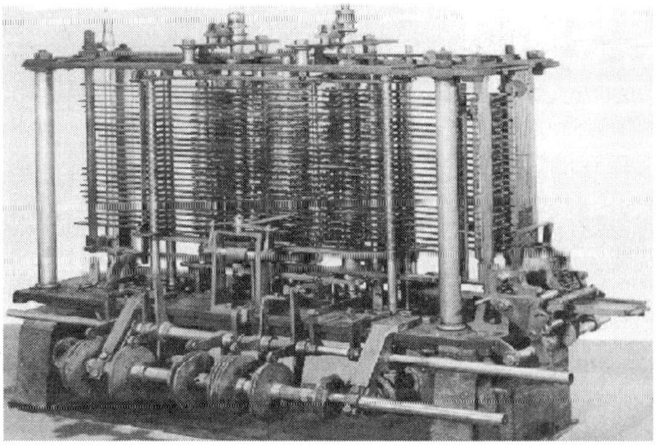

[그림 3-10] 배비지의 해석기관

즉, 밀(Mill)이라고 하는 부분은 기본적인 산술연산을 담당하는 연산부로 현재 계산기의 연산 장치에 해당하고, 스토어(store)라고 하는 부분은 계산기의 기억장치에 해당하는 부분으로 계산에 사용하는 데이터와 계산의 실행순서를 기억시켜 두는 곳이었다. 현재의 제어장치에 해당하는 부분으로 수의 전송이나 동작 순서의 제어를 담당하는 제어기구와 수를 기계에 넣어주는 입력기구 및 연산 결과를 꺼내는 출력기구로 구성되어 있어서, 오늘날 사용되고 있는 전자계산기의 기본적인 원리를 모두 포함하였고, 처리되어야 할 자료와 명령을 위하여 천공카드를 사용하였다. 그러나 차분기관이나 해석기관 모두 상품화 단계까지는 이르지 못했다. 그 원인은 이들 기계의 신뢰도에 문제가 있었지만 그 당시 원초적인 기계 제조 산업들이 기관의 생산에 소요되는 정밀하고도 복잡한 부품들을 생산할 수 없었기 때문이다. 그러나 배비지의 착상은 오늘날 컴퓨터의 최첨단 사고로 기술 발전에 크게 기여했다.

(3) 홀러리스의 천공카드시스템

19세기말 미국에서는 10년을 주기로 국세 조사를 실시하고 있었는데 한 번 조사를 실시하면 많은 시간과 처리 비용이 소요되는 단점이 있었다. 이때, 통계학자이자 공학자이며 국세 조사 담당관이었던 홀러리스(Herman, Hollerith. 1860~1929)가 자료를 카드에 구멍을 뚫어서 기록한 다음(Punch Card System Of Hollerith), 그 카드를 분류기에 넣어 자동적으로 분류하고 집계하는 천공카드시스템(PCS, Punch Card System)을 고안해 냄에 따라 처리 시간을 상당히 단축시키게 됐다. 이러한 홀러리스는 1886년도에 그의 발명품을 상업적으로 제조하고 판매하기 위하여 테뷸레이팅 머신사(Tabulating Machine Company)를 세웠다. 몇 년 후에 그의 회사는 다른 몇 개의 회사들과 합병되어 오늘날의 세계 최대의 컴퓨터 회사인 IBM(International Business Machines Cooperation)이 되었다. 그의 천공카드의 발명은 컴퓨터나 계산 기계에 직접적인 영향을 주지는 못했지만 효과적인 입력 기계의 발전을 낳게 했다.

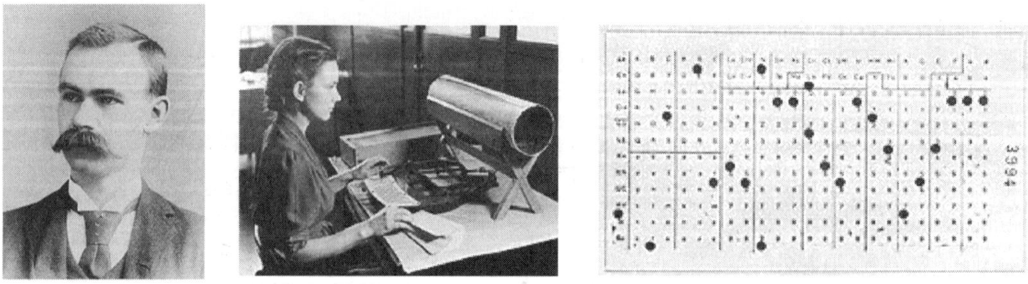

[그림 3-11] 홀러리스와 천공카드 시스템을 이용한 작업 과정

▌차분기관(Difference Engine)

1823년 배비지는 삼각함수 및 미분방정식을 계산하여, 인쇄하는 기계식 자동 계산기인 차분기관(Difference Engine)을 완성하였는데, 이것은 오늘날 전자계산기의 이론적 구성의 모체가 되었다.

▌해석기관(Analytical Engine)

1834년 배비지는 카드를 이용하여 연산순서를 제어하고 여러 가지 계산을 자동으로 처리 할 수 있는 해석기관을 고안하였으나 실현하지는 못했다.

▌펀치 카드 시스템(PCS, Punch Card System)

1889년 홀러리스는 자료를 천공 카드에 구멍을 뚫어서 기록하여 그것에 의해서 카드를 자동적으로 분류하고 집계하는 천공카드시스템을 발명하였다.

(4) 최초의 자동 계산기 : 마크원(MARK-1)

1944년 에이켄(Howard, Aiken. 1900~1973)은 IBM사와 합작하여 해석기관을 모방하여 자동 순서 제어 방식을 사용한 전기기계식 자동계산기인 MARK-1을 개발하였다. MARK-1은 3,000개 이상의 기계전기와 톱니바퀴로 구성되었으며, 종이테이프에 천공한 프로그램에 의하여 자동으로 작동하도록 되어 있어서, 일반 방정식 계산 및 2차 대전 중 해군에서 탄도미사일 공격 목표점 자동 계산에도 사용되었다. 이러한 MARK-1의 중요한 의미는 최초로 프로그램에 의하여 제어되는 자동 계산기였다는 점에서 사실상 획기적인 발명이었다고 볼 수 있다.

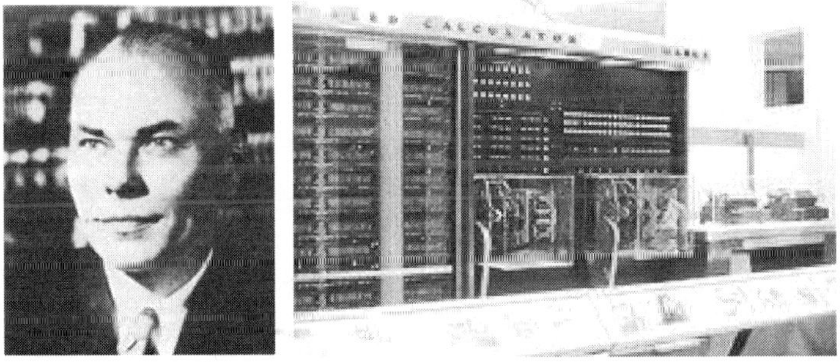

[그림 3-12] 에이켄과 현재 하버드 대학에 보존되어 있는 MARK-I 컴퓨터

[표 3-4] 자동 계산기 발전

1823년	1834년	1889년	1944년
배비지	배비지	홀러리스	에이켄
차분기관	해석 기관 (현대 컴퓨터 모체)	펀치 카드 시스템	MARK-I (최초의 자동 계산기)

[표 3-5] 계산도구의 발전 과정

	연대	계산기 발전
기계식	초기	계산용 도구로서 손가락, 막대기, 돌 등을 사용하여 수(數)를 계산하였다.
	BC 2500	고대 중국에서 주판을 발명하여 사용하였다.
	1614	네피어(John, Napier. 1550~1617)는 숫자를 새긴 막대를 사용하여 곱셈 계산을 할 수 있었다.
	1642	파스칼(Blaise, Pascal. 1623~1662)은 톱니바퀴의 원리로 덧셈과 뺄셈에 사용하였다.
	1671	라이프니츠(Gottfried Wilhelm, Leibniz. 1646~1716)는 파스칼 계산기를 개량하여 곱셈 및 나눗셈이 가능한 사직연산을 발명하였으며, 1820년에 실용화하였다.
	1833	배비지(Charles, Babbage. 1792~1871)의 해석기관이 발명되었다. 즉 이것은 세계최초의 자동 계산기(5대 기능을 갖춤)였다.
전기 기계식	1889	홀러리스(Herman, Hollerith. 1860~1929)는 자료를 천공 카드에 구멍을 뚫어서 기록하는 천공 카드시스템을 발명하였다.
	1944	에이켄(Howard, Aiken. 1900~1973)은 IBM 사와 합작하여 해석기관을 모방하여 자동 순서 제어 방식을 사용한 전기기계식 자동계산기인 MARK-1을 개발하였다.

3.3.4 컴퓨터 시대 등장

(1) 에니악(ENIAC) : 최초의 전자계산기

1945년 펜실베니아 대학에서 에커트(John Presper, Eckert)와 모클리(John, Mauchly)는 세계 최초의 전자식 디지털 컴퓨터인 에니악(ENIAC, Electronic Numerical Integrator And Calculator)을 완성하였다. 에니악은 종전의 기계식 또는 전기식 회로에서 진공관을 이용한 세계 최초의 컴퓨터이다.

2차 세계 대전이 발발하자 미 육군은 포탄의 궤도를 파악하기 위해 탄환 궤적표를 만들 필요가 생겼다. 이것을 미국 펜실베니아 대학의 에커트와 모클리가 미 국방성의 지원을 받아 1943년에 진공관을 사용한 전자계산기의 개발에 착수하여 3년 뒤인 1946년에 세계 최초의 대형 전자식 디지털 컴퓨터인 에니악을 완성시켰다.

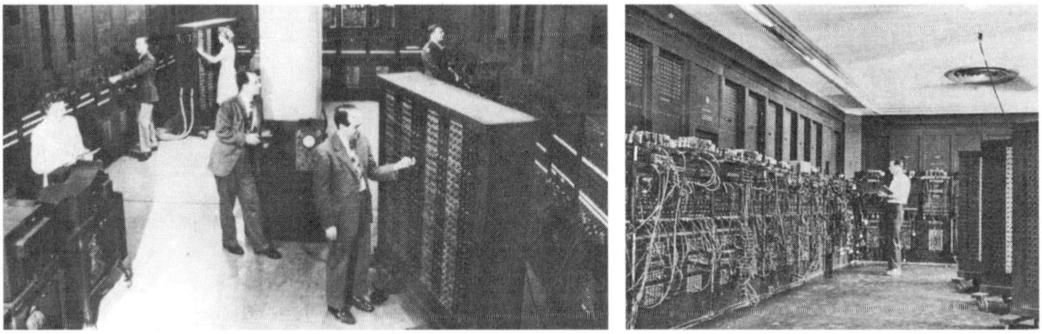

[그림 3-13] 에니악 컴퓨터 전경

에니악은 40만 달러이상이 투자되었으며, 18,000개의 진공관이 설치되어 있어서 10자리의 곱셈을 실행하는데, 불과 3밀리 초(Milli Second, 10^{-3}sec)밖에 걸리지 않았다. 포탄이 1분간 나르는 탄도의 계산을 사람이 직접 실행하였을 때 20시간 이상이 필요하던 것을 수 십초 만에 끝낼 수 있게 되었다. 또한 에니악은 6,000여개의 스위치를 조절하여 프로그램이 수행되도록 하였으며 전자계산기의 각 부분을 전선으로 연결하여 프로그램이 바뀔 때마다 전선의 연결을 완전히 다시 해야 하는 외부 프로그램 방식이 있었다. 이러한 기계가 1946년에 설치되어 가동을 시작하자 뉴욕 타임즈지는 "이 기계는 이전보다 1,000배나 빨리 수학문제를 계산한다. 그러나 움직이는 것은 하나도 없다."라고 평가하였다.

가동을 시작한지 9개월 만에 영국 전파기술협회 의장인 해군 제독 마운트배튼(Mountbatten)은 에니악에 대하여 "바야흐로 꿈이 현실로 되어 다가오고 있다. 즉 전자두뇌가 바로 그것이다.!"라고 했다. 이러한 에니악은 주로 초기에는 탄도표의 작성에 사용되었지만 이후에는 일기 예보, 원자 에너지 계산 및 우주 광선 연구 그리고 난수표 연구에 많이 활용되었다.

(2) 프로그램 내장방식

에니악은 프로그램이 바뀔 때마다 배선의 결합과 스위치 조절을 일일이 손으로 조작해야 했기 때문에, 내부에 계산 속도는 빠르지만 배선 상태와 스위치 조절을 하는 시간이 많이 소요되어서 내부의 빠른 연산 능력을 제대로 활용 할 수 없었다. 또한 에니악은 프로그램과 데이터를 별도로 기억시켜 놓았기 때문에 프로그램 변경에 많은 어려움이 있었다. 이러한 문제들의 해결을 위하여 헝가리 태생의 수학자인 폰노이만(John, Von Neumann)이 프로그램 내장 방식(stored program method)을 제안하였다. 프로그램 내장 방식이란? 처리해야 할 문제를 해결하는 방법과 순서를 먼저 작성하여 전자계산기의 기억장치 속에 저장시켜 두고 자동적으로 저장된 명령에 따라 처리하는 방식이다. 예를 들면, 우리가 정사각형의 넓이를 구할 때 이미 머릿속에 기억된 공식에 따라 눈으로 한 변의 길이인 데이터만 보면 자동적으로 계산할 수 있는 것과 같은 방식을 의미한다. 결국 1945년 폰노이만은 프로그램 내장방식 즉 프로그램을 컴퓨터 내부에 기억시킨 후 프로그램 명령들을 순서대로 읽어내어 명령을 해독한 다음, 작업을 수행하는 프로그램 내장방식을 고안하여 컴퓨터의 발전에 획기적인 계기를 마련하였다.

(3) 최초의 프로그램 내장형 컴퓨터

1946년 폰노이만은 펜실베니아 대학에서 전자계산기의 설계와 폰노이만 자신의 프로그램 내장 방식에 관한 연구를 주도하게 되었다. 그들 중 케임브리지 대학 출신의 윌키스(Maurice, Wilkes)가 있었다. 그는 영국에 돌아온 즉시 케임브리지 대학에서 그의 동료들과 함께 에드삭(EDSAC, Electronic Delayed Storage Automatic Computer)의 개발에 착수하게 되어 프로그램 내장 방식에 의하여 작동되는 최초의 전자계산기를 1949년에 완성했다. 이어서 1951년에 폰노이만의 지도로 에드백(EDVAC, Electronic Discrete Variable Automatic Computer)이 완성되었다.

이와 같이 하여 지금의 전자계산기와 같은 계산기가 탄생된 것으로, 에드백은 1,024 단어를 기억하고, 20,000 단어를 보관 할 보조 기억 장치를 갖추었다. 이것은 2진 표현 방식을 사용하여 빠른 계산을 수행함으로써 여러 분야에서 그 위력을 과시하였다. 그러나 이 시기까지 전자계산기는 대학이나 연구소의 연구용으로만 사용되어 일반 사람은 접하기가 매우 어려웠다.

① 에드삭(EDSAC) : 최초 프로그램 기억 방식

1949년 영국 캠임브리지 대학의 윌키스는 세계 최초로 프로그램 내장방식을 채택한 에드삭을 개발하였다.

② 에드백(EDVAC)

1950년 미국의 펜실베니아 대학에서는 폰노이만의 지도하에 프로그램 내장방식을 채택한 에드백을 개발하였다.

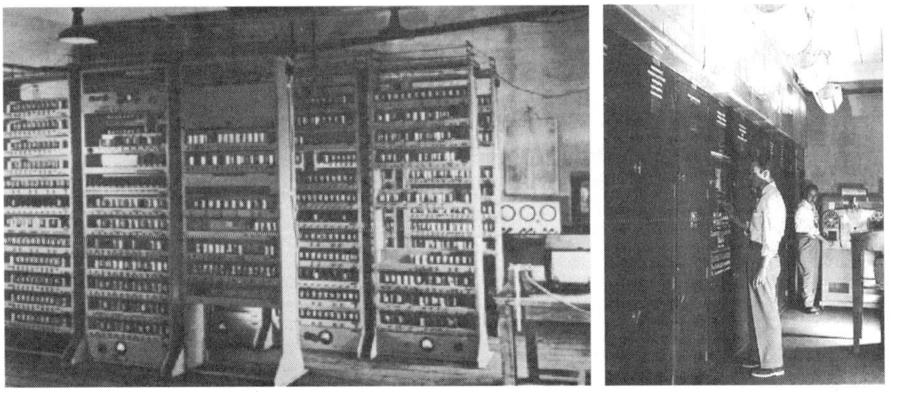

[그림 3-14] EDSAC과 EDVAC 컴퓨터 전경

③ 유니백 원(UNIVAC-1) : 최초의 상업용 컴퓨터

1951년 6월 레밍톤 랜드(Remington Rand) 사에 의하여 개발된 유니백 원은 미국의 조사통계국으로 인계되어 데이터 처리용으로만 이용된 첫 컴퓨터이다.

막강한 유니백의 등장은 1940년대 말기에 개발되었던 에니악, 에드삭, 에드백 그리고 다른 여러 컴퓨터들은 주로 실험 목적으로 개발되었다. 이러한 기계들은 과학 및 공학적 응용 분야에만 국한되어 사용되었는데, 몇몇 선구자들은 공학 이외의 여러 분야에 전자식 디지털 컴퓨터가 활용될 수 있다고 믿었다. 이와 같은 컴퓨터의 잠재력을 감지한 사람 중의 하나가 에니악을 개발한 에커트와 모클리였다. 이들은 에니악이 가동되기 얼마 후, 그들 자신의 회사인 에커트와 모클리 컴퓨터 회사를 차렸다. 이들은 정부 기관과 산업체에서 사용 할 수 있는 컴퓨터를 설계하는 것이었다. 그들은 회사를 만든 뒤 곧바로 유니백 원(UNIVAC-I, UNIVersal Automatic Computer)의 설계에 착수하였으나 재정적 지원이 부족함에 따라 몇몇의 대기업들과 접촉해야만 했다. 이때 레밍톤 랜드사가 그들의 기업과 재능을 인수하였다. 따라서 레밍톤 랜드사는 경쟁자들 보다 수 년 앞선 제품으로 컴퓨터 분야에 착수하였다. 유니백 원은 1951년 6월 미국의 센서스 국내 처음으로 납품하게 되었는데, 이 컴퓨터는 종래의 컴퓨터가 과학, 공학, 군사용으로 사용되었던데 반해 일반 업무에 사용된 첫 컴퓨터 시스템이었다. 유니백 원은 그 후 5년 동안 가장 우수하다고 인정된 대형 컴퓨터 시스템 중 하나가 되었다.

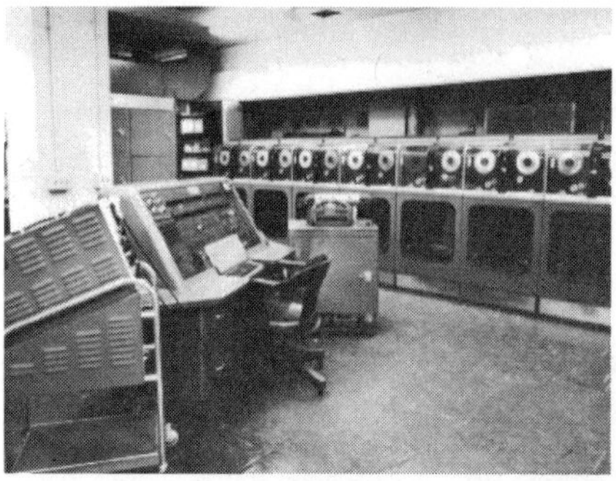
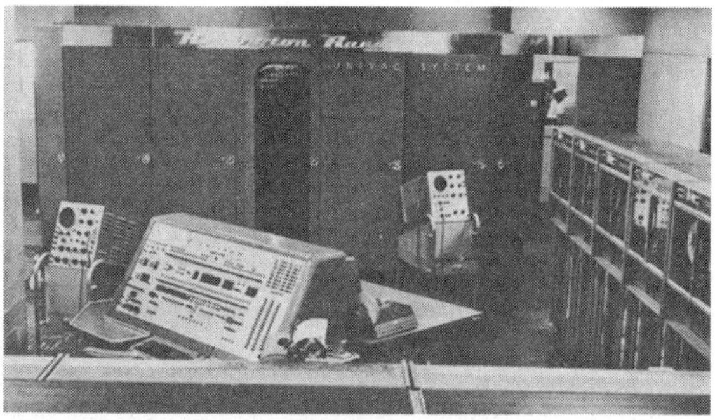

[그림 3-15] 1951년 세계 최초의 상업용 컴퓨터인 UNIVAC-I 전경

(4) 상업용 컴퓨터시대 등장

1953년 유니백 원에 이어 IBM-701이 개발됨으로써 본격적인 상업용 컴퓨터시대의 막이 열렸다.

(5) 전기 기계식 자동 계산기

1944년경 미국 하버드 대학의 에이켄 교수는 IBM사의 협력으로 3,000개 이상의 계수기 기어와 톱니바퀴를 사용하여 전기 기계식 자동 계산기인 마크 원(MARK-I)이라는 계산기를 개발했다. 이 기계는 종이테이프에 의한 자동 순서적 제어방식을 사용하였다. 23자리 10진수 72개를 기억할 수 있었으나 길이가 51피트이고 높이가 8피트나 되고 전선을 500마일이나 사용한 것으로 천공된 종이테이프에 의하여 자동 제어되는 세계 최초의 전기 기계식 자동 계산기였다.

(6) 최초의 전자식 디지털 컴퓨터인 ABC 개발

지금까지 20세기 이전에 일어났던 컴퓨터와 관련된 주요 사건들을 살펴보았다. 이들의 업적이 오늘날 컴퓨터의 발전에 어떻게 연관되었는지 직접적으로는 파악할 수 없지만 오늘날 전자 컴퓨터의 기원은 아타나소프에서 찾아야 할 것이다. 1930년대 후반에 미국 아이오와 주의 에임즈시에 있는 아이오와 주립 대학의 수학 교수로 있던 존 아타나소프 박사는 20명의 석사 및 박사 과정 학생들의 수학 계산을 해내기 위한 계산 장치의 필요성을 느꼈다. 그 당시 구할 수 있었던 각종의 기계식 계산기를 살펴본 아타나소프는 어떤 것도 자기의 요구를 충족시키기 어렵다고 생각했다. 그 대신 그의 문제를 풀어줄 것은 전자공학에 기초한 디지털 계산기의 개발이라고 느끼게 됐다. 그때부터 아타나소프는 자신이 직접 기계를 설계하기 시작했다. 그는 그 기계의 논리회로 설계 과정에서 많은 난관에 처하게 됐다. 1937년과 1938년 사이의

겨울, 설계를 완성시킬 수 없음에 좌절하여 미시시피 강을 건너 길가에 있는 조그마한 술집에 들러 술을 마시고 있을 때(나중에 그가 어떻게 그런 생각이 떠올랐는지 알 수 없다고 했지만) 실험실 속에서는 전혀 생각나지 않았던 컴퓨터 메모리와 부수 논리들의 아이디어가 술집에서 떠오르게 되었다. 그리하여 그날 밤 전자 디지털 컴퓨터의 기본 개념들을 정리할 수 있었다.

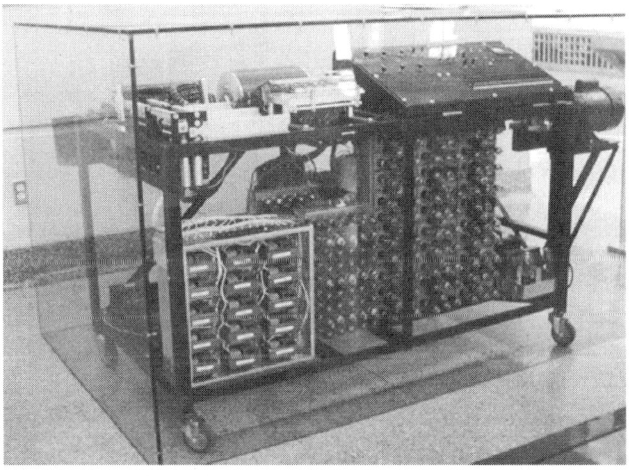

[그림 3-16] 1939년에 개발된 ABC 컴퓨터로서 세계 최초의 전자식 컴퓨터

실험실로 돌아온 아타나소프는 그의 조수 베리와 함께 설계를 끝내고 최초의 전자식 디지털 컴퓨터를 제작하기 시작했다. 그들은 이 컴퓨터를 아타나소프-베리 컴퓨터(Atanasoff-Berry Computer)의 약칭으로 "ABC"라고 명명했다.

(7) 컴퓨터 산업의 발전

유니백 원 컴퓨터가 1951년 미국 센서스 국에 설치되고 난 이후, 왓슨이 경영하는 IBM사의 청구서 작성, 급여 명세서, 판매 기록 등 업무용으로 주로 사용되었던 기계들이 차츰 컴퓨터로 대체되기 시작하자 IBM은 점차 시장 권을 상실하기 시작했다. 그래서 IBM은 컴퓨터 산업을 주도해야 되겠다는 결정을 급기야 결정하게 된다. 이와 같은 결정은 오늘날 대기업으로 성장하는 계기가 되었으며 컴퓨터 산업의 주도 세력이 된 동기가 되었다.

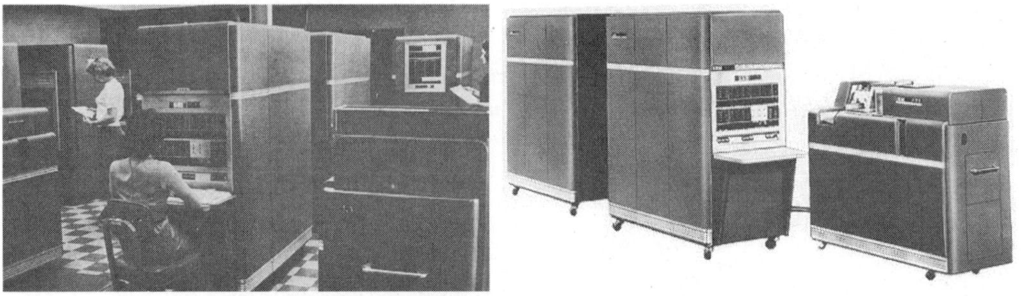

[그림 3-17] IBM이 개발한 IBM 650 Magnetic Drum Calculator

1952년에 IBM 사에서는 자기드럼을 보조기억장치로 하는 IBM 701을 개발하였고, 이후 1953년에 IBM은 업무용으로 적합한 중형 크기의 IBM 650 컴퓨터를 발표하였다. 그 이후 논리 소자의 급격한 발전과 이용 기술의 발달로 새로운 전자계산기가 계속 개발되어 각 분야에서 널리 이용되고 있다.

[표 3-6] 초기 컴퓨터 발전 과정

1945년	1949년	1951년	1951년
에커트와 모클리	폰노이만	폰노이만	레밍톤 랜드 社
ENIAC	EDSAC	EDVAC	UNIVAC-I
최초의 전자계산기, 외부 프로그램 방식	최초의 프로그램 내장 방식	프로그램 내장 방식	최초의 상업용 컴퓨터

3.4 컴퓨터 발전 단계

흔히 컴퓨터라 함은 주판이나 계산기와 같이 기계식이나 수동식의 계산을 위한 기계를 지칭하는 것이 아니라 전자식 디지털 계산기를 의미한다. 컴퓨터의 대표적인 특징은 빠른 계산 능력과 정확성에 있다. 컴퓨터의 발전을 보면, 1946년 세계 최초의 전자식 디지털 컴퓨터인 에니악이 탄생되었고, 1951년에 유니백 원, 1953년에 IBM-701이 등장한 이후 수많은 컴퓨터가 개발되어 실용화됨에 따라서 사회 각 분야에 널리 사용하게 되었다.

컴퓨터의 발전은 다음과 같이 몇 단계로 나누어 분류하고 있다.

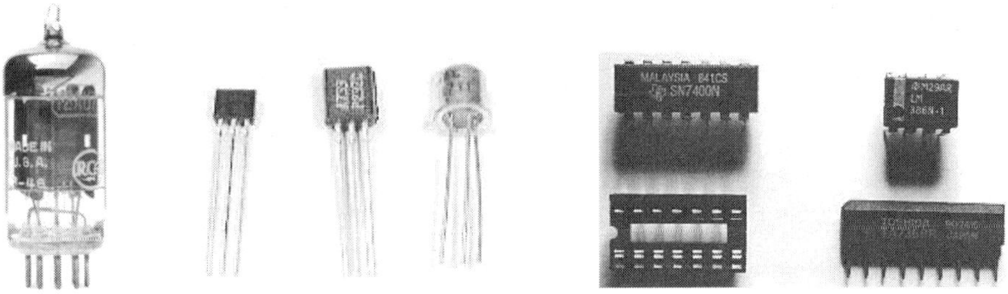

(a) 진공관 (b) 트랜지스터 (c) IC 집적회로

[그림 3-18] 세대별 논리 소자

(1) 제1세대 : 진공관 컴퓨터(Vacuum Tube Computer, 1946~1958)

제1세대는 대학과 연구소 중심으로 연구용으로 개발되어 실용화 및 상품화가 겨우 시작된 단계로서 소프트웨어보다는 하드웨어의 개발에 역점을 두었던 시대이다. 1946년 미국 펜실베니아 주립대학의 모클리와 에커트에 의해 제작 가동된 ENIAC은 진공관을 이용한 세계 최초의 컴퓨터로 손꼽힌다. 여기서 ENIAC은 약 30톤의 무게에 1,900개의 진공관과 700여개의 저항을 사용하는 거대한 규모의 시스템이었다. 이러한 ENIAC이 발명된 이후에 많은 연구소에서 컴퓨터를 제작하기 시작했는데, 그 중에서도 모클리와 에커트에 의해서 개발된 EDVAC(Electronic Discrete Variable Automatic Calculator)은 주목할 만한 발전의 결과였다. 즉 명령어의 내부 기억장치가 디지털 형태라는 점과 2진수를 사용했으며, 프로그램을 내장할 수 있는 최초의 컴퓨터이기도 하다. 최초의 상업용 컴퓨터는 모클리와 에커트에 의해 개발된 UNIVAC-I (UNIversal Automatic Calculator-I)이다. 1951년에 IBM(International Business Machine)사에서도 놀라운 발전이 있었으며, 대표적인 기종으로는 IBM 701을 들 수 있다.

컴퓨터의 기본 논리 소자는 진공관을 사용하였기 때문에 부피가 크고 발열량이 높으며 처리속도가 느리고 신뢰도가 낮았다. 이것은 주로 과학기술계산용으로 사용되었다. 프로그램은 기계어와 어셈블리어로 작성되었고 처리속도는 밀리초(ms : 10^{-3})였다.

결론적으로 제1세대는 컴퓨터의 상품화 및 실용화가 시작되는 시기였고 하드웨어의 개발에 중점을 둔 시대로서 주요 회로 소자로는 진공관을 사용한 1940년대 중엽부터 1950년대 중엽까지를 말한다. 입출력 매체로는 천공 카드가 이용되었고 연산 속도는 밀리초 단위로 거의 대부분이 과학 기술계산에 이용되었다. 그리고 운영체제 즉 컴퓨터 하드웨어와 이용자 사이에 중재 역할을 하는 프로그램의 집합체로는 조작자의 수동 조작에 의하여 작업이 순서적으로 진행되게 하였으므로 단일 프로그래밍 방식을 사용하였고, 프로그램은 2진수인 0과 1로 구성된 기계어로 거의 작성되었다. 따라서 제1세대의 전자계산기는 가격이 매우 비싸며 회로 소자로는 진공관을 사용하였으므로 수명이 짧고 전력의 소모가 많으며 많은 열을 발생함으로 수냉식을 사용하였다.

(2) 제2세대 : 트랜지스터 컴퓨터(Transistor Computer, 1959~1963)

제1세대 컴퓨터들은 모두 진공관을 사용하였으므로 부피가 매우 크고, 사용하는 전력도 많이 소모되었다. 1947년 미국의 벨 연구소에서 트랜지스터가 발명되었는데, 이것은 진공관에 비해서 $\frac{1}{200}$의 크기에 불과하며 속도가 빠를 뿐만 아니라 사용하는 전력 소모량도 매우 적었으며 진공관에 비해 신뢰도도 매우 높은 편이었다. 이와 같은 트랜지스터를 산술연산을 위한 부분에 사용함으로써 10자리 수 2개를 곱하는데 $\frac{1}{100000}$초 밖에 걸리지 않게 되었다. 또한 프로그램이나 데이터의 기억을 위해서는 자기코어를 사용하였으며, 이때 출현한 컴퓨터가 IBM 7094, CDC 1604 등 여기에 속한다.

1948년 트랜지스터가 발명됨에 따라 진공관 대신에 트랜지스터를 컴퓨터 논리회로 소자로 사용하게 되어 처리속도가 빨라졌으며, 성능과 신뢰도가 높아졌을 뿐만 아니라 컴퓨터의 크기가 소형화되었다. 따라서 제2세대에 들어와서는 같은 형의 컴퓨터가 여러 대 씩 생산되어 상품으로서 기술자들에게 제공되는 시대가 열리게 되었고, 여기에 오퍼레이팅 시스템과 프로그래밍 언어가 등장하게 되었다. 프로그래밍 언어의 개발과 컴퓨터를 효율적으로 운영하기 위해 각종 프로그램들이 실용화되면서 컴퓨터의 활용범위가 크게 확대되기 시작하였으며 컴퓨터의 처리속도 물론 마이크로초 단위로 증가되었다.

제2세대를 정리하면, 1950년대 말부터 1960년대 초까지로 회로소자는 진공관 대신에 부피가 작고 소비 전력이 적으며 신뢰성이 높은 트랜지스터를 사용하였다. 주기억장치로는 자기 코어를 사용하여 액세스 시간이 빨라졌다. 또한 보조기억장치의 사용으로 기억 용량이 증대되었으며, 연산 속도는 마이크로 초(Micro Second, 10^{-6} sec) 단위로 향상되었다. 운영체제는 다중 프로그래밍 방식이 실현되었고, 온라인 실시간 처리 방식의 활용화가 이루어졌으며, 이용 분야도 과학기술계산에서 사무 처리 분야에 이르기까지 다양화되었다. 그리고 프로그래밍 언어도 어셈블러뿐만 아니라 포트란, 코볼, 알골과 같은 고급 언어를 사용할 수 있어서 일반인이 보다 쉽게 이용할 수 있게 되었다.

(3) 제3세대 : 집적회로 컴퓨터(Integrated Circuits Computer, 1964~1969)

1960년대 중반에 실리콘으로 된 조그만 칩 위에 트랜지스터나 다이오드, 저항, 인덕터(inductor)을 집적시킨 집적회로(IC, Integrated Circuits)가 개발되면서 컴퓨터는 더욱 소형화되면서도 속도나 신뢰도 면에서 계속적인 향상을 가져오게 되었다. 기억 장치를 위해서도 값 비싸고 큰 부피의 자기코어를 대신하여 반도체 기억장치가 사용되었다. 1964년에 IBM은 최초로 상호 교환이 가능한 컴퓨터들로 이루어진 시스템 360을 발표했는데, 여기에는 소형에서 대형에 이르기까지 다양한 컴퓨터들이 포함되어 있었다. CDC 600계열, Burroughs 사의 5000, 6000계열, DEC사의 PDP-8 등이 제3세대 컴퓨터에 속한다.

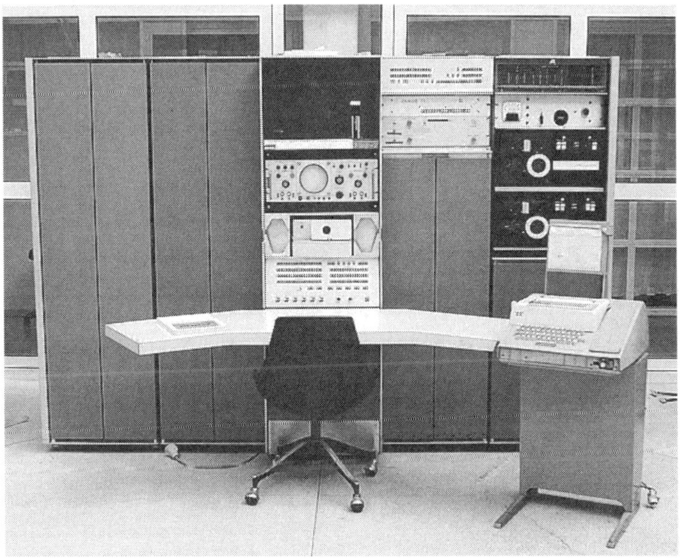

[그림 3-19] PDP-7 컴퓨터 현황

1960년대 이르러 반도체 산업의 비약적인 발전에 힘입어 여러 개의 전자부품으로 이루어진 전자회로를 하나의 집적회로로 만들어 트랜지스터 대신 사용함으로써 컴퓨터의 소형화가 이루어졌다. 또한 성능과 신뢰도가 향상되었을 뿐만 아니라 처리속도가 나노초 정도로 증가되었다. 그 외 가격이 더욱 저렴해짐에 따라 컴퓨터의 대량생산에 큰 기여를 하여 보급에 박차를 가하게 되었다.

집적회로를 사용하여 같은 기종 사이에 계열화가 이루어져 소형에서부터 대형기종에 이르기까지 프로그램을 같이 사용 할 수 있는 호환성이 이루어짐으로써 하드웨어에 못지않게 소프트웨어에 있어서도 혁신적인 발전을 가져왔다.

제3세대에서 또 하나의 큰 변화는 항공기나 기차 좌석 예약시스템 그리고 은행의 예금업무에서 온라인 처리가 가능하게 되었다는 점이다. 특히 오퍼레이팅 시스템의 효율화에 의하여 한 대의 컴퓨터를 여러 사람이 동시에 이용 할 수 있는 시분할 처리와 통신회선을 이용한 온라인 리얼타임처리가 가능하게 되었다. 그리고 화상 표시 장치(디스플레이, CRT)나 광학문자 판독장치(OCR, Optical Character Reader) 등 입출력장치가 실용화된 것도 제3세대의 특징으로 볼 수 있다.

요약하면, 제3세대에서는 대략 1960년대 중엽부터 1970년대 초까지를 말한다. 회로 소자는 트랜지스터 대신에 반도체 기술의 급진적인 진보로 많은 트랜지스터와 저항으로 구성된 전자회로를 반도체 결정체 위에 집적시킨 집적회로를 사용함에 따라 크기가 소형화되었다. 또한 신뢰도가 향상되었으며, 기억 용량이 증대되었을 뿐만 아니라 대량 생산이 가능해짐에 따라 가격도 상대적으로 저렴하게 되었다. 즉 제2세대에서는 소형, 중형, 대형 전자계산기 등이 서로 독립적으로 개발되어 프로그램의 상호 호환성이 없었으나, 제3세대에서는 컴퓨터를 계열화하여 소형에서 사용하던 프로그램들을 중형이나 대형에서도 사용 할 수 있게 되어 프로그램 호환성이 이루어졌다. 보조기억장치로는 자기드럼과 자기 디스크가 사용되었고, 입출력 장치들도 다양하게 개발되어 광학 문자 판독기(OCR, Optical Character Reader), 광학 마크 판독기(OMR, Optical Mark Reader), 자기 잉크 문자 판독기(MICR, Magnetic Ink Character Reader) 등이 사용되었다. 운영체제가 발달하여 다중 프로그래밍 방식과 통신 회선을 이용한 실시간 처리가 보급되고, 지역 간에 정보의 집중처리와 분산 처리가 가능해짐에 따라 종합 정보 처리 시스템의 실현이 추진되었다. 그리고 자기 디스크가 보조 기억 장치로 널리 사용하게 되어 운영체제 프로그램을 자기 디스크에 보관하는 DOS(Disk Operating System) 형태가 되었고, 과학 계산, 사무 처리, 경영 관리 업무 등에 적용 할 수 있는 범용 컴퓨터의 등장과 한 대의 컴퓨터에 단말 장치를 이용하여 여러 사람이 동시에 사용 할 수 있는 시분할 시스템으로 널리 보급되었다.

(4) 제4세대 : 고밀도 집적회로 컴퓨터(Large Scale Integration Computer, 1970 이후)

제4세대는 고밀도 집적회로(LSI, Large Scale Integration)가 개발되면서 컴퓨터의 가격이 더욱 저렴해지고, 크기도 작아지는 반면, 속도는 기존에 비해서 월등히 빠른 컴퓨터가 출현하게 되었다. 1970년대 후반 주요 발전은 미니컴퓨터 분야로 DEC사의 VAX 11/780이나 Data General사의 MV 8000 등이 있다. 또한 1970년대 후반부터 널리 보급되기 시작한 개인용 컴퓨터는 가격이나 성능 면에서 컴퓨터의 사용을 사회 전반으로 확산시키는 결정적인 역할을 하였다.

제4세대 컴퓨터는 제3세대 컴퓨터와 정확하게 구분 짓기가 어렵다. 그러나 1970년대에 이르러 하나의 작은 반도체 결정 위에 수천 및 수 만개의 트랜지스터 회로를 포함한 고밀도 집적회로를 기본적인 논리회로의 소자로 사용하게 되었다. 컴퓨터의 크기가 더욱 소형화되었을 뿐만 아니라 가격과 성능 면에서도 큰 향상을 가져왔다. 1979년 이후에는 수십만개 이상의 소자를 집적한 초고밀도 집적회로(VLSI, Very Large Scale Integration)가 개발되어 각종 컴퓨터에 사용되고 있다.

제4세대 컴퓨터 중 또 하나의 특징으로는 실제 기억용량보다 더 많은 기억공간을 사용할 수 있는 가상기억장치(virtual memory)가 도입되었다. 즉 컴퓨터를 서로 연결하여 사용할 수 있는 네트워크가 실용화되었다는 점이다. 처리속도도 피코초 단위(Pico Second)로 빨라졌으며, 주기억 용량은 16메가바이트 정도로 확대되었다.

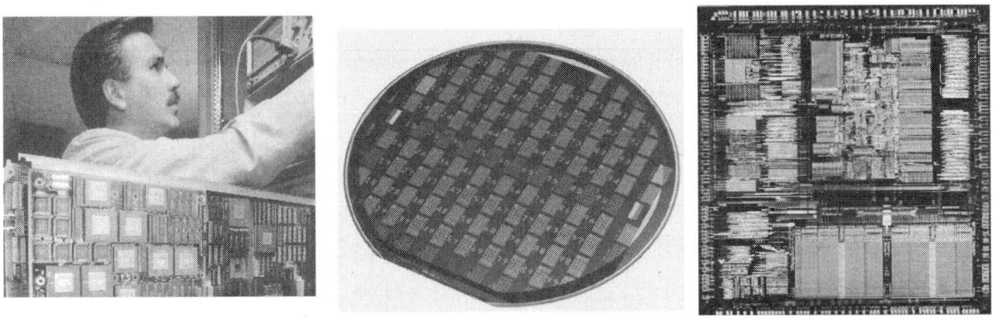

[그림 3-20] 회로 소자 기술

신기술은 회로소자 제조 기술의 발달로 작은 반도체 결정 위에 수백만 개의 트랜지스터 및 몇 백 개의 집적회로와 맞먹을 정도의 초고밀도 집적회로를 탄생시켰다.

결론적으로 제4세대에서는 회로소자 제조 기술의 발달로 작은 반도체 결정 위에 수백에서 수천 개의 트랜지스터나 저항 같은 회로소자로 구성된 전자회로를 집적시킨 고밀도 집적회로(LSI, Large Scale Integrated Circuit)가 개발되었다. 이 고밀도 집적회로를 사용하게 된 1970년대 중엽 이후를 제4세대 컴퓨터라고 한다. 즉 고밀도 집적회로에 이어서 반도체 제조 기술의 진보로 집적도가 향상된 초고밀도 집적회로가 보급되었다. 그리고 한 개의 칩 속에 중앙처리장치의 기능을 수행 할 수 있는 마이크로프로세서가 개발됨에 따라 초대형 컴퓨터의 제작뿐만 아니라 가격이 저렴하면서도 부피는 초소형화 되고 성능이 좋은 마이크로컴퓨터의 보급이 가능하게 되었다. 주기억장치의 효율적인 사용법이 개발되어 실제 기억 용량보다도 더 많은 용량을 사용할 수 있도록 하는 가상기억 장치의 개념을 이용하게 되었다. 그러므로 컴퓨터 이용 분야가 종합정보처리분야로 확산되었고, 컴퓨터 네트워크가 실용화되어 일반적인 의사결정과 예측, 업무 분석을 보다 빨리 수행할 수 있게 되었다.

(5) 제5세대 : 인공 지능형 컴퓨터(Artificial Intelligence Computer, 1986 이후)

이제까지 컴퓨터의 발전은 주로 속도나 크기 그리고 가격 등의 방면에서 상당한 발전을 거듭해 왔음을 알 수 있다. 1980년 10월 일본에서는 1990년까지 10년 계획으로 이른바 제5세대 컴퓨터 개발 프로젝트를 발표하여 그 당시 전 세계에 충격을 던져 주었다. 제5세대 컴퓨터는 이른바 인공 지능형(AI, Artificial Intelligence)으로서 사람처럼 사고하고, 듣고, 보고, 말하고, 쓸 수 있으며, 그림을 자유롭게 그릴 수 있는 컴퓨터를 목표로 하고 있다. 이러한 프로젝트가 성공할 경우, 많은 양의 지식과 데이터를 통하여 지식을 습득할 수 있으며, 추론을 하거나 의사 결정을 할 수 있는 컴퓨터가 될 것으로 예상된다. 또한 제5세대 컴퓨터에서는 초고밀도 집적회로의 직접도가 더욱 높아질 것이며, 새로운 소자를 이용하여 집적회로나 고속전자 이동성 트랜지스터 또는 조셉슨 소자 등의 초전도소자가 실용화될 것으로 예상되었다. 제5세대에서는 인공지능을 갖는 생각하는 컴퓨터의 출현을 예고하고 있다. 이것은 그 당시 컴퓨터를 정보처리 수준에서 사용하던 것을 지식 및 지능적으로 처리하는 단계로 높이자는 것이다. 그렇게 함으로서 제5세대 컴퓨터는 음성 인식이 가능하게 되어 언어로서 컴퓨터와 대화가 가능하고, 컴퓨터 스스로 문제를 해결하므로 프로그램은 작성하지 않아도 될 뿐만 아니라 컴퓨터 자체가 학습기능을 갖는 등 인간의 지능과 거의 유사한 능력을 가진 컴퓨터가 출현할 것이라고 기대하고 있다. 그 외 처리속도도 기존 세대보다 1,000에서 10,000배 정도로 빨라질 것으로 예상된다.

❙ 제5세대 컴퓨터
논리 소자 : VLISI(초고밀도 집적회로, Very Large Scale Integration)
계산속도 : $f^{10^{-15}}s$ (Femto Second), $a^{10^{18}}s$ (Atto Second)
컴퓨터 : 인공 지능형 컴퓨터(Artificial Intelligence Computer)
응용 분야 : 대량의 자료인식 및 추론 결정을 할 수 있으며, 인공지능을 실현할 수 있다.

(6) 차세대 컴퓨터

시간이 흐를수록 인간과 컴퓨터는 더욱 밀접하게 되어 전자계산기의 필요성과 중요성을 더해 갈 것이다. 따라서 전용 컴퓨터 개발에 박차를 가할 것이며, 추론기구, 연상기억, 종합 컴퓨터 네트워크의 실용화와 더불어 보다 편리하고 합리적이며 효율적인 소프트웨어 개발기법의 확립 및 최고급 프로그래밍 언어의 실용화 그리고 새로운 프로그래밍 언어의 사용, 지식 베이스 시스템, 지능화 언어, 자연어, 도형처리 등이 새롭게 개발되어 보급될 것이다. 뿐만 아니라 음성의 합성과 인식, 도형이나 도표 읽기, 문자 읽기 등이 개발 보급됨에 따라 컴퓨터의 수요는 비약적으로 증대될 것이다. 그러므로 개인용 컴퓨터는 아마 크게 대중화될 것이며, 현재의 가스레인지나 세탁기 같은 가전제품처럼 쉽게 조작하도록 만들어질 것이다. 또한 향후 안방에서 각종 세금, 수도료, 전기료, 전화료 등을 온라인으로 지불할 수 있게 될 것이며, 각종 정보를 필요할 때마다 얻어낼 수 있게 되고, 버튼 전화기와 같은 간단한 통신회선을 이용한 단말기로 누구나 대형 컴퓨터를 쉽게 이용할 수 있게 될 것이다. 따라서 사무실, 학교, 은행, 공장 등 또는 여러 응용 분야에서 컴퓨터가 다양하게 사용할 수 있게 됨에 따라 우리의 모든 생활에 크나큰 변화를 줄 것으로 예상된다.

[표 3-7] 컴퓨터 발전 과정

구분 / 세대	제1세대	제2세대	제3세대	제4,5세대
연 대	1940년대 중엽~ 1950년대 중엽	1950년대 말~ 1960년대 초	1960년대 중엽~ 1970년대 초	1970년대 중엽이후
논리회로 소자	진공관 (Vacuum Tube)	트랜지스터 (Transistor)	집적회로 (IC)	고밀도 집적회로 (LSI), 초고밀도 집적회로 (VLSI)
연산속도	Milli-Second ($m^{10^{-3}}s$)	Micro-Second ($\mu^{10^{-6}}s$)	Nano-Second ($n^{10^{-9}}s$)	Pico-Second ($p^{10^{-12}}s$)
기억 소자 및 장치	수은지연회로, 자기 드럼, 자기 테이프	자기코어, 자기드럼, 자기 디스크	자기코어, 집적회로, 자성박막	고밀도 집적회로, 초고밀도집적회로, 광 디스크
계산속도	200 $m$sec 정도	3.2 μsec 정도	200 $n$sec 정도	400 $p$sec 정도
사용 언어	기계어, 어셈블리어	포트란, 코볼, 알골	파스칼, 리스프, 구조화된 언어	C, ADA, GPSS 등 문제 중심언어 등 객체 지향 언어
개발 비중	하드웨어 개발 중심, 부피에 비해 신뢰도가 떨어지는 단점	소프트웨어 개발 중심, 고급언어 및 운영체제 사용	컴퓨터의 소형화, 집중화, 경영정보시스템에 적용	시뮬레이션, 마이크로프로세서와 개인용 컴퓨터 등장, 네트워크 발전
운영 체제	조작자 운영	일괄 처리	다중프로그래밍 시분할 방식, 다중 처리	가상 운영 체제 시분할 방식
기억 용량	2KB	32KB	2MB	8MB
대표 기종	ENIAC, EDSAC, EDVAC, UNIVAC-I, IBM650	NCR 501, IBM 7000시리즈 CDC 3000 시리즈	IBM 360시리즈, CDC 6000시리즈, PDP-11	CRAY시리즈, IBM 308, Amdal 470, 마이크로컴퓨터
응용 분 야	과학계산, 통계, 집계, 생체신호처리 (1950년)	생산 관리, 원가 관리, 의료정보학 활성기 (1960년)	예측, 의사 결정, 사무자동화, 온라인 업무, 병원정보시스템 성숙기 (1970년)	의료 경영 예측, 의학적 의사결정, 로봇, 모의실험(1980년)
특 징	부피가 크고 수명이 짧으며 유지비용이 많이 든다.	운영 체제 및 언어 번역 프로그램 개발	경영 정보 시스템 도입과 주변 장치의 고속화, OCR, OMR, MICR 등 개발	운영 체제의 발달, 기종의 소형화, 기억 용량의 대형화

3.5 정보 표현

정보 표현 방식은 크게 숫자 데이터 표현 방식과 문자 데이터 표현 방식으로 분류된다. 먼저 숫자 데이터 표현 방식은 산술연산의 대상이 되는 데이터를 의미하는 것으로 표현 방법에 따라 고정소수점 데이터 표현, 부동소수점 데이터 표현, 10진 데이터 표현 방식으로 구분된다. 여기서 고정소수점 데이터 표현(fixed point operation)이란 일반적으로 언어에서 사용되는 정수형 데이터 즉 정수형 상수의 표현법을 의미하는 것으로, 보통 부호부와 정수부로 구분하며 2바이트 정수형과 4바이트 정수형이 사용되고 있다. 여기서 2바이트 정수형은 16비트로 구성되고, 4바이트 정수형은 32비트로 구성된다. 또한 고정소수점 데이터 표현방식은 부호가 음수인 정수를 표현하는 방법에 따라서 부호와 절대치 표현법, 1의 보수 표현법, 2의 보수 표현법으로 나타낼 수 있는데, 일반적으로 2의 보수 표현법을 사용한다. 그 이유는 연산장치의 회로를 간단히 할 수 있을 뿐만 아니라 연산속도가 빠르기 때문이다. 또한 부동소수점 데이터 표현방식(floating point operation)이란 이 또한 일반 언어에서 사용하는 실수형 데이터 표현 방법을 의미한다. 이것은 소수점을 포함하는 실수나 수치의 절대 값이 매우 크거나 매우 작아서 고정소수점 데이터 표현 방식으로 나타낼 수 없는 경우에 사용되는 표현법이다. 부동소수점 데이터 표현 형식은 부호부, 지수부, 가수부로 나누어 표현되는데, 4바이트형(fullword)과 8바이트형(doubleword)이 주로 사용된다. 마지막으로 10진 데이터 표현 방식은 10진수 상태로 나타내는 방식을 의미하는데 이것을 10진 데이터 형식(variable length operation)이라고 한다. 10진 데이터 형식은 고정소수점 데이터 표현형식이나 부동소수점 데이터 표현방식보다 어떠한 수를 표현하는데 많은 수의 비트가 필요하고, 또한 연산속도는 느리지만, 입출력 시간을 절약 할 수 있다는 장점이 있다. 10진 데이터 표현방식은 10진수 1자리를 4비트로 나타내는 2진화 10진 형식으로 표현하는데, 2진화 10진 형식에는 팩 형식(pack format)과 존 형식(zone format)이 있다.

[표 3-8] 수치 데이터 표현

형태 / 종류	연 산	표현방법	연산 종류	데이터 저장장소	데이터 길이
존 형식	연산 불가	정수	없음	기억 장치	256바이트 이하
팩 형식	10진 연산	정수	가변길이 연산	기억 장치	16바이트 이하
고정소숫점 연산	2진 연산	정수	고정소숫점 연산	기억장치와 범용 Register	Halfword(2바이트), Fullword(4바이트)
부동소숫점 연산	16진 연산	실수	부동소숫점 연산	기억장치와 부동소숫점 Register	Fullword(4바이트), Doubleword(8바이트)

또한 문자 데이터 표현 방식은 수치 데이터 이외의 영문자, 숫자, 특수문자, 한글의 자음과 모음, 그래픽 문자 등 조합으로 표현된 방식을 의미한다. 문자 데이터는 문자의 편집, 정보의 검색, 고급 프로그래밍 언어를 사용할 때 이용된다. 문자 데이터는 수치 데이터와는 달리 각 문자의 단위로 기억되기 때문에 일반적으로 6에서 8비트를 사용하여 표현하는데, 6비트를 사용하는 경우에는 $2^6(=64)$개의 문자를 표현할 수 있고, 7비트는 $2^7(=128)$개의 문자를, 8비트는 $2^8(=256)$개의 문자를 표현할 수 있다.

3.6 부울 및 논리대수

컴퓨터란? 인간을 대신하여 계산이나 주어진 데이터에 대한 어떤 조작을 효율적으로 사용하기 위한 기계장치이다. 계산이나 여러 가지 일들을 처리하려면, 필요한 연산 혹은 비교 판단 등 논리적, 산술적 처리를 해야 되는데, 이러한 처리를 모두 논리회로에 의해서 구성된다. 이러한 컴퓨터의 가장 기본적이고도 중요한 위치가 바로 논리회로라 하겠다. 부울 및 논리대수는 논리회로에서 취급하는 기본적 논리연산을 숫자 "0"과 "1"로 대치하여 참(true)과 거짓(false)을 표현하는 대수학의 한 분야로 특히 논리회로의 설계, 분석에 이용되는 중요한 기초분야이다.

부울 대수는 인간의 지식이나 사고 과정에서 논리를 수학적으로 해석하기 위하여 부울(George Boole)이 1847년에 제안하였다. 이러한 부울 대수는 어떠한 명제가 참인가 거짓인가, 또는 이 명제를 조합한 것이 참인가 거짓인가를 논하는 것으로 이것을 논리수학이라고도 한다. 부울 대수는 오랫동안 순수 수학의 영역에서만 존재하다가 1938년 벨연구소의 샤논(Shannon, C.E.)이 부울의 아이디어를 정리하여 전기적 스위치 회로에 응용될 수 있다고 주장한 이후 부울이 기대했던 바와는 달리 전화 교환기 등의 통신장치 및 컴퓨터 회로의 분석 및 설계 수단으로 널리 이용되고 있다. 이러한 이유로 부울 대수를 스위칭 대수(switching algebra)라고도 부른다. 부울 대수에서 취급하는 숫자는 2개뿐으로 "0"과 "1"로 표현한다. 부울 대수식의 "0"과 "1"은 전기 신호의 유(1), 무(0) 또는 스위치의 ON(1), OFF(0)와 같은 두 가지 상태 중에서 논리합(OR), 논리곱(AND), 논리부정(NOT) 등이 있으며 부울 대수에 의하여 표현된 식을 부울 함수라고 한다.

3.7 컴퓨터 분류

컴퓨터는 크게 활용목적과 처리능력 및 처리하는 데이터의 종류에 따라 분류할 수 있다.

3.7.1 활용 목적에 따른 분류

(1) 범용 컴퓨터

범용 컴퓨터(general purpose computer)는 사회 각 분야에서 다양한 업무에 광범위하게 널리 사용 할 수 있도록 제작된 컴퓨터를 의미한다. 즉 범용 컴퓨터는 프로그램을 변경함으로서 필요한 일을 수행할 수 있다. 범용 컴퓨터는 과학기술에 필요한 수치 계산뿐만 아니라 자동차나 항공기의 설계나 제조관리 등의 과학기술분야 그리고 급여계산, 인사관리, 자재관리 및 회계관리 등 사무처리 분야에서도 널리 사용되고 있다. 이러한 범용 컴퓨터는 여러 분야의 다양한 업무를 취급하기 때문에 여러 유형이 데이터를 취급 할 수 있는 유연성과 기억용량의 확대 그리고 처리속도의 신속성 및 입출력장치의 다양화 등을 필요한 시기에 자유롭게 확장 또는 조정이 가능하도록 하여야 한다.

(2) 특수용 컴퓨터

특수용 컴퓨터(special purpose computer)는 하나 혹은 그 이상의 특정 응용을 처리하기 위하여 특별히 설계된 것이다. 이러한 컴퓨터들 중 일부는 그 작동명령의 일부 혹은 전부가 전자회로에 내장되도록 전문화되어 있다. 내장된 마이크로프로세서와 마이크로 전자 기억장치(micro electronic memory)를 사용함으로써 컴퓨터를 특정목적에 쉽게 전문화시킬 수 있게 되었다. 그러므로 컴퓨터 제작시 특수한 어느 한 분야의 업무에만 사용 할 수 있도록 설계된 컴퓨터를 의미하며, 이를 전용 컴퓨터라고도 한다. 일반적으로 특수용 컴퓨터는 호환성이 없으며 컴퓨터마다 한정된 프로그램을 가지고 있다. 따라서 이것은 비교적 반복적인 작업을 수행하는 특정분야에 사용하도록 설계된 것으로서 미사일이나 항공기 등의 유도 및 궤도를 추적하는 군사용 그리고 석유화학공장, 제철공장, 자동차공장 등에서 생산 공정을 제어하는 제어용으로 활용되거나 냉장고나 전자레인지 등의 가전제품에 사용되는 가정용 등과 이외에 장난감, 병원 진찰, 보일러, 핵연료 조정 등 특수 목적으로 많이 사용된다.

3.7.2 처리 데이터에 따른 분류

(1) 디지털 컴퓨터

디지털 컴퓨터(digital computer)는 숫자나 문자로 표현된 데이터를 프로그램에 의하여 처리하고 그 처리결과를 숫자나 문자의 형태로 얻을 수 있는 컴퓨터를 의미한다. 그 기능은 사칙연산이 기본이 되고 사칙연산 이외의 연산은 그것을 분해해서 사칙연산의 조합으로 고쳐서 실행하도록 되어있다. 특히 디지털 컴퓨터의 연산회로는 논리회로를 사용하여 프로그램을 변경해 줌에 따라 다양한 일들을 수행할 수 있다. 따라서 숫자나 문자를 코드화 하여 필요한 정도까지 계산을 수행하는 계산기 즉 이산적인 형태로 수치를 계산하는 컴퓨터로서 반드시 프로그램을 작성하여야 하며 정밀도는 절대적이고 정보 처리의 활용 면에서 매우 뛰어나기 때문에 대부분 사무용 전자계산기로 활용할 수 있다.

(2) 아날로그 컴퓨터

아날로그 컴퓨터(analog computer)는 길이, 각도, 속도, 전압 등과 같이 연속적으로 변환하는 물리적인 양의 데이터를 처리한다. 그 처리 결과는 그래프나 곡선 등으로 나타낼 수 있는데, 온도 전압 전류 등 연속적인 변량을 계측기기로부터 물리적인 방법에 의해 입력하여 미리 만들어져 있는 모델에 비교하여 해답을 구하는 방식의 전자계산기이다. 이러한 종류의 컴퓨터는 상태에 대한 즉각적인 반응을 얻을 수 있기 때문에 처리 제어에 알맞지만 사무 처리나 과학계산과 같이 정확한 수치로 결과를 산출해야 할 업무에서는 적합하지 못하다. 따라서 아날로그 컴퓨터는 미분 방정식을 풀거나 공장의 자동제어 등과 같은 한정된 업무에 사용되는 특징이 있으나 정밀도나 범용성의 면에서는 디지털 컴퓨터보다 훨씬 뒤지기 때문에 그 용도가 제한된다. 그 외 아날로그 컴퓨터의 연산회로는 증폭회로나 릴레이를 사용하고 프로그램은 필요치 않으며 저장능력은 없다.

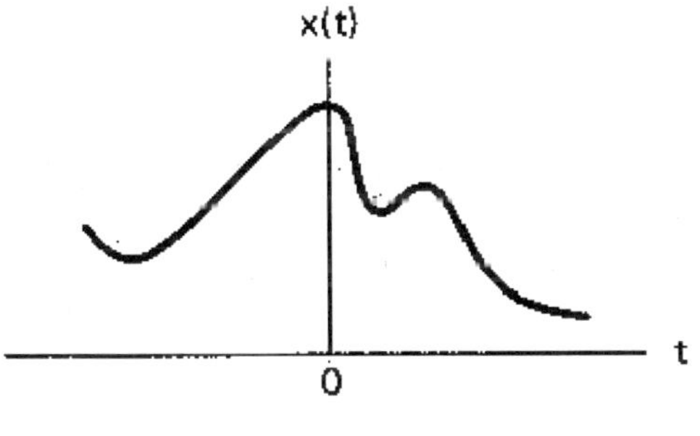

(a) 연속 신호

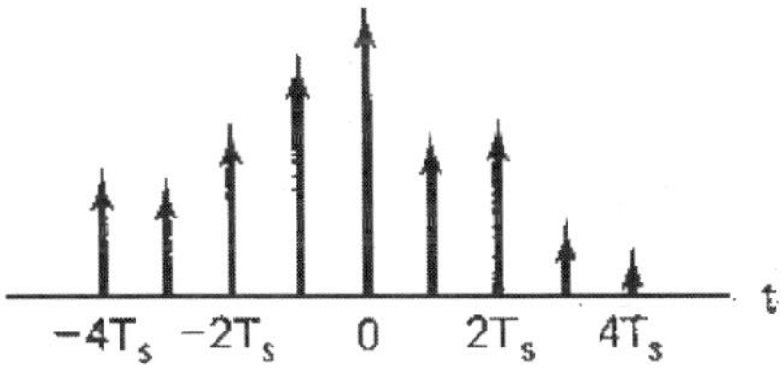

(b) 양자화된 이산신호

[그림 3-21] 아날로그 신호와 디지털 신호

요약하면, 오늘날의 컴퓨터는 디지털 컴퓨터이며 이들은 산술과 논리연산을 수행할 때 이산 단위(discrete unit 즉 discrete digit을 말함)로 수를 계산한다. 이와는 달리 아날로그 컴퓨터는 전압과 같은 연속적인 물리현상(continuous physical phenomenon)에 대한 정도의 변화를 처리할 때 그 수치적 값에 해당하는 값을 비례시켜 나타내는("Analogous" to numerical values) 방법으로 산술연산과 비교 연산 등을 수행한다. 그러므로 아날로그 컴퓨터는 과학기술 실험과 제조공정, 군사병기시스템 등에서 생겨나는 자료들을 처리하기 위해 제한된 범위 내에서 사용된다.

(3) 하이브리드 컴퓨터

디지털 컴퓨터와 아날로그 컴퓨터의 장점을 조합시켜 제작한 컴퓨터로서 어떤 유형의 데이터라도 처리 할 수 있는 컴퓨터이다. 즉 하이브리드 컴퓨터(hybrid computer)에서 처리된 결과는 필요에 따라서 A-D 변환기(Anlalog Digital converter)나 A-D 변환기에 의해 디지털형(digital, 계수형)이나 아날로그형(analog, 상사형)의 데이터로 변환하여 입출력시킬 수 있다. 사용 용도로는 주로 자동생산 제어 등에 사용되고 있으나 여러 가지 부속장치들이 필요하기 때문에 많은 비용이 소요되므로 특수한 경우에만 사용된다.

[표 3-9] 디지털 컴퓨터와 아날로그 컴퓨터의 비교

종류 / 비교항목	디지털 컴퓨터 (digital computer)	아날로그 컴퓨터 (analog computer)
입력형식	숫자나 문자 즉 이산자료	연속적으로 변하는 물리적인 양
출력형식	문자, 숫자, 부호로 나타냄.	곡선, 그래프로 나타냄.
정 밀 도	필요한 한도까지 가능하다.	0.01%까지 제한
연산방식	산술연산(사칙연산), 논리연산	산술연산, 미적분, 병렬계산
연산속도	대체로 느리다.	대체로 빠르다.
회 로	논리 회로	증폭 회로
적 용 성	범용(제한 없음)	특수용(미분방정식)
프로그램	필요하다.	거의 불필요하다.
기억능력	기억용이(반영구적)	기억이 제약됨
가 격	비교적 고가임.	비교적 저가임.
처리대상	과학기술계산 및 사무계산	특수용,자동제어,미적분,시뮬레이션등
유지관리	고도의 유지관리가 필요하다.	유지관리가 용이하다.
프로그램	보존이 용이하다.	보존이 어려움이 있다.

3.7.3 크기와 성능의 따른 분류

초기의 컴퓨터를 분류할 때에는 외형적인 크기를 기준으로 분류하는 경향이 있었으나 컴퓨터 기술의 발달로 컴퓨터의 크기가 점차 소형화되고, 기억용량이 증대되면서 이러한 분류기준은 점차 타당성을 잃게 되었다. 컴퓨터의 종류는 매우 다양하지만 일반적으로 크기, 성능, 비용 등을 기준으로 슈퍼컴퓨터, 메인프레임 컴퓨터, 미니컴퓨터, 마이크로컴퓨터로 분류한다.

(1) 슈퍼컴퓨터

슈퍼컴퓨터(super computer)란 용어는 성능이 매우 좋은 컴퓨터들을 지칭하기 위하여 만들어졌다. 매년 소수의 슈퍼컴퓨터들이 대형의 정부연구기관, 국방기관, 일기예보기관 등에 설치되고 있다. 이러한 슈퍼컴퓨터 제조회사 중의 선두주자는 Cray Research사인데, 이 회사는 널리 사용되는 슈퍼컴퓨터인 CRAY-Ⅰ, CRAY-Ⅰs, CRAY X-MP 등을 생산하고 있다. 이들은 64비트의 단어 길이와 9.5에서 12.5 나노초 정도의 유효기계주기(effective machine cycle)와 기억 주기 시간(memory cycle time)을 가지고 있으며, 20에서 80 MIPS(million instructions per second) 이상의 속도로 동작한다. 초대형 컴퓨터는 매우 빠른 계산이나 대용량의 주기억장치를 필요로 하는 업무에 사용된다. 예를 들면 일기예보, 석유탐사, 에너지관리, 항공기 설계, 복잡한 모의실험, 디지털 영상처리, 지진, 핵분열, 암호해독, 우주산업 등에 이용되는데, 국내에서는 1988년 말부터 한국과학기술원에 본 시스템이 도입되어 운용되고 있다. 오늘날의 슈퍼컴퓨터는 보통 100개 이상의 프로서세가 장착되어 하나의 일을 동시에 여러 개의 프로세서가 처리하게 되는데 이를 멀티프로세싱(multiprocessing)이라고 한다.

(2) 메인 프레임 컴퓨터

메인 프레임 컴퓨터(main frame computer)란? 마이크로컴퓨터보다 더 크고 보다 더 강력한 컴퓨터에 붙여진 이름이다. "더 크다"는 것은 이해 할 수 있다. 그러나 "보다 더 강력하다"는 것은 무엇을 의미하는가? 즉 메인프레임 컴퓨터들은 흔히 다음과 같은 것들을 갖추고 있다.

① 보다 긴 단어 즉 32비트 혹은 그 이상과 더 빠른 처리속도 즉 초당 수 백만 명령어(MIPS, Million Instructions Per Second) 이상을 수행하는 처리기들을 의미한다.
② 더 큰 주기억 용량과 보조기억용량의 온라인 자기 디스크와 테이프 기억장치들을 포함한다.
③ 동시에 여러 프로그램을 실행 할 수 있고(다중 프로그래밍), 또한 더 많은 주변장치들(다수의 터미널, 디스크와 테이프 드라이브, 프린터 등)을 다룰 수 있으므로 동시에 많은 사용자들에게 서비스를 제공 할 수 있는 능력을 발휘한다.

본 시스템은 대기업이나 은행, 병원, 대학 등과 같이 규모가 크고 이용자들이 많은 곳에서 전사적 컴퓨팅 용도로 사용된다. 그러나 1980년대 이후 마이크로컴퓨터와 미니컴퓨터의 급성장으로 성장이 둔화되었고, 최근에는 다운사이징과 클라이언트-서버 컴퓨팅 추세에 따라 메인프레임 시장은 더욱 더 위축되고 있다.

(3) 미니컴퓨터

미니컴퓨터(minicomputer)는 1960년대 적은 비용으로 대형 컴퓨터의 능력을 발휘할 수 있도록 설계 및 제작된 컴퓨터를 의미한다. 이 중에는 실제로 대형 컴퓨터와 유사한 성능을 가진 것들도 있다. 일반적으로 미니컴퓨터는 개인용, 사무용, 교육용으로 사용되고, 기본출력장치로 음극선관(CRT)을 사용하여 처리결과를 모니터로 출력한다. 특히 성능이 우수한 컴퓨터를 슈퍼 미니컴퓨터라고 하는데, 미니컴퓨터는 슈퍼컴퓨터에 비하여 운영이 쉽고 크기가 작아 좁은 공간에도 설치가 가능하다.

이러한 미니컴퓨터는 메인프레임과 마찬가지로 여러 명의 사용자가 동시에 사용할 수 있는 멀티유저(multiuser) 시스템이지만 그 규모에 있어 차이가 있을 뿐이다. 즉 속도가 느리며 저장장치도 작으며, 동시 사용자의 수도 적은 것뿐이다. 최근 컴퓨터 기술의 발전과 성능 향상으로 인하여 메인컴퓨터와 미니컴퓨터의 경계가 매우 모호해지고 있으며, 분산 컴퓨팅 환경에서 메인프레임과 마이크로컴퓨터의 중간위치에서 역할이 점점 증대되고 있다.

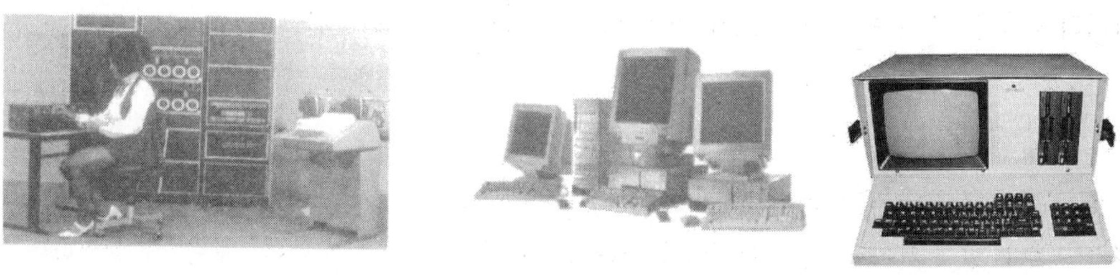

[그림 3-22] 소형 컴퓨터 현황

(4) 마이크로컴퓨터

마이크로컴퓨터(microcomputer)는 크기와 성능 면에서 최하위 기종의 컴퓨터로서 명칭은 1970년대 후반에 마이크로프로세서를 이용하여 컴퓨터를 만든 데서 유래하였다. 그러나 최근에는 메인프레임을 위시하여 대부분의 컴퓨터에서 마이크로프로세서를 사용하고 있다. 이 기종의 컴퓨터는 일반적으로 개인용 컴퓨터를 의미하는 용어로 많이 사용된다. 데스크탑(desktop), 휴대용(portable), 노트북(notebook), 랩탑(labtop), 팜탑(palmtop) 등이 이에 속한다. 이것은 가격이 싸고 설치가 간편하다. 특히 가정 및 학교, 기업 그리고 연구소 등에 그 보급과 이용이 확대되고 있다.

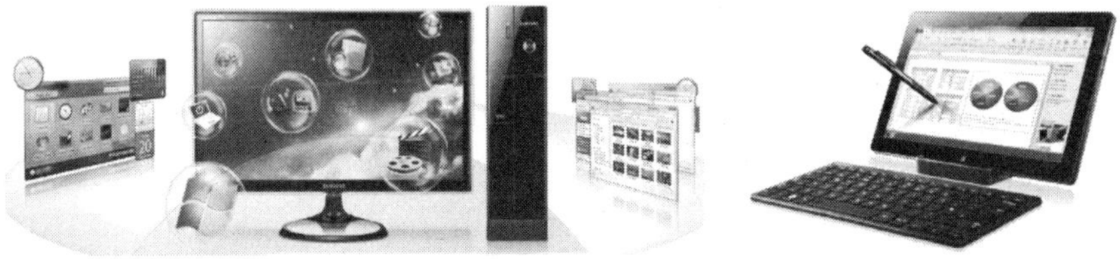

[그림 3-23] 개인용 컴퓨터

최근 컴퓨터의 경향에서 컴퓨터는 운용하는 용도나 가격에 따라서 기계의 성능을 결정 할 수 있는데, 이러한 컴퓨터를 활용할 수 있게끔, 조정할 수 있는 것이 바로 소프트웨어이다. 그러면 현재 컴퓨터 하드웨어 장치와 소프트웨어에 대한 그 기능 및 비용 측면을 서로 비교해보면 다음과 같이 그래프로 확인할 수 있다.

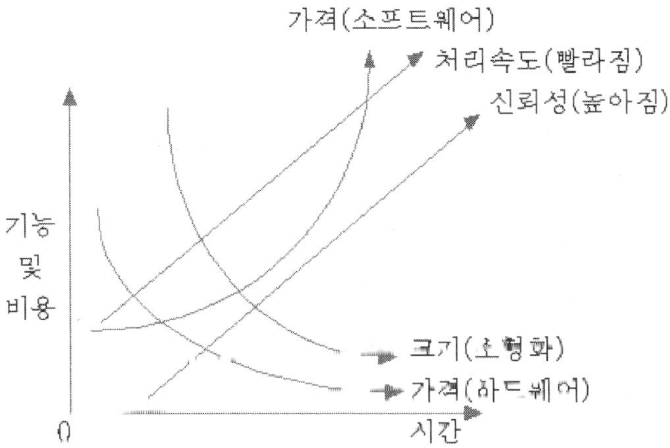

[그림 3-24] 소프트웨어와 하드웨어간의 비용 분석

컴퓨터 하드웨어는 점차적으로 소형화되며, 소프트웨어에 비해 비용이 서렴해지고, 그 반면 소프트웨어는 점차적으로 비용이 많은 드는 추세이다.

3.8 정보처리시스템

3.8.1 컴퓨터 처리

(1) 병행 처리

컴퓨터는 동시에 하나 이상의 작업을 수행하는 능력을 가질 수 있다. 이것은 하드웨어 자원과 소프트웨어 자원을 응용 결합함으로써 이루어진다. 하나 이상의 작업 및 프로그램 혹은 사용자들이 컴퓨터 자원을 사용하는 것을 관리 할 수 있는 제어 프로그램이 절대적으로 필요하다. 이러한 의미의 병행 처리(concurrent processing)는 컴퓨터 시스템의 효율성을 상승시킨다. 또한, "반환 시간"이라고 불리는, 정보처리 과제를 수행하는데 소요되는 시간을 감소시키는 역할도 한다. 그러므로 대부분 기업에서의 응용은 막대한 CPU 사용이 소요되는 업무들이 많기 때문에, 병행 처리는 기업 정보처리시스템에서 꼭 필요하다.

(2) 중첩 처리

중첩 처리(overlap processing)라는 것은 입출력과 처리 동작을 중복시킴으로써 그 중앙처리장치 활용도를 증가시키는 기능을 수행한다. 즉 버퍼, 입출력 제어장치, 채널 등과 같은 입출력 인터페이스 그리고 하드웨어와 시스템 소프트웨어들이 이러한 처리를 가능케 해준다. 중첩 처리는 흔히 "스풀링(simultaneous peripheral operation on-line)"이라는 기능을 포함하는데, 이것은 입출력 동작이 처리 동작과 동시에 일어날 수 있도록 해준다.

(3) 동적 작업 처리

동적 작업 처리(dynamic jobs processing)는 정보 처리에 요구되는, 또한 현재 많은 운영 시스템에 의해서 제공되고 있는 끊임없이 변화하는 컴퓨터 조작을 나타내기 위하여 사용되는 용어이다. 이 처리절차에 있어서는 작업이 끊임없이 변화하는 우선순위 인터럽트 시스템(priority interrupt system)에 따라서 처리된다. 우선순위 시스템(priority system)은 각 작업 및 작업 단계들과 다양한 조작상황에 대하여 설정되는데, 이것은 CPU가 그 처리 과정 중 언제 인터럽트 되어 다른 작업으로 전환될 수 있는가를 나타낸다. 예를 들면, 오류 표시나 컴퓨터 오퍼레이터로부터의 신호는 급여처리 계산보다도 우선순위를 가질 것이다.

(4) 다중 프로그래밍과 다중 처리

다중처리(multi processing)는 다중 프로그래밍(multi programming) 개념과는 다르다. 즉 다중 프로그래밍은 둘 또는 그 이상의 프로그램을 같은 시간 동안에 처리 할 수 있다. 여러 프로그램의 전부 혹은 일부를 주기억장치에 저장해 놓은 다음에 인트리빙(interleaving)과정을 통해 한 프로그램의 수행으로부터 다른 프로그램의 수행으로 교체함으로써 이루어진다. 일반적으로 다중 프로그램 방식(multi program method)의 한 예라고 생각할 수 있다. 이들은 전체 프로그램이나 프로그램 세그먼트들과 자료들을 주기억장치와 보조기억장치 간에 전송한다. 또한 이것은 여러 프로그램의 입출력 혹은 저장 조작을 수행하면서 동시에 다른 프로그램의 산술 및 논리연산을 할 수 있게 해준다. 반면 다중처리는 다중처리기 컴퓨터 시스템이 여러 개의 명령을 동시에 수행할 수 있는 능력을 의미한다. 또한 다중작업이란, 여러 개의 서로 다른 정보 처리 업무를 처리하기 위해서 동일한 컴퓨터를 동시에 사용하는 것을 의미한다. 이러한 각각의 작업을 수행하기 위해서는 서로 다른 프로그램을 사용할 필요가 있다.

▌오프라인 시스템 (Off-Line System)

입출력장치 등은 모두 중앙 연산 처리 장치와 직결되어 자동으로 제어되는데, 중앙 연산 처리장치의 제어로부터 벗어나 독립적으로 그 기능을 발휘하는 시스템을 의미한다.

▌온라인 즉시처리 시스템 (On-Line Real-Time Processing System)

단말 장치나 파일, 그리고 보조 장치 등이 입력의 시작이나 출력 동작에 있어서 사람의 간섭 없이 중앙처리장치에 직접적인 제어를 받아서 처리 결과가 처리과정에 영향을 줄만큼 매우 빠른 속도로 정보나 데이터를 처리하는 체계를 의미한다.

3.8.2 일괄처리와 실시간 처리

정보 처리에는 일괄처리(batch processing)와 실시간 처리(real time processing)이 2가지 기본 형태가 있다. 오늘날 사용되는 모든 정보처리 시스템들은, 비록 많은 용어들이 그것들을 나타내기 위해서 사용되고 있지만, 이러한 2가지 분류 중의 어느 하나 혹은 양쪽에 모두 속하는 특성들의 조합을 가지고 있는 것이 보통이다.

(1) 일괄 처리

일괄처리의 기본적인 원리는 자료와 작업들을 조직적으로 편성하지 않은 채 무계획적으로 처리하는 것을 지양하고, 컴퓨터를 효율적으로 사용하기 위하여 계획된 일정에 따라 자료와 작업들을 일괄적으로 묶어서 주기적으로 처리하는 것이다. 즉 일괄처리에 대해 예를 들면, 금융업계는 당일 예금된 모든 수표를 당일 저녁에 처리하기 위해서 일괄적으로 누적시킨다.

그러므로 고객의 당좌예금의 잔고는 매일 갱신되며, 또 많은 경영 보고서가 매일 작성된다. 또한 다른 예로 세금 고지서를 발부하는 국영 또는 민영업체는 각 사용자들에게 월말 또는 연말 단위로 혹은 분기별 단위로 세금 고지서를 발부하여 일정 기간 내 일괄적으로 세금 즉 공과금을 납부케 한다. 이것 또한 자료의 일괄처리에 해당된다.

이러한 일괄 처리 방식의 장단점은 다음과 같다.

▎장점

① 많은 양의 자료들을 한꺼번에 처리할 수 있다.

② 정상적인 처리 과정의 일부로서 생성된 트랜잭션 파일과 구 마스터파일들이 훌륭한 제어 파일과 백업파일로서의 역할을 수행한다.

▎단점

① 약간의 레코드만이 영향을 받아도 트랜잭션은 정렬되어야하고 전체 파일이 재구성되어야 한다.

② 마스터 파일(master file)은 보통 오래된 데이터들을 저장하고 있으므로 검색에 대하여 즉각적이고도 갱신된 데이터의 응답을 할 수 없다.

(2) 실시간 처리

실시간 처리 시스템에서 자료는 생성되거나 기록되는 즉시로, 자료의 일괄적으로 누적하기 위해서, 대기할 필요 없이 처리된다. 자료는 정렬 없이, 온라인 터미널로부터 컴퓨터로 직접 입력되고, 또한 항상 온라인으로 직접 접근 파일(direct access file)에 의해 저장된다. 또한 직접 접근 파일에 있는 정보는 거의 순차적으로 검색 될 수 있으므로, 사용자 조회에 대하여 즉각적으로 응답이 이루어진다. 이것은 데이터 통신을 사용하여 컴퓨터에 연결된 원격 터미널들의 즉각적인 처리 방법으로 일상생활에서 매우 많이 응용된다.

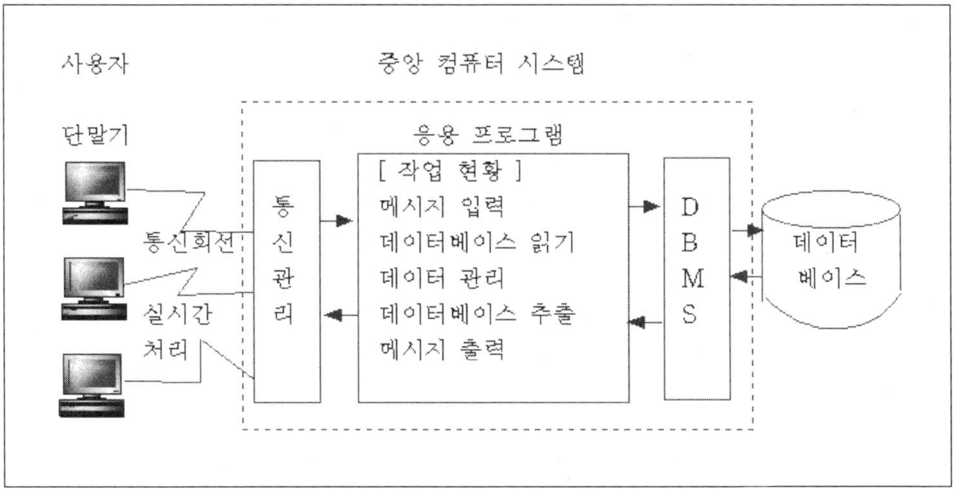

[그림 3-25] 실시간 처리 시스템 구성

실시간 처리 방식의 장단점을 보면 다음과 같다.

❙ 장점

① 파일들은 즉각적으로 갱신해주고 사용자들의 조회에 대하여 즉각적인 응답을 해준다.
② 파일이 항상 새로운 정보를 갖도록 짧은 시간동안 매우 빈번한 변경을 가해야 하는 응용에 적합하다.

❙ 단점

① 온라인 및 직접 접근 성격 때문에 데이터의 내용을 보호하기 위하여 특별한 예방조치가 취해져야 한다.
② 허가 없이 자료에 접근하거나 사고로 자료가 파괴되지 않도록 소프트웨어와 자료처리절차에 더 많은 통제수단이 내장되어야 한다.

(3) 대화식 처리

실시간 처리시스템들의 주요 특징은 대화식 처리(interactive processing) 기능을 제공하는 것이다. 그 형태를 살펴보면 다음과 같다.

① 조회 및 응답 응용 : 정보에 대한 요청이 키보드를 통해 입력되고, 응답은 즉시 화면에 표시된다.

② 대화식 계산 : 대화하기 위하여 대화식 소프트웨어를 사용하고, 사용자의 컴퓨터 이용을 돕는다.
③ 온라인 데이터 엔트리 : 오퍼레이터에게 정교한 데이터 엔트리에 관한 도움을 준다.
④ 대화식 프로그래밍 : 프로그래머는 컴퓨터의 실시간 도움을 받으면서 프로그래밍을 위한 명령어를 개발하고 시험하기 위해 터미널을 사용한다.

(4) 시분할 처리

시분할 처리는 온라인 입출력 터미널에서 사용자들이 동시에 컴퓨터를 공유하는 것이다. 즉 시분할 시스템은 각 사용자가 짧고도 자주 반복되는 "Slice of Time"을 배당함으로써 많은 사용자의 자료처리 과제를 인트리브(interleave)하며, 그에 따라 나노초(nano seconds) 속도로 작동하고 있는 컴퓨터는 매초 당 수 백만개의 명령을 처리할 수 있게 된다.

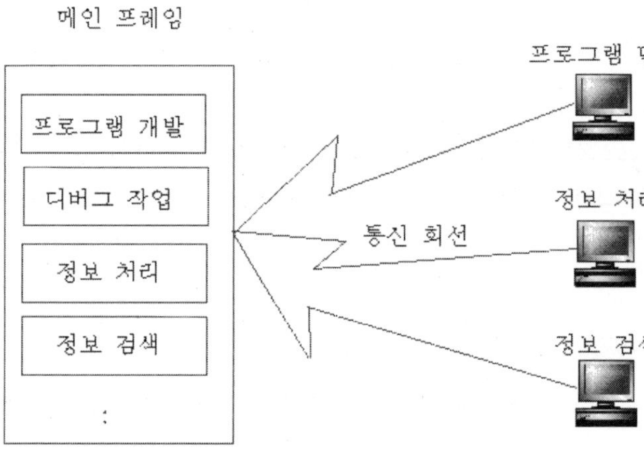

[그림 3-26] 시분할 시스템 구성

시분할 시스템(time sharing system)은 조직 내 지역적으로 분포되어 있는 작업장의 사용자들이 실시간 처리 과제에 대한 조회 및 응답 그리고 데이터 엔트리, 파일 처리 등을 쉽게 다룰 수 있다. 이와 같이 시분할 시스템은 원격 터미널이나 개인용 컴퓨터 워크스테이션을 사용하는 많은 사용자들에게 신속한 응답을 위하여 활용되는 시스템이다.

3.8.3 분산 처리

분산처리(distributed processing)는 조직 전체에 산재되어 있는 컴퓨터를 네트워크로 연결하여 공용의 데이터베이스에 접근함으로서 정보를 활용하는 방식이다.

(1) 분산 처리 범주

분산 처리 시스템의 사용은 다음 응용 범주로 구분된다.

① 분산된 정보처리(distributed information processing)

지역 사용자들은 데이터 엔트리에서부터 지역 데이터베이스 조회와 응답 시스템, 나아가서는 지역 데이터베이스를 갱신하고 필요한 출력 보고서를 작성하는 완전히 독립적인 트랜잭션 처리에까지 이른다. 이는 사용자의 요구에 좀 더 부합되는 컴퓨터 처리를 제공하게 된다. 또한 사용자가 자신의 응용 시스템에 더 책임을 갖게 되므로 정보처리의 효율성과 효과를 증진시킨다.

② 중앙 처리(central site processing)

대규모 구조적이고 반복적인 batch application, 전체적인 분산처리 네트워크를 통한 통신 제어, 대규모 회사의 데이터베이스 유지보수, 회사 관리를 위한 의사결정에 대한 지원을 하는 등 중앙 컴퓨터가 가장 잘 수행 할 수 있는 작업들에 대하여 응용될 수 있다.

③ 분산된 데이터 엔트리(distributed data entry)

한정된 로컬 처리 또는 중앙으로의 자료 전송을 위한 작업, 현장에 있는 원시 문서로부터 자료 작성까지 등의 일들을 분산 방식으로 작업하는 형태를 의미한다.

④ 분산된 데이터베이스 처리(distributed data base processing)

각 지역으로 분산된 지역 데이터베이스는 각 사용자 부서에 대하여 독특한 자료를 포함하고 있다. 또한 공용 데이터베이스는 자료가 사용자 가까이에 있으므로 보다 빠른 응답시간, 자료구조 및 접근에 있어서의 보다 우수한 사용자 제어 그리고 보다 저렴한 통신비용을 제고해준다.

⑤ 분산된 워드 프로세싱(distributed word processing)

워드프로세싱 소프트웨어로 지역 컴퓨터에 연결되어 있는 컴퓨터화된 워드프로세서나 터미널들은 대내외적 편지와 사업 문서, 관리 보고서 등을 작성하는 것을 쉽게 해준다.

⑥ **분산된 통신 네트워크(distributed communication network)**

여러 대의 컴퓨터들과 많은 터미널들은 각각의 넓은 지역에서 지역 네트워크로 상호간에 연결 될 수 있다. 이들 랜(Local Area Network)은 통신채널을 통하여 상호간에 연결될 수 있으며 응용될 수 있다.

3.9 멀티미디어

멀티미디어란? 어떻게 정의를 내려야할 것인가? 컴퓨터에 사운드 카드 및 그래픽 가속기 등 기기적인 장치에 의해서, 또는 TV 수신 카드를 이용하여 모니터를 통해 TV를 시청한다고 멀티미디어라고 말할 수 있을 것인가? 보통 사전에 있는 멀티미디어 용어에 대한 간단한 정의를 내려 보면, 텍스트 및 그래픽, 사운드, 애니메이션, 영상 등과 같은 다중전달매체를 이용한 표현방식이라고 정의할 수 있을 것이다. 즉 멀티미디어라는 것은 텍스트 및 그래픽, 사운드, 애니메이션, 영상 등과 같은 다중전달매체를 융합하여 하나의 시나리오로 표현된 방식이라고 표현할 수 있다.

멀티미디어는 다음과 같은 조건을 만족해야 한다고 본다.

① 두 가지 이상의 미디어를 활용해야 한다. 여기서 미디어라는 것은 문자, 그림, 사운드, 비디오 등을 포함한다.
② 이러한 미디어를 동시에 사용해야만 한다. 즉 조건을 만족하기 위해서는 화면에 그림과 이의 해설을 동시에 보여주거나 또는 사운드로 설명을 소리로 나타내어야 한다.
③ 동일한 기계로 이를 표현 할 수 있어야 한다. 즉 한 대의 컴퓨터를 이용하여 여러 개체들을 동시에 사용하거나 이를 표현할 수 있어야 한다.
④ 시스템과 음성 및 영상에 대하여 직접 대화할 수 있어야 한다.
⑤ 시스템 사용을 통하여 지식이나 새로운 정보를 창출하거나 또는 그 정보를 응용할 수 있어야 한다.

사람의 목소리를 디지털로 표현하는 방법에서 최근에는 컴퓨터를 이용하여 사람의 목소리를 인식하거나 합성하여 범죄 수사 등에 활용하고 있다. 음성 데이터는 음성 자체가 진동수와 진폭을 갖는 파형을 갖고 있기 때문에 파형에 따라 일정한 모형을 만들어 사용한다. 즉 연속적인 시간의 흐름을 작은 단위 시간으로 나누어 단위시간에 대한 음성의 파형을 디지털 신호로 변환한 다음, 이것을 조합하여 하나의 음성 데이터를 만든다. 음성은 사람마다 소리의 세기 및 속도 그리고 형태 등이 각각 다르기 때문에 음성 데이터를 표현하기 위해서는 고도의 기술과 충분한 기억장소 및 각종 측정 장비 등이 요구된다.

3.10 애니메이션

1980년대 개인용 16비트 컴퓨터가 처음 제작되었을 때, 컴퓨터를 이용한 영상 및 그래픽 처리는 사실상 꿈같은 이야기였다. 그러나 오늘날 애니메이션 즉 사진을 합성한다든지, 그래픽을 편집한다든지, 실제로 존재하지 않는 영상을 가상으로 제작한다든지 하여 이를 실제로 일어날 것으로 예상하고 여러 기술적인 실제 업무에 상당히 많이 적용하고 있는 실정이다.

이러한 애니메이션은 인간이 상상할 수 없는 예측분석 등을 매우 손쉽게 해결하고 있다. 이처럼 그래픽을 이용한 애니메이션은 사실상 현재 컴퓨터로 가장 많이 응용되는 분야라고 생각할 수 있다. 그러면 컴퓨터 애니메이션에 대하여 구체적으로 살펴보면, 애니메이션은 컴퓨터를 사용하여 만들어진 여러 조각의 움직이는 그림을 의미하며, 컴퓨터를 사용하여 제작, 처리된 이미지로 컴퓨터 도구를 사용하여 그림을 그리거나 수치나 기호를 영상으로 바꾸는 일을 총칭하여 하는 말이다.

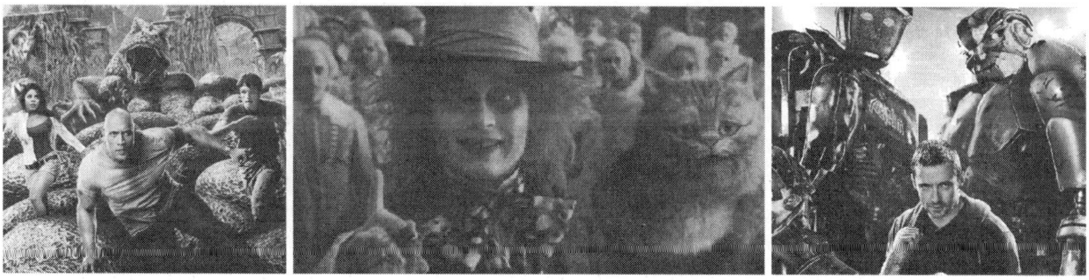

[그림 3-27] 애니메이션 효과

좀 더 포괄적으로 설명하자면, 애니메이션은 사물에 생명이나 영혼, 정신 등을 부여하여 살아있는 이미지로 만드는 작업으로, 오늘날 필름, 비디오, 컴퓨터 디스플레이, 멀티플렉스 홀로그래피(multiplex holography), SF(science fiction) 등을 주로 사용하는 시간, 운동, 빛에 대한 영상 언어 및 기술을 일컫는 말이다.

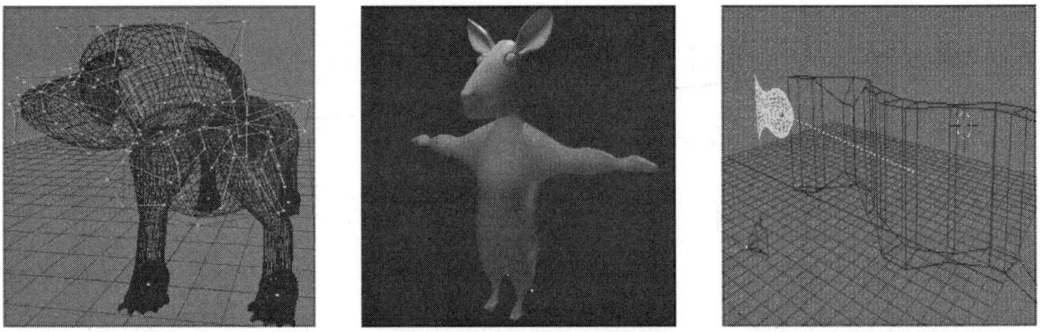

[그림 3-28] 애니메이션 제작 과정

애니메이션을 다시 분류해보면, 만화 영화와 비 만화영화 부문으로 구분할 수 있는데, 보통 우리 주위에서 볼 수 있는 애니메이션들은 대개 컴퓨터로 카메라를 제어하여 인간이 촬영할 수 없는 영상을 만드는 방법, 실제로 볼 수 있는 소재를 비디오카메라로 촬영하여 컴퓨터에 입력시켜서 출력되는 영상을 아날로그로 변환시키는 방법 즉 스케니메이터(scanimate) 또한 사람이 몇 장의 그림을 분석하고 채색하여 움직이는 영상으로 제작하는 방법(CAA, Computer Aided Animation) 등이 있다.

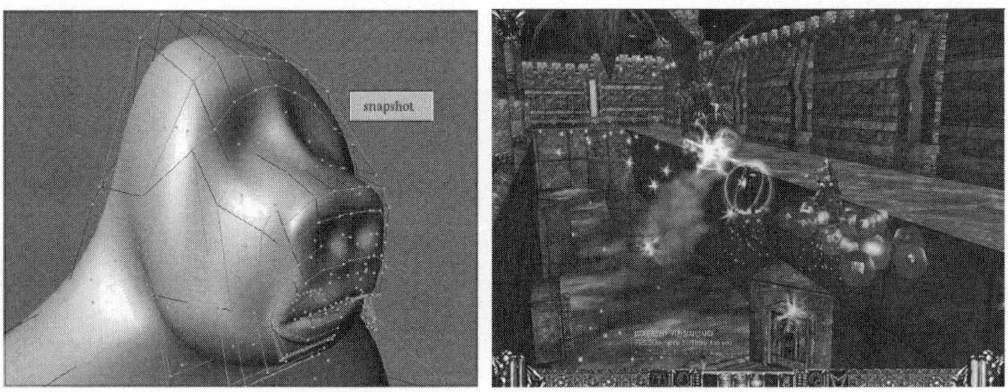

[그림 3-29] 애니메이션 제작 및 게임 화면

그러나 최근 들어 현대적인 애니메이션의 개념은 실 소재 없이 순수하게 컴퓨터만으로 그림이나 영상을 제작하는 디지털 애니메이션 기법들이 소개되고 있다.

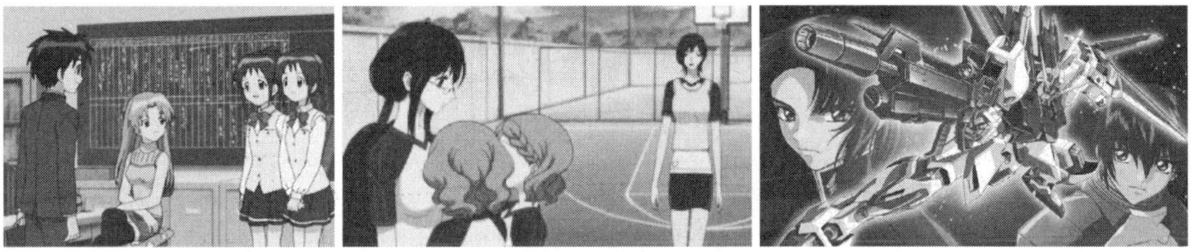

[그림 3-30] 애니메이션 실행 화면

하나의 그림을 그래픽을 이용하여 스케치 한 후, 사진으로 찍고 다음 번 그림은 물체의 위치를 조금씩 바꾸어 가면서 각각의 그림을 연속적으로 빠르게 보여주면 결과적으로 동영상을 만들 수 있다. 즉 컴퓨터 애니메이션을 만드는 간단한 예로 실제 애니메이션에 쓰일 일련의 각 사진들이 있다면, 각각의 사진들을 하나의 프레임(frame)이라 한다. 이러한 개개의 프레임을 연속하여 주로 만화영화나 공상과학영화를 만드는데 사용한다. 즉 하나의 그림을 그래픽 시스템을 이용하여 그린 후에 사진으로 찍고 다음 번 그림은 물체의 위치를 조금씩 바꾸어 가면서 각각의 그림을 연속적으로 빠르게 보여주면 결과적으로 동화상 즉 만화영화나 실제 영화처럼 되는 것이다.

3.11 가상현실

컴퓨터에서 흔히 사용되는 가상현실의 개념은 예를 들어 군사작전에서 폭탄을 장치한 전투기가 적의 레이저에 발견되지 않고 원하는 목표물을 정확하게 폭탄을 투하하는 과정을 구현하고자할 때, 또한 병원의 수술실에서 위험부담이 매우 큰 수술을 시행하려할 때, 또는 우주에 떠다니는 행성을 탐험할 때 등과 같이 인간이 할 수 없는 매우 위험한 작업들은 실제로 컴퓨터 가상현실을 적용하여 그 작업을 성공 가능하게 만들 수 있다. 이러한 최신의 기술을 바로 가상현실(virtual reality)이라고 한다

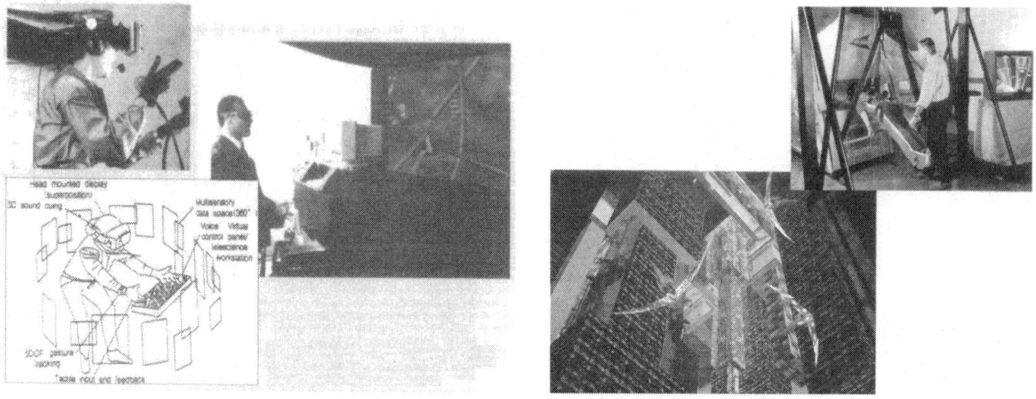

[그림 3-31] 가상 현실세계에 몰입하고 있는 모습

그 외 컴퓨터를 이용한 가상현실의 작업들은 인체 내부의 탐험이나 공상 과학 영화 등과 같이 인간이 할 수 없는 작업들도 쉽게 구현할 수 있다.

3.12 지리정보시스템

컴퓨터 및 네트워크의 발전으로 인하여 이제 모든 자료를 가공하여 최신의 정보로 관리할 수 있는 시스템을 구축할 수 있다. 즉 지리정보시스템은 개인 신상 정보 관리 분야부터 병원 환자관리 분야, 학교 학생 관리 분야, 군사 기밀 정보, 국가 업무 행정 정보 분야, 광고 분야, 항공 분야, 자원 분야, 관광 분야, 도시개발지역 분야, 시설 관리 분야 등 명실 공히 컴퓨터 네트워크를 이용하여 이제 인간이 처리 할 수 있는 모든 수작업 업무 및 예측 분석까지 컴퓨터를 이용하여 자동화함으로서 매우 편리하게 지리 정보를 활용할 수 있다.

(1)

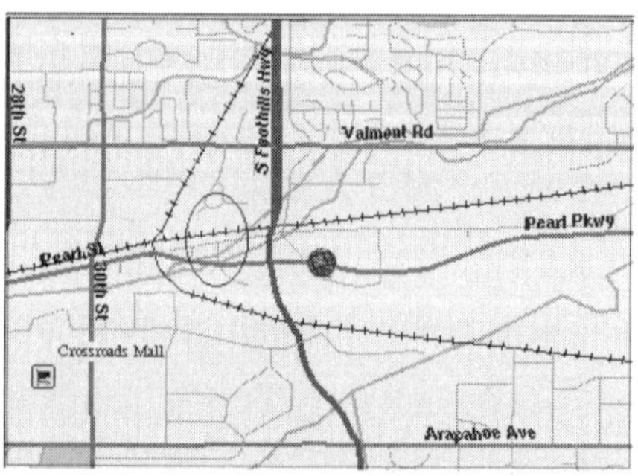

(2)

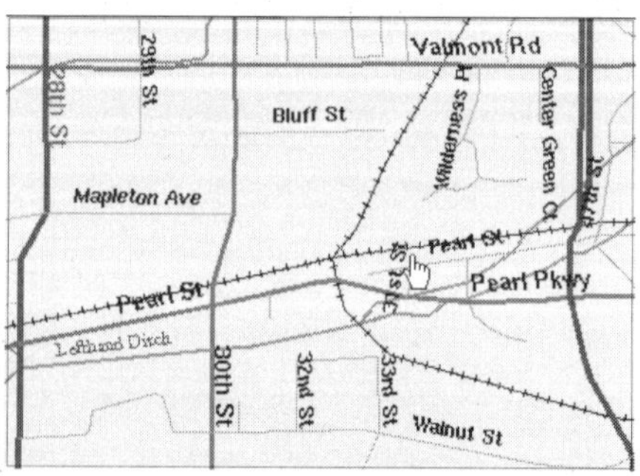

(3) 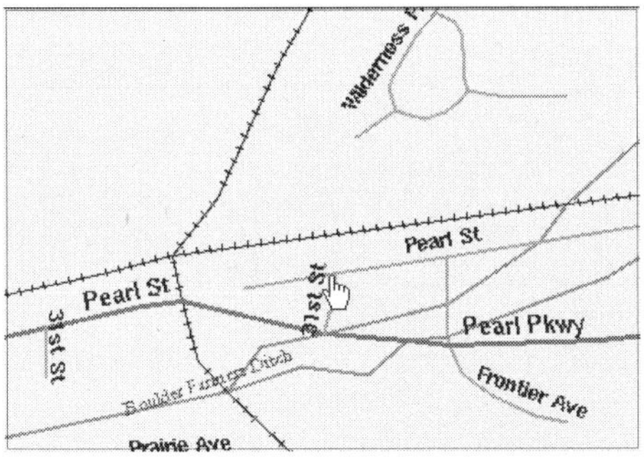

[그림 3-32] 단계별 정보 검색

이러한 전산망은 범국가적인 차원에서 필히 전산화 작업으로 수행해야할 사업이 바로 지리정보시스템(GIS, Geographic Information System)이다. 지리정보시스템은 모든 유형의 지리적인 정보를 효율적으로 입력하고 저장하며, 갱신, 관리, 분석 등의 결과물을 디스플레이하기 위해서 고안된 하드웨어와 소프트웨어, 지리 데이터 및 사용자로 구성된 집합이다. 이러한 지리정보 활용에 대하여 다음 그림을 보면 쉽게 이해할 수 있을 것이다. 그림은 실세계의 주요 특징들을 수치로 처리로 작업한 다음, 이를 데이터베이스화하여 사용자가 원하는 정보를 받아볼 수 있게 한다.

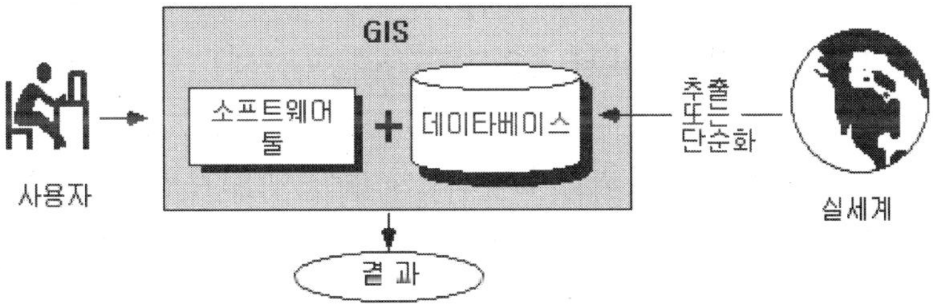

[그림 3-33] 지리정보시스템 구조

지리정보 시스템의 활용은 대학이나 기업 및 정부 기관 등에서 도면이나 지도 등을 데이터베이스화하여 조직적이고 체계적으로 저장 관리하는 기능이다.

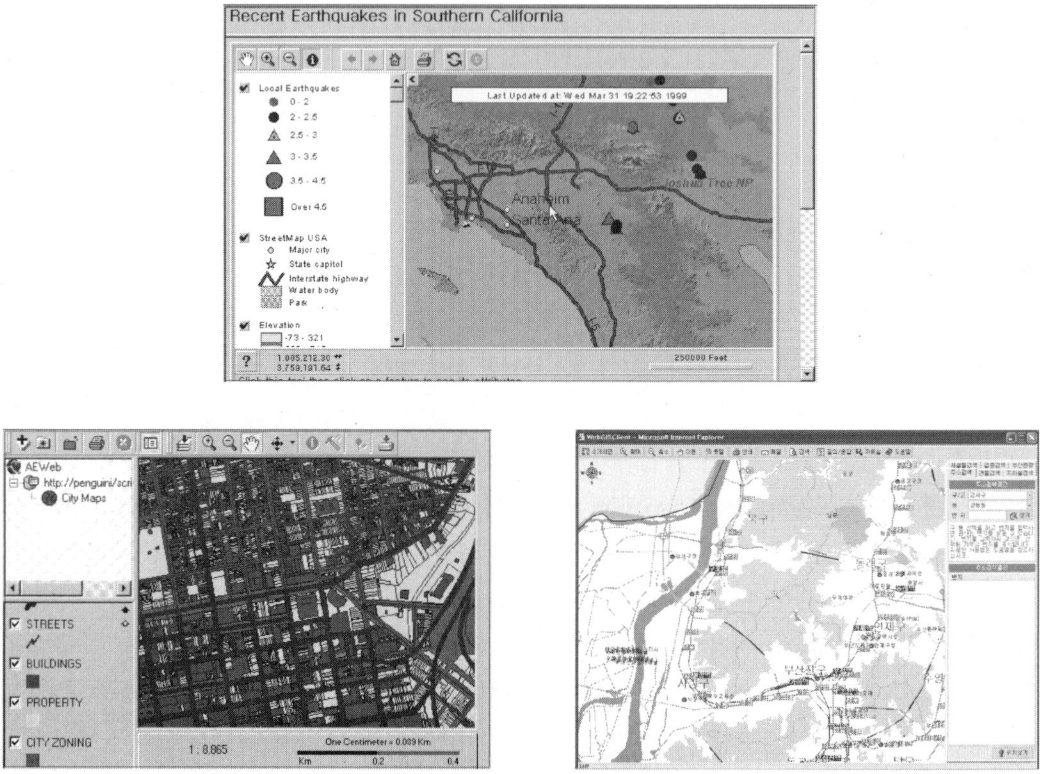

[그림 3-34] 지리 정보 현황

지리 정보 시스템의 본질적인 개발 목적은 지도 등의 대용량 공간 데이터 및 관련된 비공간 데이터들에 대한 효율적인 저장과 검색 기능 등을 제공해야함은 물론, 이들 데이터베이스에 대한 조작 및 분석을 통해 가공된 최신의 정보들을 의사 결정 과정에서 효과적으로 이용할 수 있도록 개발해야 한다.

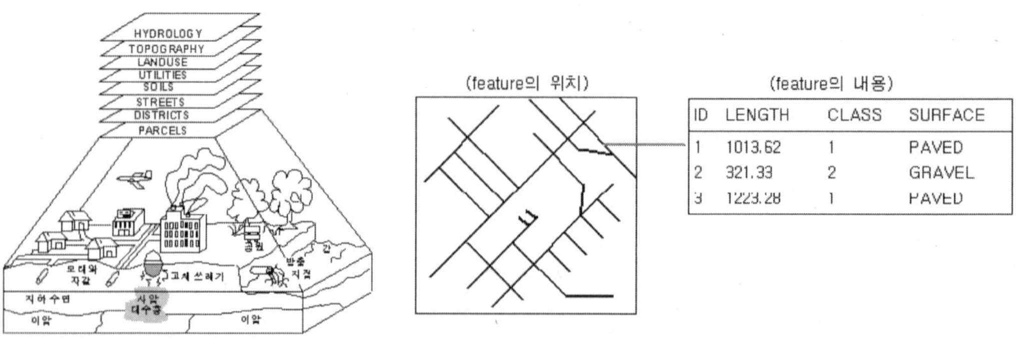

(1) 지리적인 특징 분석　　　　(2) 지도의 특정 위치에 대한 정보 관리

[그림 3-35] 지리 정보 관리

그림은 어떤 특정의 정보를 지도의 요소와 연관시켜서 개발을 위한 여러 개의 적지를 결정하고 환경적인 영향을 평가하며 수확량을 계산하고 시설물을 설치할 최적지를 결정할 수 있는 새로운 상관관계를 만들어내는 것이다.

따라서 이러한 정보를 컴퓨터를 이용하여 공간적인 정보의 개념으로 지도를 작성하고, 이를 데이터베이스화하여 지도상의 정보를 효율적으로 이용하는 시스템으로, 여러 가지 측면에서 개발 적용해야한다. 지리정보시스템은 지리적인 정보에 관련하여 필요한 정보를 검색, 관리 목적으로 즉 지리학적인 발전을 위해 예측 분석함으로서 지역 개발을 효율적으로 이용하는데, 매우 효과적으로 적용할 수 있다.

3.13 컴퓨터 바이러스

컴퓨터 바이러스란? 다른 파일에 자신의 복사본을 추가시킴으로서 자신을 복제하는 프로그램을 말한다. 즉 프로그램이 바이러스에 의해 손상된 루틴은 드라이브를 포맷하거나 하드디스크 파티션을 파괴하거나 혹은 활용 컴퓨터를 정지시키는 등의 일을 수행하는 것이 바이러스의 주요 기능이다. 이러한 손상 루틴을 가지고 있는 컴퓨터 바이러스들은 꽤 오래전부터 존재해왔으나 본격적으로 주목받기 시작한 것은 1980년대 후반에 이르러서이다. Trend Micro사의 의뢰 McGuire Research Services, Inc.에 의해 실시된 한 조사에 의하면 설문에 참여한 Fortune지 선정 1,000개 기업을 대상으로 약 60%의 전산 관리자들이 컴퓨터 바이러스에 감염되거나 혹은 직접적인 피해를 입은 경험이 있다고 보고된 바 있다. 여기서 특히 주목할 만한 것은 바이러스 감염이 해커의 침입보다 정보 보안에 있어서 중대한 위협으로 생각하고 있는 전산 관리자들이 훨씬 많았다는 사실이다.

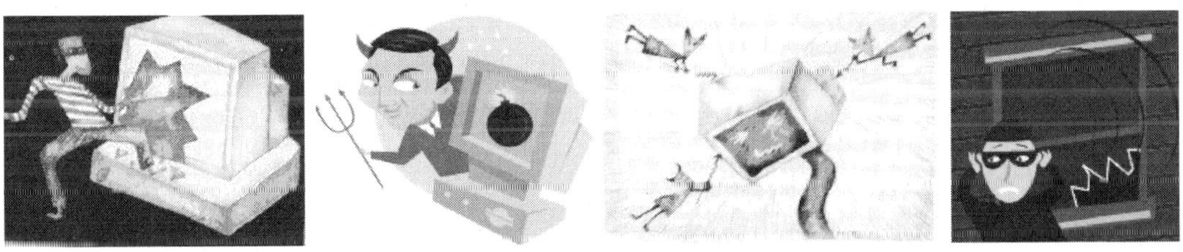

[그림 3-36] 컴퓨터 바이러스 침입

특히 바이러스는 상업용 프로그램을 무단 복사하거나 인터넷 통신망에 의해서 너무나 자연스럽게 감염될 수 있다. 현재 전 세계적으로 약 100,000여종 이상의 바이러스들이 존재하고 있으며, Data Quest의 설문에 따르면 연간 컴퓨터 바이러스 감염률은 각 국가에 따라 35에서 85%에 달한다고 한다. 이 중 가장 감염률이 높은 대표적인 국가로는 중국과 홍콩 그리고 그 외 아시아 국가이다. 한편 서구 국가들은 매년 40에서 60% 꼴로 바이러스의 공격을 받는 것으로 연구 조사들에 의해서 추정되고 있다. 이러한 바이러스는 개인용 컴퓨터에 존재하지만, 특히 윈도우 운영체제로 운영하고 있는 시스템은 구조상 바이러스 프로그램 개발이 보다 용이하기 때문에 더 많은 영향을 받는다고 한다.

이러한 바이러스가 일단 감염된 후에는 시스템을 다시 복구하는데, 많은 비용이 든다. 즉 감염 정도에 따라서 달라지겠지만 한번 감염될 때마다 데이터의 손실에 의한 업무의 마비, 생산성 감소 등을 생각해보면 실제로 엄청난 손실이 아닐 수 없다.

최근 국내 일부 인터넷 쇼핑몰 및 기타 금융권까지도 바이러스가 침투하여 상당한 피해가 발생하였다. 또한 국내 직장인 4명중 1명은 이 메일에 첨부된 사이트 링크를 실행했다가 컴퓨터 바이러스 감염에 의해 하드디스크에 있던 업무 자료가 모두 지워지는 경험을 하였다고 한다. 특히 자주 주고받는 이메일 주소여서 의심 없이 실행했다가 당한 경우가 대부분이며, 지워진 자료를 복구하는데 많은 비용과 시간이 들었으며 사실상 컴퓨터 바이러스에 의한 개인 정보 유출은 심각한 것으로 나타났다.

또한 최근 국내 시중은행과 증권사는 DDoS(Distributed Denial-of-Service, 분산 서비스 거부 공격, 즉 사용자가 컴퓨터나 네트워크 자료를 사용하지 못하게 함.) 공격에 의하여 금융 결제가 마비되는 등 일시적인 금융 혼란이 발생하였다. 이러한 사실 외 현재에도 수많은 해커들이 제3국을 경유하여 국내 은행 및 금융 시스템을 대상으로 DDoS 공격을 강행하고 있기 때문에 이에 대한 대처능력이 필요하다. 컴퓨터 프로그램을 파괴하는 바이러스의 증상에 대하여 구체적으로 알아보면 다음과 같이 정리할 수 있다.

(1) 컴퓨터 바이러스는 자기 복제성을 갖는다.

이것은 자신의 바이러스 코드 즉 바이러스 프로그램을 다른 시스템이나 파일에 복사하는 것이다. 즉 바이러스 그 자신의 프로그램을 계속해서 복제하여 운영하는 시스템에 분산시키는 것이다. 이렇게 함으로서 응용프로그램을 단계적으로 파괴시키고, 결국은 시스템 전체를 마비시킨다.

(2) 정상적인 부팅 과정을 마음대로 수정한다.

컴퓨터 바이러스는 컴퓨터 프로그램을 사용자가 응용할 수 없게 다양한 형태로 그 기능을 마비시키게 된다. 특히 치명적인 바이러스는 한번 감염되면 아예 부팅과정을 마비시키는 경우도 있다.

(3) 임의로 하드디스크를 포맷한다.

컴퓨터 바이러스가 한번 침투하게 되면 하드디스크에 무작위로 복제하여 응용프로그램을 사용 할 수 없게 만들고 심지어는 중요 프로그램을 지우거나 포맷하여 시스템 전체를 사용할 수 없게 만들어 버린다.

(4) 컴퓨터 바이러스는 무작위로 임의의 프로그램에 침투한다.

컴퓨터 바이러스는 한번 침투하기 시작하면 사용자가 걷잡을 수 없을 정도로 무작위로 중요한 프로그램을 파괴하기 시작한다. 즉 사용자가 현재 작업을 진행하고 있는 업무를 바이러스 프로그램이 파괴하거나 또는 저장 시 오류를 발생시키거나 쓸데없는 작업을 진행하여 하드디스크 내 모든 작업 파일을 마비시킨다.

(5) 그 외 바이러스 감염 시 증상

현재 전 세계적으로 바이러스는 앞에서도 언급한 바와 같이 그 종류가 상당히 많이 퍼져있다. 바이러스의 종류에 따라 모두 열거 할 수는 없지만 대체적으로 정상적인 컴퓨터 활용과는 관계없이 컴퓨터를 재부팅 한다든지, 갑자기 속도가 떨어진다든지, 모니터에 필요 없는 메시지가 나타난다든지, 키보드나 하드디스크가 사용자가 의도하는 방법에 따라 정상적으로 실행되지 않을 때, 바로 여러분들의 컴퓨터에 이미 바이러스가 침투되어 시스템 내부를 활부하고 있다는 사실을 짐작해야 한다.

컴퓨터 바이러스라는 것은 컴퓨터를 활용하는데, 중요 프로그램에 상당한 피해를 줄뿐만 아니라, 컴퓨터 하드웨어에도 많은 문제점을 남기게 된다. 따라서 이러한 컴퓨터 바이러스를 퇴치하기 위해서는 되도록이면 공개프로그램을 자유롭게 활용한다든지, 인터넷에서 상업용 프로그램, 영화 등을 불법으로 내려 받을 경우에 주로 감염될 수 있으므로, 이러한 프로그램을 내려 받을 때 신중하게 사용해야 한다.

3.14 컴퓨터 및 스마트폰을 이용한 신종 금융 범죄

최근 컴퓨터 바이러스를 이용하여 국내 금융업체를 마비시키거나 개인의 금융자산을 자유롭게 인출해가는 수법보다 훨씬 능가하는 신종 컴퓨터 및 스마트 폰을 이용하여 금융범죄 사건이 계속 증가하고 있다. 대표적인 범죄 수법은 파밍(Pharming), 피싱(Phishing) 또는 보이스 피싱

(Voice Phishing), 스미싱(smishing) 등이 있다.

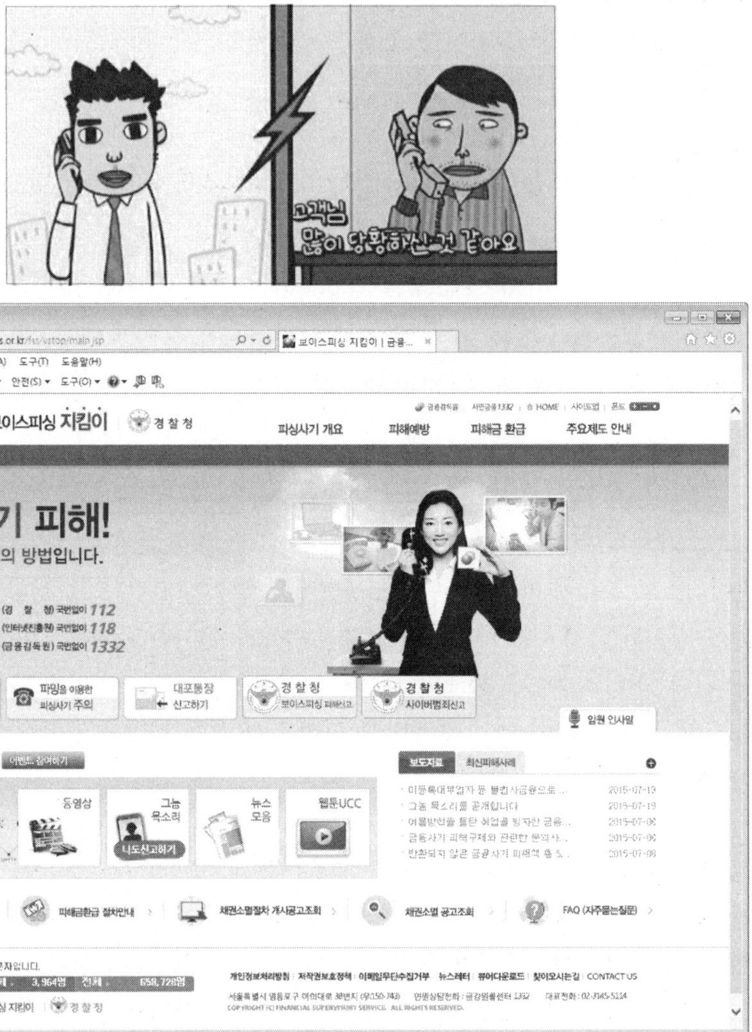

[그림 3-37] 보이스 피싱 화면 및 지킴이 홈페이지

(1) 파밍(Pharming)

파밍은 사용자가 금융 정상 홈페이지에 접속해도 그와 똑같은 가짜 금융 홈페이지로 유도하여 개인의 금융정보(보안카드번호 전부)를 탈취하고, 개인의 금융자산을 인출해가는 방식이다.

(2) 피싱(Phishing)

피싱은 개인정보(Private data)와 낚시(Fishing)의 합성어로서 도착한 금융기관을 가장한 이메일을 실행하면 가짜 금융 홈페이지로 접속을 유도하여 금융정보를 탈취하는 수법이다. 이 또한 이메일에서 안내하는 가짜 금융 홈페이지에 접속되면서 보안카드번호 전부를 요구하여 개인의 금융자산을 인출해가는 신종 금융범죄 수법이다. 또한 보이스 피싱은 범인들이 불특정 다수인들에게 유선 또는 핸드폰으로 전화해서 검찰청 직원 또는 금융감독원 등 금융기관 직원으로 사칭하면서 계좌이체를 유도하거나 다량의 현금을 갈취하는 행위로서 전화금융사기가 날로 심해지고 있다.

(3) 스미싱(smishing)

스미싱은 문자메시지(SMS)와 피싱(Phishing)의 복합어로서 도착한 모바일 청첩장이나 무료쿠폰제공 및 돌잔치 초대장, 경찰서나 택배회사를 사칭한 URL이 첨부된 문자를 무슨 내용인지 궁금해서 무심코 실행하게 되면, 스마트 폰에 악성 코드를 설치하는 수법으로 피해자가 모르는 사이에 소액결제 피해를 발생시키는 신종범죄수법이다. 이러한 스미싱은 스마트 폰에 저장된 연락처, 사진, 주민등록증, 보안카드, 공인인증서 등을 탈취해가는 금융범죄가 계속 발생하고 있다.

3.15 스팸 메일

스팸메일(spam mail)은 컴퓨터가 감당할 수 없을 만큼의 데이터를 입력시키도록 하게하여 주요 프로그램 실행을 느리게 하거나 실행할 수 없도록 하는 쓸모없는 정보를 의미한다. 일반적으로는 발신자가 불특정 다수인에게 발송하는 전자 메시지를 스팸이라고 하며, 이를 쓰레기나 다름없다고 하여 정크메일(junk mail)이라고도 한다. 이와 같이 인터넷 통신망에서 무차별로 살포되어 이를 원치 않는 네티즌들이 읽거나 처리하는 데 많은 시간과 비용을 낭비하게 한다.

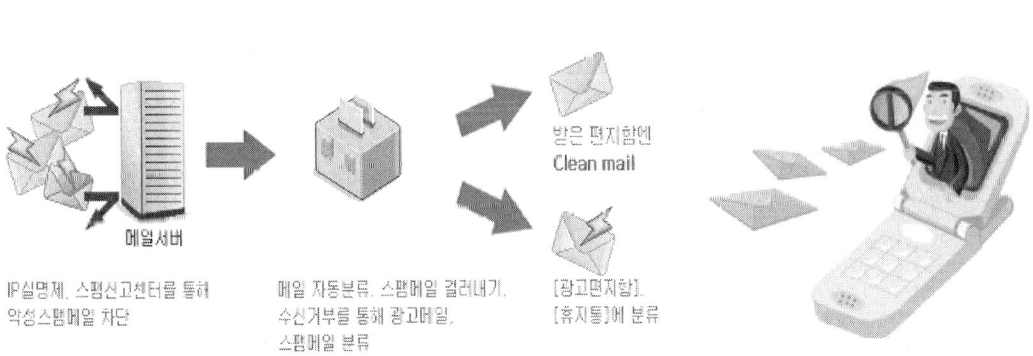

메일서버
받은 편지함에
Clean mail
IP실명제, 스팸신고센터를 통해
악성스팸메일 차단
메일 자동분류, 스팸메일 걸러내기,
수신거부를 통해 광고메일,
스팸메일 분류
[광고편지함],
[휴지통]에 분류

[그림 3-38] 스팸메일을 차단하는 과정

통신업체에서 파악하고 있는 스팸 메일의 유형은 직접 스팸과 중계 스팸 두 가지로 구분하고 있는데, 직접 스팸은 스패머(spammer, 스팸메일을 보내는 사람)가 직접 자신이 이용하는 ISP (Internet Service Provider, 인터넷 서비스 제공자)의 메일 서버를 통해 불특정 다수의 사용자에게 메일을 직접 보내는 것이다. 또한 중계 스팸은 이보다 한 단계 복잡한 방법으로 스패머가 자신이 이용하는 메일 서버 대신 임의의 다른 인터넷 서비스 제공업체나 기업의 메일 서버를 중계 서버로 이용해 마치 중계 서버의 사용자가 불특정 다수에게 광고성 메일을 보내는 것처럼 위장하여 통신업체의 필터링 차단 방식을 피하는 것이다.

이러한 스팸메일을 차단하기 위한 최소한의 해결책은 성인콘텐츠, 대출광고 등 불법적인 사이트를 이용하지 않는 것이다. 네티즌이 최소 한번이라도 이러한 사이트를 방문하여 흔적을 남기게 되면 자신도 모르게 계속적인 스팸메일을 받을 수 있으므로 철저한 자기 관리가 필요하다.

CHAPTER

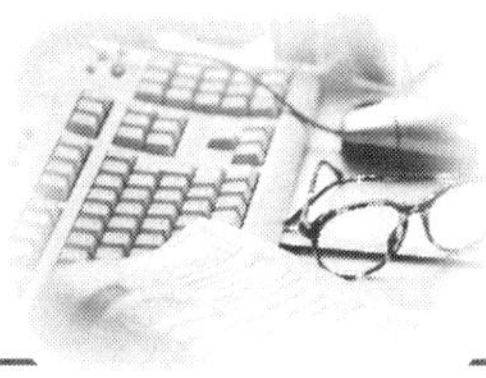

4 정보와 논리 표현

4.1 정보 표현

컴퓨터에서 정보를 표현하는 방법은 크게 두 가지로 나눌 수 있는데, 즉 수치 데이터 표현과 문자 데이터 표현 방법이 있다. 그러나 컴퓨터에서 처리되는 모든 숫자나 문자는 2진 숫자로 처리된다는 것을 명심해야 한다.

- 정보표현
  - 수치 데이터 표현
    - 정수표현
      - 고정 소숫점 표현(2진 연산) - 부호화 절대치, 1또는 2의 보수
      - 10진 데이터 표현(10진 연산) - PACK 10진 형식, ZONE 10진 형식
    - 실수표현 — 부동 소수점 표현(16진 연산)
  - 문자 데이터 표현
    - BCD Code - 2진화 10진 코드
    - ASCII Code - 아스키코드
    - EBCDIC Code - 확장 2진화 10진 코드
    - 가중치 코드 - 8421, 7421, 5421, 2421, 4321, 51111 등
    - 비가중치 코드 - EXCESS-3 코드, Gray 코드, Shift-Counter 코드, 5중2, 5중3 코드 등
    - 자보수 - 2421, 51111 코드
    - 에러검출 코드 - Hamming 코드, Biquinary 코드, Ring Counter 코드, 5중2(2-Out-of 5), 5중3(3-Out-of 5) 등

[그림 4-1] 정보 분류 표현

4.2 수의 원리

일반적인 수(數)의 표현방법은 10진수이지만 컴퓨터가 사용하는 수의 표현 방법은 10진수가 아니고 2진수 표현법을 사용한다. 그러므로 컴퓨터를 올바르게 사용하기 위해서는 10진수 외에도 2진수 및 8진수, 16진수 등 상호관계를 잘 파악하여야 한다.

4.2.1 진법 구성과 원리

우리가 흔히 사용하고 있는 10진법을 기준으로 하여 컴퓨터 내부에서 모든 데이터를 표현하는 방법인 2진법에 대해서 알아보고 2진수를 간단히 표현하기 위해 사용되는 8진법과 16진법에 대하여 알아보기로 하자.

(1) 10진법(Decimal Number System)

우리들은 일상생활에서 0부터 9까지 10개의 숫자를 사용하여 수를 표현하고 있다. 이와 같이 0~9까지의 숫자로 수치를 표현하는 방법을 10진법이라고 하고, 10진법에 의하여 표현되는 수를 10진수라고 한다. 예를 들면 10진수 257은 100이 2개, 10이 5개, 1이 7개인 수를 의미한다.

$$
\begin{aligned}
(257)_{10} &= 200 + 50 + 7 \\
&= 2 \times 100 + 5 \times 10 + 7 \\
&= 2 \times 10^2 + 5 \times 10^1 + 7 \times 10^0
\end{aligned}
$$

각 진법에서 사용되는 기호의 수를 밑수(base)라고 한다. 10진법에서는 0부터 9까지 10개의 기호가 사용되므로 밑수는 10이 된다.

[참고]

$$N = a_{n-1} \cdot r^{n-1} + a_{n-2} \cdot r^{n-2} + ... + a_1 \cdot r^1 + a_0 \cdot r^0 + a_{-1} \cdot r^{-1} + a_{-2} \cdot r^{-2+} \cdots a_{-m} \cdot r^{-m}$$

여기서 a는 계수, r은 밑수, N은 10진수, n은 자리수를 나타낸다.
즉 위의 공식에 의거하여 10진수 $(235)_{10}$를 나열하면.....

$$
\begin{aligned}
(235)_{10} &= 200+30+5 \\
&= 2\times100+3\times10+5\times1 \\
&= 2\times10^2+3\times10^1+5\times10^0
\end{aligned}
$$

(2) 2진법(Binary Number System)

2진법은 컴퓨터를 이해하기 위하여 필요하며, 일반적으로 0과 1을 가지고 모든 자료를 표현한다. 2진수는 인간이 사용하는 10진수를 2진수로 표시하는 방법은 다음과 같다

10진수	0	1	2	3	4	5	6	7	8	9	10
2진수	0	1	10	11	100	101	110	111	1000	1001	1010

컴퓨터에서는 모든 수(數)를 전기적인 신호인 1이나 0의 상태로 표현한다. 이와 같이 1과 0의 2개 기호를 사용하여 수를 표현하는 방법을 2진법이라 하고, 이러한 2진법에 의하여 표현된 수를 2진수라 한다. 예를 들면 2진수$(10001)_2$은 2^4이 1개 그리고 2^0이 1개인 수를 의미한다.

$$
\begin{aligned}
(10001)_2 &= 1\times2^4+0\times2^3+0\times2^2+0\times2^1+1\times2^0 \\
&= 1\times16+0\times8+0\times4+0\times2+1+1 \\
&= 16+1 \\
&= (17)_{10}
\end{aligned}
$$

2진수$(10001)_2$은 10진수로 $(17)_{10}$을 의미한다. 그리고 소수점을 갖는 2진수인 경우에는 다음과 같이 표현될 수 있다.

$$
\begin{aligned}
(1001.101)_2 &= 1\times2^3+0\times2^2+0\times2^1+1\times2^0+1\times2^{-1}+0\times2^{-2}+1\times2^{-3} \\
&= 1\times8+0\times4+0\times2+1\times1+1\times0.5+0\times0.25+1\times0.125 \\
&= 8+0+0+1+0.5+0+0.125 \\
&= (9.625)_{10}
\end{aligned}
$$

여기서 2진수의 한 자리는 0 또는 1로만 나타낸다. 1과 0으로 표현된 2진수의 한 자리를 비트라고 한다. 비트는 컴퓨터 내부에서 데이터를 표현하는 최소정보 단위이다.

(3) 8진법(Octal Number System)

8진수는 0에서 7까지의 숫자를 가지고 표현하며, 10진수를 8진수로 표시하는 방법은 다음과 같다

10진수	0	1	2	3	4	5	6	7	8	9	10
8진수	0	1	2	3	4	5	6	7	10	11	12

2진수는 0과 1만으로 어떠한 수를 표현하며, 10진수로 표현하는 것보다 많은 자리수가 필요하고 이해하기가 힘들다. 따라서 2진수로 표현된 수치를 간단하게 표현하는 하나의 방법으로서 8진법을 사용한다. 즉 8진법은 임의의 3자리를 한 묶음으로 하여 8진수의 한자리로 표현하는 방법이다. 8진법에 의하여 나타낸 수를 8진수라고 하며 8진수는 0부터 7까지의 8개의 숫자를 사용하여 표현하므로 밑수는 8이다.

예를 들면 8진수 $(256)_8$는 8^2이 2개, 8^1이 5개 그리고 8^0이 6개인 수를 뜻하는 것으로 다음과 같이 표현할 수 있다.

$$
\begin{aligned}
(256)_8 &= 2\times8^2+5\times8^1+6\times8^0 \\
&= 2\times64+5\times8+6\times1 \\
&= 128+40+6 \\
&= (174)_{10}
\end{aligned}
$$

따라서 8진수 $(256)_8$는 10진수 $(174)_{10}$가 된다.

(4) 16진법(HexaDecimal Number System)

일반적으로 16진수 표현은 0에서 9 그리고 A(10), B(11), C(12), D(13), E(14), F(15)까지의 숫자를 가지고 표현한다. 이것은 10진수를 16진수로 표시하는 방법으로 다음과 같이 비교된다.

10진수	0	1	2	3	4	5	6	7	8	9	10	11	12	13	14	15
16진수	0	1	2	3	4	5	6	7	8	9	A	B	C	D	E	F

16진법은 2진수로 표현된 값을 간단하게 표현하는 다른 하나의 방법으로 2진수의 4자리를 16진수의 한자리로 표현하는 방법이다. 16진법에 의해서 표현된 수를 16진수라 하며, 16진수는 0부터 9가지의 숫자와 A부터 F까지 5개의 알파벳 문자를 사용하여 표현하므로 밑수는 16이다. 예를 들면, 16진수 $(A71)_{16}$는 16^2이 A개 즉 10개를 뜻하며, 16^1이 7개 그리고 16^0가 1개인 수를 뜻하는 것으로 다음과 같이 나타낸다.

$$
\begin{aligned}
(A71)_{16} &= A\times16^2+7\times16^1+1\times16^0 \\
&= 10\times256+7\times16+1\times1 \\
&= 2560+112+1 \\
&= (2673)_{10}
\end{aligned}
$$

16진수 $(A71)_{16}$는 10진수 $(2673)_{10}$을 의미한다. 또한 소수점을 갖는 8진수와 16진수는 다음과 같이 계산하여 표현할 수 있다.

$$
\begin{aligned}
(157.48)_8 &= 1\times8^2+5\times8^1+7\times8^0+4\times8^{-1}+8\times8^{-2} \\
&= 1\times64+5\times8+7\times1+4\times\frac{1}{8^1}+8\times\frac{1}{8^2} \\
&= 64+40+7+0.5+0.125 \\
&= (111.75)_{10}
\end{aligned}
$$

$$
\begin{aligned}
(1AD.8)_{16} &= 1\times16^2+A\times16^1+D\times16^0+8\times16^{-1} \\
&= 1\times256+10\times16+13\times1+8\times0.0625 \\
&= 256+160+13+0.5 \\
&= (429.5)_{10}
\end{aligned}
$$

[요약] 진법 정리

(1) 10진법(Decimal Number System)

① 0에서 9까지의 10개의 숫자 사용

② 밑수는 10을 사용

(2) 2진법(Binary Number System)

① 컴퓨터가 실제로 사용하는 수

② 0, 1 혹은 ON/OFF, T/F, O/X, Yes/No, ↑/↓등 표시

③ 밑수는 2를 사용

(3) 8진법(Octal Number System)

① 0에서 7까지의 숫자 사용

② 밑수는 8을 사용

(4) 16진법(HexaDecimal Number System)

① 0에서 9 그리고 A(10)에서 F(15)까지의 숫자 사용

② 밑수는 16을 사용

4.2.2 진법 변환

컴퓨터가 이해할 수 있는 언어는 2진수이다. 따라서 인간이 컴퓨터를 이해하기 위해서는 인간이 이해하는 10진 원리를 2진법 또는 그 외 8진법 및 16진법의 변환을 이론적으로 파악해야 컴퓨터 근본적인 내부 구조를 이해하는데, 매우 중요한 수단으로 이용된다.

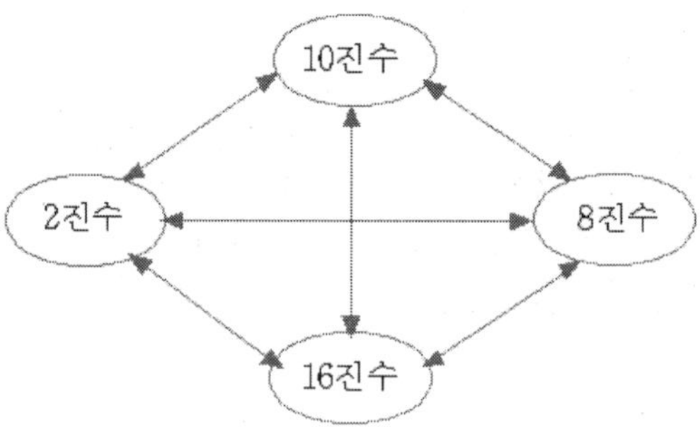

[그림 4-2] 진법 변환 모형

(1) 2진수를 10진수로 변환

이미 수(數)의 구성과 진법에서 설명한 바와 같이 2진수의 각 자리에 해당하는 2진 인자를 한 후 더하여 변환하는 방법이다. 이것은 곱셈에 의한 변환으로 예를 들어, 2진수 $(10100)_2$을 10진수로 변환하는 방법은 다음과 같다.

$$
\begin{aligned}
(10100)_2 &= 1\times2^4+0\times2^3+1\times2^2+0\times2^1+0\times2^0 \\
&= 1\times16+0\times8+1\times4+0\times2+0\times1 \\
&= 16+4+0 \\
&= (20)_{10}
\end{aligned}
$$

(2) 10진수를 2진수로 변환

나눗셈에 의하여 10진수를 2진수로 변환하는 방법은 정수부분과 소수부분의 변환 방법이 다르다. 즉 정수부분의 변환방법은 변환하려는 10진수를 계속 2로 나누어 그 나머지를 역순으로 배열하면 된다. 예를 들어 10진수 $(38)_{10}$를 2진수로 변환하는 절차는 다음과 같다.

$38 \div 2 = 19 \cdots 0$
$19 \div 2 = 9 \cdots 1$
$9 \div 2 = 4 \cdots 1$
$4 \div 2 = 2 \cdots 0$
$2 \div 2 = 1 \cdots 0$
$1 \div 2 = 0 \cdots 1$

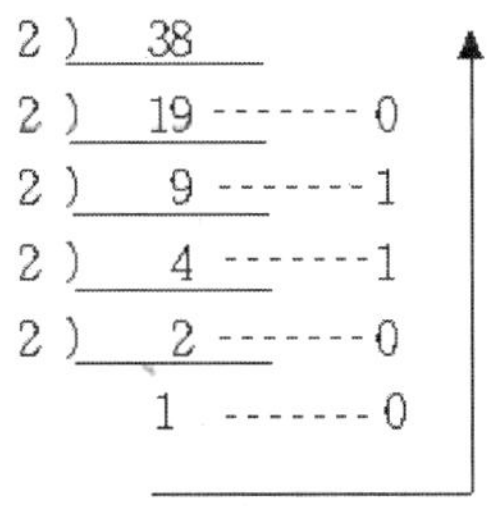

$\therefore (38)_{10} = (100110)_2$

이상과 같이 나눗셈한 결과를 화살표 방향으로 차례로 읽으면 구하는 결과의 값이 된다. 즉 10진수 $(38)_{10}$는 2진수로 $(100110)_2$이다. 소수부분의 변환 방법은 소수부분의 수에 2를 계속 곱하여 정수 부분으로 올라가는 자리 올림수를 순서대로 배열하면 된다.

예를 들어, 10진수 $(0.8125)_{10}$를 2진수로 변환하는 절차는 다음과 같다.

$0.8126 \times 2 = 1.625$ 자리 올림수가 1이며,
$0.625 \times 2 = 1.25$ 자리 올림수가 1이며,
$0.25 \times 2 = 0.5$ 자리 올림수가 0이며,
$0.5 \times 2 = 1.0$ 자리 올림수가 1된다.

따라서 $\therefore (0.8125)_{10} = (0.1101)_2$가 된다.

이상과 같이 소수부분이 0이 될 때까지 계속 곱하면서 발생하는 자리올림수를 화살표 방향으로 읽으면 구하는 해가 된다. 즉 10진수 $(0.8125)_{10}$는 2진수로 $(0.1101)_2$이다.

(3) 2진수를 8진수로 변환

3자리의 2진수로 나타낼 수 있는 수는 0부터 7까지의 10진수 8개이다. 즉, 3자리의 2진수로 표현 가능한 수는 1자리의 8 진수와 같다. 따라서 2진수를 3자리씩 분할하여 각각에 해당하는 8진수로 바꾸면 쉽게 2진수를 8진수로 변환 할 수 있다. 소수점을 포함하는 2진수를 8진수로 변환할 때에는 소수점을 중심으로 왼쪽과 오른쪽으로 3자리씩 묶어서 8진수로 변환하면 된다. 예를 들어, 2진수 $(100101.1010)_2$을 8진수로 변환하는 절차는 다음과 같다.

100│101.101│0 … 2진수를 기록한다.
100│101.101│000 …소수점을 중심으로 3자리씩 분할한다.
4│ 5. 5│ 0 …각 3자리에 해당하는 2진수를 8진수로 변환하면 구하는 8진수가 된다.

2진수 $(100101.1010)_2$은 8진수로 $(45.50)_8$이 된다. 그리고 2진수의 소수부분을 분할 할 때 3자리가 되지 않을 경우에는 반드시 모자라는 자리에 0을 채워서 3자리를 만든 후 8진수로 변환하여야 한다.

[참고] 소수점 이하 부분의 진법변환

소수점 이하 부분을 진법변환에 의해 계산 처리할 때는 원하는 진법의 밑수를 0이 될 때까지 계속 곱한다. 예를 들어 10진수 $(0.625)_{10}$를 2진수 및 8진수, 16진수로 변환해보자.!

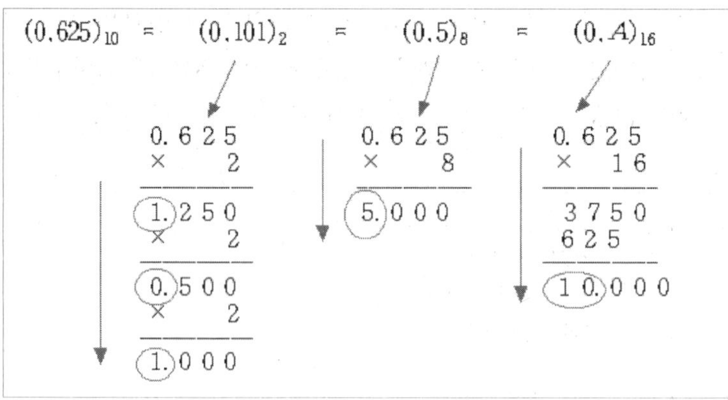

(4) 8진수를 2진수로 변환

8진수를 2진수로 변환하는 방법은 2진수를 8진수로 변환하는 방법의 역순(逆順)으로 변환하면 된다. 즉, 1자리의 8진수를 그에 대응하는 3자리의 2진수로 바꾸면 된다. 예를 들어 8진수 $(45.50)_8$를 2진수로 변환하는 과정은 다음과 같다.

```
  4    5  .  5    0  … 8진수를 기록한다.
100  101  . 101  000 … 8진수 각 자리를 3자리의 8진수로 바꾼다.
```

8진수 $(45.50)_8$는 2진수로 $(100101.1010)_2$이 된다.

(5) 2진수를 16진수로 변환

4자리의 2진수로 나타낼 수 있는 수는 0부터 15까지의 10진수이며, 0부터 F까지의 16진수이다. 이것을 표로 나타내면 아래와 같다.

[표 4-1] 2진수 및 10진수, 16진수 비교

2진수	0000	0001	0010	0011	0100	0101	0110	0111	1000	1001	1010	1011	1100	1101	1110	1111
10진수	0	1	2	3	4	5	6	7	8	9	10	11	12	13	14	15
16진수	0	1	2	3	4	5	6	7	8	9	A	B	C	D	E	F

4자리의 2진수로 표현 가능한 수는 1자리의 16진수와 같다. 2진수를 4자리씩 분할하여 각각에 해당하는 16진수로 바꾸면 쉽게 2진수를 16진수로 변환할 수 있다. 소수점을 포함하는 2진수를 16진수로 변환할 때에는 소수점을 중심으로 왼쪽과 오른쪽으로 4자리씩 묶어서 16진수로 변환하면 된다.

예를 들어 2진수 $(1100101.101100)_2$을 16진수로 변환하면 다음과 같다.

```
 1100101.101100      … 2진수를 기록한다.
110 0101.1011 0000 … 소수점을 중심으로 4자리씩 분할한다.
  6    5    B    0   … 각 4자리에 해당하는 2진수를 16진수로 변환하면 구하는 16진수가 된다.
```

2진수 $(1100101.101100)_2$은 16진수로 $(65.B0)_{16}$이다. 또한 2진수의 소수 부분을 분할 할 때 4자리가 되지 않을 경우에는 반드시 모자라는 자리에 0을 채워서 4자리를 만든 후 16진수로 변환하여야 한다.

(6) 16진수를 2진수로 변환

16진수를 2진수로 변환하는 방법은 2진수를 16진수로 변환하는 방법의 역순(逆順)으로 변환하면 된다. 즉, 1자리의 16진수를 그에 대응하는 4자리의 2진수로 바꾸면 된다. 예를 들어, 16진수 $(65.B0)_{16}$를 2진수로 변환하는 과정은 다음과 같다.

6 5 . B 0	… 16진수를 기록한다.
0110 0101 . 1011 0000	… 16진수의 각 자리를 4자리의 16진수로 바꾸면 구하는 2진수가 된다.

16진수 $(65.B0)_{16}$는 2진수로 $(1100101.101100)_2$이 된다.

4.2.3 수치 데이터 표현 방식

수치 데이터란 산술연산의 대상이 되는 데이터를 말하는 것으로 표현방법에 따라 고정소수점 데이터 표현, 부동소수점 데이터 표현으로 구분된다.

(1) 고정소수점 데이터 표현 방식

고정소수점 데이터(Floating Point Operation) 표현이란 일반적으로 베이직이나 포트란 등에서 사용하는 정수형 데이터 즉 정수형 상수의 표현법을 말하는 것으로, 아래와 같이 부호부와 정수부로 구분하며 일반적으로 2바이트 정수형과 4바이트 정수형이 사용되고 있다. 여기서 2바이트 정수형은 16비트로 구성되고, 4바이트 정수형은 32비트로 구성된다. 다음의 그림은 2바이트 정수형일 때, 그 구조는 다음과 같이 표현된다.

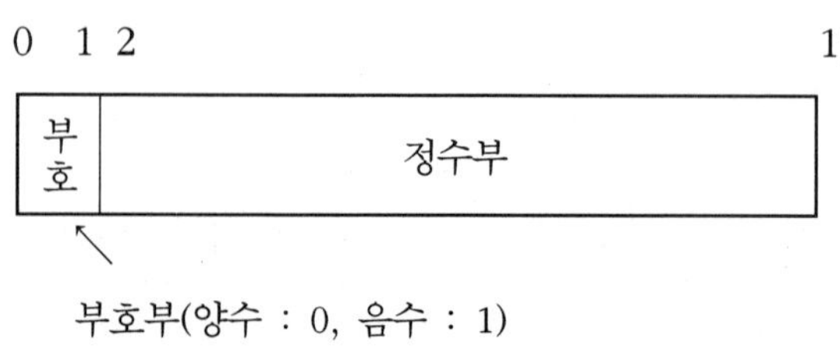

일반적으로 컴퓨터에서는 2바이트 정수형(2Byte Integer)을 사용하나 복잡한 과학기술계산에 이용되는 컴퓨터에서는 4바이트 정수형(4Byte Integer)을 사용하기도 한다. 고정 소수점 데이터 표현방식에서는 정수를 표현할 때 첫 번째 비트(Bit)는 수치의 부호를 나타내고 두 번째부터 마지막 비트까지는 정수가 2진수로 변환되어 표현된다. 소수점은 맨 오른쪽 비트의 우측에 고정되어 있는 것으로 가정한다. 부호 비트는 표현되는 수가 양수(+)이면 0으로, 음수(-)이면 1로 표시된다. 고정소수점 데이터 표현방식은 부호가 음수인 정수를 표현하는 방법에 따라서 부호와 절대치 표현법, 1의 보수 표현법, 2의 보수 표현법으로 나타낼 수 있는데, 일반적으로 2의 보수 표현법을 사용한다. 그 이유는 연산장치의 회로를 간단히 할 수 있을 뿐만 아니라 연산속도 빠르기 때문이다.

① 부호와 절대치의 표현법(Sign Magnitude)

부호와 절대치의 표현법은 표현하려는 수치가 양수(+)이면 부호부는 0으로 표시되고, 정수부는 2진수로 바뀌어 표현된다. 그리고 표현하려는 수치가 음수(-)이면 부호부는 1로 표시되고, 정수부는 양수의 표현 시와 같이 2진수로 바뀌어 표시된다. 다시 말해서 정수부에는 표현하려는 수치의 절대치가 표시되고 부호부에는 표현하려는 수치가 양수이면 0, 음수이면 1로 표시된다는 것이다.

다음은 12와 -12를 부호와 절대치 표현법 즉 2바이트 정수형으로 나타낸 것이다.

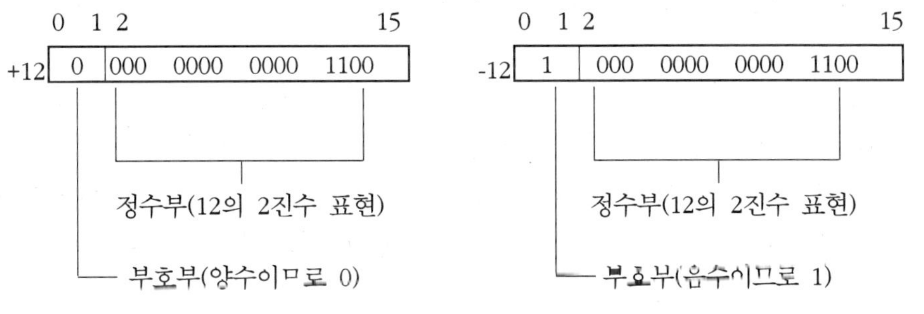

② 1의 보수 표현법(Sign 1'S Complement)

1의 보수 표현법은 아래와 같이 양수를 표현할 때에는 부호와 절대치 표현법과 같은 방법으로 표현하고, 음수를 표현할 때에는 양수의 1의 보수를 취하여 표현한다. 즉 양수와 음수의 관계가 1의 보수관계이다.

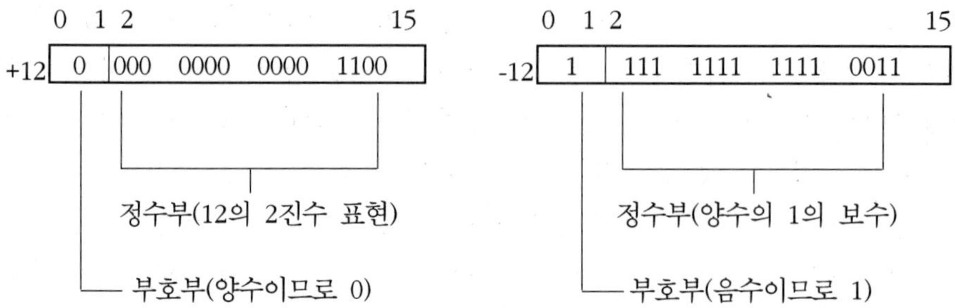

1의 보수 표현법에서 음수는 양수 표현의 1의 보수이다.

[참고] 1의 보수(1' Complement)

2진법에서 1의 보수란? 2진수와 각 자리의 수에 얼마를 더해야 각 자리수가 1이 되는지를 구하면 된다. 예를 들면 2진수 111100의 1의 보수를 구하면 다음과 같다.

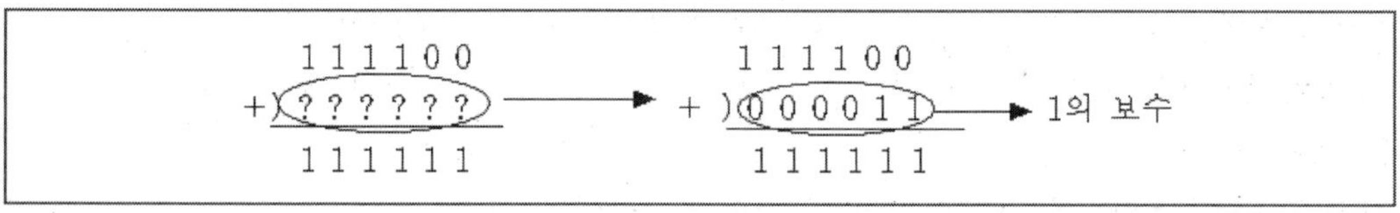

2진수 $(111100)_2$의 1의 보수는 $(000011)_2$이다. 그러므로 2진수의 1의 보수를 쉽게 구하려면 주어진 2진수에서 1은 0으로 0은 1로 맞바꾸면 된다.

③ 2의 보수 표현법(Sign 2'S Complement)

2의 보수 표현법은 아래와 같이 양수는 부호와 절대치 표현법이나 1의 보수 표현법과 같고, 음수를 표현할 때에는 양수의 2의 보수를 취하여 표현한다. 즉, 음수와 양수는 2의 보수 관계이다.

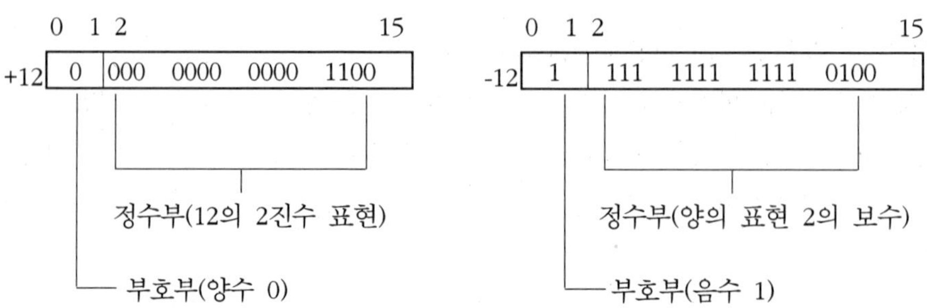

[참고 1] 2의 보수(2' Complement)

2진법에서 2의 보수란 2진수의 각 자리의 수에 얼마를 더해야 각 자리의 수가 0이 되고, 최상위 자리 수 바로 위의 자리가 1이 되는가를 구하면 된다. 즉, 모든 자리에서 자리올림수가 발생하는 수를 구하면 된다.

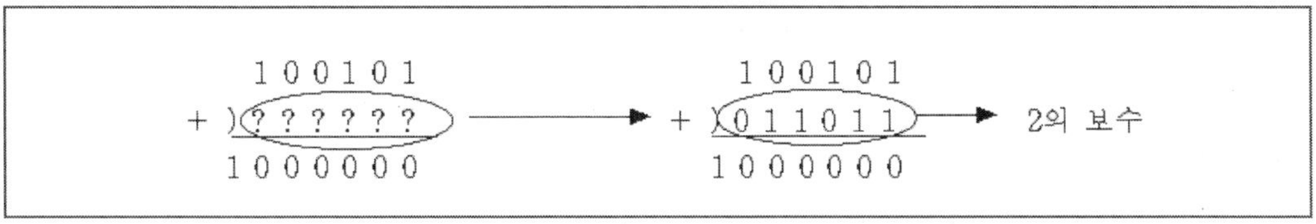

2진수 $(100101)_2$의 2의 보수는 $(011011)_2$이 된다. 2의 보수는 1의 보수에 1을 더한 수와 같음을 알 수 있다. 2의 보수를 쉽게 구하는 방법은 다음과 같다.

1 0 0 1 0 1 … 2진수를 기록한다.
0 1 1 0 1 0 .... 먼저 1의 보수로 0을 1로 1를 0으로 변환한다.
1 .... 그런 다음 1을 더한다.
0 1 1 0 1 1 … 2의 보수 결과로 표시된다.

[참고 2] 9의 보수와 10의 보수(9' Complement And 10' Complement)

10진법에서 9의 보수란 10진수의 각 자리의 수에 얼마를 더해야 각 자리의 수가 9가 되는지를 구하면 되고, 10의 보수는 9의 보수에 1을 더한 수로서 10진수에 얼마를 더해야 모든 자리에서 자리 올림수가 발생하는지를 구하면 된다.

① 10진법에서 9의 보수 계산 　　② 10진법에서 10의 보수 계산

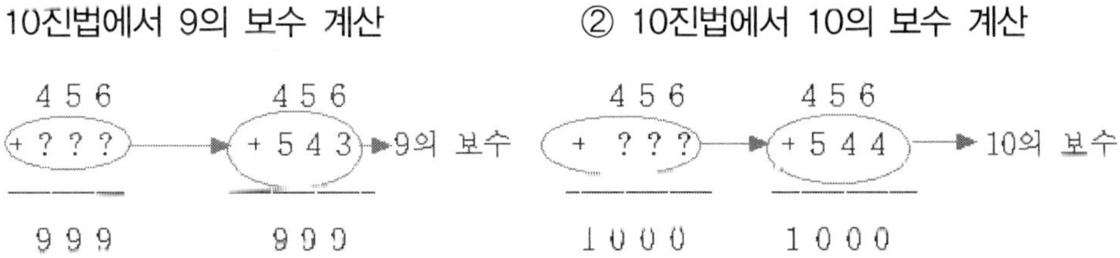

10진수 $(456)_{10}$의 9의 보수는 543이며, 10의 보수는 544이다.

(2) 부동소수점 데이터 표현 방식

부동소수점 데이터 표현방식(Floating Point Operation)이란 베이직이나 포트란 등에서 사용하는 실수형 데이터 표현 방법을 말한다. 이것은 소수점을 포함하는 실수나 수치의 절대 값이 매우 크거나 매우 작아서 고정소수점 데이터 표현방식(Fixed Point Operation)으로 나타낼 수 없는 경우에 사용되는 표현법이다.

또한 부동소수점 데이터 표현 형식은 부호부(Sign), 지수부(Exponential), 가수부(Mantissa)로 나누어 표현되는데, 4바이트형(Fullword)과 8바이트형(Doubleword)이 주로 사용된다. 4바이트형이란 포트란이나 베이직에서 단정도형 상수를 의미하는 것이고 8바이트 정수형이란 배정도형 상수를 의미하는 것이다.

다음은 4바이트형과 8바이트형의 부동소수점 데이터 표현형식을 나타낸 것이다.

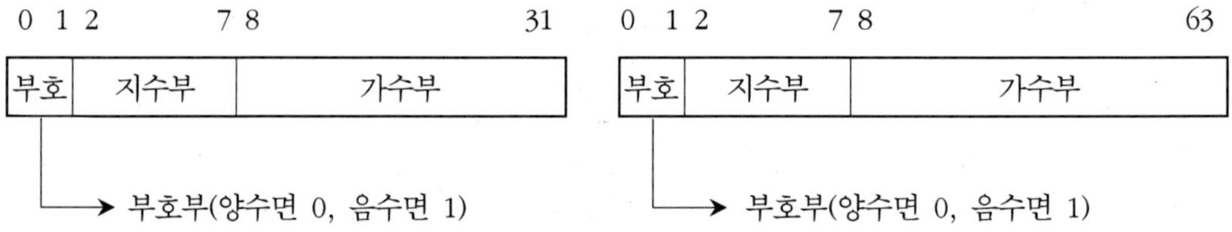

(a) 4바이트형 부동 소숫점 표현 형식 (b) 8바이트형 부동 소숫점 표현 형식

[그림 4-3] 4 및 8 바이트형 부동 소숫점 표현 형식

부호부(Sign)는 0이면 양수이고, 1이면 음수를 나타내고, 지수부(Exponential)는 7비트로 구성되며, 표현하려는 수의 지수 값을 나타낸다. 가수부((Mantissa, 소수부)는 0과 1사이의 유효숫자를 2진수로 변환하여 표시한다.

예를 들어, $(12.375)_{10}$를 4 바이트형 부동 소수점 데이터 표현방식으로 나타내면 다음과 같다. 참고로 부동소수점 데이터 표현방법은 컴퓨터의 종류에 따라서 다르게 표현될 수도 있다.

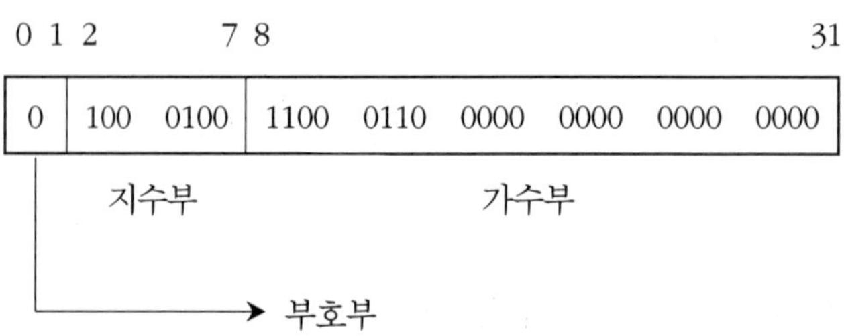

위의 표현은 다음과 같은 과정으로 구할 수 있다. $(12.375)_{10}$는 수학적인 지수의 개념을 도입하면 다음과 같이 표현된다.

$$+0.12375 \times 10^2$$

여기서, 부호 : +, 지수 : $(2)_{10}$ 유효숫자 : $(0.12375)_{10}$

10진수를 지수의 형태로 표현하듯이 다음과 같이 10진수를 2진수로 바꾼 후 지수의 형태로 표현한다.

$$\begin{aligned}(12.375)_{10} &= (1100.011)_2 \\ &= 0.1100011 \times 2^4\end{aligned}$$

따라서, 부호 : +, 지수부 : $(100)_2$, 가수부 : $(0.1100011)_2$에 기억된다.

위의 $(12.375)_{10}$에서 $(0.375)_{10}$를 2진수로 바꾸면 다음과 같이 한다.

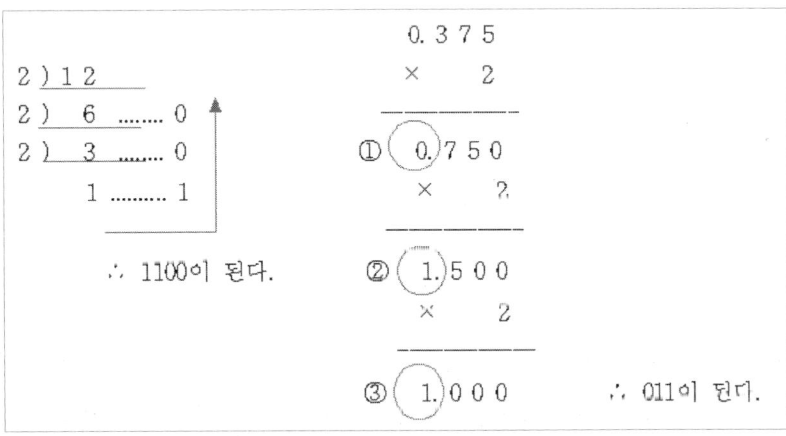

$(12.375)_{10}$는 2진수 표현으로 $(1100.011)_2$이 된다.

위의 지수의 형태로 표현된 값을 4바이트형 부동소수점 데이터 표현방식으로 나타낼 때 지수부는 실제의 지수 값에 일정한 밑수(편중값)를 더한 변환 지수를 사용한다. 즉, 지수부는

7비트를 사용하므로 7비트로 나타낼 수 있는 가장 작은 수인 $(0000000)_2$와 가장 큰 수 $(1111111)_2$의 중간 값인 $(1000000)_2$을 기준으로 이 수보다 크면 양의 (+)지수를 나타내고, 이 수보다 작으면 음의 (-)지수를 나타낸다. 즉 지수부분은 7비트로서 표현은 0에서 127까지로서 이중 64를 0으로 보고 이상을 양수 승, 64 미만을 음수 승으로 표시한다는 뜻이다.

비트	값		지수	
0 0 0 0 0 0 0	= 0	→	16^{-64}	
0 0 0 0 0 0 1	= 1	→	16^{-63}	
⋮	⋮			
0 1 1 1 1 1 1	= 63	→	16^{-1}	
1 0 0 0 0 0 0	= (64)	→	16^{0}	기준승 (중간치)
1 0 0 0 0 0 1	= 65	→	16^{1}	
1 0 0 0 0 1 0	= 66	→	16^{2}	
⋮	⋮			
1 1 1 1 1 1 1	= 127	→	16^{63}	

변환 지수는 실제의 지수 값이 양수이면 2^6(1000000)을 더하고, 음수이면 2^6을 뺀 값을 사용한다. 따라서 변환지수는 1000000+100=1000100이다. 따라서 $(12.375)_{10}$의 2진 표현은 다음과 같다.

부호 : + → 0
지수부 : 1000100
가수부 : 1100011

(3) 10진 데이터 표현 방식

우리는 일상생활에서 10진수를 사용하지만 컴퓨터 내부에서는 2진 표현법을 사용하기 때문에 입출력할 때 복잡한 변화가 이루어진다. 이러한 복잡성을 피하기 위하여 수치 데이터의 입출력이 많은 경우에는 수치 데이터를 2진수로 변환하지 않고 10진수 상태로 나타내는 방식을 사용하는데 이것을 10진 데이터 형식(Variable Length Operation)이라고 한다. 10진 데이터 형식은 고정소수점 데이터 표현형식이나 부동소수점 데이터 표현방식보다 어떠한 수를 표현하는데 많은 수의 비트가 필요하고 연산속도는 느리지만, 입출력 시간을 절약 할 수 있다는 장점이 있다. 10진 데이터 표현방식은 10진수 1자리를 4비트로 나타내는 2진화 10진 형식으로 표현하는데 2진화 10진 형식에는 팩 형식(Pack Format)과 존 형식(Zone Format)이 있다.

팩 형식(Pack Format, 팩형 10진형식)

D	D	D	D	D	D	········	D	D	D	S

D : 10진수의 2진수 표현(Digit)
S : 부호 즉 양수(C), 음수(D)로 표현

존 형식(Zone Format, 비팩형 10진 형식)

F	D	F	D	F	D	········	F	D	S	D

F : 존 형식
D : 10진수의 2진수 표현(Digit)
S : 부호 즉 양수(C), 음수(D)로 표현

[그림 4-4] 10진 데이터 표현 방식의 팩과 존 형식

팩 형식(Pack Format)은 10진수 1자리를 2진수 4개로 표현하며, 부호는 제일 오른쪽에 4개의 2진수로 표현된다. 존 형식(Zone Format)은 10진수 1자리를 표현하는데, 2진수 8자리를 사용하게 되는데, 여기서 왼쪽 4자리는 존 비트 부분이고, 오른쪽 4자리는 디지트 비트(Digit Bit) 즉 숫자의 크기를 나타낸다.

여기서 10진수 $(+123)_{10}$을 간단하게 10진 팩 형식(Pack Format)으로 변환하고, 이를 존 형식(Zone Format)에 맞게 변환하는 과정을 살펴보면,

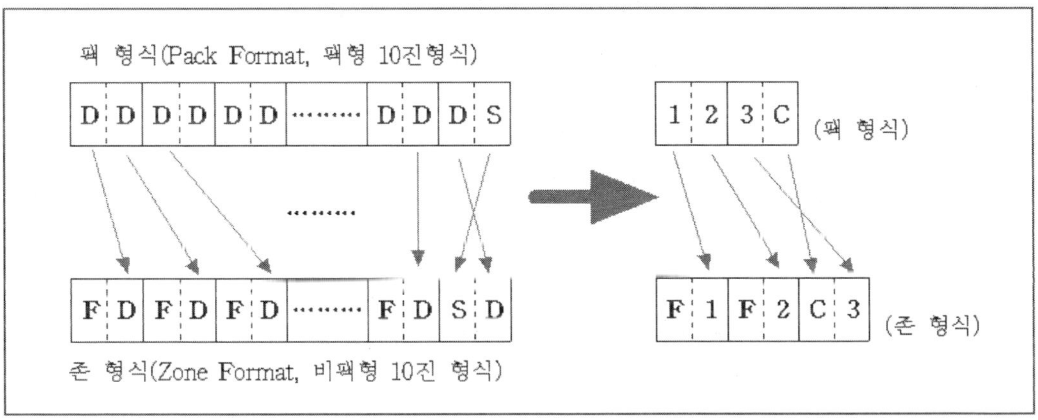

① 팩 형식(Pack Format)

팩형 10진 형식(Pack Format)은 10진수 1자리를 2진수 4개로 표현하고, 부호는 제일 오른쪽에 4개의 2진수로 표현한다. 즉, 우측의 표와 같이 10진수 0에서 9에 해당하는 4자리의 2진수만을 사용하여 10진수의 각 자리의 숫자를 표현하며, 부호는 맨 오른쪽에 4자리를 잡아 부호가 없으면 1111(F), 양의(+) 부호이면 1100(C), 음의(-) 부호이면 1101(D)로 나타낸다. 예를 들어,

일반적으로 $(4323)_{10}$, $(+4323)_{10}$, $(-4323)_{10}$을 팩형 10진 형식으로 나타내면 다음과 같다.

4323	0100	0011	0010	0011	1111
	4	3	2	3	F
+4323	0100	0011	0010	0011	1100
	4	3	2	3	C
-4323	0100	0011	0010	0011	1101
	4	3	2	3	D

10진수	2진수
0	0000
1	0001
2	0010
3	0011
4	0100
5	0101
6	0110
7	0111
8	1000
9	1001

② 존 형식(Zone Format)

비팩형 10진 형식(Zone Format)은 10진수 1자리를 표현하는데 2진수 8자리를 사용한다. 즉 왼쪽 4자리는 존 부분이고, 오른쪽 4자리는 숫자의 크기를 나타낸다. 그리고 맨 오른쪽 8자리 중 존 부분은 표현하는 수의 부호를 나타내는데 부호가 없으면 1111(F), 양의(+) 부호이면 1100(C), 음의(−) 부호이면 1101(D)로 표시한다. 예를 들어, 각각 $(767)_{10}$, $(+767)_{10}$, $(-767)_{10}$을 비팩형 10진 형식으로 나타내면 다음과 같다.

767	1111	0111	1111	0110	1111	0111
	F	7	F	6	F	7
+767	1111	0111	1111	0110	1100	0111
	F	7	F	6	C	7
-767	1111	0111	1111	0110	1101	0111
	F	7	F	6	D	7

[표 4-2] 수치 데이터 표현

형태 / 종류	연산	표현방법	연산 종류	데이터 저장장소	데이터 길이
존 형식	연산 불가	정수	없음	기억 장치	256바이트 이하
팩 형식	10진 연산	정수	가변길이 연산	기억 장치	16바이트 이하
고정소숫점 연산	2진 연산	정수	고정소숫점 연산	기억장치와 범용 Register	Halfword(2바이트), Fullword(4바이트)
부동소숫점 연산	16진 연산	실수	부동소숫점 연산	기억장치와 부동소숫점 Register	Fullword(4바이트), Doubleword(8바이트)

4.3 진법 연산

컴퓨터 내부에서는 모든 데이터가 2진수로 표현될 뿐만 아니라 연산의 복잡성을 피하기 위하여 2진 덧셈을 기본으로 하여 모든 연산이 수행된다. 여기서는 컴퓨터 내부에서 처리되는 2진수의 사칙 연산 원리에 대하여 알아보기로 하자!

(1) 덧셈(Addition)

2진수의 덧셈은 10진수의 덧셈과 같은 방법으로 처리된다. 예를 들면 다음과 같다.

[10진수]		[2진수]	[10진수]		[2진수]
8	→	1000	10	→	1010
+ 5	→	+ 0101	+ 2	→	+ 0010
13	→	1101	12	→	1100

(2) 뺄셈(Subtraction)

부호와 절대치에 의한 표현방법을 사용하여 뺄셈을 하려면, 대단히 복잡한 연산회로가 필요하게 된다. 보수에 의한 음수 표현방법을 사용하면, 간단한 연산회로를 구성하여 뺄셈을 수행할 수 있다. 따라서 대부분의 컴퓨터는 보수를 이용하여 덧셈방법으로 뺄셈을 수행하므로 뺄셈을 수행하는 회로를 따로 가지고 있지 않다.

☞ 1의 보수에 의한 뺄셈(Subtraction By 1' Complement)

1의 보수 표현법을 사용하여 뺄셈을 처리하는 과정은 다음과 같다. 즉 피감수에 감수의 1의 보수를 취하여 더한다. 여기 얻은 결과에서 맨 윗자리의 자리올림수를 조사하여 자리올림수가 있으면 최하위 비트에 1을 더한다. 이때는 감수가 피감수보다 작은 경우, 자리올림수가 없으면 결과를 다시 1의 보수로 바꾸고 그 수 앞에 마이너스(-)부호를 붙인다. 그리고 감수가 피감수보다 큰 경우, 예를 들면 다음과 같다.

① 감수가 피감수보다 작은 경우에는 다음과 같다.

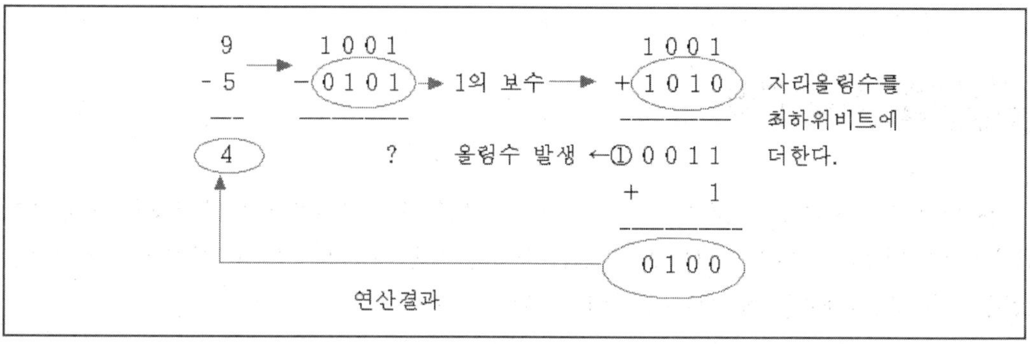

자리올림이 발생하는 경우, 2진수의 연산과정에서 보면, 다음과 같은 경우에 발생한다.

0+0=0 이고,
0+1=1 이며,
1+0=1 이며,
1+1=10 이다. 여기서 1은 자리올림수이다.

② 감수가 피감수보다 큰 경우에는 다음과 같다.

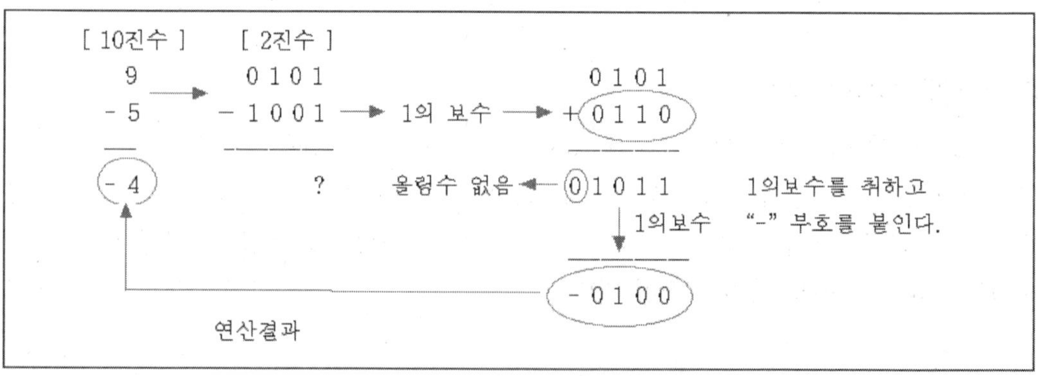

☞ 2의 보수에 의한 뺄셈(Subtraction By 2' Complement)

2의 보수 표현법을 사용하여 뺄셈을 처리하는 과정은 다음과 같다. 즉 피감수에 감수의 2의 보수를 취하여 더한다. 위에서 얻은 결과에서 맨 윗자리의 자리올림수를 조사하여 올림수가 있으면 올림수를 무시하고 즉 감수가 피감수가 작은 경우, 올림수가 없으면 위에서 얻은 결과를 다시 2의 보수로 바꾼 다음, 그 수 앞에 마이너스(-)부호를 붙인다. 그리고 감수가 피감수보다 큰 경우, 예를 들면 다음과 같다.

① 감수가 피감수보다 작은 경우는 다음과 같이 계산된다.

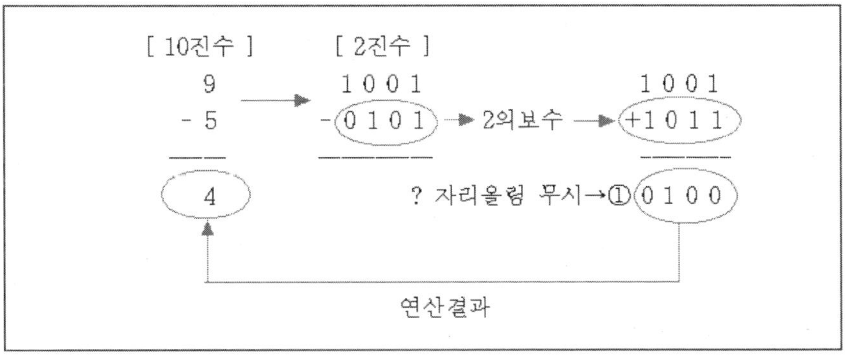

② 감수가 피감수보다 큰 경우는 다음과 같이 계산된다.

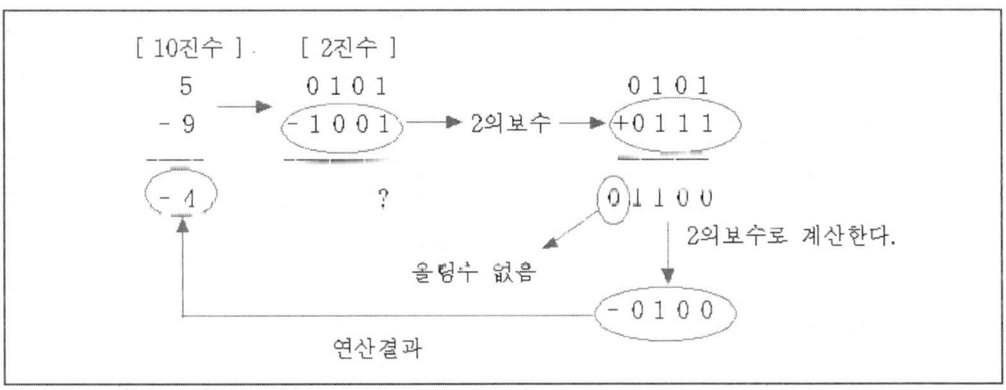

(3) 곱셈(Multiplication)

2진수의 덧셈은 반복적인 덧셈과 자리이동으로 이루어진다.

☞ 반복적인 덧셈에 의한 곱셈

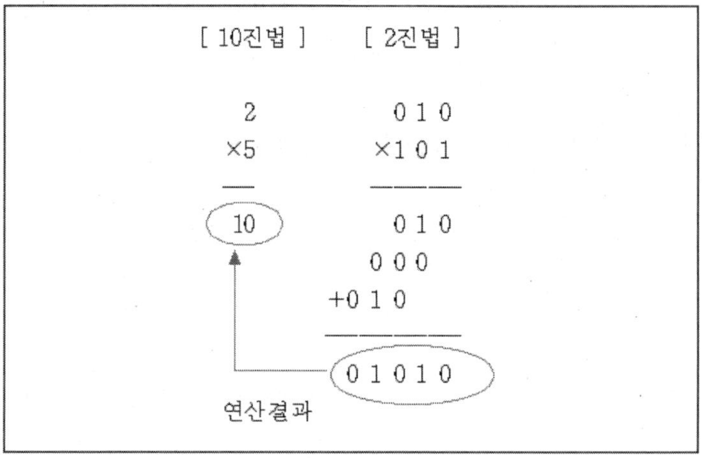

① 자리이동으로 곱셈 실행

$(20)_{10}$	0	0	0	1	0	1	0	0

↙ ↙ ↙ ↙ ↙ ↙ ↙

$(40)_{10}$	0	0	1	0	1	0	0	0

← 0이 채워진다.

위와 같이 왼쪽으로 한 자리씩 이동시키고 맨 우측자리에 0을 채우면 주어진 수의 2배가 된다. 같은 방법으로 왼쪽으로 자리를 이동시킬 때마다 2배가 된다.

(4) 나눗셈(Division)

2진수의 나눗셈은 반복적인 뺄셈 즉 덧셈 방법에 의한 자리이동으로 이루어진다.

☞ 반복적인 뺄셈에 의한 나눗셈

```
   [ 10진법 ]      [ 2진법 ]

       5                1 0 1
    ------          ----------
  2 ) 10       10 ) 1 0 1 0
      10            - 1 0
    ------         ----------
       0          - 0 0 1 0
                        1 0
                   ----------
                    0 0 0 0
```

① 자리 이동으로 나눗셈 실행

	0	0	0	1	0	1	0	0	$(20)_{10}$
	↘	↘	↘	↘	↘	↘	↘		
0을 채운다. →	0	0	0	0	1	0	1	0	$(10)_{10}$

위와 같이 오른쪽으로 한 자리씩 이동시키고 맨 왼쪽 자리에 0을 채우면 주어진 수를 2로 나눈 값이 된다. 마찬가지로 같은 방법으로 오른쪽으로 자리를 이동시킬 때마다 2로 나누어진다.

4.4 문자 데이터 표현

수지 데이터(Numerical Data) 이외의 영문자(A~Z), 숫자(0~9), 특수문자, 한글의 자음과 모음, 그래픽 문자 등도 "0"과 "1"의 조합으로 표현된다. 문자 데이터는 문자의 편집, 정보의 검색, 고급 프로그래밍 언어를 사용할 때 이용된다. 문자 데이터는 수치 데이터와는 달리 각 문자의 단위로 기억되기 때문에 문자 데이터는 일반적으로 6에서 8비트를 사용하여 표현하는데 6비트를 사용하는 경우에는 2^6(64개)의 문자를 표현할 수 있고, 7비트는 2^7(128)개의 문자를 8비트는 2^8(256)개의 문자를 표현 할 수 있다. 그리고 문자 데이터를 표현하는데 현재까지 가장 많이 사용되고 있는 코드는 6비트 BCD 코드(Binary Coded Decimal Code) 그리고 8비트 EBCDIC 코드(Extended Binary Coded Decimal Interchange Code)가 있다.

[표 4-3] 문자 데이터 코드 표

문자	BCD 코드	ASCII 코드	EBCDIC 코드
A	01 0001	100 0001	1100 0001
B	01 0010	100 0000	1100 0010
C	01 0011	100 0011	1100 0011
D	01 0100	100 0100	1100 0100
E	01 0101	100 0101	1100 0101
F	01 0110	100 0110	1100 0110
G	01 0111	100 0111	1100 0111
H	01 1000	100 1000	1100 1000
I	01 1001	100 1001	1100 1001
J	10 0001	100 1010	1101 0001
K	10 0010	100 1011	1101 0010
L	10 0011	100 1100	1101 0011
M	10 0100	100 1101	1101 0100
N	10 0101	100 1110	1101 0101
O	10 0110	100 1111	1101 0110
P	10 0111	101 0000	1101 0111
Q	10 1000	101 0001	1101 1000
R	10 1001	101 0010	1101 1001
S	11 0010	101 0011	1110 0010
T	11 0011	101 0100	1110 0011
U	11 0100	101 0101	1110 0100
V	11 0101	101 0110	1110 0101
W	11 0110	101 0111	1110 0110
X	11 0111	101 1000	1110 0111
Y	11 1000	101 1001	1110 1000
Z	11 1001	101 1010	1110 1001
0	00 0000	011 0000	1111 0000
1	00 0001	011 0001	1111 0001
2	00 0010	011 0010	1111 0010
3	00 0011	011 0011	1111 0011
4	00 0100	011 0100	1111 0100
5	00 0101	011 0101	1111 0101
6	00 0110	011 0110	1111 0110
7	00 0111	011 0111	1111 0111
8	00 1000	011 1000	1111 1000
9	00 1001	011 1001	1111 1001
blank	11 0000	010 0000	0100 0000
.	01 1011	010 1110	0100 1011
(	11 1100	010 1000	0100 1101
+	01 0000	010 1011	0100 1110
$	10 1011	010 0100	0101 1011
*	10 1100	010 1010	0101 1100
)	01 1100	010 1001	0101 1101
-	10 0000	010 1101	0110 0000
/	11 0001	010 1111	0110 0001
,	11 1011	010 1100	0110 1011
=	00 1011	011 1101	0111 1110

(1) 2진화 10진 코드(BCD Code)

6비트 BCD 코드(Binary Coded Decimal Code)는 수치 데이터를 표현하는 4비트 BCD코드에 2개의 비트를 더하여 문자 데이터를 표현할 수 있도록 한 것으로 $64(2^6)$개의 문자를 표현할 수 있다. 이것은 BCD 코드의 왼쪽 2비트는 존 비트(Zone Bit)로서 영문자, 숫자, 특수 문자를 구분하는 역할을 하고, 나머지 4비트는 디지트 비트(Dig Bit)로서 일련번호와 같은 역할을 한다. 그러므로 BCD 코드로 표현되는 모든 문자는 이러한 존 비트와 디지트 비트의 조합으로 표현된다. 예를 들면, 존 비트의 01은 A부터 I까지 사용되고, 10은 J부터 R까지 사용된다. 즉 010001은 A를, 010010은 B를, …, 100001은 J를, 1000010은 K를, 101001은 R을 나타낸다.

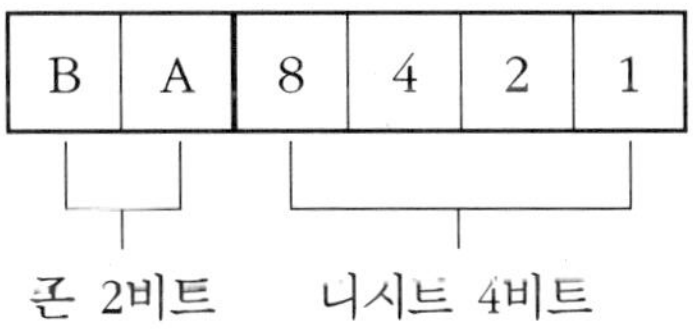

여기서 존 비트와 디지트 비트에 표현할 수 있는 숫자나 문자는 다음과 같다.

- 존비트(00) : 숫자 0~9까지 즉 00~09까지로서 첫 번째 0(00)는 존 비트이고, 두 번째 0은 디지트 비트이다.
- 존비트(01) : 문자 A~I까지 즉 11~19까지로서 첫 번째 1(01)는 존 비트이고, 두 번째 1은 디지트 비트이다.
- 존비트(10) : 문자 J~R까지 즉 21~29까지로서 첫 번째 2(10)는 존 비트이고, 두 번째 1은 디지트 비트이다.
- 존비트(11) : 문자 S~Z까지 즉 32~39까지로서 첫 번째 3(11)은 존 비트이고, 두 번째 2는 디지트 비트이다.

(2) 아스키코드(ASCII Code)

7비트 ASCII 코드(American Standard Code for Information Interchange)는 7비트로 구성되기 때문에 $128(2^7)$개의 문자를 표현 할 수 있으며, 미국표준코드라고도 한다. 원래 ASCII코드는 통신시설과 데이터 처리장치간의 연락을 간단히 하고 표준화하기 위하여 통신용으로 개발되었으나, 현재는 컴퓨터에서 널리 사용되고 있으며, 특히 퍼스널 컴퓨터에 주로 사용되고 있다(일반적으로 퍼스널 컴퓨터에서는 8비트 ASCII 코드를 사용하여 $256(2^8)$개의 문자를 표현하고 있다.) ASCII 코드에서 앞의 3비트는 영문자, 숫자, 특수문자를 구분하는 부분이고, 나머지

4비트는 일련번호를 나타내는 부분이다. 통신용으로 사용되는 ASCII-8코드는 7비트 ASCII 코드에 에러 검출코드 ASCII-8 코드는 자료를 전송할 때 기계적인 오류로 인하여 코드의 변경 내용을 검사하는데 사용된다.

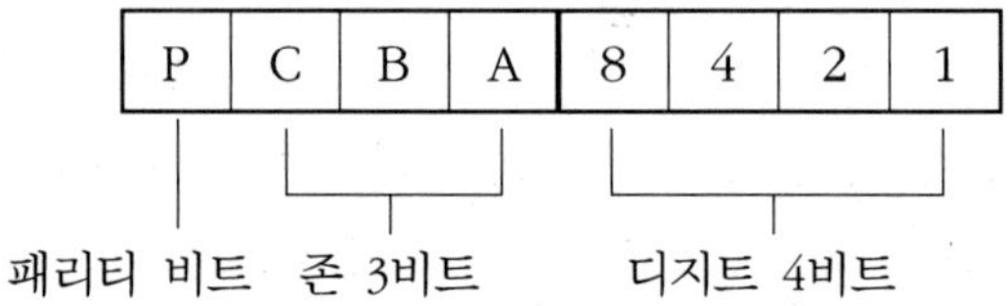

여기서 존 비트와 디지트 비트에 표현할 수 있는 숫자나 문자는 다음과 같다.

- 존비트(011) : 숫자 0~9까지 즉 30~39까지로서 첫 번째 3(011)는 존 비트이고, 두 번째 0은 디지트 비트이다.
- 존비트(100) : 문자 A~O까지 즉 41~4F까지로서 첫 번째 4(100)는 존 비트이고, 두 번째 1은 디지트 비트이다.
- 존비트(101) : 문자 P~Z까지 즉 50~5A까지로서 첫 번째 5(101)는 존 비트이고, 두 번째 0은 디지트 비트이다.

☞ **패리티 비트(Parity Bit)**

대부분의 시스템은 "전송선"에서 잡음으로 인해 비트가 더해지거나 없어지는 것을 검사하기 위해 각 문자에 여분의 "비트(Bit)"를 더하는데, 이 여분의 비트를 패리티 비트(Parity Bit)라고 하고 그 값은 0 또는 1이 된다. 만일 시스템이 Odd Parity를 가지도록 설계되었다면 각 문자가 홀수(Odd)가 되도록 패리티 비트에 '1'을 더할 것이다. 예를 들어, 패리티 비트가 없으면 문자 0100010은 짝수의 '1'비트를 가지는데, 이 문자를 Odd Parity로 시스템에서 전송한다면 시스템은 끝에 '1' 비트를 붙여 '1' 비트의 수가 홀수가 되도록 한다. 이때 문자는 01000101로 전송된다. 전송 시스템이 짝수(Even) 패리티를 가지면, 패리티 비트는 '0'이 되는데 '1'비트의 수가 짝수이고 문자는 01000100으로 전송된다. 만일 시스템이 홀수 패리티를 가지고 짝수 패리티로 전송을 한다면 전송을 받는 시스템 또는 터미널은 전송하는 동안 한 비트를 더하거나 빼야한다는 사실을 알아야한다.

(3) 엡시디 코드(EBCDIC Code)

6비트로 구성된 BCD 코드(Binary Coded Decimal Code)로는 64(2^6)개의 문자만을 사용하기 때문에 영문자 대문자와 소문자, 숫자, 특수문자, 그래픽 문자 등을 모두 표현할 수 없으므로

BCD 코드(Binary Coded Decimal Code)에 2개의 비트를 추가하여 모든 256개의 문자를 표현할 수 있도록 고안된 것이 EBCDIC 코드(Extended Binary Coded Decimal Interchange Code)이다. 이것은 확장 2진화 10진 코드라고 하는데, EBCDIC 코드(Extended Binary Coded Decimal Interchange Code)의 왼쪽 4비트는 존(Zone) 부분으로 2비트씩 나누어 문자의 종류를 구분하는데 사용하고, 나머지 4비트는 일련번호로 나타내는 디지트(Digit)부분이다.

D	C	B	A	8	4	2	1

존 4비트　　　디지트 4비트

존 비트와 디지트 비트에 표현할 수 있는 숫자나 문자는 다음과 같다.

- 존비트(1111) : 숫자 0~9까지 즉 F0~F9까지로서 첫 번째 F(1111)는 존 비트이고, 두 번째 0은 디지트 비트이다.
- 존비트(1100) : 문자 A~I까지 즉 C1~C9까지로서 첫 번째 C(1100)는 존 비트이고, 두 번째 1은 디지트 비트이다.
- 존비트(1101) : 문자 J~R까지 즉 D1~D9까지로서 첫 번째 D(1101)는 존 비트이고, 두 번째 1은 디지트 비트이다.
- 존비트(1110) : 문자 S~Z까지 즉 E1~E9까지로서 첫 번째 E(1110)는 존 비트이고, 두 번째 1은 디지트 비트이다.

① IBM社를 비롯한 몇 개의 회사에서 사용되는 8비트 코드로 256(2^8)개의 영문자, 숫자, 특수문자를 표현하는 코드이다.

② 8비트를 1바이트(byte)라 하며, 8비트 중 왼쪽 4비트를 존(zone), 나머지 4비트를 디지트(digit)의 두 부분으로 구분된다.

③ 존과 디지트 부분은 모두 2진수로 표현되고 있다.

(4) 가중치 코드(Weighted Code)

가중치 코드(Weighted Code)는 2진수를 코드화 했을 때, 각각 비트가 일정한 크기의 값을 갖는 코드로서 8421, 7421, 5421, 2421, 51111코드가 있다.

1) 8421 코드

8421 코드는 2진수 4자리와 10진수 1자리로 표시하며, 그 표현은 2진수와 유사하며, 단점으로는 자보수의 성격이 없다. 이러한 8421 코드는 0에서 9까지만 표현할 수 있으며, 1010, 1011, 1100, 1101, 1110, 1111은 사용할 수 없다.

예를 들면....

$(26)_{10} \rightarrow (11010)_2$ 이것은 $(0010\ 0110)_{BCD}$로 계산된다.

2) 5421 코드

5421 코드는 자보수의 성격은 없으며, 최 좌측의 2진수 값이 0이면 4 이하의 10진수이고, 최 좌측의 2진수 값이 1이면 5 이상의 10진수가 되며, 이것은 연산을 처리하기가 적당한 코드이다.

3) 2421 코드

2421 코드는 자보수의 기능을 가지므로 보수변환이 쉽다. 즉 보수는 해당코드의 0을 1로 1을 0으로 하여 보수를 구한다. 2421 코드에서 0101, 0110, 0111, 1000, 1001, 1010은 사용하지 않는다.

[표 4-4] 2421 코드와 보수

10진수	2421 코드	2421 코드에 대한 보수
0	0 0 0 0	1 1 1 1
1	0 0 0 1	1 1 1 0
2	0 0 1 0	1 1 0 1
3	0 0 1 1	1 1 0 0
4	0 1 0 0	1 0 1 1
사용안됨	0 1 0 1	1 0 1 0
	0 1 1 0	1 0 0 1
	0 1 1 1	1 0 0 0
	1 0 0 0	0 1 1 1
	1 0 0 1	0 1 1 0
	1 0 1 0	0 1 0 1
5	1 0 1 1	0 1 0 0
6	1 1 0 0	0 0 1 1
7	1 1 0 1	0 0 1 0
8	1 1 1 0	0 0 0 1
9	1 1 1 1	0 0 0 0

예를 들어 $(1101)_{2421}$을 계산하면....

$$(1101)_{2421} = 1 \times 2 + 1 \times 4 + 0 \times 2 + 1 \times 1 = 7$$

4) 51111 코드

51111 코드는 자체 자보수의 성격을 가지며, 10진수 1에서 4는 1의 개수가 오른쪽에서 왼쪽으로 하나씩 증가하고, 5에서 9 사이의 수는 1의 개수가 왼쪽에서 오른쪽으로 하나씩 증가한다.

[표 4-5] 가중치 코드의 종류

10진수	코드의 종류				
	5421 코드	8421 코드 (BCD)	2421 코드	7421 코드	51111 코드
0	0 0 0 0	0 0 0 0	0 0 0 0	0 0 0 0	0 0 0 0 0
1	0 0 0 1	0 0 0 1	0 0 0 1	0 0 0 1	0 0 0 0 1
2	0 0 1 0	0 0 1 0	0 0 1 0	0 0 1 0	0 0 0 1 1
3	0 0 1 1	0 0 1 1	0 0 1 1	0 0 1 1	0 0 1 1 1
4	0 1 0 0	0 1 0 0	0 1 0 0	0 1 0 0	0 1 1 1 1
5	1 0 0 0	0 1 0 1	1 0 1 1	0 1 0 1	1 0 0 0 0
6	1 0 0 1	0 1 1 0	1 1 0 0	0 1 1 0	1 1 0 0 0
7	1 0 1 0	0 1 1 1	1 1 0 1	1 0 0 0	1 1 1 0 0
8	1 0 1 1	1 0 0 0	1 1 1 0	1 0 0 1	1 1 1 1 0
9	1 1 0 0	1 0 0 1	1 1 1 1	1 0 1 0	1 1 1 1 1

(5) 비가중치 코드(Unweighted Code)

2진수를 코드와 했을 때, 각각의 비트가 일정한 크기의 값을 갖지 않는 코드로서 Excess-3 코드, Gray 코드, Shift-Counter 코드, 5중 2, 5중 3 코드 등이 있다.

1) 3초과 코드(Excess-3 Code)

3초과 코드는 대표적인 비가중치 코드로서 8421코드에 $3(0011)_2$을 더한 코드로서 자보수의 기능을 가진다. 이것은 어떠한 경우라도 2진수 전체가 0이 될 수 없으므로 신호가 없을 때 0과 구별된다. 3초과 코드에서는 0000, 0001, 0010, 1101, 1110, 1111은 사용할 수 없다.

[표 4-6] Excess-3와 8421 코드와의 관계

10진수	Excess-3 코드	8421 코드
사용하지 않음	0 0 0 0	
	0 0 0 1	
	0 0 1 0	
0	0 0 1 1	0 0 0 0
1	0 1 0 0	0 0 0 1
2	0 1 0 1	0 0 1 0
3	0 1 1 0	0 0 1 1
4	0 1 1 1	0 1 0 0
5	1 0 0 0	0 1 0 1
6	1 0 0 1	0 1 1 0
7	1 0 1 0	0 1 1 1
8	1 0 1 1	1 0 0 0
9	1 1 0 0	1 0 0 1
사용하지 않음	1 0 0 1	1 0 1 0
	1 1 1 0	1 0 1 1
	1 1 1 1	1 1 0 0
		1 1 0 1
		1 1 1 0
		1 1 1 1
10	0 1 0 0 0 0 1 1	0 0 0 1 0 0 0 0
11	0 1 0 0 0 1 0 0	0 0 0 1 0 0 0 1
12	0 1 0 0 0 1 0 1	0 0 0 1 0 0 1 0
13	0 1 0 0 0 1 1 0	0 0 0 1 0 0 1 1
:	:	:
98	1 1 0 0 1 0 1 1	1 0 1 1 1 0 0 0
99	1 1 0 0 1 1 0 0	1 0 0 1 1 0 0 1

예를 들어 $(3)_{10}$을 Excess-3 코드로 계산하면...

$(3)_{10} = (0011)_2 \rightarrow (0110)_{ex-3}$ 즉 $(0011)_2$에 3을 더하여 계산한다.

2) 그레이 코드(Gray Code)

그레이 코드(Gray Code)는 한 비트만 변환시키면 다른 비트들의 변화 없이도 바로 다음 수의 코드가 된다. 이것은 I/O 장치나 A/D 변환 부호기에 많이 이용되며, 연산에는 부적합한 코드이다.

[표 4-7] 그레이 코드와 2진 코드

10진수	Gray Code	2진수
0	0 0 0 0	0 0 0 0
1	0 0 0 1	0 0 0 1
2	0 0 1 1	0 0 1 0
3	0 0 1 0	0 0 1 1
4	0 1 1 0	0 1 0 0
5	0 1 1 1	0 1 0 1
6	0 1 0 1	0 1 1 0
7	0 1 0 0	0 1 1 1
8	1 1 0 0	1 0 0 0
9	1 1 0 1	1 0 0 1
10	1 1 1 1	1 0 1 0
11	1 1 1 0	1 0 1 1
12	1 0 1 0	1 1 0 0
13	1 0 1 1	1 1 0 1
14	1 0 0 1	1 1 1 0
15	1 0 0 0	1 1 1 1

예를 들어 2진수 (0011)를 그레이 코드로 변환하면....

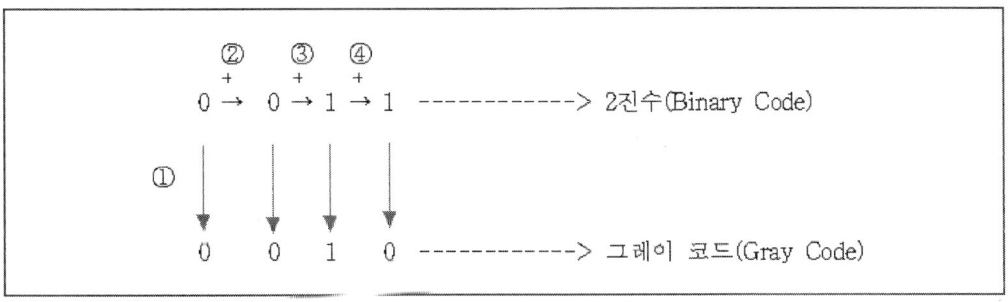

여기서 4번째 (1+1)의 계산으로 $(10)_2$이 되는데, 자리올림 즉 Carry는 버리고 0으로 계산된다.

$\therefore (0011)_2 \longrightarrow (0010)_{Gray}$ (2진 코드를 그레이 코드로 변환)

그레이 코드를 2진수로 변환하면.....

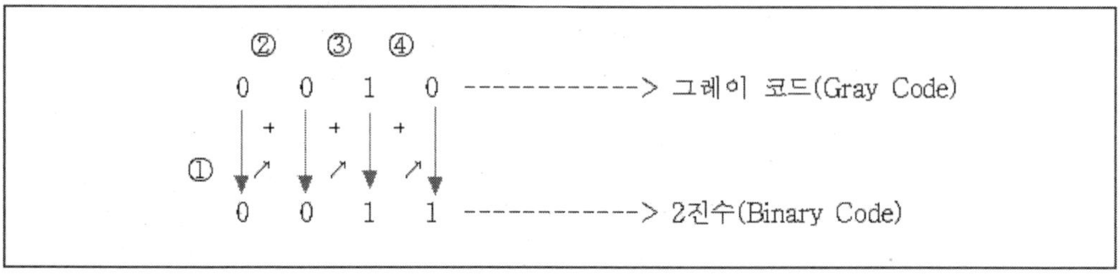

$\therefore (0010)_{Gray} \longrightarrow (0011)_2$ (그레이 코드를 2진 코드로 변환)

3) 쉬프트 카운트 코드(Shift-Counter Code)

쉬프트 카운트 코드(Shift-Counter Code)는 5비트의 BCD 코드로서 10진수 1부터 5까지는 오른쪽으로부터 "1"이 차례로 채워지고, 6부터 9까지는 오른쪽부터 "0"이 채워진다. 이것의 용도는 전자회로 제작에 용이하다.

[표 4-8] 쉬프트 카운터 코드 표

10진수	Shift-Counter Code
0	0 0 0 0 0
1	0 0 0 0 1
2	0 0 0 1 1
3	0 0 1 1 1
4	0 1 1 1 1
5	1 1 1 1 1
6	1 1 1 1 0
7	1 1 1 0 0
8	1 1 0 0 0
9	1 0 0 0 0

(6) 에러 검출 코드(Error-Detecting Code)

에러 검출 코드(Error-Detecting Code)는 처리 데이터가 올바른가를 검사하거나 하드웨어나 소프트웨어상의 틀린 장소를 검출하는 것을 말한다.

1) 비퀴너리 코드(Biquinary Code)

비퀴너리 코드(Biquinary Code)는 7개의 비트로 구성되어 있으며, 각 자리수가 5043210의 값을 갖는다. 이러한 비퀴너리 코드(Biquinary Code)의 에러 검출방법은 하나의 디지트에 1이 2개가 아닐 경우 에러가 발생한다. 따라서 에러검출 방법은 1을 0으로 0을 1로 동시에 변하면 에러가 검출된다.

[표 4-9] 에러 검출 코드의 종류

10진수	Biquinary Code (5043210)	2 Out Of 5 Code (74210)	3 Out Of 5 Code (74210)	Ring-Counter Code (9876543210)
0	0 1 0 0 0 0 1	* 1 1 0 0 0	1 1 1 0 0	0 0 0 0 0 0 0 0 0 1
1	0 1 0 0 0 1 0	0 0 0 1 1	1 1 0 1 0	0 0 0 0 0 0 0 0 1 0
2	0 1 0 0 1 0 0	0 0 1 0 1	1 0 1 1 0	0 0 0 0 0 0 0 1 0 0
3	0 1 0 1 0 0 0	0 0 1 1 0	0 1 1 1 0	0 0 0 0 0 0 1 0 0 0
4	0 1 1 0 0 0 0	0 1 0 0 1	1 1 0 0 1	0 0 0 0 0 1 0 0 0 0
5	1 0 0 0 0 0 1	0 1 0 1 0	1 0 1 0 1	0 0 0 0 1 0 0 0 0 0
6	1 0 0 0 0 1 0	0 1 1 0 0	0 1 1 0 1	0 0 0 1 0 0 0 0 0 0
7	1 0 0 0 1 0 0	1 0 0 0 1	0 1 0 1 1	0 0 1 0 0 0 0 0 0 0
8	1 0 0 1 0 0 0	1 0 0 1 0	1 0 0 1 1	0 1 0 0 0 0 0 0 0 0
9	1 0 1 0 0 0 0	1 0 1 0 0	0 0 1 1 1	1 0 0 0 0 0 0 0 0 0

여기서 *은 10진수 0에 대해서는 Weighting이 적용되지 않음을 주의하시오.

2) 2 Out Of 5 코드

2 Out Of 5 코드는 코드의 각 그룹 중 1의 개수가 두 개로 구성되어 있으며, 1의 개수가 두 개가 아닐 때 에러가 발생한다.

3) 3 Out Of 5 코드

3 Out Of 5 코드는 코드의 각 그룹 중 1의 개수가 세 개로 구성되어 있으며, 1의 개수가 세 개가 아닐 때 2 Out Of 5 코드와 마찬가지로 에러가 발생한다.

4) 링 카운터 코드(Ring-Counter Code)

링 카운터 코드(Ring-Counter Code)는 10개의 비트로 구성되어 있으며, 모든 코드가 하나의 비트에 반드시 1을 가진다. 이것은 에러 검출과 코드를 만들기 위한 디지털 회로를 작동시키는데 용이하게 사용된다.

5) 패리티 체크 코드(Parity–Check Code)

패리티 체크 코드(Parity-Check Code)는 8비트로 구성된 ASCII코드의 첫 번째 비트 한자리를 체크 비트로 사용하여 에러를 판단하는 방법으로 에러 검출은 가능하지만 교정 기능은 없다. 이러한 체크 방법으로는 “even parity check”와 “odd parity check”가 있다.

① Even parity check

패리티 비트를 포함한 코드 중에서 1의 수가 짝수가 되도록 패리티 비트를 붙이는 방법으로 만일 1의 개수가 짝수이면 체크 비트의 값은 0 그리고 1의 개수가 홀수이면 체크 비트의 값을 1로 하여 체크한다.

② Odd parity check

1의 수가 홀수가 되도록 패리티 비트를 붙이는 방법으로 이것은 1비트만의 에러를 검출하는 것으로 주로 주기억장치 및 종이테이프, 자기테이프 등에 많이 이용된다. 참고로 2비트 이상의 에러가 발생하면 에러 검출이 안 된다는 단점이 있다.

[표 4-10] Even Parity Bit와 Odd Parity Bit 비교

10진수	Even Parity Bit		Odd Parity Bit	
	Data Bit	Parity Bit	Data Bit	Parity Bit
0	1 1 1 1 0 0 0 0	0	1 1 1 1 0 0 0 0	1
1	1 1 1 1 0 0 0 1	1	1 1 1 1 0 0 0 1	0
2	1 1 1 1 0 0 1 0	1	1 1 1 1 0 0 1 0	0
3	1 1 1 1 0 0 1 1	0	1 1 1 1 0 0 1 1	1
4	1 1 1 1 0 1 0 0	1	1 1 1 1 0 1 0 0	0
5	1 1 1 1 0 1 0 1	0	1 1 1 1 0 1 0 1	1
6	1 1 1 1 0 1 1 0	0	1 1 1 1 0 1 1 0	1
7	1 1 1 1 0 1 1 1	1	1 1 1 1 0 1 1 1	0
8	1 1 1 1 1 0 0 0	1	1 1 1 1 1 0 0 0	0
9	1 1 1 1 1 0 0 1	0	1 1 1 1 1 0 0 1	1

6) 해밍 코드(Hamming Code)

해밍 코드(Hamming Code)는 7비트로 구성되어 있으며, 코드 중에서 발생한 1비트의 에러를 검출하며 이를 교정까지도 할 수 있는 코드이다.

[표 4-11] 해밍코드 표

비트 의미 및 번호 / 10진수	p_1	p_2	8	p_4	4	2	1
	1	2	3	4	5	6	7
0	0	0	0	0	0	0	0
1	1	1	0	1	0	0	1
2	0	1	0	1	0	1	0
3	1	0	0	0	0	1	1
4	1	0	0	1	1	0	0
5	0	1	0	0	1	0	1
6	1	1	0	0	1	1	0
7	0	0	0	1	1	1	1
8	1	1	1	0	0	0	0
9	0	0	1	1	0	0	1

해밍 코드 표를 보면, 먼저 비트 번호 1, 2, 4는 패리티 체크 비트이며, 즉 패리티 비트의 위치는 $2^n(n=0,1,2...)$로 나타낼 수 있으며, 3, 5, 6, 7은 8421 코드로서 가중 값을 가지고 있다. 따라서 해밍코드는 3개의 패리티 비트 즉 p_1, p_2, p_4를 갖는데, 이것들의 기능은 다음과 같다.

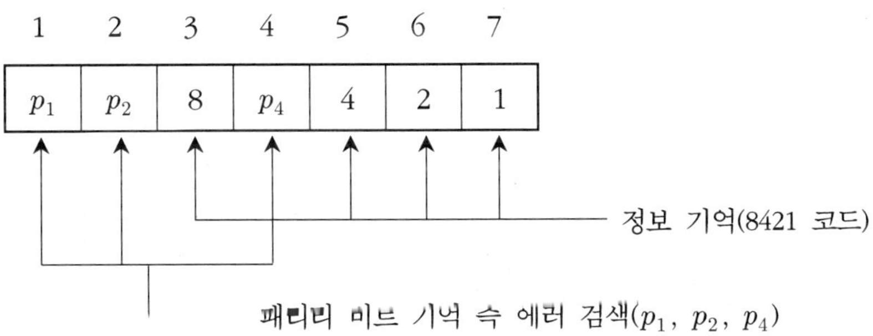

① p_1 : 1, 3, 5, 7비트에 대한 짝수 parity check

② p_2 : 2, 3, 6, 7비트에 대한 짝수 parity check

③ p_4 : 4, 5, 6, 7비트에 대한 짝수 parity check

즉 p_1, p_2, p_4를 가지고 에러를 찾아서 교정을 하게 된다. 그러면 10진수 $(5)_{10}$를 사용하여 에러 검출 및 교정과정을 살펴보면, 먼저 10진수 $(5)_{10}$를 2진수로 변환하여 다음과 같이 해밍코드 표에 대입시킨다.

1	2	3	4	5	6	7
p_1	p_2	0	p_4	1	0	1

→ $(0101)_2$

p_1 : $p_1+0+1+1=$짝수(p_1 : 1, 3, 5, 7비트에 대한 짝수 parity check) $\therefore$ $p_1=0$

p_2 : $p_2+0+0+1=$홀수(p_2 : 2, 3, 6, 7비트에 대한 짝수 parity check) $\therefore$ $p_2=1$

p_4 : $p_4+1+0+1=$짝수(p_4 : 4, 5, 6, 7비트에 대한 짝수 parity check) $\therefore$ $p_4=0$

그러면 이것을 다음과 같이 비트 의미에 대입시킨다.

1	2	3	4	5	6	7
p_1	p_2	0	p_4	1	0	1

→ $(0101)_2$

(0 1 0 0 1 0 1) 즉 $(0100101)_{Hamming}$가 되는데,

만일 $(0101101)_2$로 전송했을 때,

p_1	p_2	8	p_4	4	2	1	
0	1	0	①	1	0	1	→$(0101101)_2$

→ 여기서 에러가 있음.!!

그러면 전송된 데이터에 대한 에러를 찾아보면.....

$p_1=0+0+1+1=$짝수(정상 즉 우수)

$p_2=1+0+0+1=$짝수(정상 즉 우수)

$p_4=1+1+0+1=$홀수(에러 발생)

$\therefore$ p_4 즉 4번째 비트에서 에러가 발생했으므로 이를 0으로 교정한다.

4.5 논리 표현

컴퓨터란? 인간을 대신하여 계산이나 주어진 데이터에 대한 어떤 조작을 효율적으로 사용하기 위한 기계장치이다. 계산이나 여러 가지 일들을 처리하려면, 필요한 연산 혹은 비교 판단 등 논리적, 산술적 처리를 하여야 되는데, 이러한 처리를 모두 논리회로(論理回路)에 의해서 구성된다. 이러한 컴퓨터의 가장 기본적이고도 중요한 위치가 바로 논리회로라 하겠다. 논리회로에서 취급하는 기본적 논리연산을 숫자 "0"과 "1"로 대치하여 참(True)과 거짓(False)을 표현하고 처리하는 대수학의 한 분야로 부울 대수 즉 논리 대수는 논리회로의 설계, 분석에 이용되는 중요한 기초분야이다.

① 부울변수 즉 논리변수는 "0"과 "1"을 가질 수 있는 2진 변수이다.
② 부울함수 즉 논리함수는 "f()"로 표시하여 입력과 출력과의 관계를 명시할 수 있다.

논리 연산 종류
- 논리 부정(NOT)
- 논리곱(AND)
- 논리합(OR)
- 배타적인 논리합(XOR, EXOR)
- 부정 논리곱(NAND)
- 부정 논리합(NOR)

③ 논리식은 입력변수와 출력변수 논리 연산자들을 사용하여 입력 또는 출력간의 관계를 표현한 식을 말한다.
④ 논리 소자(Logic Element) 즉 논리 게이트는 논리 값이 참일 때 "1"로 표현하고 거짓일 때 "0"으로 표현한다. 이는 전압의 높낮이라든지 또는 전기회로 등을 대응시켜서 수행하는 원리표현이 있다.
⑤ 진리표는 입출력의 관계를 논리 값(1, 0)으로 나타낸 표를 말한다.

컴퓨터는 모든 데이터를 2진법에 의하여 표현할 뿐만 아니라 2진 덧셈을 기본으로 하여 모든 연산이 수행되는데, 2진법에 의해서 동작되는 컴퓨터를 구성하는 가장 기본적인 회로는 논리회로이다. 본 교재에서는 컴퓨터의 동작원리를 이해하기 위하여 필요한 부울 대수의 개념과 컴퓨터를 구성하는 기본적인 회로들의 동작원리에 대하여 상세히 알아보기로 한다.

4.6 부울 대수

부울 대수(Boolean Algebra)는 인간의 지식이나 사고 과정에서 논리를 수학적으로 해석하기 위하여 부울(George Boole)이 1847년에 제안하였다. 이러한 부울 대수는 어떠한 명제가 참인가 거짓인가 또는 이 명제를 조합한 것이 참인가 거짓인가를 논(論)하는 것으로 이것을 논리수학이라고도 한다. 부울 대수는 오랫동안 순수 수학의 영역에서만 존재하다가 1938년 벨 연구소의 샤논(Shannon, C.E.)이 부울의 아이디어를 정리하여 전기적 스위치 회로에 응용 될 수 있다고 주장한 이후 부울이 기대했던 바와는 달리 전화 교환기 등의 통신장치 및 컴퓨터 회로의 분석 및 설계 수단으로 널리 이용되고 있다.

이러한 이유로 부울 대수를 스위칭 대수(Switching Algebra)라고도 부르고 있다. 이러한 부울 대수에서 취급하는 숫자는 2개뿐으로 보통 "0"과 "1"로 표현한다. 부울 대수식의 "0"과 "1"은 전기 신호의 유(1), 무(0), 또는 스위치의 ON(1), OFF(0)와 같은 두 가지 상태 중에서 논리합, 논리곱, 논리부정 등이 있으며 부울대수에 의하여 표현된 식을 부울 함수라고 한다.

(1) 부울 대수의 기본 연산

부울 대수(Boolean Algebra)의 기본연산 즉 논리 연산에는 논리합(OR), 논리곱(AND), 논리부정(NOT)이 있으며, 논리식에서는 "+", "·", "−" 등으로 나타낸다. 부울 대수의 기본연산을 살펴보면 다음과 같다.

[표 4-12] 기본 논리 연산자

OR	AND	NOT
$0+0=0$	$0 \cdot 0=0$	$\overline{0}=1$
$0+1=1$	$0 \cdot 1=0$	
$1+0=1$	$1 \cdot 0=0$	$\overline{1}=0$
$1+1=1$	$1 \cdot 1=1$	

부울 대수의 기본연산은 2진수의 덧셈과 곱셈이 각각 논리합과 논리곱에 대응된다는 것을 쉽게 알 수 있지만, 이 중에서 논리합의 맨 마지막에 있는 "1+1"은 2진 덧셈에서와 달리 "10"이 아닌 "1"이 된다는 것에 유의하여야 한다. 논리 NOT 연산은 2진수의 1의 보수를 취하는 것이라고 할 수 있다.

(2) 기본 지식

부울 대수를 이용하면 2진 변수에 대한 진리표를 함수 형태로 나타낼 수 있을 뿐만 아니라 컴퓨터를 구성하는 논리회로의 입출력 관계를 함수형태로 표현될 수도 있으며, 같은 기능을 갖는 보다 간단한 논리회로를 찾을 수도 있다. 현재 부울 대수는 전자 공학 분야, 특히 그 중에서도 컴퓨터의 설계 면에서 논리회로의 설계수단으로 널리 이용되고 있다. 이러한 부울 대수의 기본연산을 조합함으로써 다음과 같은 기본적인 공식을 얻을 수 있다.

1. $X+0 = X$
2. $X \cdot 0 = 0$
3. $X+1 = 1$
4. $X \cdot 1 = X$
5. $X+X = X$
6. $X \cdot X = X$
7. $X+\overline{X} = 1$
8. $X \cdot \overline{X} = 0$
9. $X+Y = Y+X$ (교환 법칙)
10. $X \cdot Y = Y \cdot X$ (교환 법칙)
11. $X+(Y+Z) = (X+Y)+Z$ (결합 법칙)
12. $X \cdot (Y \cdot Z) = (X \cdot Y) \cdot Z$ (결합 법칙)
13. $X \cdot (Y+Z) = X \cdot Y+X \cdot Z$ (배분 법칙)
14. $X+Y \cdot Z = (X+Y)(X+Z)$ (배분 법칙)
15. $\overline{X+Y} = \overline{X} \cdot \overline{Y}$ (드모르간 정리)
16. $\overline{X \cdot Y} = \overline{X} + \overline{Y}$ (드모르간 정리)
17. $\overline{\overline{X}} = X$

위의 부울 대수에 대한 기본 공식을 상세히 분석하면,

① $X+0=X$이다. 즉 X가 0이면, $0+0=0$이고, X가 1이면 $1+0=1$이므로 $x+0$의 결과는 언제나 X의 값과 일치하게 된다.

② $X \cdot 0=0$이다. 즉 X가 0이면, $0 \cdot 0=0$이고, X가 1이면 $1 \cdot 0=0$이므로 $X \cdot 0$의 결과는 항상 0이 된다.

③ $X+1=1$이다. 즉 X가 0이면 $0+1=1$이 되고, X가 1이면 $1+1=1$이므로 $X+1$의 결과는 1이 된다.

④ $X \cdot 1=X$이다. 즉 X가 0이면 $0 \cdot 1=0$이고, X가 1이면 $1 \cdot 1=1$이므로 $X \cdot 1$의 결과는 언제나 X값과 일치하게 된다.

⑤ $X+X=X$이다. 즉 X가 0이면 $0+0=0$이고, X가 1이면 $1+1=1$이므로 $X+X$의 결과는 언제나 X값과 일치하게 된다.

⑥ $X \cdot X=X$이다. 즉 X가 0이면 $0 \cdot 0=0$이고, X가 1이면 $1 \cdot 1=1$이므로 $X \cdot X$의 결과는 언제나 X값과 일치하게 된다.

⑦ $X+\overline{X}=1$이다. 즉 X가 0이면 $0+\overline{0}=0+1=1$이고, X가 1이면 $1+\overline{1}=1+0=1$이므로 $X+\overline{X}$의 결과는 언제나 1이 된다.

⑧ $X \cdot \overline{X} = 0$이다. 즉 X가 0이면 $0 \cdot \overline{0} = 0 \cdot 1 = 0$이고, X가 1이면 $1 \cdot \overline{1} = 1 \cdot 0 = 0$이므로 $X \cdot \overline{X}$의 결과는 언제나 0이 된다.

위에서 설명한 것과 같이 X는 언제나 "0" 또는 "1"의 값만을 가질 수 있는 변수로서 보통 이러한 변수를 논리 변수라고 한다.

[참고] 기본 공식과 증명

① $X + X \cdot Y = X$를 증명하면,

(증명)
$$\begin{aligned} X + X \cdot Y &= X \cdot 1 + X \cdot Y \\ &= X \cdot (1 + Y) \\ &= X \cdot 1 \\ &= X \end{aligned}$$

② $X \cdot (X + Y) = X$를 증명하면,

(증명)
$$\begin{aligned} X \cdot (X + Y) &= X \cdot X + X \cdot Y \\ &= X + X \cdot Y \\ &= X \end{aligned}$$

③ $(X + Y) \cdot (X + \overline{Y}) = X$를 증명하면,

(증명)
$$\begin{aligned} (X + Y) \cdot (X + \overline{Y}) &= X \cdot X + X \cdot \overline{Y} + X \cdot Y + Y \cdot \overline{Y} \\ &= X + X \cdot (\overline{Y} + Y) + 0 \\ &= X + X \cdot 1 \\ &= X + X \\ &= X \end{aligned}$$

④ $\overline{X} + X \cdot Y = \overline{X} + Y$를 증명하면,

(증명)
$$\begin{aligned} \overline{X} + X \cdot Y &= (\overline{X} + X)(\overline{X} + Y) \\ &= 1 \cdot (\overline{X} + Y) \\ &= \overline{X} + Y \end{aligned}$$

⑤ $X + \overline{X} \cdot Y = X + Y$를 증명하면,

(증명)
$$\begin{aligned} X + \overline{X} \cdot Y &= (X + \overline{X})(X + Y) \\ &= 1 \cdot (X + Y) \\ &= X + Y \end{aligned}$$

⑥ $(X + Y) \cdot (X + Z) = X + Y \cdot Z$를 증명하면,

(증명)
$$\begin{aligned} (X + Y) \cdot (X + Z) &= X \cdot X + X \cdot Z + X \cdot Y + Y \cdot Z \\ &= X + X \cdot Y + X \cdot Z + Y \cdot Z \\ &= X(1 + Y) + X \cdot Z + Y \cdot Z \\ &= X + X \cdot Z + Y \cdot Z \\ &= X(1 + Z) + Y \cdot Z \end{aligned}$$

$$=X+Y\cdot Z$$

⑦ $(X+Y)\cdot(\overline{X}+Z)=X\cdot Z+\overline{X}\cdot Y$를 증명하면,

(증명) $(X+Y)\cdot(\overline{X}+Z)=X\cdot\overline{X}+X\cdot Z+\overline{X}\cdot Y+Y\cdot Z$

$$=0+X\cdot Z+\overline{X}\cdot Y+Y\cdot Z$$

$$=X\cdot Z+\overline{X}\cdot Y+Y\cdot Z(X+\overline{X})$$

$$=X\cdot Z+\overline{X}\cdot Y+X\cdot Y\cdot Z+\overline{X}\cdot Y\cdot Z$$

$$=X\cdot Z\cdot(1+Y)+\overline{X}\cdot Y(1+Z)$$

$$=X\cdot Z+\overline{X}\cdot Y$$

드모르간의 정리(De Morgan)는 논리합과 논리곱의 변환 정리로서 논리식을 간단히 할 때 자주 사용되는 것이다. 다음 드모르간 정리는 아래의 진리표로부터 쉽게 증명할 수 있을 것이다.

[표 4-13] 드모르간 진리표

A	B	$\overline{A}$	$\overline{B}$	A+B	A·B	$\overline{A+B}$	$\overline{A\cdot B}$	$\overline{A}+\overline{B}$	$\overline{A}\cdot\overline{B}$
0	0	1	1	0	0	1	1	1	1
0	1	1	0	1	0	0	1	1	0
1	0	0	1	1	0	0	1	1	0
1	1	0	0	1	1	0	0	0	0

4.7 논리 회로

논리회로 또는 논리 게이트란 1개 또는 그 이상의 입력신호를 입력받아 단 1개의 출력신호를 내보내는 전기적인 회로를 의미한다. 이것은 대부분 반도체 소자에 의하여 구성되지만 이해를 돕기 위하여 전기적인 회로를 이용하여 동작되는 현상을 살펴보면 다음과 같다.

(1) 논리 부정(NOT)

출력 조건이 입력조건의 반대가 되는 조건을 논리 부정(NOT)이라 하고, 이 조건을 만족시키는 회로를 논리 부정 회로(NOT Gate)라고 한다. 논리를 부정시키는 연산으로 입력이 하나인

단항 연산으로 표현된다. 즉 연산의 입력 값이 "1"이면 출력은 "0"으로 표시된다. 따라서 출력 조건이 입력 조건의 반대가 되는 조건을 논리 부정(NOT)이라 하고, 이 조건을 만족시키는 회로를 논리부정 회로(NOT Gate)라고 한다. 아래 그림은 누르고 있는 동안만 접점이 떨어지는 스위치 A와 램프를 사용하여 논리 부정 회로의 동작원리를 쉽게 이해할 수 있도록 구성한 전기회로이다. 이 회로는 다음과 같은 2가지의 상태를 가질 수 있다.

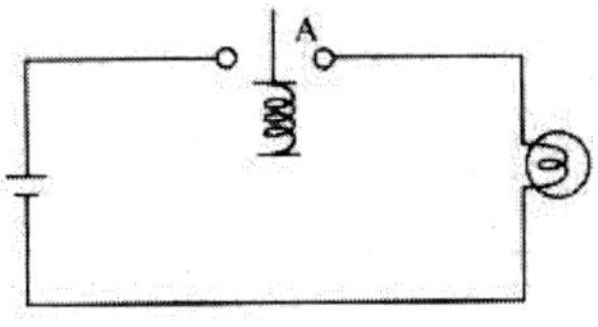

(a) 논리 부정회로

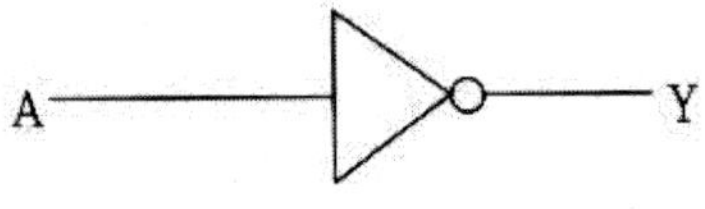

(b) 기호

[그림 4-5] 논리 부정 회로 구성

① 스위치 A가 눌러지지 않은 OFF 상태 즉 스위치가 연결된 상태이면 램프 Y는 불이 켜진 ON 상태가 된다.
② 스위치 A가 눌러진 ON 상태 즉 스위치가 떨어진 상태이면 램프 Y는 불이 꺼진 OFF 상태가 된다.

위 2가지 경우를 요약하면, 입력 스위치가 OFF 상태이면 출력 램프는 ON 상태가 되고, 입력 스위치가 ON 상태이면 출력 램프는 OFF 상태가 된다고 할 수 있다. 이 회로의 동작상태를 도표로 나타내면 아래와 같은 진리표를 얻을 수 있으며, 이 회로의 기호와 논리식은 다음과 같다.

A	Y
0	1
1	0

(a) 논리 부정 진리표

$$Y = \overline{A}$$

(b) 논리식

[그림 4-6] 논리 부정 진리표와 논리식

입력 변수가 하나이기 때문에 입력으로 들어올 수 있는 상태의 값은 "0" 아니면 "1" 두 가지 상태로서 표시된다.

(2) 논리곱(AND)

두 개 이상의 논리들을 입력받아 입력 값이 모두 참(1)인 경우에만 참이 출력되고 그 외 모두 거짓(0)으로 표시된다. 즉 두 개 이상의 조건이 있을 때, 모든 조건을 만족해야 하는 조건을 논리곱 조건이라고 하고, 이 조건을 만족시키는 회로를 논리곱 또는 AND 게이트라고 한다. 아래의 그림은 2개의 스위치와 하나의 램프를 사용하여 논리곱 회로의 동작원리를 쉽게 이해할 수 있도록 구성한 전기회로이다.

이 회로는 다음과 같은 4가지의 상태를 가질 수 있다.

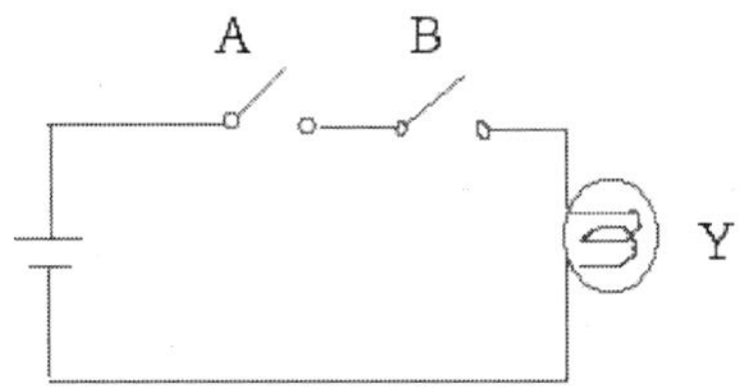

(a) 논리곱 회로

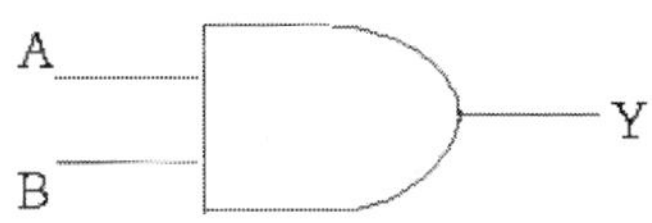

(b) 기호

[그림 4-7] 논리곱 회로 구성

① 스위치 A가 B가 모두 OFF이면 램프 Y는 OFF상태가 된다.
② 스위치 A가 OFF이고, 스위치 B가 ON이면, 램프 Y는 OFF상태이다.
③ 스위치 A가 ON이고, B가 OFF이면 램프 Y는 ON상태이다.
④ 스위치 A와 B가 모두 ON이면 램프 Y는 ON상태이다.

위의 4가지 경우를 요약하면, 입력 스위치가 모두 ON 상태일 때에만 출력램프 Y가 ON상태가 된다고 할 수 있다. 이 회로의 동작상태를 도표로 나타내면 아래와 같은 진리표를 얻을 수 있으며, 이 회로의 기호와 논리식은 아래와 같다

A	B	Y
0	0	0
0	1	0
1	0	0
1	1	1

(a) 논리곱 진리표

$$Y = A \cdot B$$

(b) 논리식

[그림 4-8] 논리곱 진리표와 논리식

(3) 논리합(OR)

논리합은 두 개 이상의 논리들을 입력받아 입력 값이 하나만 참(1)인 경우에도 참이 출력되고 그 외 거짓(0)으로 표시하려면 두개의 입력 값 모두 거짓(0)일 때만 거짓(0)으로 표현한다. 즉 두 개 이상의 조건이 있을 때, 이 중 하나 이상의 조건이 만족해야 하는 조건을 논리합이라고 하고, 이 조건을 만족시키는 회로를 논리합 회로 또는 OR 게이트라고 한다. 아래 그림은 2개의 스위치와 램프를 사용하여 논리합 회로의 동작원리를 쉽게 이해할 수 있도록 구성한 전기회로이다. 그림에서 전원을 E, 두 스위치를 각각 A, B라고 하고, 램프를 Y라고 할 경우 이 회로는 다음과 같은 4가지의 상태를 가질 수 있다.

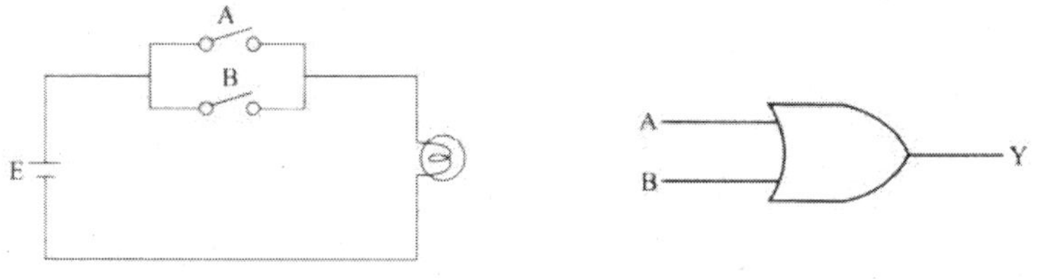

(a) 논리합 회로 (b) 기호

[그림 4-9] 논리합 회로 구성

① 논리합 회로는 스위치 A와 B가 모두 OFF 상태이면 램프 Y는 불이 꺼진 OFF 상태이다.
② 논리합 회로는 스위치 A가 OFF 상태이고, 스위치 B가 ON 상태이면 램프 Y는 불이 꺼진 ON 상태이다.
③ 논리합 회로는 스위치 A가 ON 상태이고, 스위치 B가 OFF상태이면 램프 Y는 불이 켜진 ON 상태이다.
④ 논리합 회로는 스위치 A와 B가 모두 ON 상태이면 램프 Y는 불이 켜진 ON 상태이다.

위의 4가지 경우를 요약하면, 입력 스위치 A, B 중 어느 하나라도 ON 상태이면 램프 Y가 ON상태이면 램프 Y가 ON 상태가 된다고 할 수 있다. 이 회로의 동작 상태를 도표로 나타내면 (OFF 상태는 0, ON상태는 1로 표시)아래와 같은 진리표를 얻을 수 있으며, 이 회로의 기호와 논리식은 아래와 같다.

A	B	Y
0	0	0
0	1	1
1	0	1
1	1	1

$$Y = A+B$$

(a) 논리합 진리표 (b) 논리식

[그림 4-10] 논리합 진리표와 논리식

(4) 배타적인 논리합(XOR)

두 개 이상의 논리 값을 입력받아 "1"이 홀수개일 때만 출력을 "1"로 표현하는 연산이다. 입력이 2개일 때는 서로 다른 상태의 입력(0, 1 또는 1, 0)이 들어올 때 출력이 "1"이 된다. 즉 배타적 논리합 회로는 홀수개의 입력이 1일 때에만 그 출력이 1이 되는 논리회로를 말하는 것으로 Exclusive 논리합 회로 또는 XOR 게이트라고도 한다. 배타적 논리합 회로의 동작 상태를 구체적으로 살펴보면 다음과 같다.

아래의 그림은 배타적 논리합 회로를 구성하는 한 방법을 나타낼 것이다.

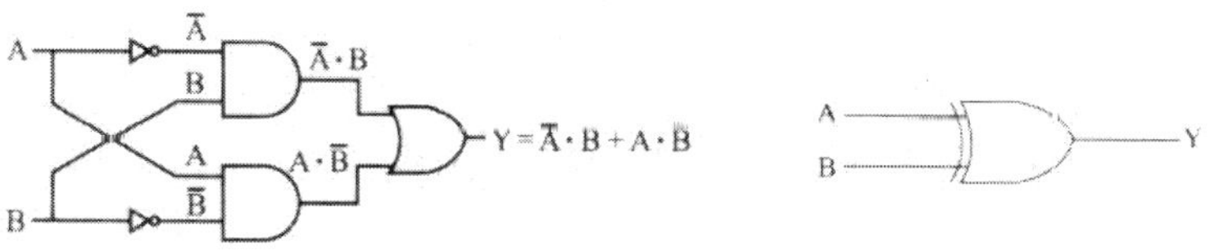

(a) 배타적인 논리합회로 (b) 기호

[그림 4-11] 배타적인 논리합 회로 구성

위 두 회로에서 두 입력신호 A와 B는 상단과 하단의 논리곱 회로의 입력이 된다. 즉, 상단 논리곱 회로의 입력은 논리부정 회로를 통과한 $\overline{A}$와 B가 되고, 하단 논리곱 회로의 입력은 A와 논리부정 회로를 통과한 $\overline{B}$가 된다. 따라서 논리합 회로의 입력은 $\overline{A} \cdot B$와 $A \cdot \overline{B}$가 된다. 결론적으로 A와 B를 입력으로 받아들인 배타적 논리합 회로의 최종 출력은

$$Y = \overline{A} \cdot B + A \cdot \overline{B}$$

가 되는 것이다.

다음 배타적 논리합 회로의 동작 상태를 구체적으로 살펴보면 다음과 같다.

① A=0, B=0일 때 $Y=\overline{0} \cdot 0+0 \cdot \overline{0}=1 \cdot 0+0 \cdot 1=0+0=0$

② A=0, B=1일 때 $Y=\overline{0} \cdot 1+0 \cdot \overline{1}=1 \cdot 1+0 \cdot 0=1+0=1$

③ A=1, B=0일 때 $Y=\overline{1} \cdot 0+1 \cdot \overline{0}=0 \cdot 0+1 \cdot 1=0+1=1$

④ A=1, B=1일 때 $Y=\overline{1} \cdot 1+1 \cdot \overline{1}=0 \cdot 1+1 \cdot 0=0+0=0$

이상의 결과를 도표로 나타낸 것이 배타적 논리합 회로의 진리표이다. XOR 게이트를 배타적인 논리합 회로라고 부르는 이유는 위의 결과에서처럼 마치 자리올림을 무시한 2진 덧셈을 수행하는 것과 같기 때문이다.

배타적 논리합 회로의 기호와 논리식은 다음과 같다.

A	B	Y
0	0	0
0	1	1
1	0	1
1	1	0

$$Y = A \oplus B$$

(a) 배타적인 논리합 진리표 (b) 논리식

[그림 4-12] 배타적 논리합 진리표와 논리식

(5) 부정 논리곱(NAND)

논리곱의 연산에 대한 반대 개념으로 표시된다. 즉 두 개의 논리 값이 참(1)일 때만 거짓(0)으로 표시된다. 부정 논리곱 회로는 오른쪽 그림과 같이 논리곱 회로의 출력단자에 논리부정 회로를 접속한 것으로 표시할 수 있다. 따라서 부정 논리곱 회로의 최종 출력은 A와 B의 두 입력을 갖는 논리곱 회로 출력의 보수가 된다.

부정 논리곱의 진리표, 기호 및 논리식은 아래와 같다.

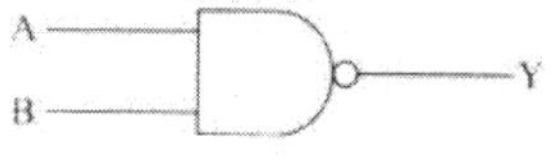

A	B	Y
0	0	1
0	1	1
1	0	1
1	1	0

$$Y = \overline{A \cdot B}$$

(a) 기호 (b) 부정 논리곱 진리표 (c) 논리식

[그림 4-13] 부정 논리곱 회로 및 진리표와 논리식

부정 논리곱 회로의 동작은 모든 입력이 "1"일 때만 출력이 "0"이 되고, A와 B중의 어느 하나라도 "0"이 있으면 출력이 "1"이 된다. 즉, 부정논리곱 회로의 출력은 논리곱 회로 출력의 1의 보수가 된다. 부정 논리곱 회로는 원래 NOT-AND 게이트이나 편의상 NAND 게이트로 줄여서 표시한다.

(6) 부정 논리합(NOR)

논리합의 부정으로 연산이 처리된다. 즉 두개의 논리 값이 거짓(0)일 때만 참(0)으로 표시된다. 부정 논리합 회로는 아래 그림과 같이 논리합 회로의 출력단자에 논리부정회로를 접속한 것으로 표시할 수 있다. 따라서 부정 논리합 회로의 최종 출력은 A와 B의 두 입력을 갖는 논리합 호로 출력의 보수가 된다.

부정 논리합 회로의 진리표, 기호 및 논리식은 아래와 같다.

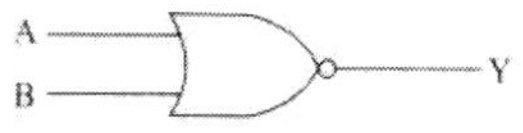

A	B	Y
0	0	1
0	1	0
1	0	0
1	1	0

$Y=\overline{A+B}$

(a) 기호 (b) 부정 논리합 진리표 (c) 논리식

[그림 4-14] 부정 논리합 회로 구성 및 진리표와 논리식

부정 논리합 회로의 동작은 모든 입력이 "0"일 때만 출력이 "1"이 된다. 즉, 부정 논리합 회로의 출력은 논리합 회로 출력의 1의 보수가 된다. 부정논리합 회로는 원래 NOT-OR 게이트이나 편의상 NOR 게이트로 줄여서 표시한다.

[참고] 드모르간 정리의 증명

① 드모르간 제1정리 : $\overline{A+B}=\overline{A}\cdot\overline{B}$

아래의 그림과 같이 $\overline{A+B}$는 A와 B를 입력으로 하는 부정 논리합 회로로 표시할 수 있고, $\overline{A}\cdot\overline{B}$는 입력신호 A와 B가 논리 부정 회로를 통과한 후 논리곱회로를 통과하는 회로로 표시할 수 있다.

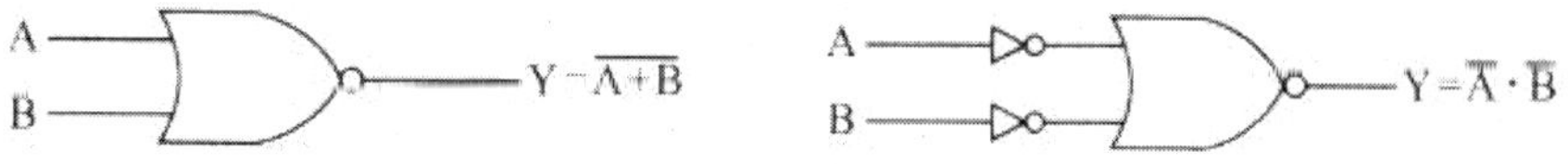

[그림 4-15] 드모르간의 제 1정리 구성 회로

위 두 회로의 동작을 나타내는 진리표를 그려보면 다음과 같다.

A	B	$\overline{A+B}$
0	0	1
0	1	0
1	0	0
1	1	0

A	B	$\overline{A}\cdot\overline{B}$
0	0	1
0	1	0
1	0	0
1	1	0

위 두 진리표를 비교하면 $\overline{A+B}=\overline{A}\cdot\overline{B}$의 회로가 동일한 동작을 수행한다는 것을 알 수 있다. 드모르간의 논리회로가 발명되기 훨씬 이전에 이와 같은 대등성을 발견하고 아래의 방정식을 드모르간 제1정리라 하였다.

$$\overline{A+B}=\overline{A}\cdot\overline{B}$$

② 드모르간의 제2정리 : $\overline{A\cdot B}=\overline{A}+\overline{B}$

정리 : $\overline{A\cdot B}$와 $\overline{A}+\overline{B}$의 회로는 아래와 같이 표시할 수 있다.

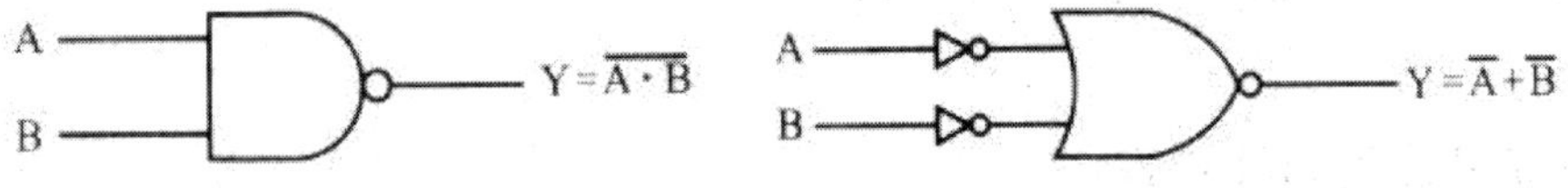

[그림 4-16] 드모르간의 제 2정리 구성 회로

이 두 회로의 동작관계를 나타내는 진리표를 그리면 다음과 같다.

A	B	$\overline{A\cdot B}$
0	0	1
0	1	1
1	0	1
1	1	0

A	B	$\overline{A}+\overline{B}$
0	0	1
0	1	1
1	0	1
1	1	0

위 두 진리표를 비교하면, $\overline{A\cdot B}$와 $\overline{A}+\overline{B}$의 회로가 동일한 동작을 수행한다는 것을 쉽게 알 수 있을 것이다. 즉 아래와 같이 드모르간의 제2정리가 성립한다는 것을 알 수 있다.

$$\overline{A\cdot B}\;=\;\overline{A}+\overline{B}$$

4.8 조합 논리회로

부울 대수를 실현하는 기본 논리회로들을 조합하여 구성한 회로를 조합 논리회로라고 하며, 조합 논리회로는 입력변수, 논리게이트, 출력 변수들로 구성된다. 즉, 조합 논리회로를 구성하는 논리 게이트들은 입력신호를 받아 새로운 신호를 생성하여 출력신호로 내보낸다. 조합 논리회로의 블록도는 아래와 같이 나타낸다.

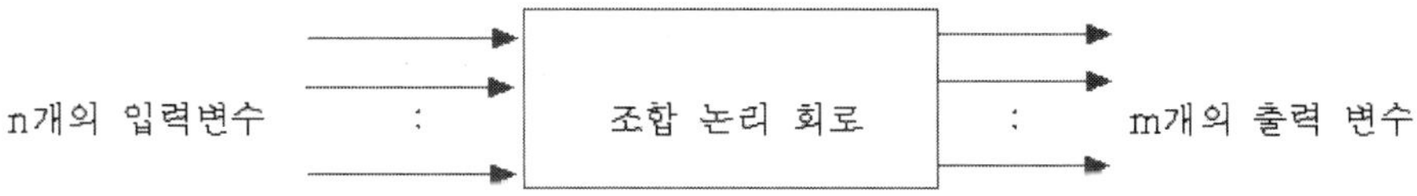

[그림 4-17] 조합 논리 회로 구성

위 블록도와 같이 조합 논리회로는 두 개 이상의 입력신호를 받아 2개 이상의 출력신호를 발생하는 논리회로이다.

(1) 반가산기

반가산기(Half Adder)회로는 한 번에 한자리의 2진수 두 개를 더하는 조합 논리회로이다. 아래 그림은 반가산기 회로를 구성하는 한 방법을 나타낸 것이다.

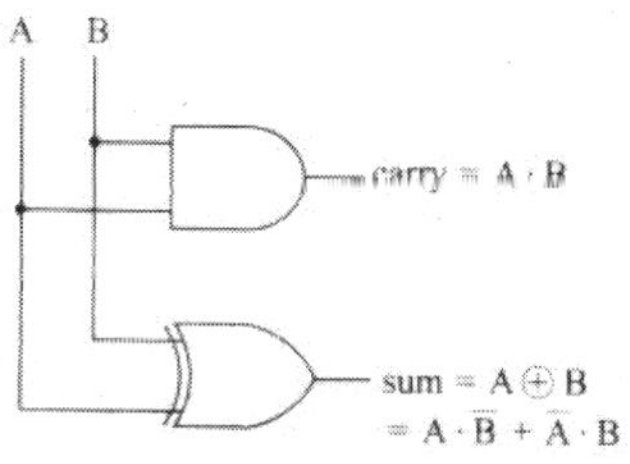

(a) 반가산기 회로

A	B	Carry	Sum
0	0	0	0
0	1	0	1
1	0	0	1
1	1	1	0

(b) 반가산기 진리표

[그림 4-18] 반가산기 회로 및 진리표 구성

위 회로에서 캐리는 한 자리의 2진수 2개를 더할 때 발생하는 자리 올림수를 나타내고, 합은 한 자리의 2진수 2개를 더할 때의 합을 나타낸다. 위 반가산기 회로가 처리할 수 있는 4가지의 경우는 다음과 같다.

① A=0, B=0일 때 즉, 0과 0을 더할 경우에 다음과 같이 증명하여 표시할 수 있다.
 즉 Carry=A · B=0 · 0=0, Sum=A⊕B=0⊕0=0이 된다.
② A=0, B=1일 때 즉, 0과 1을 더할 경우에 다음과 같이 증명하여 표시할 수 있다.
 즉 Carry=A · B=0 · 1=0, Sum=A⊕B=0⊕1=1이 된다.
③ A=1, B=0일 때 즉, 1과 0을 더할 경우에 다음과 같이 증명하여 표시할 수 있다.
 즉 Carry=A · B=1 · 0=0, Sum=A⊕B=1⊕0=1이 된다.
④ A=1, B=1일 때 즉, 1과 1을 더할 경우에 다음과 같이 증명하여 표시할 수 있다.
 즉 Carry=A · B=1 · 1=1, Sum=A⊕B=1⊕1=0이 된다.

(2) 전 가산기

아래와 같은 2진수의 덧셈에서와 같이 2개의 2진수를 더할 때 같은 열의 수를 더하여 발생한 자리올림수가 열로 올라가서 더해지는 경우가 발생한다.

```
                 ① ② … 자리 올림수
    1 0 1         1 0 1
  + 1 1 1  →    + 1 1 1
  -------       -------
  1 1 0 0       1 1 0 0
```

위 덧셈 과정을 자세히 설명하면, 맨 우측 열에서의 합은 1 + 1 = 0이고, 자리올림수는 1이 된다. 그 다음 열에서는 이 자리올림수 때문에 한 자리 2진수 3개가 합해져야 한다. 즉, 그 다음 열의 합은 1(자리올림수)+ 0 + 1 = 0이고, 자리올림수는 1이 된다. 위와 같은 경우의 덧셈을 반가산기로 수행하기는 어렵다. 따라서 여러 자리로 구성된 2진수의 덧셈을 하려면, 한 자리의 2진수 3개를 더할 수 있는 가산기가 필요한데, 이 경우에 사용되는 것이 전가산기(Full Adder) 회로이다. 즉, 전가산기는 한 번에 한 자리 2진수 3개를 더하는 회로라고 할 수 있다. 아래의 그림은 전가산기 회로를 구성하는 한 방법을 나타낸 것이다.

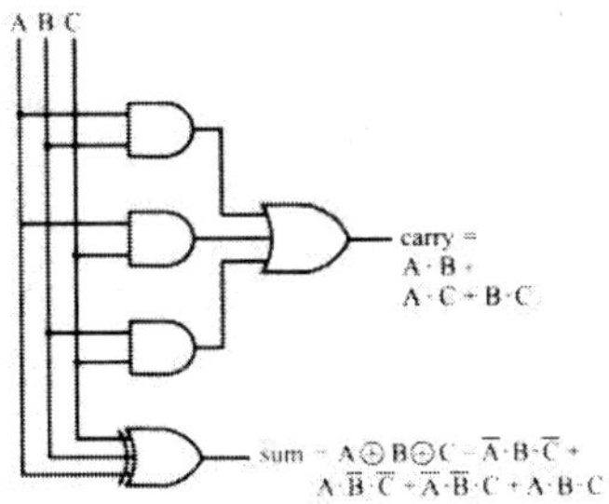

(a) 전가산기 회로

A	B	C	Carry	Sum
0	0	0	0	0
0	0	1	0	1
0	1	0	0	1
0	1	1	1	0
1	0	0	0	1
1	0	1	1	0
1	1	0	1	0
1	1	1	1	1

(b) 전가산기 진리표

[그림 4-19] 전가산기 회로 및 진리표 구성

위 전가산기 회로에서 캐리는 3개의 한자리 2진수를 더할 때 발생하는 자리올림수를 나타내고, 합은 3개의 한자리 2진수를 더할 때의 합을 나타낸다. 위 회로가 처리할 수 있는 8가지의 경우는 다음과 같이 표시할 수 있다.

① A=0, B=0, C=0일 때 즉, 0+0+0의 덧셈을 수행할 때.....

Carry=A · B+B · C+A · C=0 · 0+0 · 0+0 · 0=0+0+0=0
Sum=A⊕B⊕C=0⊕0⊕0=0

② A=0, B=0, C=1일 때 즉, 0+0+1의 덧셈을 수행할 때.....

Carry=A · B+B · C+A · C=0 · 0+0 · 1+0 · 1=0+0+0=0
Sum=A⊕B⊕C=0⊕0⊕1=1

③ A=0, B=1, C=0일 때 즉, 0+1+0의 덧셈을 수행할 때.....

Carry=A · B+B · C+A · C=0 · 1+1 · 0+0 · 0=0+0+0=0
Sum=A⊕B⊕C=0⊕1⊕0=1

④ A=0, B=1, C=1일 때 즉, 0+1+1의 덧셈을 수행할 때.....

Carry=A · B+B · C+A · C=0 · 1+1 · 1+0 · 1=0+1+1=1
Sum=A⊕B⊕C=0⊕1⊕1=0

⑤ A=1, B=0, C=0일 때 즉, 1+0+0의 덧셈을 수행할 때.....

$$\text{Carry}=A\cdot B+B\cdot C+A\cdot C=1\cdot 0+0\cdot 0+1\cdot 0=0+0+0=0$$
$$\text{Sum}=A\oplus B\oplus C=1\oplus 0\oplus 0=1$$

⑥ A=1, B=0, C=1일 때 즉, 1+0+1의 덧셈을 수행할 때.....

$$\text{Carry}=A\cdot B+B\cdot C+A\cdot C=1\cdot 0+0\cdot 1+1\cdot 1=0+0+0=1$$
$$\text{Sum}=A\oplus B\oplus C=1\oplus 0\oplus 1=0$$

⑦ A=1, B=1, C=0일 때 즉, 1+1+0의 덧셈을 수행할 때......

$$\text{Carry}=A\cdot B+B\cdot C+A\cdot C=1\cdot 1+1\cdot 0+1\cdot 0=1+0+0=1$$
$$\text{Sum}=A\oplus B\oplus C=1\oplus 1\oplus 0=0$$

⑧ A=1, B=1, C=1일 때 즉, 1+1+1의 덧셈을 수행할 때.....

$$\text{Carry}=A\cdot B+B\cdot C+A\cdot C=1\cdot 1+1\cdot 1+1\cdot 1=1+1+1=1$$
$$\text{Sum}=A\oplus B\oplus C=1\oplus 1\oplus 1=1$$

그 외 2진 가산기(Binary Adder) 즉 2진수 2개의 덧셈을 수행시킬 수 있는 논리회로(Logic Circuit) 및 1의 보수에 의한 감산을 행하는 것과 동일한 방법으로 감산을 수행하는 2진 감산기 회로(Binary Subtraction Circuits) 그리고 2진 가산기 회로(Binary Addition Circuits)를 조금 변형시켜 2진수의 덧셈과 뺄셈을 수행할 수 있도록 구성한 2진 가감산기 회로(Binary Addition And Subtraction Circuits) 등이 있다.

[참고] 가산기

가산기(Adder)란 2개의 2진수를 더하기 위한 회로이다. 즉 가산기에는 반가산기(Half Adder)와 전가산기(Full Adder)가 있다. 여기서 반가산기는 하위로부터 자리올림 또는 캐리(carry)를 고려하지 않고 가산을 행한다. 즉 입력을 A와 B, 출력을 Z, 캐리를 C로 하면.....

$$Z=A\cdot B+A\cdot B,\quad C=X\cdot Y$$

위의 논리식으로 회로가 구성된다.

또한 전가산기는 하위로부터의 자리올림을 고려하여 가산을 행한다. 즉 입력을 A와 B, 하위로부터 자리올림을 C, 출력을 Z, 자리올림을 C로 하면.....

$$Z=A \cdot B \cdot C+A \cdot B \cdot C+A \cdot B \cdot C+A \cdot B \cdot C, \quad C=A \cdot B+A \cdot C+B \cdot C$$

위의 논리식으로 회로가 구성된다. 따라서 필요한 자리 수 n개 조합시켜 n자리의 2진수가 가산을 병렬로 처리한다.

CHAPTER 5

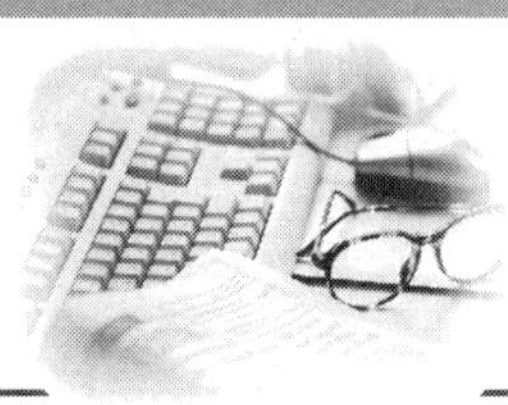

컴퓨터 활용을 위한 운영체제

5.1 개요

1940년대 후반 처음 컴퓨터가 탄생했을 때, 컴퓨터를 자유롭게 이용하기 위해서 운영체제(operating system)가 필요했다. 그 당시만 해도 컴퓨터를 가동하기 위한 운영체제가 없었다. 그러므로 컴퓨터 운영자는 운영체제를 대신할 여러 가지의 운영 장치를 오퍼레이터가 운영 기능을 조작하든지 아니면 펀치 카드를 이용하여 프로그래밍을 한다든지 해서 초기의 컴퓨터를 가동하였다.

이처럼 어떤 기종의 컴퓨터든지 간에 그 컴퓨터를 편리하게 운용하기 위해서는 운영체제가 필요하다. 이러한 운영체제의 근본적인 목적은 자원 즉 컴퓨터 메모리의 효율적인 관리 및 배분이라고 할 수 있다. 이와 같이 운영체제는 하드웨어를 기본 바탕으로 다양한 활용 및 처리를 수행 할 수 있는 능력을 지닌 무한한 자원이라고 할 수 있다. 그러므로 컴퓨터가 제공하는 한정된 자원에서 유능한 운영체제를 가동하여 여러 소프트웨어들을 다양하게 수행시킬 수 있다.

일반적인 운영체제는 자원의 효율적인 관리이며 관리 대상의 가장 중요한 자원은 컴퓨터이다. 컴퓨터 하드웨어는 운영체제 즉, 소프트웨어를 제어할 수 있는 기본적인 계산 능력만 있고, 그 외는 소프트웨어에서 처리한다고만 생각하기보다는 소프트웨어의 처리비용을 절감하기 위해 펌웨어(firmware, 변경할 필요가 없는 프로그램을 롬 등에 기억시켜 하드웨어처럼 사용하는 것)라든지 또는 하드웨어에서 처리하는 모든 처리는 하드웨어에 의존한다. 그러므로 범용 컴퓨터에서 하드웨어의 비중이 많이 차지한다고 볼 수 있다, 그렇다고 소프트웨어를 등한시해도 관계가 없다는 것은 물론 아니다. 이와 같이 소프트웨어는 하드웨어를 기본바탕으로 다양한 활용 및 처리를 수행할 수 있는 능력을 지닌 무한한 자원이라고 할 수 있다. 그러므로 컴퓨터가 제공하는 한정된 자원을 가지고 소프트웨어는 그 한정된 자원 내에서 다양한 수행 능력을 발휘한다.

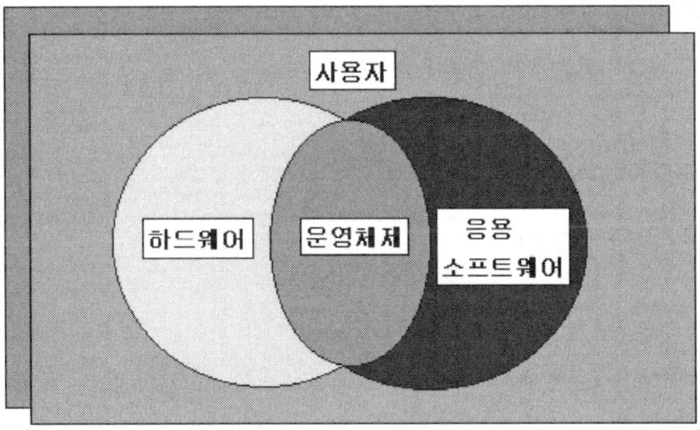

[그림 5-1] 하드웨어와 소프트웨어, 운영체제와의 관계

운용을 위한 운영체제는 한마디로 정의를 내리자면 컴퓨터를 움직이게 하는 프로그램이다. 즉 컴퓨터는 100%가 최첨단 반도체로 구성되어 있다. 컴퓨터는 전자회로 및 반도체 메모리로 구성되어 있는 기계장치로서 그 사체로서는 아무런 기능을 발휘하지 못한다. 따라서 이러한 기계적인 장치를 움직이게 하기 위해서는 컴퓨터가 이해할 수 있는 논리적인 프로그램 즉 소프트웨어를 부수적인 장치에 의해 넣어주어야만 한다. 그러므로 여기서 의미하는 운영체제는 컴퓨터 기계장치에 사용자가 손쉽게 기계장치를 움직이게 할 수 있도록 미리 전문 프로그래머가 프로그램을 만들어서 컴퓨터 보조 기억 장치에 기억시켜 놓았기 때문에 사용자는 자유로이 컴퓨터를 활용할 수 있는 것이다.

운영체제가 하는 일에 대해,

① 사용자와 인터페이스를 정의한다.
② 컴퓨터와 사용자가 쉽게 대화할 수 있다.
③ 사용자들 간의 하드웨어 즉 기계장치를 공동으로 사용한다.
④ 사용자들 간의 데이터를 효율적으로 공유하여 사용한다.
⑤ 사용자들 간의 자원의 효율적으로 배분한다.
⑥ 입력 및 출력 보조 역할을 원활히 수행한다.
⑦ 에러 처리를 순조롭게 해결한다.
⑧ 시스템 내 불필요한 임시 파일 삭제 여부 및 사용자 계정 및 메일을 체크 관리한다.
⑨ 자원의 관리 및 보호 기능을 엄격하게 수행한다.
⑩ 메모리를 효율적으로 관리한다.
⑪ 프로세서를 효율적으로 잘 관리한다.
⑫ 프로세서 스케쥴링(process scheduling)의 공평성을 유지시키는 것이다.

⑬ 시스템 내 네트워크 점검 및 대용량 파일서버 즉 웹 서버가 구동되어 있을 경우, 각 시스템에 대하여 단계적인 자동 점검이 필요하다.

5.2 운영체제 역사

운영체제는 과거 1969년대 처음으로 멀틱스(Multics)가 탄생하면서 컴퓨터가 보다 편리하게 운용할 수 있도록 개발되기 시작하였다. 물론 그 당시에는 개인용 컴퓨터가 아닌 대형급 컴퓨터에서만 사용할 수 있었고, 사용할 수 있는 응용 프로그램들도 한계가 있었다. 그러던 중 1970년대 이러한 멀틱스를 개량하여 만든 것이 유닉스이다. 유닉스는 지금 현재까지도 많은 변화를 거듭하여 다양한 형태로 운용되고 있다. 1980년 16비트 컴퓨터가 처음으로 탄생되면서부터 유닉스의 장점만을 살려서 개발한 것이 바로 도스(MS-DOS)인 것이다. 도스는 1981년 미국의 마이크로소프트사에서 16비트 개인용 컴퓨터를 쉽고도 유익하게 사용할 수 있도록 개발한 개인용 소프트웨어로서 운영체제의 가장 대표적인 것으로 사용되고 있으며 인정받고 있었다. 그러나 도스 운영체제의 사용 방식이 사용자가 도스 기본 운용 명령어를 사전에 습득하여 이해 한 다음 활용을 해야 하기 때문에 컴퓨터 응용 프로그램을 활용하기 위해서는 미리 도스를 배워야했다. 그러므로 사용자가 편리하게 컴퓨터를 이해하는데 여러 가지 어려운 점이 없지 않았다.

그러던 중 미국의 마이크로소프트사에서 도스 시스템을 개량하여 1980년대 후반부터 본격적으로 사용자 위주의 운용 프로그램인 윈도우를 개발하게 되었다. 지금 현재 컴퓨터를 사용하는 기본적인 운영체제는 키보드를 사용하여 명령어 처리하는 쉘(Shell)방식이 아닌 마우스로 모든 작업을 수행할 수 있는 윈도우용 운영체제로 변모하였다.

멀틱스	→	유닉스	→	CP/M	→	도스	→	윈도우~	→	윈도우 10
1960년대		1960년대~		1970년대 중반		1981년대~		1980년대 중반		2015년~

[그림 5-2] 운영체제의 변천 과정

지금 현재 모든 개인용 운영체제는 윈도우 그리고 워크스테이션 컴퓨터는 유닉스 시스템을 활용하고 있으며, 앞으로도 계속 네트워크를 동반한 강력한 윈도우용 운영체제가 개발될 것이다.

5.3 운영체제의 주된 자원

운영체제는 임의의 프로그램을 활용하기 위하여 기본적으로 필요한 프로그램 즉 퍼스널 컴퓨터에서는 윈도우를 의미하며, 워크스테이션 컴퓨터에서는 X-윈도우나 Open-윈도우 즉 유닉스를 의미하는데, 여기서 사용되는 주된 자원은 다음과 같이 나누어 볼 수 있다.

(1) 기억 장치(Memory Unit) - 컴퓨터 기억장치를 의미한다.
(2) 프로세서(Processor) - 실행되는 프로그램과 그에 관계되는 정보를 의미한다.
(3) 자원(Resources) - 중앙처리장치 및 디스크와 프린트 등을 총칭하여 이르는 말을 의미한다.

5.3.1 프로세서 개념

현재 컴퓨터를 사용하고 있으면 메모리에 하나의 프로그램이 상주되어 처리되는 정보를 프로세서(Processor) 또는 태스크(Task)라고 부른다. 이 프로세서를 정확히 정의하기는 어렵지만 대략 "실행중인 프로그램과 그에 관련된 정보"라고 말할 수 있다. 멀티태스킹이란? 바로 이러한 프로세서, 즉 태스크가 동시에 여러 개 존재할 수 있다는 것을 뜻한다. 멀티태스킹 환경에서는 프로그램을 하나씩 실행할 때마다 그에 해당하는 프로세서가 하나씩 만들어져서 수행된다. 또한 프로세서가 다른 프로세서를 만들어 낼 수 있는데, 이것을 포크(Fork) 또는 스폰(Spawn)이라고 부른다. 프로세서는 그에 관계된 많은 정보를 가지고 있다. 대개 여기서는 프로세서 번호나 이름, 그 프로세서의 주인(프로세서를 만든 사용자), 시작된 시간, 우선순위, 그리고 그 프로세서에 할당된 메모리 등 자원에 대한 정보들이 포함된다.

운영체제는 프로세서들에 대한 정보를 메모리 내 특별한 영역에 유지하게 된다. 이러한 프로세서의 개념들은 사용자나 특히 유닉스를 관리하는 관리자의 입장에서는 어느 정도의 지식을 알아두는 것이 CPU를 효율적으로 사용하는데 도움이 될 것이다.

5.3.2 프로세서 관리 및 일생

사용자가 명령의 수행을 지시하면 컴퓨터는 그 일(Jobs)의 수행을 위해 프로세서를 생성시킨다.

▌생성된 프로세서를 관리(Processor Management)하는 부분에 대하여......

(1) 프로그램과 데이터의 이미지를 주기억장치에 기억시킨다.
(2) 다중 사용자의 프로세서 또는 프로세서 내의 서브 프로세서의 우선순위를 결정한다.

(3) 각각의 생성된 프로세서의 처리 요구에 대하여 그 일을 순서대로 처리한다.

▌프로세서 일생에 대하여.....

유닉스에서의 프로세서는 생성, 수행, 소멸의 과정을 거쳐서 모든 일을 수행하게 된다. 이러한 상태 변환을 프로세서 일생(Processor Life Cycle)이라고 한다. 즉 어떤 프로세서가 실행 요구를 받게 되면 기억장치로 그 이미지가 옮겨 준비 상태로 된다. 준비 중인 프로세서는 중앙처리장치의 시간 할당을 받아 수행을 하다가 할당 시간이 종료되면, 휴식상태(Sleep State) 또는 대기상태(Wait State)로 들어가게 된다. 이러한 휴식상태와 대기상태의 구분은 이러한 상태로 들어갈 때 우선순위(Priority)에 의해 결정되는데, 재사용 가능 예정 시간이 짧으면 휴식상태로, 길면 대기상태로 들어간다. 이와 같은 상태에서 어떠한 사건이나 재사용 시간이 되면 프로세서는 다시 수행한다. 프로세서의 수행이 종료되면 종료상태를 상위 프로세서(Parent Processor) 즉 현재 대기하고 있는 프로세서에게 알리고 종료하게 된다.

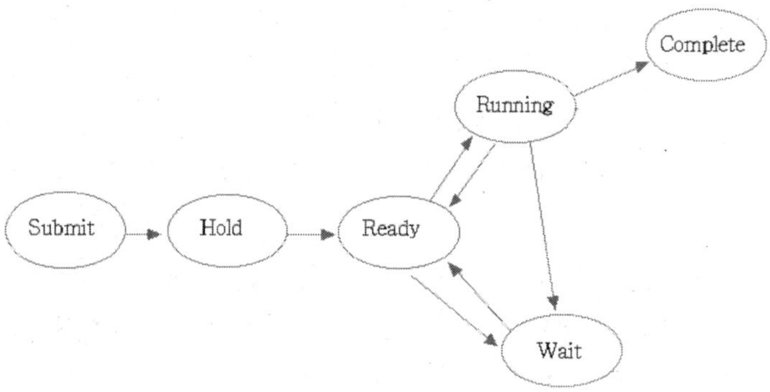

[그림 5-3] 프로세서 일생

(1) 작업 의뢰(Submit)

어떤 프로세서가 실행 요구를 의뢰 받는다. 즉 프로세서가 생성되는 단계이다.

(2) 자료 저장(Hold)

사용자의 일이 기계 내부에 읽을 수 있는 프로세서를 스풀러(Spooler)에 의해 자료가 저장되어 있는 상태이다.

(3) 준비 상태(Ready)

기억장치로 의뢰 받은 이미지가 옮겨져 준비 상태에 있게 된다. 이 상태에서 프로세서의 우선순위(Priority)를 결정하여 CPU를 할당받으면, 즉시 실행(Running)하고 할당받지 못하면 대기상태(Wait State)로 가서 대기한다.

(4) 실행 상태(Running)

우선순위에 의해서 우선순위가 높은 순으로 프로세서를 처리하게 된다. 즉 프로그램을 처리해나가는 단계이다.

(5) 대기 상태(Wait)

준비 중인 프로세서는 CPU의 시간을 할당받아 할당시간이 종료하면 수행할 것은 수행하고 나머지 프로세서들은 대기 상태 즉 휴식상태로 들어가서 우선순위를 할당 받아서 자기 순위가 될 때까지 무한히 기다리는 단계이다. 이를 즉 Starvation이라 한다.

시스템 내 두 개 이상의 프로세서가 있을 때, 이들 프로세서에 순위를 붙여 순서대로 처리하기 위해 CPU는 스케쥴 작업을 한다. 이러한 스케쥴 작업은 프로세서를 관리하기 위해 CPU에서 일정표를 작성하는데, 여기에는 프로세서 스케쥴러(processor scheduler) 또는 잡 스케쥴러(Job Scheduler)가 있다.

(6) 완성 상태(Complete)

수행된 프로세서가 완전히 수행을 끝내고 할당받은 프로세서가 소멸되는 단계이다.

[참고] 운영체제 용어

① 프로세서(Processor) : 실행되는 프로그램과 그에 관계되는 정보를 의미한다.

② 자원(Resources) : CPU, Disk, Printer 등을 총칭하여 이르는 말을 의미한다.

③ 아사상태(Starvation) : 영원히 일어나지 않는 사건을 무한히 기다리는 것을 의미한다.

④ 멀티태스킹(Multi-Tasking) : 다중작업, 다중처리 즉 한 개의 컴퓨터 시스템이 여러 개의 응용 프로그램을 동시에 수행하는 것을 의미한다. 그러면 컴퓨터에서 멀티태스킹(Multi-Tasking)이 왜 필요로 하는가? 그것은 컴퓨터 자원을 보다 효율적으로 사용하자는데 있다. 즉 하나의 워드 프로세서를 가지고 원하는 문서를 작성하여 프린팅 하고자할 때, 이때 키보드는 프린트가 끝날 때까지 쉬어야한다. 이렇게 되면 자원의 비효율적으로 사용하게 되므로 프린트기에 스풀러(Spooler)라는 기능이 있으면, 현재 문서는 프린팅하고, 컴퓨터는 또 다른 작업을 진행할 수 있다. 이로 인해 작업의 효율은 2배 이상 될 것이다.

이러한 멀티태스킹(Multi-Tasking)의 필요성으로는, 첫째 주변장치를 보다 효율적으로 사용하기 위해서, 둘째, Background 작업을 통해 작업시간을 단축시킨다. 셋째, 여러 개의 응용프로그램을 동시에 실행 및 처리할 수 있다. 넷째, 멀티유저 환경으로 다수의 사용자들이 컴퓨터 시스템을 사용할 수 있도록 하기 위해서 정의할 수 있다. 따라서 멀티태스킹(Multi-Tasking)은 어떻게 한정된 자원을 프로세서에게 효율적으로 분배할 것인가? 운영체제는 각 프로세서들에게 공평하게 기회를 나누어주고 그와 동시에 시스템 전체의 효율을 떨어뜨리지 않도록 하면서 각 프로세서간의 침범을 막으면서(프로세서 보호기법) 시스템을 운영해 나아가야 한다.

⑤ 싱글유저(Single-User) : IBM-PC상에서 처리할 수 있는 운영체제가 도스(DOS)로써, 이것은 오로지 개인용 컴퓨터로만 인기를 독차지하여 활용되어 왔으며, 멀티유저 및 멀티태스킹으로는 그 기능적인 면에 있어서 상당히 약하다. 즉 다중 업무처리로는 부적합하여 활용할 수 없고, 오로지 개인용으로 혼자서 사용할 수 있는 것을 의미한다.

⑥ 멀티유저(Multi-User) : 다중 사용자를 의미한다. 즉 한 대의 컴퓨터에서 여러 사용자가 동시에 사용할 수 있다면 이것은 멀티유저라고 할 수 있다. 또한 이를 시분할 시스템(TSS, Time Sharing System)이라고도 한다.

▌휴식 시간(Idle Time)

사용 가능한 시간 가운데 하드웨어가 사용되지 않는 시간을 말한다. 예를 들어 한 개의 CPU에 입력장치가 하나 연결된 경우, CPU의 동작시간보다 입력장치의 속도가 아주 느려 입력장치가 사용되는 동안 CPU는 다른 작업을 처리할 수 없게 된다. 이처럼 입력장치의 작업처리가 끝날 때까지 CPU가 기다리는 시간을 유휴시간 또는 아이들 타임이라 한다.

⑦ 멀티프로그래밍(Multi-Programming) : 메모리 내 한 가지 이상의 프로그램이 존재하여 이들이 CPU를 분배하여 사용하는 것이라고 정의할 수 있다. 이때 CPU는 이들 프로그램 사이를 빠르게 전환해가면서 처리하므로 겉으로는 이들 프로그램이 동시에 수행되는 것처럼 보인다. 즉 여러 개의 프로그램이 각각의 CPU를 독점하는 것처럼 보인다는 것이다.

⑧ 멀티 프로세싱(Multi-Processing) : 한 개의 컴퓨터에 여러 개의 프로세서가 존재하여 이들이 각각 작업을 분담하는 것을 의미한다.

5.3.3 기억 장치 관리

유닉스는 시분할 다중 프로그래밍 방식(Time Sharing Multi Programming Method)으로 처리되기 때문에 기억장치 내 여러 프로세서가 존재한다. 그러나 주기억 용량의 한계를 극복하기 위해서 가상기억장치(Virtual Memory) 방식을 채택하고 있다. 이 기억 장치와 관리를 수행 시간 및 기억 용량의 한계 때문에 스케쥴러에 의해 새로운 프로세서가 기억 장치에 들어가도록 하는 것이 페이저(Pager)와 스와퍼(Swapper)가 담당하고 있다. 이들을 가상기억 운영자(Virtual Memory Handler)라 한다. UNIX system V release 2.1이하에서는 스와퍼의 방식을 사용하고 있고, 그 이상에서는 디멘드 페이징(Demand Paging) 관리 방식을 사용하고 있다.

5.4 프로텍션 처리

운영체제란? 컴퓨터를 관리자인 동시에 감독자이다. 이러한 운영체제는 각종 자원의 보호에 신경을 써야 한다. 가령 메모리 내 100개의 프로세서가 있다고 가정했을 때, 이들 각각의 프로세서 사이를 철저히 격리하여 상호침범을 막아야 한다. 한 프로세서가 다른 프로세서의 코드 부분에다 엉뚱한 내용을 써넣는다면 자원보호에 위배되어 처리 자체가 이상하게 처리될 것이다. 그러므로 이를 막기 위해 운영체제는 관리적 차원에서 모든 자원을 관리해 나아가야 할 것이다.

프로세서 처리에 따른 문제점에 대해 알아본다.

5.4.1 프로세서 스케쥴링 문제

스케쥴러가 하는 가장 중요한 작업은 준비 큐에서 다음에 수행될 프로세서를 선택하는 일이다. 프로세서를 선택하는 것은 방법에 따라 많은 차이가 있지만 추구하는 것은 공평성과 효율성을 고려하여 어느 한 프로세서가 CPU를 너무 오래 독점하는 것을 막아야 한다. 이러한 처리의 방법론에는 다음과 같은 처리 기법들이 있다.

크게 스케쥴러는 선취형(Preemptive)과 비선취형(Non-Preemptive)으로 나눌 수 있다. 이것을 나누는 기준은 현재 CPU를 받아서 수행되고 있는 프로세서가 프로세서 종료, 에러, 입출력 요구 중 하나가 아닌 다른 이유에 의해서 CPU를 빼앗기는 것을 프리엠션(Preemption)이라고 한다.

[참고]

① 프리엠션(Preemption) : 중단 처리

어떤 자원이 한 프로세서에서 다른 프로세서로 옮겨질 수 있도록 한 방식이다. 중앙처리장치는 시스템의 서비스를 받기 위해 경쟁하는 여러 개의 프로세서 사이를 빠르게 전환한다.

이들 프로세서 모두가 적당한 속도로 진행할 수 있도록 하지만, 특정 프로세서가 중앙처리장치를 효율적으로 사용 할 수 없는 시점에 이를 때마다(예를 들면, 입출력의 완료를 계속해서 기다리는 동안) 중앙처리장치의 통제권은 다른 프로세서로 옮겨진다. 따라서 중단 처리는 다중 프로그래밍 컴퓨터 시스템의 성패를 가름하는 매우 중요한 요소가 된다. 중단처리를 효과적으로 사용하기 위해서는 주기억장치 내 많은 프로세서들이 존재하여 중앙처리 장치가 사용할 때마다 준비상태에 있는 프로세서가 있어야 한다.

② 프리엠티브(Preemptive) : 선취형

어떤 프로세서나 장치 혹은 파일 등이 프로세서 또는 특정 자원을 점유할 수 있는 권한을 나타내며, 어느 때나 점유할 수 있는 경우를 선취형이라고 하며, 그 반대의 경우를 비선취형(Non-Preemptive)이라고 한다.

스케쥴링 방법은 FIFO(First-In, First-Out), 라운드 로빈(Round Robin), 최단 작업 우선(SJF, Shortest Job First Scheduling)이 있다.

(1) FIFO(First-In, First-Out)

FIFO는 비선취형으로서 이름 그대로 준비 큐에 들어왔던 순서대로 CPU를 배당하는 방법이다. 그래서 FCFS(First Come, First Serviced)라고 부르기도 한다. 이 방법은 프로세서가 CPU를 배당 받으면 완전히 수행이 끝나거나 입출력 등에 의해 대기 상태로 들어가기 전까지 수행을 계속한다. 이것은 언뜻 보기엔 공평한 듯한 느낌을 주지만 그렇지 않다. 예를 들어 CPU를 아주 오래 사용하는 프로세서가 있다면, 그것이 수행되는 동안 그 뒤에 수행될 프로세서들은 겨우 몇 십 분의 일초 동안 CPU를 쓰기 위해 몇 분을 기다려야 한다는 모순점이 있다. 따라서 응답시간(Response Time)이 짧은 것이 생명인 대화식 시스템에서는 FIFO가 부적합하다. 즉, 이러한 처리는 배치처리에 적합한 스케쥴링 방법이다.

(2) 라운드 로빈(Round Robin)

라운드 로빈(Round Robin)은 선취형으로서 그 원리는 시간을 잘게 쪼개어 각 프로세서에 배당하는 것이다. 즉 일정한 시간(Time slice) 또는 타임 퀀텀(Time Quantum)이라고 하는데, 이는 일정한 시간 간격마다 계속 인터럽트를 걸어 스케쥴러를 호출한다. 한 Time Slice내에 작업을 모두 끝내지 못한 프로세서는 프리엠션을 당하여 준비 큐의 끝에 가서 다시 차례를 기다리게 된다. 이렇게 프로세서가 준비 큐(Queue)와 CPU 사이를 뱅뱅 돌게되는 것을 라운드 로빈이라고 부른다. 라운드 로빈의 장점은, 공평성이 있다. CPU를 많이 사용하는 프로세서는 프리엠션을 많이 당하므로 그만큼 늦게 수행된다. CPU를 사용하는 시간이 짧은 대화형 작업의 프로세서들은 대개 한 Time Slice이내에 자기 업무를 처리 할 수 있으므로 응답시간이 빠르게 된다. 그래서 라운드 로빈 방식은 시분할 시스템에 많이 응용된다.

라운드 로빈의 단점은, Time Slice의 크기를 정하는 것이다. 이것이 너무 크면 FIFO와 비슷해지고, 너무 짧으면 CPU가 프로세서 작업을 처리해 주는 것보다 스케쥴링에 시간을 더 많이 소비하게 되므로 비효율적이 된다.

(3) SJF Scheduling

작업 실행이 가능한 한 빨리 완성될 수 있는 작업을 CPU가 선택하여 서비스를 한다. 대기중인 작업들의 수, 특히 오랜 시간을 요구하는 긴 프로세서에게는 늦게 처리함으로 처리의 효율성을 기하는 방법이다.

5.4.2 경쟁상태와 위험지역

두 개 이상의 프로세서들이 동시에 처리된다고 할 때, 가장 큰 문제점은 둘 사이의 상호 침범을 방지하는 일이다. 만일 프로세서들이 자신에게 주어진 영역에서만 일을 하고 다른 영역을 건들이지 않는다면 이런 일은 없을 것이다. 그러나 많은 프로세서들은 한정된 자원을 공유하여 사용해야 하기 때문에 데이터 처리 시 많은 문제가 발생할 수 있다. 구체적으로 2개 이상의 프로세서들이 특정한 프로그램 내 하나의 변수를 동시에 공유한다고 했을 때, 변수 사용 방법에 따라 변수의 값이 서로 변할 수가 있는데, 이러한 변수 처리 상황을 경쟁상태(Race Condition)라고 한다.

이러한 현상을 유발시키는 프로그램의 부분을 위험지역(Critical Section)이라 한다. 이러한 현상은 동시에 실행되는 여러 프로세서들이 한 프로그램 내 공유 변수를 동시에 처리할 때 발생한다. 그러므로 한 프로그램 내 여러 프로세서들이 위험지역을 들어가서는 안 된다. 이의 해결책으로는 프로세서들의 상호배제(Mutual Exclusion)하는 방법으로 한 프로세서가 공유변수를 처리하고 있을 때 인터럽트를 금시함으로써 다른 프로세서들이 끼어들지 못하도록 막는 방법을 사용하는 것이다.

[참고] 인터럽트

어떤 프로그램의 실행을 일시 중단하여 나중에 다시 실행시킬 수 있도록 하고, 다른 프로그램으로 실행을 옮기는 것을 말한다. 일반적으로 몇 가지의 인터럽트(Interrupt)를 동시에 접속하는 것이 가능하게 되어 있고, 각 인터럽트에는 우선순위가 있어 우선도가 높은 인터럽트를 먼저 처리한다. 또한 중요한 프로그램을 실행하고 있을 때는 특정의 인터럽트만을 허용하도록 인터럽트를 금지하는 비트를 사용하는 경우도 있다.

5.4.3 교착상태

한정된 자원을 가지고 많은 프로세서를 처리하려면, 가장 큰 문제로 처리되는 것 중 하나가 교착상태(Dead Lock)이다. 교착상태란? 프로세서의 한 상태로 “일어날 수 없는 사건을 무한히 기다리는 것”이라고 정의할 수 있다. 즉 컴퓨터 시스템의 자원은 한정되어 있고 이를 사용하려는 프로세서는 많으므로 이들을 관리해 줄 수 있는 도구가 필요하다. CPU에서는 스케쥴러, 메모리에서는 메모리 관리가 이를 맡고 있다. 또한 디스크나 프린터와 같은 입출력 장치들까지도 나름대로 스케쥴링 작업을 한다.

예를 들면 두 프로세서가 거의 동시에 디스크 입출력을 요청하였다면, 하나를 먼저 처리해주고 다음에 나머지를 처리해 주어야 한다. 이때 나중에 처리되는 프로세서는 디스크의 대기큐에 들어가서 기다리게 된다. 따라서 프로세서가 어떠한 자원을 요청(Request)했을 때 그것이 즉시 이용 가능하지 않으면 기다려야 한다.

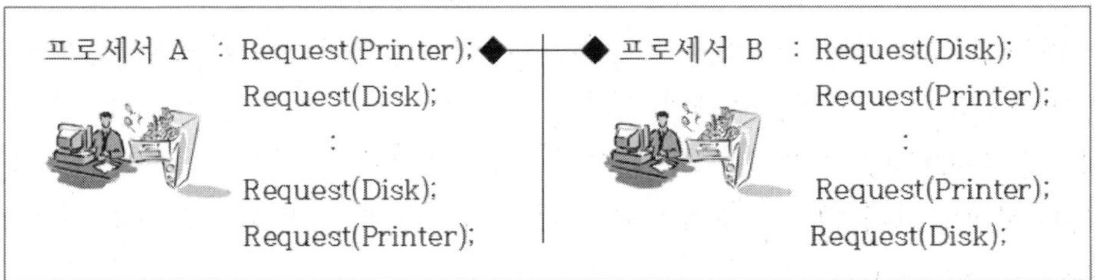

[그림 5-4] 두 프로세서 간 사용 시 발생하는 교착상태

위 두개의 프로세서 즉 프로세서 A와 프로세서 B가 동시에 수행되었다고 가정하면, 두 프로세서가 동시에 수행되어 프로세서 A는 프린터를, 프로세서 B는 디스크를 할당받았다고 하자, 이제 프로세서 A는 디스크를, 프로세서 B는 프린터를 요청한다. 그런데 둘 다 상대방이 이미 가지고 있는 자원을 요청하므로 당연히 그 장치를 받지 못하고 기다리게 된다. 이때 어느 한쪽의 프로세서가 희생정신을 발휘하여 자기가 가지고 있던 자원을 포기하면 처리가 원만히 수행되는데, 이 두 프로세서는 서로 수행하기 위해 계속 기다리게 된다. 이렇게 계속 기다리는 상태를 교착상태라고 한다.

이러한 교착상태가 일어날 수 있는 조건은 다음과 같다.

① 하나의 자원은 한 번에 하나의 프로세서만이 이용해야 한다.

② 프로세서가 요청한 자원이 즉시 이용 가능하지 않을 때, 이미 할당받은 자원들을 그대로 가지고 있어야 한다.
③ 프로세서가 가지고 있는 자원은 그 프로세서가 자발적으로 내놓기 전에는 회수할 수 없다.
④ 여러 프로세서들이 서로 꼬리를 물고 다른 프로세서가 현재 가지고 있는 자원을 요청한다.

이 네 가지가 교착상태가 발생하는 조건으로 이들 중 한가지만이라도 제거하면, 교착상태는 일어나지 않는다. 예를 들어 CPU는 스케쥴링에 의해, 메모리는 스와핑에 의해 프로세서로부터 분리가 가능하다면 ③이 만족되지 않아 교착상태가 일어나지 않는다. 이러한 교착상태를 방지하기 위해서는 ②, ③, ④ 중 어느 한 가지를 제거하면 된다. 그러나 이를 위해서는 많은 노력이 필요로 하며, 시스템의 효율이 저하되기 때문에 오히려 교착상태로 일어나는 효율 저하 보다 방지하는 작업이 더 클 수도 있다. 이런 경우에는 교착상태가 일어나는 것을 빨리 탐지하여 이를 회복시켜 주는 방법을 사용한다.

교착상태가 일어나는 것을 탐지하여 이를 회복시겨 주는 방법을 쓴다. 교착상태가 일어나는 것을 탐지하기 위해서는 다음 그림과 같은 자원할당 그래프를 사용한다.

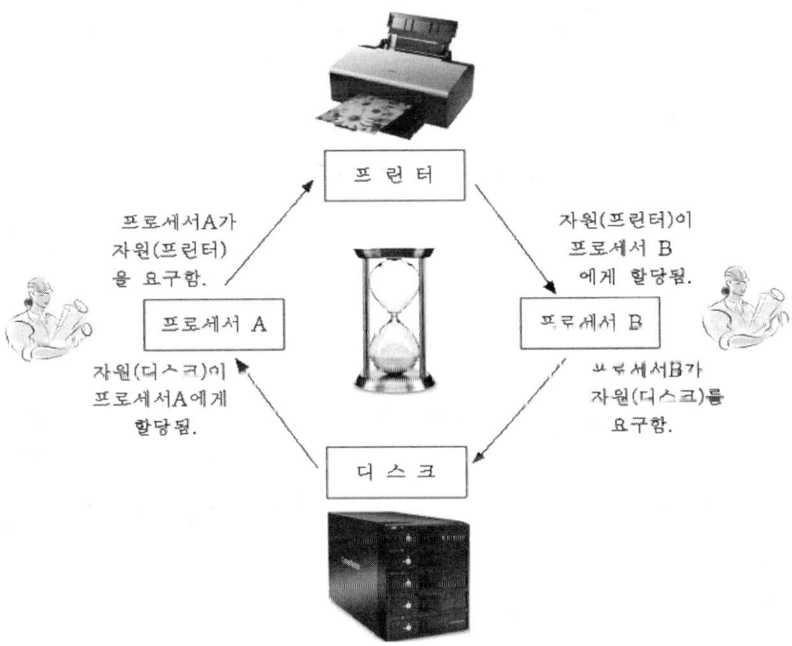

[그림 5-5] 자원할당 그래프 구성도

자원할당 그래프의 노드는 프로세서를 나타내는 것과, 자원을 나타내는 것, 두 가지로 구성되어 있다. 여기 프로세서에서 자원으로 가는 화살표는 그 프로세서가 그 자원을 요구하고 있음을 나타내고, 자원에서 프로세서로 가는 화살표는 그 자원이 프로세서에 할당되어 있음을 뜻한다. 만일 자원할당 그래프에서 사이클이 발견되면, 그 상태가 바로 교착상태임을 알려주는 것이다. 또한 우리가 일반적으로 생각하는 교착 상태의 예를 교통 혼잡 상태와 서로 비교하여 보면 그림에서도 볼 수 있듯이 많은 차량들이 서로 먼저 출발하기 위해 시도한다면 결국 어느 누구도 출발할 수 없는 상태가 될 것이다(교착상태). 결국 이러한 상태를 원활히 해결하기 위해서는 어느 하나가 양보를 함으로써 교착상태를 해결할 수 있을 것이다.

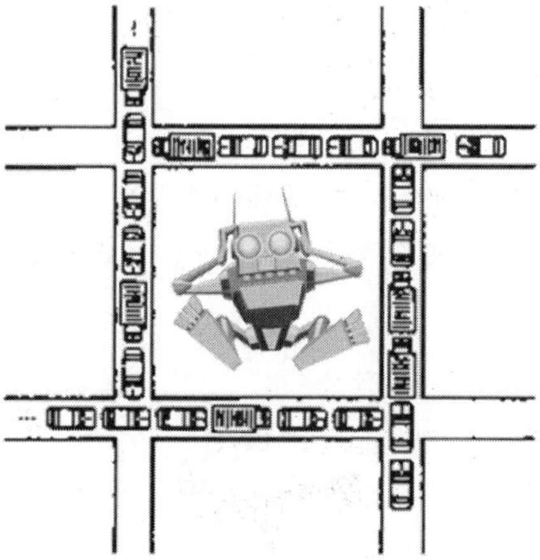

[그림 5-6] 교통 교착 상태

5.4.4 아사상태와 식사하는 철학자

교착상태와 유사한 것으로 아사상태(Starvation)가 있다. 아사상태란? 글자 그대로 프로세서가 자원을 너무 오랫동안 받지 못해 굶어 죽을 지경에 이르는 것을 말한다. 즉 CPU 스케쥴링이 잘못되어 있으면, 어떤 프로세서는 수행되는데 며칠씩 걸리는 경우도 있다. 이러한 교착상태와 아사상태 그리고 위험지역의 세 가지 문제를 잘 보여주는 것이 "식사하는 철학자(Dinning Philosopher)" 문제이다. 이 문제는 세마포어를 만든 딕스트라가 생각해낸 것으로 멀티 작업 알고리듬을 테스트하기 위해 쓰인다.

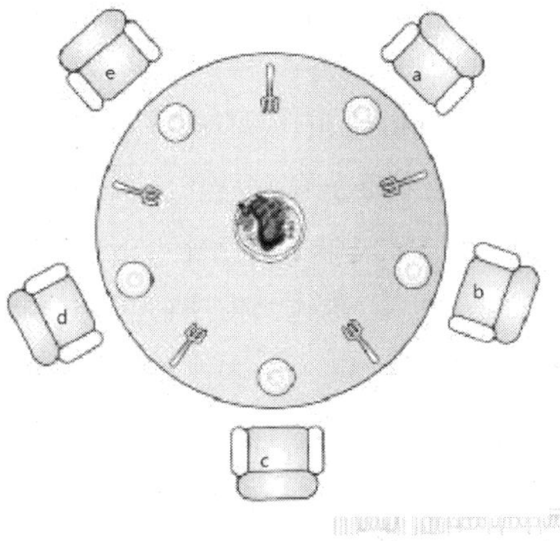

[그림 5-7] 식사하는 철학자

딕스트라가 고안한 "식사하는 철학자"를 다음 그림과 같이 다섯 사람의 철학자가 한 집에 모여 산다고 가정하면, 이들은 둥근 테이블에 둘러앉아 계속 무엇인가를 생각하는데, 생각을 하다가 배가 고프면 양쪽에 있는 포크를 두 손으로 집어서 가운데 있는 스파게티를 먹는다. 스파게티는 매우 미끄럽기 때문에 맨 손이나 포크 만으로서는 먹을 수 없다. 이때 포크는 다섯 개 밖에 없고 철학자들은 서로 이야기를 하지 않는다. 여기서 철학자들은 프로세서이고, 포크는 자원이라고 가정하면 포크는 두 사람이 동시에 잡을 수는 없으므로 이것은 공유가 불가능한 자원으로 생각 할 수 있다. 두 사람의 철학자가 동시에 포크를 집으려 한다면 서로 충돌이 발생한다(Critical Section:위험지역). 만일 두 사람이 식사를 하고 있으면 나머지 세 사람은 굶어야 한다. 동작이 좀 느린 철학자가 손이 날센 철학자 옆에 앉아 있다면 그는 계속 굶게 될 것이다(Starvation:아사상태). 또한 모든 철학자가 동시에 왼쪽 포크를 잡는 경우를 생각 할 수 있는데 이러한 상태가 교착상태이다. 결국 운영체제는 한정된 자원을 가지고 사용자가 만든 많은 프로세서를 효율성과 공평성을 기해 가면서 어떻게 처리할 것인가에 대한 조점을 맞추어 효과적인 운영체제를 넓은 의미의 시각에서 하나씩 풀어나가야 할 과제라고 말할 수 있겠다.

5.5 유닉스 운영체제

유닉스 시스템이란 컴퓨터 시스템을 효율적으로 사용하기 위한 시스템 관리 프로그램 즉, 운영체제를 말한다. 유닉스는 1925년에 설립된 세계 최첨단의 통신에 관한 과학분야 연구기관인 벨연구소가 개발한 운영체제로서 대화형 시스템이다. 처음에는 연구용 도구로서 시작되어 차츰 교육용으로 개발되어 왔다. 1969년 Ken Thompson이 대표하는 벨연구소의 연구진들은 종래 전산학 연구부문에서 General Electric 645라는 컴퓨터에 Multics라는 운영체제를 적용하여 사용하여 왔으나 상당한 불편이 뒤따랐다. 따라서 이들은 프로그래밍 연구나 개발을 보다 쉽게 해 주는 컴퓨터 환경을 만들기 위해 1969년 벨연구소에서 G.E 645의 Multics 운영체제 개발에 참여하던 Ken Thompson이 DEC사의 PDP-7에서 어셈블리 언어로 단일 사용자인 유닉스의 제1버전을 개발하게 되었다. 그 후 유닉스의 개발은 계속되어 1971년에는 PDP-11/20, 1973년에는 버전 3이 나와서 PDP-11/34, 40, 60, 70과 같은 미니컴퓨터에 점차 이식하기 시작했다. 이 때 유닉스는 다른 어떤 운영체제와는 달리, 운영체제의 핵인 커널의 일부를 제외한 모든 유틸리티 프로그램 및 기타 응용 프로그램들이 고급언어인 C 언어로 쓰여졌다. 유닉스는 옛 부터 멀티 프로세싱 및 멀티프로그래밍으로 활용해오던 강력한 운영체제로서 오늘날 인터넷의 발전으로 더욱더 대두되고 있는 실정이다. 유닉스는 시스템 언어의 90% 이상이 C언어로 쓰여 졌고 다른 컴퓨터 시스템 프로그램과 달리 시스템 프로그램이 공개되어 있어 시스템 변경이 용이하고 간단하면서도 강력한 명령어를 가지고 있다. 하드웨어에 구애받지 않는 파일 시스템을 가지고 있어 각기 특성을 가지는 유닉스 시스템이 수 없이 발표되고 있다. 따라서 마이크로컴퓨터 및 미니컴퓨터의 표준 운영체제로서 더욱 각광을 받을 것으로 예상된다.

(1) 멀틱스(Multics)

가상기억장치의 개념에서 대형이고 범용인 시분할 컴퓨터를 개발하기 위하여 MIT의 MAC 프로젝트와 벨연구소 그리고 GE(후에 Honey-well로 변경)들에 의하여 만들어진 초기 유닉스다. Multics 시스템의 한 가지 특징은 이 시스템이 PL/I의 초기 형태 EPL이라 부르는 고급언어로 만들어졌다.

(2) 맥(MAC)

다중 접근 컴퓨터(Multiple Access Computer), 기계 이용 인식(Machine Aided Cognition) 또는 메모리 이용 인식(Memory Assisted Cognition)이라고 부르는 맥(MAC)은 주로 MIT에서 정부지원 하에 수행된 대형 계산의 연구와 기술의 구현에 관한 프로젝트의 명칭으로 원래는 다중 접근 컴퓨터를 의미한다.

5.5.1 유닉스 시스템 특징

멀티유저의 대명사인 유닉스 시스템 구조 및 특징은 다음과 같다.

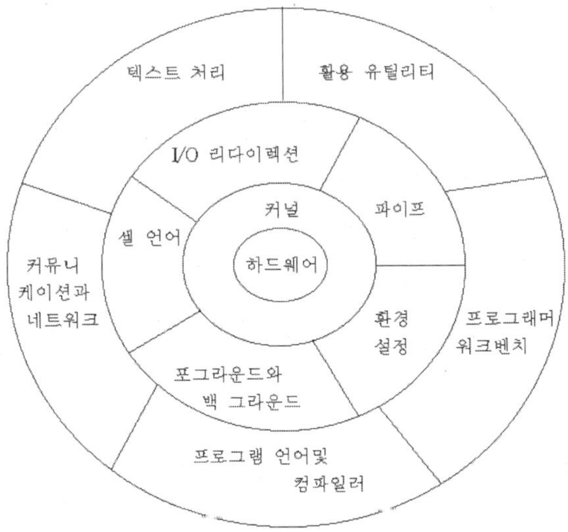

[그림 5-8] 유닉스 시스템의 내부 구조

(1) 대화형, 다중사용자, 다중작업, 시분할 시스템 (Interactive, Multi-user, Multi-tasking, Time-sharing System)

많은 터미널을 연결하되 사용자는 On-Line Real Time으로 대화할 수 있다. 프린터 또는 다른 유닉스간의 파일 전송을 스풀로써 Time-sharing한다. 또한 유닉스는 사용자가 명령을 내리면 시스템은 그 명령을 수행하고 사용자에게 적절한 응답을 주는 온라인 대화형 시스템(Interactive System)이다.

(2) 계층구조 처리형 파일 시스템(Hierarchical, Tree structure file system)

계층구조, Tree형태의 파일 개념으로 하여 사용자와 사용자간, 그룹과 그룹간의 디렉토리 및 파일을 감지할 수 있다.

(3) 언어 및 명령어 처리의 유연성(Flexible Command Language System)

명령을 언어화한 것으로 쉘(Shell)이라 하는 프로그램을 프로그래밍 할 수 있다, 이렇게 유닉스 명령어를 언어화할 수 있는 것은 명령어의 유연성 때문이다.

(4) 일련 처리 가능 및 background 처리 시스템(Ability to execute sequential asynchronous and background processor system)

명령을 Multi-User Command로 하여 연속적으로 실행시킬 수 있으며, 파이프(PIPE), 스풀(SPOOL)개념의 명령어를 사용한다.

(5) 타 기종에 이식성이 높다.

유닉스는 시스템 언어로 타 시스템과 달리 고급 언어인 C언어로 대부분 구성되어 타 기종에 이식성이 높다. 여기서 이식성 및 이식가능성(Portability, Portable)이 있다는 말은 프로그램이나 "라이브러리"를 한 시스템에서 다른 시스템으로 사용할 수 있음을 말한다. 이식성은 프로그램을 쉽게 이동시킬 수 있는 정도를 말하는데, 개발한 프로그램이 많은 시스템에서 사용될 때 이식성이 요구된다. 만일 프로그램의 제작자가 다른 시스템으로 프로그램을 배포할 수 있기 전에 프로그램의 내용을 바꾼다면 시간의 낭비와 각각의 변경이 오류의 기회를 증가하게 된다.

(6) 다중 작업 시스템(Multi Tasking System)이다.

유닉스는 동시에 프로세서라 부르는 여러 작업을 수행 할 수 있는 다중작업 시스템(Multi Tasking System)이다.

(7) 다중 사용자 시스템(Multi User System)이다.

유닉스는 두 사람 이상의 사용자가 동시에 사용할 수 있는 다중 사용자(Multi-User)시스템이다.

(8) 쉘 프로그램에 의해 대화식으로 간단히 처리할 수 있다.

유닉스는 운영체제와 사용자간의 인터페이스를 제공하는 명령어 즉 일종의 프로그래밍 언어인 쉘 언어로 반복적이고 복잡한 명령어들을 쉘 프로그램에 의해 대화식으로 간단히 처리할 수 있다.

(9) 디렉토리 및 파일을 효과적으로 운용할 수 있다.

유닉스 시스템은 파일구조가 계층적 구조의 형태로 되어 있어서 사용자간 또는 그룹간의 디렉토리 및 파일을 효과적으로 운용할 수 있다.

(10) 많은 개발 도구를 보유한 시스템

다양한 유틸리티 즉 문서관리, 언어, 등 프로그래머와 Business Man을 위한 도구를 보유하고 있다.

(11) 통신의 유연성을 가진 시스템

유닉스와 유닉스간은 물론 유닉스와 타 기종간의 데이터 통신이 동기식 및 비동기식으로 유연성 있게 이루어진다. 그 외 각종 Special Device가 독립성을 이루고 있다.

(12) 주변장치 기기의 효율성

유닉스는 주변기기 활용을 극대화하는데 중요한 시스템으로 자원의 효율적인 이용이 용이하다.

5.5.2 유닉스 시스템 구성

유닉스는 운영체제와 사용자가 사용하는 명령어인 프로그램을 포함한 일종의 프로그램이다. 운영체제는 컴파일러, 중앙처리장치, 입출력장치, 데이터 기억장치 등을 중재하는 프로그램이다. 따라서 운영체제는 크게 다음과 같은 기본적인 중요한 부분을 가지고 있다.

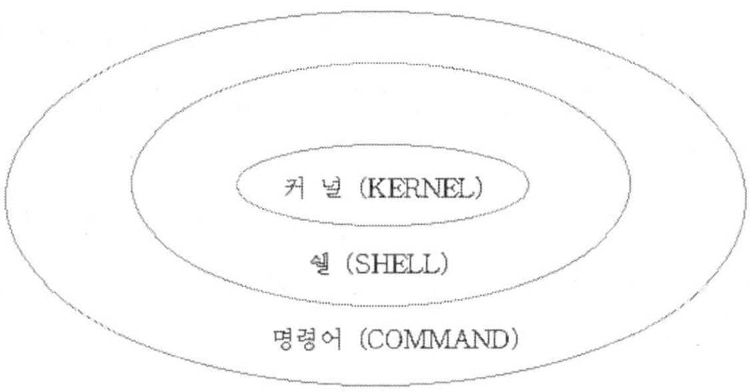

[그림 5-9] 유닉스 시스템 구성

[참고] 유닉스 구성요소

① 유닉스 커널(Base Operation System)
② 유닉스 유저 커맨드 인터페이스(UNIX User Command Interface)
③ 유닉스 커맨드와 인터페이스(UNIX Command & Utility)
④ 유닉스 시스템 서비스(UNIX System Service)
⑤ 유닉스 프로그래밍 인터페이스(UNIX Programming Interface)

(1) 커널(Kernel)

커널은 운영체제의 중심이 되는 부분으로, 항상 주기억장치에 상주하면서 하드웨어 메모리 관리, 작업관리, 파일관리 등 컴퓨터 내부의 기능을 조정하는 핵심이 되는 부분이다. 즉 커널은 유닉스 자신이 살고 있는 컴퓨터 시스템 자원들을 관리하는 부분으로 디스크, 프린터, 단말기, 통신장치 등을 관리하는 곳이다. 이것은 약 10000라인 정도의 C언어와 1000라인의 어셈블리어로 구성되어 있다. 따라서 커널은 대부분의 운영체제의 기능을 담당한 유닉스 내 프로그램으로 컴퓨터에 의한 모든 작업을 계획 조정하고 파일시스템을 관리한다. 이것은 항상 실행중이다.

그 기능으로서는 다음과 같은 것들이 있다.

① 컴퓨터 접근 허용
② 컴퓨터 메모리 관리
③ 컴퓨터 자원 할당
④ 정보들의 모임인 파일 시스템 관리 및 디스크 관리
⑤ 프로세서 스케쥴링(Processor Scheduling)
⑥ 시스템 콜 인터페이스(System Call Interface)

(2) 셸(Shell)

셸은 커널을 둘러싸고 있으면서 사용자가 지정한 명령들을 해석하여 커널로 처리할 수 있도록 전달해주는 명령 인터프리터로 생각할 수 있다. 셸은 단말장치를 통하여 사용자로부터 명령어를 입력받고 그 명령에 따라 커널이나 다른 유틸리티 프로그램을 작동시켜 실행한다. 셸도 일종의 명령어이기 때문에 여러 개의 셸 인터프리터를 사용자가 활용할 수 있을 뿐만 아니라 이를 사용하여 업무 활용까지도 응용할 수 있기 때문에 상당히 편리한 명령처리 기법을 가지고 있다고 할 수 있다.

따라서 셸은 사용자와 컴퓨터간의 모든 대화를 취급하는 유닉스 프로그램으로 셸 언어 같은 강력한 명령 언어를 갖고 있다. 즉 셸은 프로그램이나 유닉스 명령어를 실행하고, 사용자들의 통신, 파일의 편집과 관리와 여러 프로그래밍 언어로 프로그램을 하거나 실행을 허용한다.

(3) 명령어(Commands)

명령어는 컴퓨터가 특정작업을 수행 할 수 있도록 구성한 프로그램이다. 즉 명령어 수행시 유닉스에서 번역할 필요 없이 직접 실행되는 프로그램을 실행 가능한 프로그램 또는 명령어라고 한다.

5.5.3 유닉스 명령

(1) 로그인

단말장치에서 컴퓨터 사용자는 규정된 일정한 절차를 거쳐 주어서 컴퓨터와 실질적인 연결 과정을 갖는 상태를 말한다. 이 과정에서 사용자는 이미 유닉스를 사용할 수 있는 로그 명을 알고 있어야 한다.

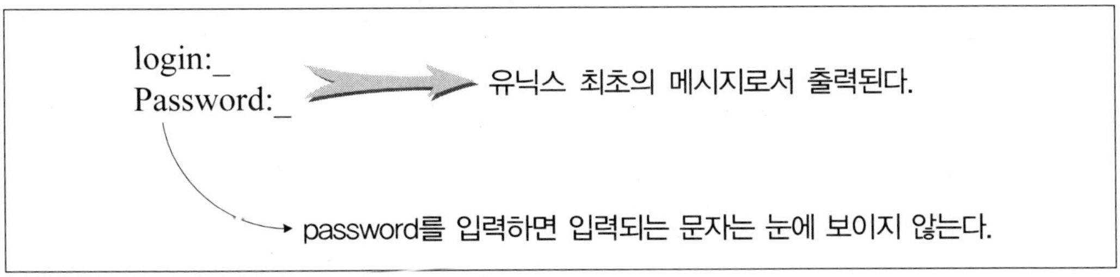

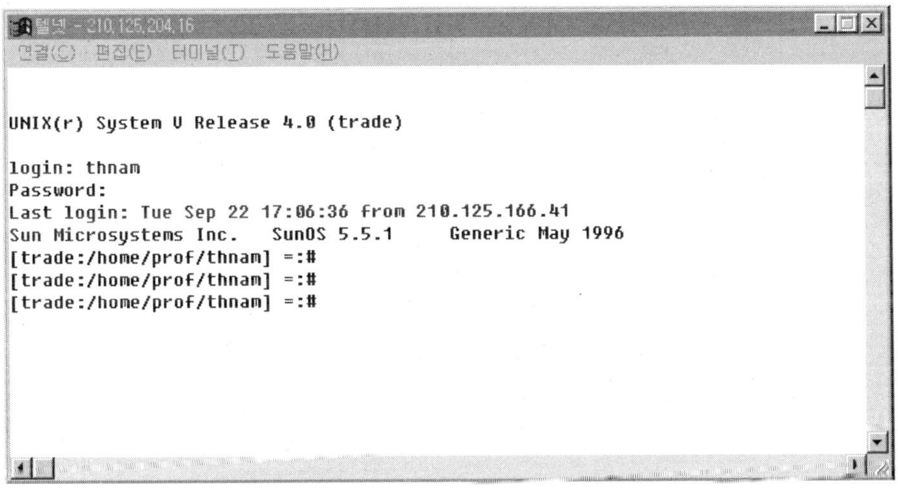

[그림 5-10] login과 password를 입력하는 화면

(2) 로그아웃

사용자가 유닉스 사용을 종료하고자 할 경우, 그 시스템으로부터 빠져 나오는 과정을 로그아웃이라 한다. 다른 사용자가 자신의 사용자 등록 명으로 시스템을 사용하는 것을 방지하기 위해서도 반드시 필요한 과정이다.

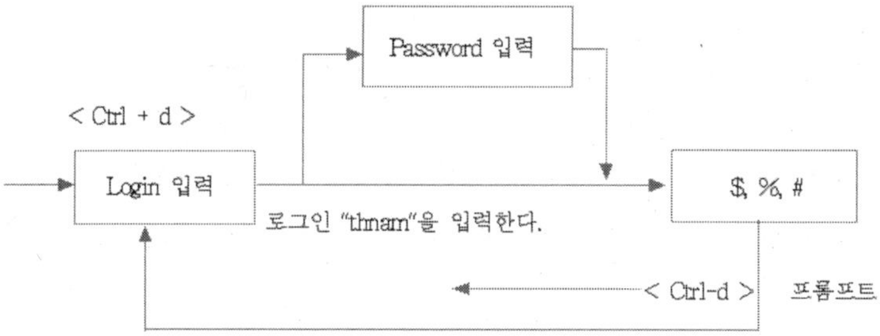

[그림 5-11] 시스템 입출력 과정

로그아웃의 기능은 프롬프트 상에서 간단하게 "^d"를 누르면 간단하게 빠져 나올 수 있다.

(3) 기본 명령 사용

유닉스는 기본 프롬프트($, %)와 보조 프롬프트(〉) 두 가지를 사용한다. 기본 프롬프트는 시스템이 명령어의 실행을 종료하거나 다음 명령어를 기다릴 때 나타나며, 다른 문자로 프롬프트 문자를 바꾸지 않는 한 "달러 표시($)" 및 퍼센트 표시(%)를 기본 프롬프트로 한다. 오른쪽 화살표(〉)로 표시되는 보조 프롬프트 또한 유닉스에서 제공하는데, 이것은 명령어 행의 정보가 완전치 못한 경우 발생한다. 예를 들면 명령어 행에서 닫는 인용부호를 넣지 않으면 보조 프롬프트가 화면에 출력된다.

→ 프롬프트

% date ⏎ ———→ 컴퓨터가 기억하고 있는 현재 시각을 출력한다.

Tue Apr 9 03:59:41 KOREAN 1996

% ls -l ⏎ ———→ 홈 디렉토리 파일을 출력한다.

```
total 708
drwxr-xr-x   2 bin   bin    2416 Nov 22  1989 bin
-r--------   1 bin   bin   26306 Oct 10  1989 boot
drwxr-xr-x   5 bin   bin    2240 Nov 22  1989 dev
-r--------   1 bin   bin     577 Oct 10  1989 dos
drwxr-xr-x   5 bin   bin    1552 Apr  8 06:26 etc
drwxr-xr-x   2 bin   bin     896 Nov 22  1989 lib
drwx------   2 bin   bin    1024 Nov 22  1989 lost+found
```

```
drwxr-xr-x    2 bin    bin        32 Nov 22  1989 mnt
drwxrwxrwx    2 bin    bin       448 Apr  8 06:31 tmp
drwxr-xr-x   15 bin    bin       240 Nov 22  1989 usr
-rw-r--r--    1 bin    bin    315869 Nov 22  1989 unix
```

파일의 속성 / 링크 수 / 소유주 명 / 그룹 명 / 바이트 수 / 작성된 날짜 / 파일 명

5.5.4 윈도우에서 유닉스 활용

유닉스 환경에서 윈도우 활용은 과거 명령어 방식이 아닌, 초보자도 쉽게 유닉스를 운영할 수 있도록 구현한 시스템이 바로 워크스테이션용 유닉스 즉 X-윈도우나 Open-윈도우가 그것이다. 이러한 유닉스의 특징으로는 윈도우상에서 모든 데이터를 공유하면서 응용 프로그램을 활용하는데 있다. 즉 모든 사용자가 활용하고자 하는 프로그램에 대하여 보다 쉽게 사용자 위주의 그래픽 처리 및 응용 프로그램의 아이콘 처리 그리고 그래픽 워드프로세서, OLE(Object Linking Embedding) 즉 개체 삽입, 손쉬운 파일 및 폴더 작성 및 선택 그리고 삭제, 각 개체의 자유롭게 활용 등 실로 다양하게 활용할 수 있게 하였다.

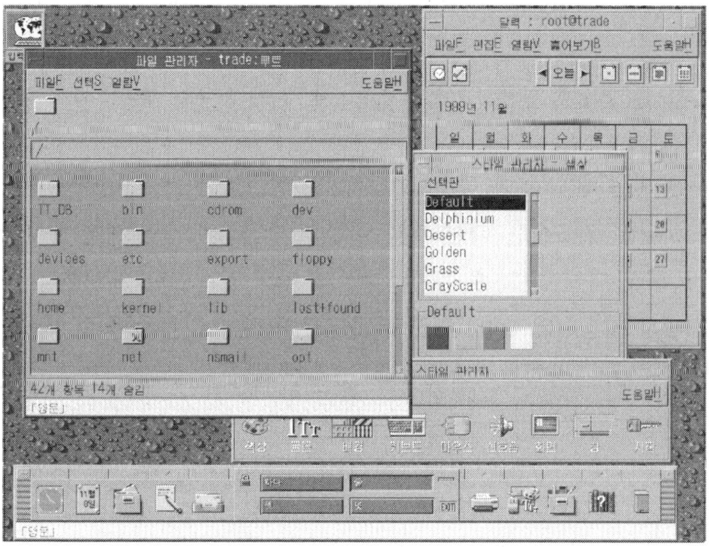

[그림 5-12] 마우스를 이용하여 동시에 여러 작업을 하고 있는 화면

윈도우는 GUI(Graphical User Interface)를 바탕으로 여러 아이콘을 선택하여 화면에 띄울 수 있는 메시지 화면을 실행하여 대화한다, 즉 사용자가 아이콘을 선택하면 그에 해당되는 응용 프로그램이 동작하여 GUI(Graphical User Interface)시스템에 자신의 윈도우를 만들어 줄 것을 요청한다. 그리고 응용 프로그램의 윈도우가 생기면 응용 프로그램은 윈도우에서 입력을 받게 되며, 윈도우의 표면으로 문자나 그래픽을 출력할 수도 있다. 특히 윈도우 시스템의 내부적인 구성은 멀티 프로세싱으로 다양한 작업 스케쥴링(Jobs scheduling) 처리와 네트워크 기능을 갖추어 특히 다양한 통신 시스템을 활용할 때 매우 효율적으로 활용할 수 있다. 여기서 윈도우의 일반적인 개념과 윈도우가 갖는 여러 가지의 속성을 살펴보면, 윈도우는 직사각형인 화면상의 한 영역으로 정의된다.

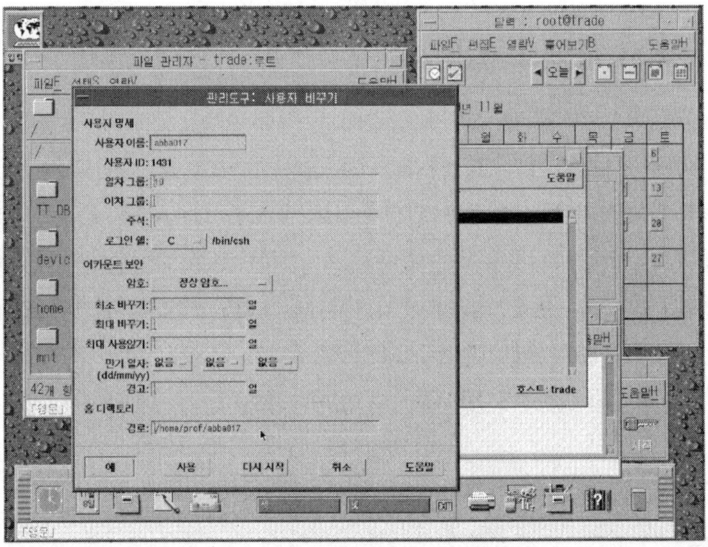

[그림 5-13] 윈도우 다중 작업을 진행하고 있는 화면으로, 현재 사용자 계정을 추가 편집하고 있는 과정

이 영역은 경계선에 의해 외부와 구분되며, 윈도우 표면에는 아이콘 및 데이터가 나타난다. 구현하기에 따라 하나의 윈도우는 다른 것과 구분되는 하나의 운영체제 환경, 응용 프로그램, 응용 프로그램 내 서로 다른 파일 또는 한 파일의 여러 관점에서의 모습을 표현할 수 있다. 이러한 윈도우 개념은 사용자가 실제 책상에 앉아 작업하는 것과 비슷한 환경을 만들어 준다. 즉 사용자가 책상에 앉아 작업을 할 경우를 생각해 보자!

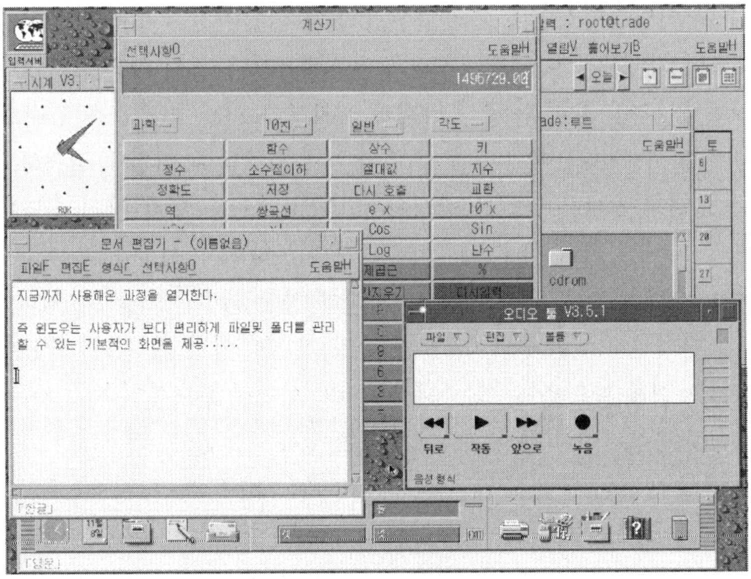

[그림 5-14] 여러 사무 작업을 편리하게 처리하고 있는 화면

즉 사용자의 앞에는 여러 장의 서류가 쌓여있고, 한쪽에는 전화 걸기와 계산기 등이 놓여 있으며, 책상에는 문서를 보관할 서랍 즉 내 문서가 있다. 또한 약속시간에 맞춰 울리게 해놓은 시계도 있을 것이다. 이런 경우 여러 작업을 하나의 윈도우에 둔다. 그러면 시계, 달력, 약속시간 메모 등이 모두 하나의 윈도우를 가지며, 약속시간이 된 것을 사용자에게 알릴 수도 있다. 또한 사용자는 두 개의 윈도우에 서로 다른 문서를 나타내게 하여 서로 비교하거나 정리할 수도 있을 것이다. 이러한 윈도우는 사용자에게 매우 편리한 환경을 제공하지만 시스템의 측면에서 보면 관리하기에 많은 어려움이 따를 수도 있다. 그리고 하드웨어 측면에서 윈도우 시스템은 빠른 처리 속도와 대용량의 메모리, 그리고 고성능의 그래픽 기능을 요구한다. 이러한 요구가 만족되지 않을 경우 윈도우 시스템은 오히려 사용자에게 불편하게 느껴질 수도 있다.

5.6 윈도우 운영체제

산업이 발달함에 따라 컴퓨터는 하드웨어의 기계적인 성능에 의존하는 경향에서 사용자 편의 위주의 소프트웨어에 의존하는 경향으로 발전하고 있다. 과거에는 컴퓨터를 많이 접한 극히 소수의 사용자들만이 컴퓨터를 사용할 수 있었지만 현재는 컴퓨터를 전혀 모르는 초보자들도 손쉽게 이용할 수 있는 휴먼 인터페이스 환경에 이르고 있다. 즉 사용자들에게 사용하기 쉬운 사용자 인터페이스를 제공하는 것이 오퍼레이팅 시스템에 있어서 점점 중요한 요소가

되고 있다. 사용자 인터페이스 개념으로 융통성 있게 만들어진 운영체제가 바로 윈도우라고 생각할 수 있다. 이것은 과거 도스라는 개념의 운영체제보다 훨씬 사용자 측면에서 편리하게 이용하며, 시각적 및 청각적 메뉴 구성 방식과 키보드가 아닌 마우스를 전적으로 활용하여 모든 작업을 완성할 수 있다. 여기서 도스는 단순히 키보드로 명령을 입력하고, 그 결과를 행 별로 실행을 보면서 정보를 구하는 방식이지만 윈도우는 그림과 같이 운영체제의 화면이 그림(윈도우)으로 되어 있어서 마우스로 자유롭게 이동하면서 원하는 프로그램을 실행하는 방식으로 이 또한 정보가 응용되고 결집된 지식의 창조물이라고 할 수 있다.

이러한 윈도우 운영체제는 미국 마이크로소프트사가 개발한 그래픽용 운영체제로서 컴퓨터 활용을 보다 편하고 쉽게 활용할 수 있는 시스템이다. 이러한 윈도우의 특징으로서는 윈도우상에서 모든 데이터를 공유하면서 응용 프로그램을 활용하는데 있다. 즉 사용자가 활용하고자하는 활용 프로그램에 대하여 보다 쉽게 사용자 위주의 그래픽 처리, 응용 프로그램의 아이콘 처리 그리고 그래픽 워드프로세서, OLE(Object Linking Embedding) 즉 개체 삽입, 손쉬운 파일 및 폴더 작성 및 선택, 삭제, 각 개체의 자유롭게 응용 등 실로 다양하게 마우스라는 도구를 이용하여 손쉽게 활용할 수 있다.

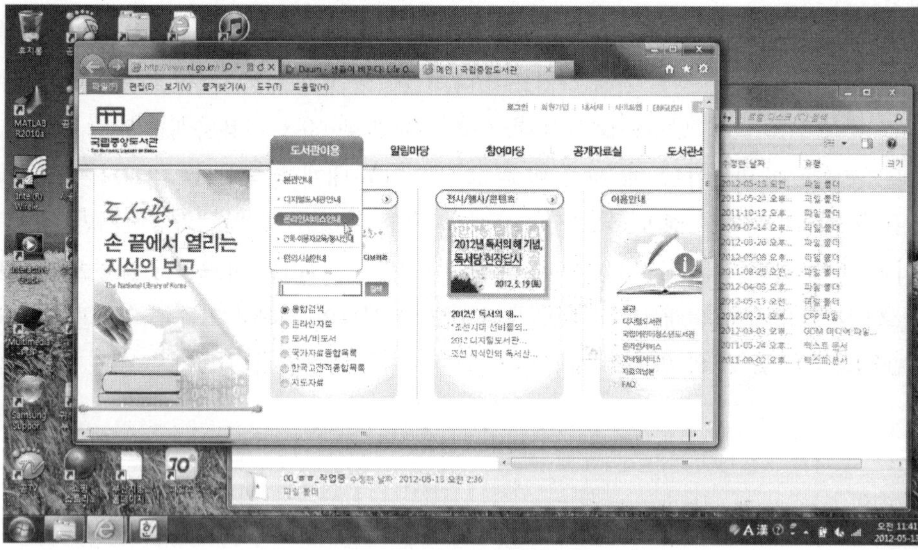

[그림 5-15] 윈도우 활용 모습

1990년대 후반 접어들면서 이제 컴퓨터는 전문가의 전유물이 아니며 만인(萬人)이 함께 누구나 쉽게 활용할 수 있는 프로그램으로 자리를 잡게 되었다. 이것의 운영체제는 그래픽으로 만들어져 있으며 사용자는 이러한 그래픽에서 단축 아이콘들을 보고 듣고 느끼면서 컴퓨터를 이해하며, 어떤 곳이든지 마음 내키는 대로 마우스 포인트를 자유롭게 움직이면서(끌어 놓기,

Drag And Drop) 원하는 자료를 복사, 이동, 삭제 등을 조작할 수 있다.

① 화면 구성이 그래픽칼 하게 구성되어 사용자가 손쉽게 운영한다.
② 시각적인 디자인과 청각적인 화면 구성체제로 정비되어있다.
③ 키보드보다는 마우스를 활용하여 전체 프로그램을 활용한다.
④ 사진 및 동영상 편집 작업을 자유롭게 조작할 수 있다.
⑤ 여러 작업을 하나의 화면에서 작업이 가능하다.
⑥ 워드프로세서 및 전자출판 등을 OLE를 활용하여 여러 프로그램들 간 데이터 공유가 가능하다.

5.6.1 윈도우 활용 능력

윈도우는 GUI(Graphical User Interface)를 바탕으로 여러 아이콘을 선택하여 화면에 띄울 수 있는 메시지 화면을 실행하여 대화한다, 즉 사용자가 아이콘을 선택하면, 그에 해당되는 응용 프로그램이 동작하여 GUI에 자신의 윈도우를 만들어 줄 것을 요청한다. 그리고 응용 프로그램의 윈도우가 생기면 응용 프로그램은 윈도우에서 입력을 받게 되며, 윈도우의 표면으로 문자나 그래픽을 출력할 수도 있다. 그리고 특히 윈도우 시스템의 내부적인 구성은 멀티 프로세싱으로 다양한 작업 스케쥴링과 네트워크 기능을 갖추어 다양한 통신 시스템을 활용할 때 매우 효율적으로 활용할 수 있다. 그럼 여기서 윈도우의 일반적인 개념과 윈도우가 갖는 여러 가지의 속성을 살펴보면, 윈도우는 직사각형인 화면상의 한 영역으로 정의된다.

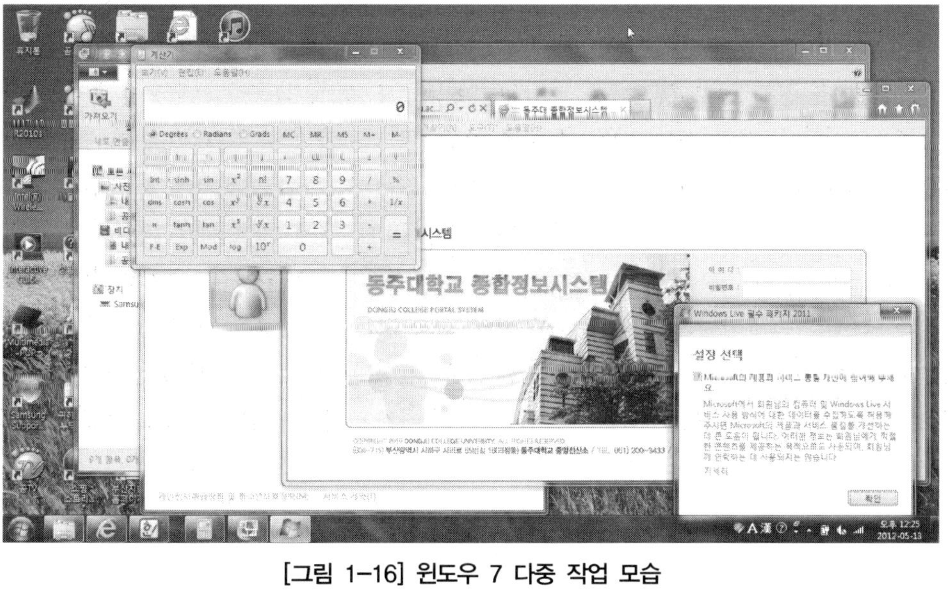

[그림 1-16] 윈도우 7 다중 작업 모습

이 영역은 경계선에 의해 외부와 구분되며, 윈도우 표면에는 아이콘 및 데이터가 나타난다. 그리고 구현하기에 따라 하나의 윈도우는 다른 것과 구분되는 하나의 운영체제 환경, 응용 프로그램, 응용 프로그램 내 서로 다른 파일, 또는 한 파일의 여러 관점에서의 모습 등을 표현 할 수 있다. 윈도우 개념은 사용자가 실제 책상에 앉아 작업하는 것과 비슷한 환경을 만들어 준다.

즉 사용자가 책상에 앉아 작업을 할 경우를 생각해보자!

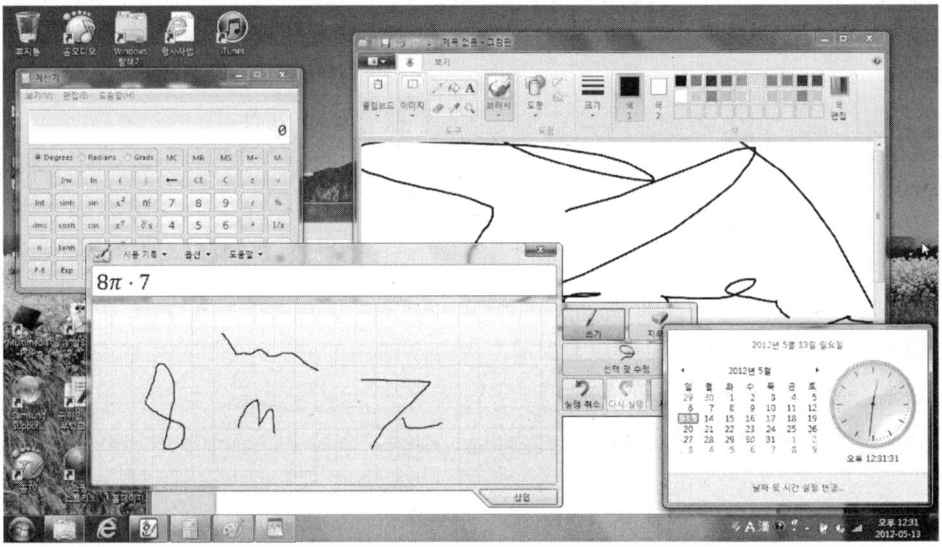

[그림 5-17] 윈도우 다중 작업화면

즉 사용자 앞에는 여러 장의 서류가 쌓여있고, 한쪽에는 전화 걸기와 계산기 등이 놓여 있으며, 책상에는 문서를 보관할 서랍 즉 내 문서가 있다. 또한 약속시간에 맞춰 울리게 해놓은 시계도 있을 것이다. 이런 경우, 여러 작업을 하나의 윈도우에 둔다. 그러면 시계, 달력, 약속시간 메모 등이 모두 하나의 윈도우를 가지며, 약속시간이 된 것을 사용자에게 알릴 수도 있다.

또한 사용자는 두 개의 윈도우에 서로 다른 문서를 나타내게 하여 서로 비교하거나 정리할 수도 있을 것이다. 이러한 윈도우는 사용자에게 매우 편리한 환경을 제공하지만 시스템의 측면에서 보면, 관리하기에 많은 어려움이 따를 수도 있다. 그리고 하드웨어 측면에서 윈도우 시스템은 빠른 처리 속도와 대용량의 메모리 그리고 고성능의 그래픽 기능을 요구한다. 이러한 요구가 만족되지 않을 경우, 윈도우 시스템은 오히려 사용자에게 불편하게 느껴질 수도 있다.

5.7 활용 소프트웨어

컴퓨터를 인간과 비교할 때 각 신체부분을 하드웨어, 정신과 지식은 소프트웨어 비유할 수 있다. 왜냐하면 정신과 지식에 의해서 인간의 행동이 이루어지는 것과 마찬가지로 소프트웨어에 의하여 컴퓨터 하드웨어가 동작하기 때문이다. 소프트웨어는 결국 하드웨어에게 명령하여 데이터를 처리하게 만드는 프로그램들의 통칭이다. 따라서 프로그램은 명령어들의 집합이고 프로그램을 작성하는 일을 프로그래밍, 작성하는 사람을 프로그래머라고 한다. 소프트웨어는 시스템프로그램과 응용프로그램으로 분류하며 다음 그림과 같다.

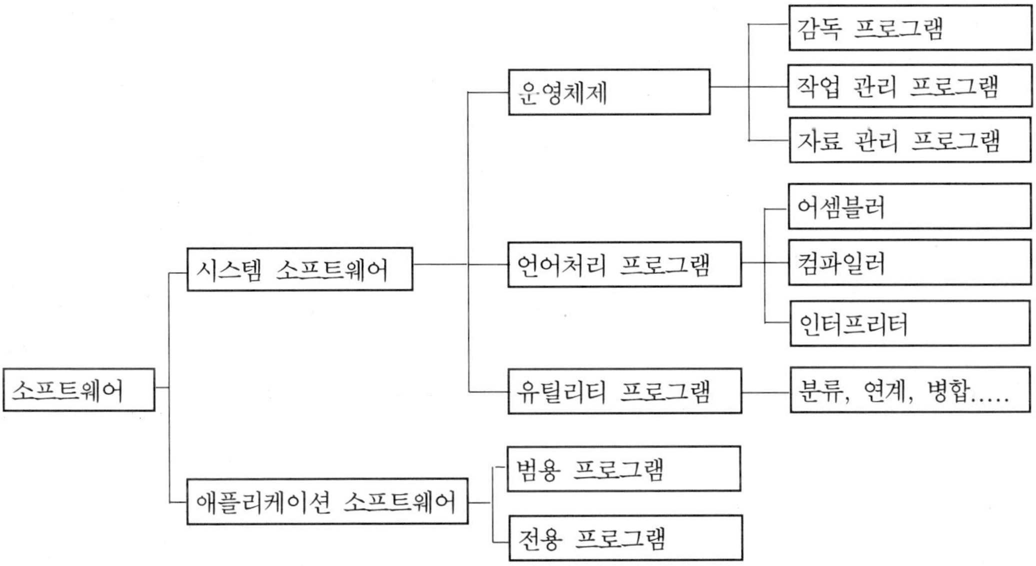

[그림 5-18] 소프트웨어 구성

(1) 시스템 소프트웨어(System Software)

중앙처리장치, 주변장치, 통신장치 등과 같은 컴퓨터 자원들을 제어하고 관리하는 프로그램들의 모임이다. 시스템 소프트웨어와 애플리케이션 소프트웨어와의 이용자의 관계는 다음 그림과 같다.

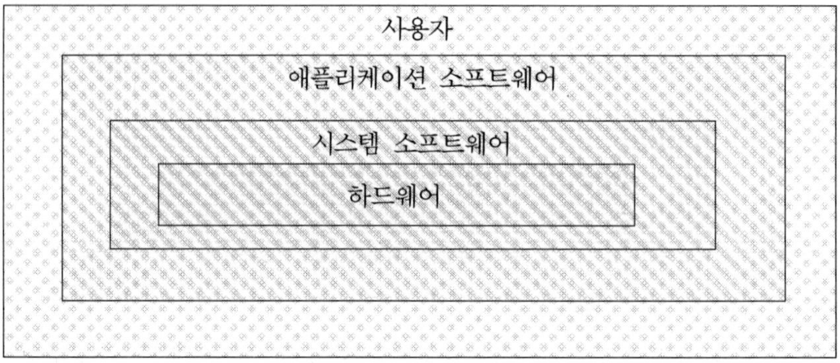

[그림 5-19] 시스템 소프트웨어의 위치

그림에서 보는 바와 같이 사용자는 컴퓨터에서 데이터를 처리하기 위하여 애플리케이션 소프트웨어를 이용하며, 애플리케이션 소프트웨어는 시스템 소프트웨어를 이용하여 컴퓨터 하드웨어 자원을 작동시켜 자료를 처리하게 된다.

시스템 소프트웨어는 운영체제, 유틸리티 프로그램, 언어 처리 프로그램으로 구분한다.

① 운영체제(Operating System)

앞서 언급된 운영체제는 컴퓨터를 시작하는 일에서부터 전체 컴퓨터의 운영 지시, 입출력 통제를 하는 프로그램으로 컴퓨터 자원들을 효율적으로 활용할 수 있도록 하는 핵심 소프트웨어이다. 운영체제에는 다양한 기능을 갖는 프로그램들이 존재하는데 대표적으로 다음과 같은 것들이 있다.

- 감독 프로그램(supervisor program) : 컴퓨터 전반을 관리하고 운영해 나가는 기본적인 일을 담당하는 프로그램으로 사용자 프로그램들은 감독 프로그램의 감독과 지시하에서만 처리하게 된다. 이 프로그램은 항상 주기억장치에 상주하면서 처리할 프로그램을 주기억장치로 로드한 다음 시스템 운영 제어를 맡겨 처리하게 하고, 처리를 마치면 제어를 다시 회수한다.
- 작업관리 프로그램(job management program) : 작업과 작업(job to job)이 자동적으로 연결되도록 하는 역할을 하는 프로그램이다. 새로 시작되는 작업을 위한 준비, 작업이 끝난 프로그램의 뒷처리를 하여 사람이 개입하지 않고도 연속적으로 작업이 이루어지도록 하는 프로그램이다.
- 데이터관리 프로그램(data management program) : 작업처리에 필요한 여러 종류의 데이터와 파일을 총괄하여 관리하는 프로그램이다. 또한 주기억 장치와 보조 기억 장치 내에 기억된 데이터의 갱신 및 유지를 담당하고 입출력을 제어한다.

운영체제는 초창기에는 컴퓨터 제조업자가 컴퓨터를 생산할 때 그 컴퓨터에 맞는 운영체제를 개발하여 사용하였으며, 새로운 모델이 나오면 운영체제도 그 모델에 맞게 새로이 개발하였다. 이는 컴퓨터의 사용을 번거롭고 매우 어렵게 만들었다. 최근에는 개인용 컴퓨터를 중심으로 기종에 관계없이 공동으로 사용할 수 있는 운영체제로 표준화되고 있다. 대표적인 것이 DOS(Disk Operating System), Windows Series(3.0, 3.1, 95, 98, XP, vista, 2000, NT, 닷넷 서버, CE) 등을 들 수 있다. 또한 애플사의 Mac OS X, 중대형 컴퓨터 및 마이크로컴퓨터에서 표준으로 자리잡아가는 UNIX, LINUX, 객체지향형 운영체제인 NextStep 등이 있다.

② 언어 처리 프로그램(Language translation program)

프로그램을 작성하는 데 사용되는 언어와 기계가 직접 이해할 수 있는 언어에는 차이가 있다. 즉, 프로그램을 작성할 때 사용하는 언어는 자연어에 가깝게 작성되어 있으나 기계가 이해할 수 있는 언어는 2진 신호(0,1)이다. 따라서 자연어로 작성된 프로그램은 기계어로 번역이 되어야만 컴퓨터에서 처리될 수 있다. 이때 번역을 하는 프로그램을 언어처리 프로그램이라고 한다.

- 어셈블러(Assembler) : 기계어를 기호화해서 만든 언어를 어셈블리어(assembly language)라고 하는데 기계어에 비해 프로그램의 작성이 매우 용이한 장점이 있으나 여전히 고급언어에 비하여 프로그램을 작성하는 데는 어려움이 있다. 그러나 고급언어로 작성된 프로그램에 비하여 번역속도가 빠르다는 장점을 갖고 있다. 어셈블리어로 작성된 프로그램을 번역하는 프로그램이 어셈블러이다.
- 컴파일러(compiler)와 인터프리터(Interpreter) : 고급수준의 언어(BASIC, FORTRAN, COBOL, PASCAL, ADA 등)로 작성된 프로그램을 기계어로 번역하는 프로그램으로 약간의 차이가 있다. 컴파일러는 프로그램 전체를 번역하여 목적 프로그램(object program)을 만들어 저장하는데 반해 인터프리터는 프로그램을 한 줄씩 번역하여 실행하기 때문에 오류를 쉽게 발견하는 장점이 있는 반면에 저장할 수가 없다. 인터프리터를 사용하는 대표적인 언어는 BASIC 언어이다.

③ 유틸리티 프로그램(Utility program)

주로 컴퓨터 제조 회사가 시스템을 공급할 때 라이브러리(library)에 기억시켜 공급하기 때문에 서비스 프로그램이라고도 한다. 자주 사용하는 프로그램들을 표준화시켜 미리 작성해 두었다가 사용자가 필요할 때마다 쉽게 이용할 수 있게 한 프로그램으로 분류 · 병합, 연계 · 편집 프로그램 등이 있다.

- **분류 · 병합(sort/merge) 프로그램** : 불규칙하게 배열된 자료들을 일정한 기준에 따라 순서대로 배열하거나 여러 개의 파일을 하나의 파일로 편집하는데 사용하는 프로그램이다.
- **연계 · 편집(linkage editor) 프로그램** : 번역 프로그램에 의해 번역된 목적 프로그램을 실행 가능한 형태의 프로그램으로 변환시켜 주는 프로그램이다.

(2) 애플리케이션 소프트웨어(Application software)

이용자의 업무를 지원할 목적으로 개발된 프로그램으로 범용(general-purpose) 프로그램과 전용(application-specific) 프로그램으로 크게 구분한다.

① 범용(general-purpose) 프로그램

컴퓨터를 활용하여 처리하는 모든 응용분야에서 공통적으로 사용할 수 있는 도구적 성격을 갖는 애플리케이션 프로그램이다. 가장 많이 활용되고 있는 MS-OFFICE, 통계처리프로그램, 데이터베이스관리시스템(DBMS, Data Base Management System), Graphic 프로그램, 통신프로그램 등등이 범용 프로그램에 속한다.

② 전용(application-specific) 프로그램

특정한 업무를 처리하기 위하여 직접 개발된 프로그램이다. 기업에서 사용되는 인사관리, 회계 관리, 마케팅 등과 교육, 과학, 의료분야에 이르기까지 다양하다. 최근 기업에서는 기업의 전체 정보를 통합관리하면서 업무 처리를 물 흐르듯이 연계 처리가 가능한 통합 프로그램을 개발하여 운영하고 있다. 이러한 프로그램을 ERP(Enterprise Resource Plan)라 하며 병원정보시스템도 이 프로그램의 일종이라고 할 수 있다. ERP에는 고유한 업무처리 이외에 경영실적 분석, 고객관리, 의사결정 지원 등 다양한 기능들이 포함되어 있고, 필요에 의해 계속 진화하고 있다.

(3) 프로그래밍 언어(Programming Language)

소프트웨어를 만들어 내기 위해 사용되는 언어를 말하며 컴퓨터가 등장한 시점부터 현재까지 계속 새로운 언어들이 만들어지고 있다. 초기에는 컴퓨터(기계)에 적합한 언어인 기계어(0,1 사용)를 사용하였지만 점점 대중화 되면서 인간의 언어와 유사한 컴퓨터 언어(고급수준언어)가 사용되었다. 그 후, 인터넷의 등장에 따른 웹프로그래밍 언어의 등장은 매우 자연스러운 것이다. 일반적으로 프로그래밍 언어를 5세대로 구분하며, 이를 요약하면 표 1-2와 같다.

[표 5-1] 프로그래밍 언어의 발전 단계

세대	주요언어	특징
제1세대	기계어	- 컴퓨터가 직접 이해 가능하고 2진수(0,1)의 조합 - 처리속도가 빠르나 작성하고 이해하기가 어렵움
제2세대	어셈블리어	- 기계어를 기호화한 언어 - 어셈블러(assembler)에 의해 기계어로 번역
제3세대	고급수준언어 (BASIC, COBOL, C, FORTRAN 등)	- 영어와 유사한 문장으로 프로그램을 작성 - 컴파일러 혹은 인터프리터에 의해 번역 - 프로그램 작성이 매우 용이해짐
제4세대	4GL (SQL, FOCUS, NATURAL 등)	- 사용이 훨씬 용이하고 신축적임 - 기계어와 독립성 유지 - 비절차적(nonprocedural) 언어
제5세대	자연어	- 일상적인 대화 형태를 명령어로 사용

① 고급수준언어(High level language)

기계어와 어셈블리어를 컴퓨터의 특성에 따라 작성되기 때문에 하드웨어에 대한 기술적인 지식을 가지고 있어야 작성이 가능하다. 또한 2진수(0,1)의 형태로 작성되므로 프로그램을 작성한다고 해도 일반 사용자들은 이해하기가 매우 어렵다. 그래서 하드웨어의 지식이 없더라도 일상적인 언어(영어)의 명사, 동사, 연산자 등을 이용하여 명령문을 구성할 수 있는 컴퓨터 언어가 등장하였는데 이를 고급수준의 언어라고 한다. 고급수준의 언어는 배우기가 쉽고, 하드웨어와 독립적으로 만들어지기 때문에 다른 종류의 컴퓨터에서도 사용이 가능한 언어이다.

고급수준의 언어는 일상생활에서 사용되는 자연어와 유사한 형태로 프로그램을 작성하며 처리순서가 존재하는 절차어(procedural language)이다. 컴파일러 혹은 인터프리터에 의해 번역되어 실행된다. 대표적인 언어로는 BASIC, COBOL, FORTRAN, PASCAL, C 언어 등이 있다.

② 제4세대 언어(Fourth Generation language)

조직 내 소프트웨어 개발업무의 적체위기를 극복하고 프로그램의 생산성을 높이기 위해 등장한 언어로서 사용자들에게 많은 편의를 제공한다. 고급수준의 언어와 비교하여 다른 점은 크게 두 가지로 나눌 수 있다. 첫 번째는 고급수준의 언어가 절차적 언어인데 비하여 비절차적 언어라는 점이다. 따라서 프로그램을 논리적 순서에 따라 명령문을 작성하지 않아도 되므로 전문가가 아닌 일반사용자들도 쉽게 작성할 수 있다. 두 번째는 고급수준의 언어에 비하여 이식성(portability)이 높다는 점이다. 이식성이란 특정 하드웨어 혹은 특정 소프트웨어 플랫폼을 위해 개발된 프로그램을 다른 기종의 하드웨어 혹은 소프트웨어 플랫폼으로 이식(port)시키기가 용이한 정도를 나타낸다.

제4세대 언어를 유형별로 7가지로 구분할 수 있는데 다음 표와 같다.

[표 5-2] 제4세대 언의 7가지 유형

유형	설명	예
PC 소프트웨어 툴	PC 범용 애플리케이션 소프트웨어 패키지	Internet Explorer, MS ACESS
질의어(query language)	DB나 파일에 저장된 데이터를 조회하기 위한 언어	SQL(Structured Query Language
보고서 생성기	DB나 파일에 저장된 데이터를 추출하여 보고서를 작성하는 언어	RPG III
그래픽 처리	Graphic 형태로 처리	SAS Graph, Systat
애플리케이션 생성기	기존에 작성된 모듈을 이용해 애플리케이션 프로그램을 신속하게 생성	FOCUS PowerBuilder, MS FrontPage
애플리케이션 패키지	공급사에서 구매하거나 임대한 소프트에어 패키지	PeopleSoft HRMS SAP R/3
초 고급 수준 언어	기존의 프로그래밍 언어보다 적은 양의 명령으로 구성된 프로그램 코드를 자동으로 생성	APL, Nomad2

③ 최신 소프트웨어 개발 툴

최근에는 프로그램을 효율적으로 관리하고 개발 기간을 단축시킬 수 있는 객체지향형 프로그램 언어와 인터넷 기반의 웹사이트 관련 프로그래밍 언어들이 등장하였다.

객체지향 프로그래밍 언어(object oriented programming language)는 화면상의 대화 박스(dialog-box)와 같은 객체(object)에 중점을 둔다. 객체란 절차와 데이터를 하나로 묶어 특정 작업을 수행하도록 만들어진 것으로 프로그램 도중 특정 작업이 필요할 때 그 작업에 해당하는 객체를 복사하여 사용하면 된다. 따라서 소프트웨어를 부품처럼 만들어 두었다가 필요할 때마다 사용하면 되기 때문에 프로그램의 생산성을 향상시킬 수가 있다. 대표적인 언어로는 C++와 Visual Basic 언어가 있다.

웹 프로그래밍 언어(web programming language)는 인터넷 상에서 정보를 주고받을 수 있도록 문서를 작성하는 프로그래밍 언어로 JAVA, HTML, XML 언어들이 있다. JAVA 언어는 웹 페이지에서 흔히 볼 수 있는 계속 움직이는 애니메이션을 작성하거나, 사용자가 입력한 정보에 근거하여 막대그래프를 쉽게 그릴 수 있다. HTML(HyperText Markup Language)은 웹 페이지와 같은 하이퍼텍스트나 하이퍼미디어 문서를 작성하기 위한 페이지 단위 정보구성

언어이다. 이 언어는 태그(tag)라는 명령어를 이용하여 문자, 그래픽, 동영상, 음성 자료를 문서에 배열하고 또 다른 HTML 문서 및 개체에 링크를 생성시키기 위한 목적으로 이용된다. XML(eXtensible Markup Language)도 HTML 언어와 마찬가지로 웨 페이지 문서를 만드는데 이용되는 페이지구성 언어이다. 그러나 HTML 언어는 페이지 배열을 명시하는데 반해 XML 언어는 문서 내의 데이터를 조작함으로서 인터넷 상에서 데이터의 전송 및 교환을 가능하게 해준다는 점에서 다르다.

5.8 일 처리 방식

사용자를 위해 운영체제가 일을 처리하는 방식은 다음과 같이 열거된다.

(1) 단일 사용자

개인용 컴퓨터서 처리할 수 있는 운영체제가 도스로서, 이것은 오로지 개인용 컴퓨터로만 인기를 독차지하여 활용되어 왔으며, 멀티유저 및 멀티태스킹으로는 그 기능적인 면에 있어서 상당히 미약하다. 즉 다중 업무처리로는 부적합하여 활용할 수 없고, 오로지 개인용으로 혼자서 사용할 수 있는 것을 의미한다.

(2) 다중 사용자

다중 사용자는 한 대의 컴퓨터에서 여러 사용자가 동시에 사용할 수 있다고 하여 이것을 멀티유저라고도 한다. 이러한 기능을 시분할 시스템(TSS, Time Sharing System)이라고도 한다.

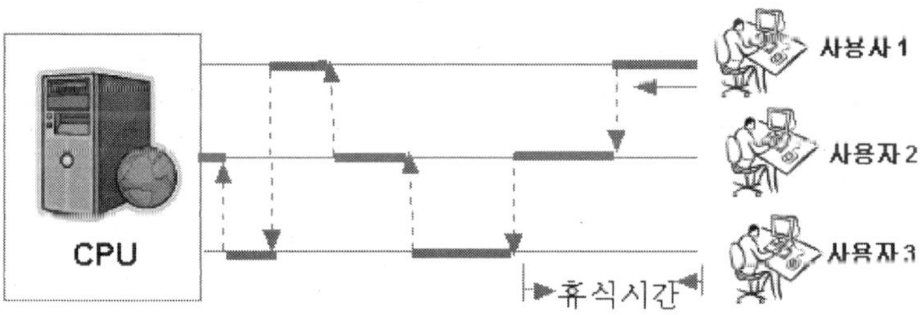

[그림 5-18] 멀티유저 과정

위의 그림을 보면 사용자1이 CPU를 사용할 때 사용자2와 3은 휴식상태 즉 Idle Time이 된다. 그리고 2번 사용자가 CPU를 점유할 때는 사용자1과 3이 휴식을 취하게 된다. 이렇게 한 개의 CPU를 가지고 여러 사용자가 순서에 의하여 사용할 수 있는데, 컴퓨터의 속도가 너무 빠르기 때문에 사용자가 컴퓨터에서 스케쥴링 작업을 의식하지 못한 채 즉 혼자서 사용하는 느낌으로 활용할 수 있는 것이 바로 멀티유저나 또는 멀티테스킹이라는 용어를 사용한다. 또한 CPU가 사용자들에게 결과물을 처리해주는 과정을 멀티프로세싱이라 한다.

(3) 다중 작업

다중작업(multi-tasking), 다중처리 즉 한 개의 컴퓨터 시스템이 여러 개의 응용 프로그램을 동시에 수행하는 것을 의미한다. 그러면 컴퓨터에서 멀티태스킹이 왜 필요로 하는가? 그것은 컴퓨터 자원을 보다 효율적으로 사용하는데 있다. 즉 만일 하나의 워드 프로세서를 가지고 원하는 문서를 작성하여 프린팅 하고자 할 때, 이때 키보드는 프린트가 끝날 때까지 쉬어야 한다. 이렇게 되면 자원의 비효율적으로 사용하게 되므로 프린트기에 스풀러(spooler)라는 기능이 있으면 현재 문서는 프린팅하고, 컴퓨터는 또 다른 작업을 진행할 수 있다. 이로 인해 작업의 효율은 2배 이상 될 것이다.

이러한 멀티태스킹의 필요성으로는, 첫째 주변장치를 보다 효율적으로 사용하기 위해서, 둘째, 백그라운드(background) 작업을 통해 작업 시간을 단축시킨다. 셋째, 여러 개의 응용 프로그램을 동시에 실행 및 처리를 할 수 있다. 넷째, 멀티유저 환경으로 다수의 사용자들이 컴퓨터 시스템을 사용 할 수 있도록 하기 위해서 정의 할 수 있다. 따라서 멀티태스킹은 어떻게 한정된 자원을 프로세서에게 효율적으로 분배할 것인가? 운영체제는 각 프로세서들에게 공평하게 기회를 나누어주고 그와 동시에 시스템 전체의 효율을 떨어뜨리지 않도록 하면서 각 프로세서간의 침범을 막으면서(프로세서 보호기법) 시스템을 운영해 나아가야 한다.

(4) 다중 프로그래밍

메모리 내 하나 이상의 프로그램이 존재하여 이들이 CPU를 분배하여 사용하는 것이라고 정의 할 수 있는데, 이때 CPU는 이들 프로그램 사이를 빠르게 전환해가면서 처리하므로 겉으로는 이들 프로그램이 동시에 수행되는 것처럼 보인다. 즉 여러 개의 프로그램이 각각의 CPU를 독점하는 것처럼 보인다는 것이다.

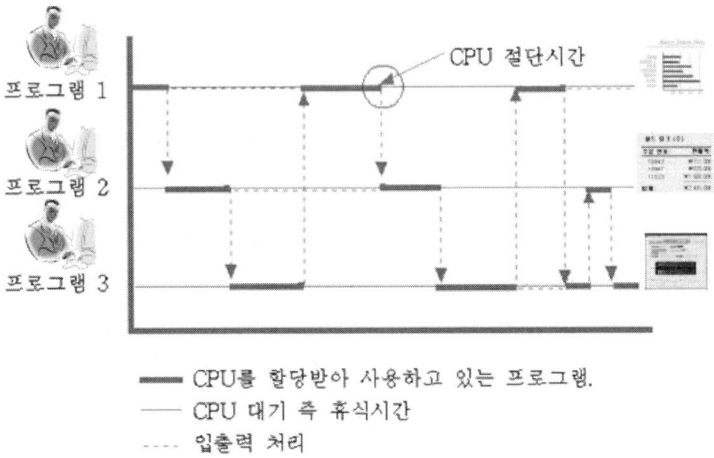

[그림 5-19] 멀티프로그래밍 과정

위의 그림은 3개의 프로그램이 하나의 CPU를 동시에 사용하고 있는 과정으로 엄격히 따지면 멀티의 개념은 아니다 라고 생각 할 수 있지만 CPU 처리 속도가 너무나 빠르기 때문에 사용자는 3개의 프로그램이 동시에 처리되는 것처럼 보인다.

5.9 온라인 시스템

온라인 시스템은 구축 요건은 다음과 같다.

① 일정 Response 유지
② 시스템의 신뢰성 유지
③ 데이터의 보전성 향상
④ 배타 제어 및 기밀보호

그 기준은 중앙 집중 처리 방식과 분산처리 방식이 있다. 두 가지 처리 방식의 기준은 시스템화 대상이 되는 이용자의 업무형태에 따라서 활용되는 용도가 달라지게 된다.

(1) 중앙 집중 처리 방식

중앙 집중 처리 방식은 컴퓨터 자원을 효율적으로 활용하기 위하여 데이터를 하나의 호스트 컴퓨터에 집중화시키고 그 데이터 처리를 호스트 컴퓨터에서 모든 정보를 처리해주는 방식이다. 이러한 집중화 처리 방식에 의해서 데이터 관리가 일원적으로 처리할 수 있으므로 업무의 신속성 및 효율성을 기할 수 있다. 그러나 중앙 집중 처리 방식은 은행의 온라인 시스템이나 유통업의 수 발주 시스템에 의한 전형적인 처리형태에 알맞으나, 대량의 정보를 집중화함에 따라 시스템이 대형화 또는 복잡화되는 단점도 뒤따를 수 있다.

(2) 분산처리 방식

분산처리 방식은 중앙 집중 처리 방식의 단점을 보완한 것으로, 대량의 데이터 처리에 의한 시스템의 과부하를 해결할 수 있는 방식으로 필요한 데이터를 여러 컴퓨터에 분산시키는 방식이다. 이것은 시스템을 효율적인 처리 방식보다는 업무의 유연성을 중시하는 경우에 아주 적당한 방식이다.

이러한 분산처리를 하는 목적은 다음과 같다.

① 업무형태에 맞춘 시스템 구축
② 시스템 확장 및 변경의 용이성
③ 응답시간의 단축
④ 통신비용의 삭감
⑤ 위험 분산화

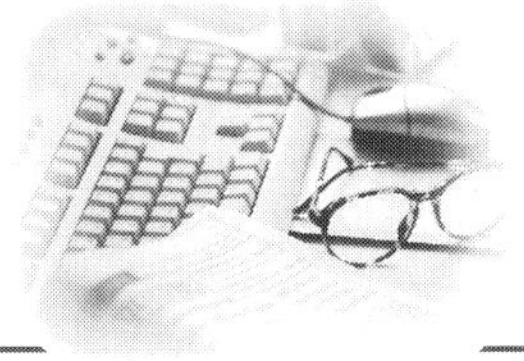

CHAPTER 6

병원 데이터베이스 정보 기술

6.1 개요

병원정보시스템은 크게 OCS, PACS, OA, MIS 시스템으로 구성되어 있다. 이러한 시스템이 운영되기 위해서는 실시간으로 발생하는 데이터를 저장하고 필요한 곳에서 필요한 시간에 검색하는 것이 필요하다. 병원에 컴퓨터가 도입되기 전 의무기록은 의무기록 차트에 기록되고 의무기록실에 의무기록 차트를 보관하고 있다가 진료실에서 요구하면 관련 직원이 의무기록 차트를 찾아서 전달하고, 진료실에서 질병 및 치료 내용들을 기록한 후 다시 의무기록실로 전달되어 보관하였다. 이러한 방법은 차트가 많아지면 많아질수록, 시간이 흐르면 흐를수록 해당 차트를 찾아내고, 전달하고, 보관하는데 인력과 공간과 시간 등의 자원이 너무나 많이 소요된다. 다행스럽게도 컴퓨터의 등장과 네트워크의 발달은 물론 컴퓨터의 관리와 활용 기술을 익혀야 한다는 또 다른 문제를 가지고 있지만 공간과 시간 측면에서 거의 완벽하게 해결해 주었다고 볼 수 있다. 이 중 가장 중요하고 기본이 되는 것으로 의무기록을 저장, 관리, 검색할 수 있도록 지원해주는 것이 바로 데이터베이스 관리 시스템(DBMS, Data Base Management System)이다. 데이터베이스 관리 시스템을 이용하여 조직체(병원)에 관련된 사실을 수집한 데이터를 데이터베이스(DB, DataBase)라고 한다. 병원에서 데이터베이스라고 함은 의료 데이터를 비롯하여 인사, 재고, 구매, 수납 등의 경영에 필요한 모든 데이터를 다 포함하기 때문에 데이터의 양은 매우 많으며 형태도 매우 다양하다.

이러한 병원 데이터베이스는 정리되어 있지 않는 자료들을 정보나 지식으로 응용하기 위해 모집단으로 분류하여 조직화 및 체계화한 다음(데이터베이스), 이를 데이터베이스 응용 프로그램(데이터베이스 관리 시스템)을 이용하여 활용하는 것이 목적이다. 즉 데이터베이스는 정리되어 있지 않는 자료들을 서로 연관성 있게 체계적으로 정돈해 놓은 여러 개의 창고와 같다. 또한 데이터베이스 관리 시스템은 잘 정돈된 자료들을 사용자 이용 목적에 맞게 검색, 삭제, 분석, 응용 기타 활용하기 위해 관련 명령을 사용함으로서 자료들을 정보로 활용한다. 즉,

정보라 함은 현실세계에 산재되어 있는 단순 자료들을 가공해서 사용자 의사결정을 위한 도구로 활용하는 것이다. 결국 데이터베이스와 데이터베이스관리시스템은 복잡한 업무 형태의 정보를 응용 활용하는데 유용한 시스템이며, 이를 활용하여 정보 검색 및 새로운 지식을 창출하고, 또한 사용자(정보 요구자)로 하여금 유용한 지식을 습득할 수 있다.

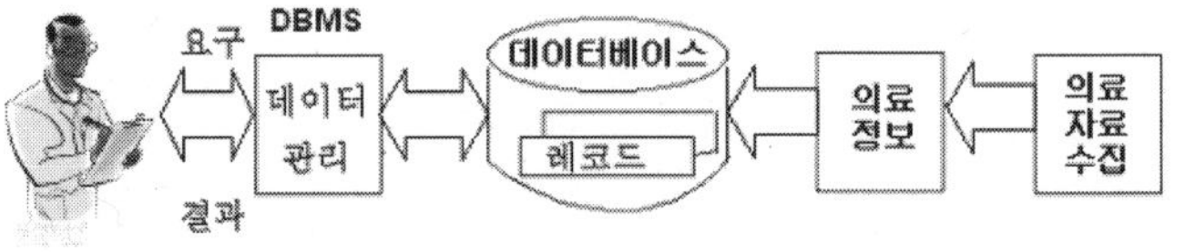

[그림 6-1] 정보 검색 및 활용하는 과정

위 그림에서 정보처리란 사용자에게 유용한 정보를 생성하기 위해 컴퓨터를 이용하여 데이터를 처리하는 작업이며, 데이터베이스 시스템은 이러한 정보처리를 보다 원활하고 효율적으로 지원하기 위한 시스템이다. 데이터베이스 시스템은 한 조직체에서 필요한 모든 데이터를 수집하고 또한 조직적으로 저장 및 관리하면서 필요한 시간과 장소에서 요구가 있을 때 제공함으로서 정보처리를 효율적으로 할 수 있도록 지원한다. 데이터베이스는 표준형식으로 저장된 데이터를 의미하며, 일반적 같은 특성을 만족하는 데이터들의 집합이다.

① 서로 연관 있는 데이터의 모임
② 통합된 데이터(Integrated data) : 동일 데이터의 중복 배제
③ 저장된 데이터(Stored data)
④ 운영 데이터(Operational data) : 조직의 고유 기능을 수행하기 위한 데이터
⑤ 공용 데이터(Shared data) : 여러 응용 시스템에서 공동으로 소유, 유지, 이용

6.2 데이터베이스란

데이터베이스란 모집단의 자료들을 여러 분야별로 정리해 놓은 일종의 창고개념이다. 즉 그냥 단순히 분야별 체계적으로 정리해둔 정도에 불과하다. 이와 같이 잘 정리된 자료들은 조직적으로 통합하거나 자료들 간 최소한의 중복을 배제하거나, 서로 중복을 최소화하면서 사용자들의 이용 욕구에 맞게 활용될 수 있도록 한다. 이러한 데이터베이스는 저장된 서로 관련성이 있는 자료들의 집합으로, 이를 구조화하여 정규화 해 놓은 것이라고 할 수 있다.

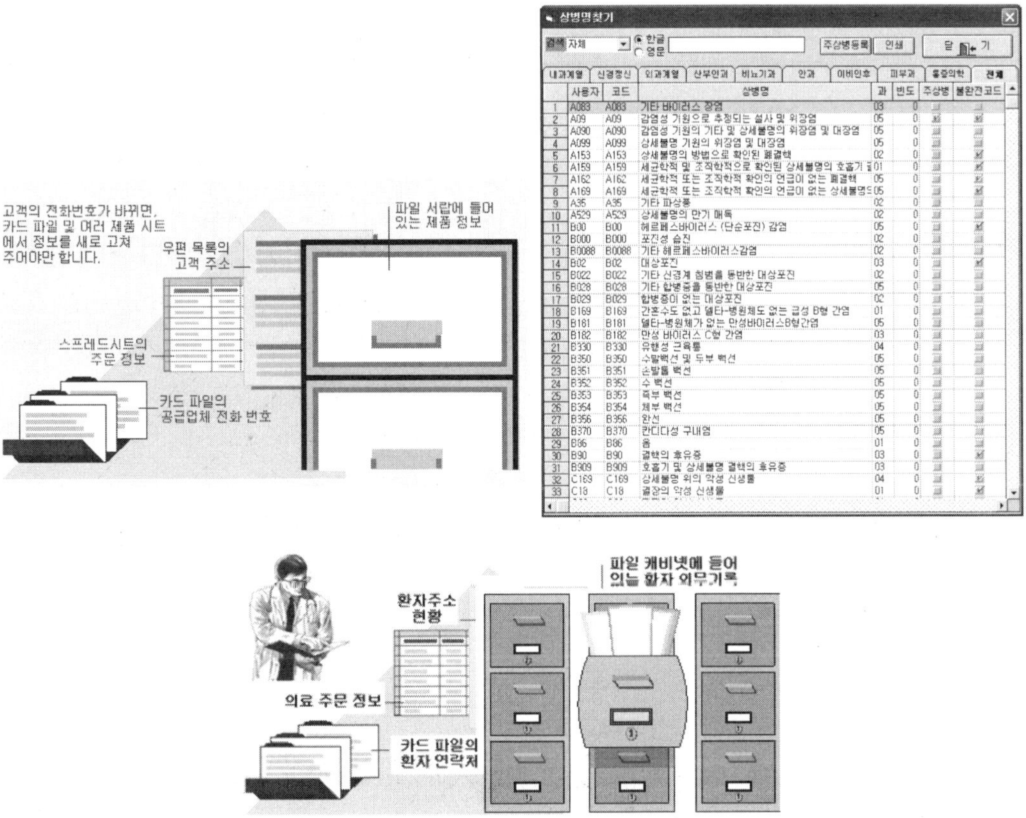

[그림 6-2] 자료 관리 데이터베이스 현황

데이터베이스 개발 목적은 원래 같은 데이터가 여러 응용에 공동으로 활용될 수 있다는 다목적성에서 발전되어, 조직적으로 다수 응용 시스템들이 사용하기 위해 통합 및 저장된 운영 데이터의 집합이라고 정의할 수 있다.

6.3 데이터베이스 발전 과정

데이터베이스란 용어가 처음 사용된 것은 1963년 6월 미국의 SDC(System Development Corporation)가 산타모니카에서 개최한 제1차 "컴퓨터 중심의 데이터베이스 개발과 관리"라는 심포지움에서부터였다. 그런 다음 2년 후 제2차 심포지움에서는 컴퓨터 중심의 데이터베이스 시스템이란 용어가 처음으로 사용되었으며, 상당히 복잡한 데이터 관리 문제가 제기되고 이를 위한 해결책도 상당히 많이 제시되었다. 결국 데이터베이스는 어느 한 조직의 다수 응용 시스템들이 활용하기 위해 통합 및 저장된 운영 데이터의 집합이라고 정의할 수 있다. 참고로 E.F.Codd 박사는 1970년 데이터베이스 시스템용 관계형 모델을 제안하여 구성요소를 다음과 같이 정의하고 있다. 즉 객체(object) 또는 관계(relation)의 집합, 관계(relation)에 가해지는 연산의 집합, 정확성 및 일관성을 위한 데이터의 무결성이 강한 매우 우수한 모델이다. 이러한 관계형 데이터베이스는 2차원 테이블 형태로 구성되어 있으며, 각 테이블은 행과 열로 구성되어 있다. 그리고 각 행과 열은 데이터 무결성을 유지하며, 여기에 SQL 명령어를 사용함으로 이들 행들의 데이터를 자유롭게 조작한다. 이러한 관계형 모델의 원칙은 1970년 6월 그의 논문 "A Relational Model of Data for Large Shared Data Bank"에서 처음으로 정리되었는데, 이 논문에서 Codd 박사는 데이터베이스 시스템용으로 관계형 모델을 처음 제안했다. 그 당시에는 주로 계층형, 망형 모델이 주류를 이루었다. 즉 계층형이나 망형에서 자료 관리의 문제를 원초적으로 해결하는데 큰 도움을 주었다.

데이터베이스는 특정 조직의 응용업무에 공동으로 활용하기 위하여 운영상 필요한 데이터를 완벽화(Exhaustion), 비중복화(Nonredundancy) 또는 통제된 중복(Controlled Redundancy), 구조화하여 컴퓨터 기억장치에 저장한 데이터의 집합체를 총칭하여 일컫는다.

내원정보

진료일자	차트번호	환자이름	진료과목	검사예약일
2010-03-01	1234-12	홍길동	내과	2010-04-01
2010-03-01	1234-12	홍길동	내과	2010-04-01
2010-03-09	9875-33	김정수	외과	2010-04-03
2010-03-10	4569-90	김규수	신경과	2010-04-04
2010-03-20	8778-99	오화랑	내과	2010-04-05

검사정보

차트번호	검사코드	보험유무	검사	환자정보
1234-12	C1234	보험	X-ray	폐렴
1234-12	C6774	비보험	CT	폐렴
2344-44	C1233	보험	암검진	위염
4533-47	D3455	보험	간초음파	지방간
8778-99	E4445	비보험	암검진	위염

[그림 6-3] 차트번호에 따라 두 개의 관계 테이블 연결 현황

위 그림은 환자 자료를 효율적으로 관리하기 위해 여러 테이블로 분야별 정리한 다음, 검색 명령을 사용하여 환자의 정보를 검색하는 과정이다. 여기서 검색 대상은 여러 테이블 간 관계가 미리 설정되어 있어야 한다. 위의 그림은 두 개의 환자 정보 테이블이 차트 번호로 서로 관계가 설정되어 있는 상태이다.

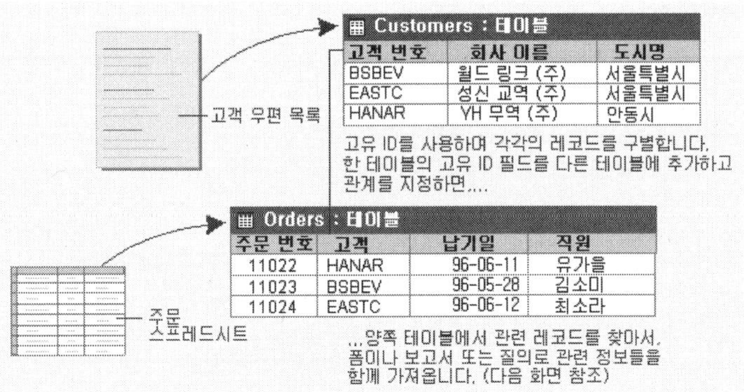

[그림 6-4] 고객번호와 고객에 따라 두 개의 관계 테이블 연결 현황

위 그림은 고객 테이블과 고객이 주문한 주문 테이블이 서로 고객번호와 고객이라는 항목이 연관성이 있으므로 두 테이블이 서로 관련성이 있다는 예를 보여주는 데이터베이스이다.

① 특정 조직의 구성 : 일반적인 목적으로 소규모나 대규모의 공용 데이터베이스를 사용하는 개인이나 기업체 모두를 총칭하는 말이다.(특정 업무를 처리하는데 필요한 관련성 있는 자료들의 집합)
② 운영상의 데이터 관리 : 특정조직의 활용 업무에 필요한 데이터 관리를 의미한다.
③ 완벽화 : 특정 조직에서 필요로 하는 모든 데이터를 데이터베이스에 저장하는 형태를 의미한다.
④ 비 중복화(통합된 데이터) : 동일한 데이터가 중복 저장되지 않는 것으로, 기억장소의 절약과 데이터의 신뢰성을 의미한다.
⑤ 구조화 : 데이터를 효율적으로 처리할 수 있는 방법을 의미한다.

공용 데이터, 즉 공동으로 활용 할 것을 목적으로 모아놓은 일원 관리, 데이터 관리 또는 자료의 모임과 어떠한 형태의 정보를 저장하고 있는 파일들의 집합체를 데이터베이스라고 한다.

6.4 데이터베이스 관리시스템과 데이터베이스 관리자

(1) 데이터베이스관리시스템

데이터베이스 관리 시스템은 파일 시스템에서 야기되는 데이터의 종속성과 중복성 문제를 해결하기 위한 방법으로 제안되었다. 여기서 DBMS라 하면 응용 프로그램과 데이터의 중재자로서 모든 응용 프로그램들이 데이터베이스를 공유할 수 있게끔 관리해 주는 소프트웨어로 정의할 수 있다. 이러한 시스템에서 데이터베이스를 이용하려는 응용 프로그램들은 데이터베이스 관리 시스템을 통해서만 이용이 가능하다. 이것은 DBMS가 데이터베이스의 구성, 액세스 방법, 관리 유지에 대한 모든 책임을 가지고 있다는 것을 의미한다.

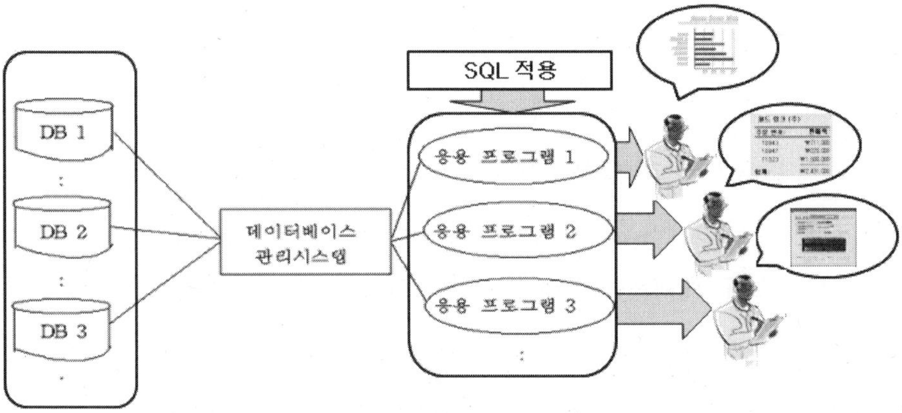

[그림 6-5] 데이터베이스관리시스템 모형도

① DB(DataBase) : 모집단 구성으로 많은 자료를 모아두는 장소를 의미한다.
② DBMS(DataBase Management System) : 사용자가 요구하는 정보를 처리하는 구조를 의미한다.
③ 응용 프로그램 : 사용자가 요구하는 정보를 검색, 처리하기 위한 프로그램을 의미한다.
④ User : 사용자를 의미한다.

(2) 데이터베이스관리자

데이터베이스 관리 시스템은 여러 사용자가 같이 응용하는 시스템이므로, 이들 사용자의 요구를 잘 만족하도록 운용되어야 한다. 이를 위해 데이터베이스 설계에서부터 운영에 이르기까지 관리 감독 및 결과에 대한 평가를 내리고, 평가 결과에 따라 적절히 재구성하고, 오류에 대한 대처를 전담하는 사람이나 단체가 필요하다. 이러한 기능을 담당하는 사람이나 그룹을 데이터베이스 관리자(DBA, DataBase Administrator)라고 한다. 다시 말해서 데이터베이스 관리자는 데이터베이스 관리 시스템의 원활한 작동을 위하여 시스템의 전반에 대한 운용을 책임지는 개인 혹은 단체를 의미한다.

데이터베이스관리자의 역할은 다음과 같다.

① 데이터베이스 스키마 정의 및 설계
② 데이터베이스 조작 및 운영 관리 책임
③ 보안정책 및 무결성 유지 및 감독
④ DBMS, DB 관리 및 저장구조와 접근 방법 정의
⑤ 시스템 감시 및 성능 분석과 평가

6.5 데이터베이스 특성 및 장점

데이터베이스의 특성 및 장점은 다음과 같이 분류할 수 있다.

(1) 데이터 중복을 최소화한다.(controlled redundancy, 통제된 중복)

데이터의 저장 및 관리가 DBMS라고 하는 단일 창구를 통해 수행되므로 데이터의 중복을 크게 줄일 수 있다. 그러나 목표는 데이터 중복을 완전히 없애는 것이 아니라 데이터베이스의 효율성을 고려하여 최소화하는데 있다. 데이터 중복을 최소화함으로서 저장매체를 절약할 수 있다.

데이터가 발생하는 대로 중복을 통제하지 않고 데이터베이스를 구축할 때 단점을 보면.

① 막대한 자원 및 경비가 소요된다.
② 대용량의 기억매체 즉 컴퓨터 기억용량을 많이 차지할 수 있다.
③ 데이터를 갱신하거나 추가 또는 삭제 시 많은 시간이 걸릴 수 있다.
④ 자료 처리의 복잡성으로 인하여 데이터베이스의 신뢰성이 상대적으로 떨어진다.
⑤ 자료의 무결성 및 보안성이 떨어진다.

(2) 데이터 상호간의 연결성이 있다.(interconnecteness, 상호 연관성)

데이터베이스 내 데이터들을 상호 밀접한 관계로 연결하게 되면 모든 업무에서 동일한 데이터베이스를 이용 할 수 있기 때문에 데이터 상호간에 연결이 되어있지 않으면 이를 참조할 수 없는 문제가 발생한다. 따라서 데이터 상호간의 연결성은 데이터 관리에 있어서 최우선적으로 고려해야 한다.

(3) 데이터의 독립성이 있다.(data independence, 데이터 독립성)

데이터베이스에서는 데이터 파일을 프로그램과는 완전히 독립적으로 존재시켜 그 자체에 의미를 부여 할 수 있다. 결과적으로 데이터 유지 관리 비용이 감소된다.

(4) 데이터의 비밀 보호 장치를 유지한다.(security protection, 비밀 보호)

체계적인 데이터베이스를 관리하기 위해서는 데이터에 완벽한 비밀 보호 장치를 유지한다. 결과적으로 자료 보안을 향상시킨다. 따라서 데이터베이스 접근을 할 때 누구나 인증을 거치게 할 수 있고, 또한 사용자들의 등급에 따라 사용권한을 제한함으로서 보안을 유지할 수 있다.

(5) 데이터의 실시간 접근성이 있다.(real-time accessability, 실시간 접근성)

데이터베이스를 효율적으로 활용하기 위해서는 실 시간적으로 데이터 처리가 가능하도록 하여 어떠한 문의에도 즉각적인 응답이 되어야 한다.

(6) 데이터의 계속적인 변화를 유지한다.(continuous evolution, 계속적 변화)

데이터베이스의 상태는 정적이 아니고 동적이다. 데이터베이스는 생성, 삭제, 갱신을 통해서 가장 최근의 데이터를 유지하면서 관리되어야 한다. 즉 데이터베이스는 SQL 언어(Insert, Update, Delete)를 통해 항상 최근의 데이터를 유지하여야 한다.

(7) 데이터의 동시 공유를 유지한다.(concurrent sharing, 동시 공유)

데이터베이스는 상이한 목적을 가진 응용을 위한 것이기 때문에 동시에 여러 사용자가 접근하여 활용 할 수 있어야 한다. 데이터 공유 및 동시 접근이 가능해야한다.

(8) 내용에 의해 참조 가능하여야 한다.(content reference)

데이터베이스 환경에서 데이터의 참조는 수록되어 있는 데이터 레코드들의 주소나 위치에 의해서가 아니라 데이터의 내용에 의해서 참조가 가능하여야 한다. 예를 들면, “진료과가 정형외과인 사람을 검색하시요”라고 입력하면 정형외과인 레코드를 레코드의 위치나 개수에 상관없이 모두 검색하게 된다.

(9) 데이터의 일관성을 유지해야 한다.

데이터의 중복을 최소화함으로서 데이터가 갱신된다고 하더라도 해당되는 모든 데이터를 갱신하는 것이 매우 적고, 중복된 데이터들은 DBMS가 인지하고 있기 때문에 일괄적으로 갱신을 한다.

(10) 데이터의 무결성을 유지해야한다.

무결성(integrity)은 데이터의 정확성을 나타내는 의미이다. DBMS는 여러 가지 제약조건과 유효성 검사 등을 통해 무결성을 유지하고 있다.

(11) 데이터 표준화 기능이 있어야 한다.

조직의 모든 데이터를 데이터베이스에 저장하여 공유하게 됨으로서 조직에 맞는 데이터 표준 체계를 정립할 수 있다.

그러나 단점으로는 초기 시스템 구축비용 및 인력이 많이 들기 때문에 소규모 병원이나 개인 기업체에서 활용하기 어려움이 있다. 또한 방대한 양의 자료와 다수 사용자들의 동시 접근에 의한 긴 응답시간이 문제가 될 수 있다. 기타 시스템 관리의 복잡성 및 보안에 대한 취약성으로 인해 개인 정보 관리 문제 등 전체 시스템에 문제가 발생할 수 있다.

6.6 데이터베이스 모델

일반적으로 데이터베이스 시스템은 2가지의 데이터베이스 모델을 갖는다. 첫 번째는 데이터를 물리적인 저장 장치에 표현하기 위한 물리적인 데이터베이스 모델이고, 두 번째는 사용자 위주로 데이터를 표현하기 위한 물리적인 모델이다. 데이터를 컴퓨터에 저장하기 위해서는 그 데이터가 가지고 있는 의미를 충분히 표현할 수 있어야 하며, 사용자들도 그 데이터를 표현한 사람의 의도대로 해석할 수 있어야 한다.

논리적 데이터베이스 모델은 현실세계를 데이터베이스에 표현하는 중간 과정으로 데이터베이스 설계과정에서 데이터의 구조를 논리적으로 표현한 것이다. 데이터베이스 모델의 종류에는 계층형 데이터베이스 모델, 네트워크형 데이터베이스 모델, 관계형 데이터베이스 모델, 객체지향 관계형 데이터베이스 모델 등이 사용되고 있다. 이중 계층형 데이터베이스 모델과 네트워크형 데이터베이스 모델은 현재 특수한 목적으로 사용될 뿐 별로 사용하지 않고 있고, 객체지향 관계형 데이터베이스 모델은 오늘날 많이 이용되고 있는 데이터베이스 모델이다. 또한 물리적 데이터베이스 모델은 시스템이 인식하는 것과 관련되어 있는데 데이터베이스에 데이터가 어떻게 저장되는 가를 기술하는 의미이다.

6.6.1 계층형 데이터베이스 모델

계층형 데이터베이스 모델(hierarchical database model)은 1960년대 IBM사에서 최초로 개발된 모델로서, 컴퓨터 용량과 사용 시간에 따른 가격이 매우 비쌌기 때문에 효율이 가장 중요했다. 여기서 본 모델은 저장방식이 효율적이며, 고성능이다. 데이터는 거꾸로 세워 놓은 나무 구조 모양을 하며(트리구조), 즉 "데이터 상호간의 관계를 계층적으로 나타내어 트리 형태로 구성한 초기 데이터베이스 모델이다." 계층형 데이터베이스 모델은 데이터와 데이터 사이에 연결된 노드에 따라 데이터를 검색해간다. 이러한 계층구조가 훌륭한 모형이지만 단점도 있다. 구조가 복잡해지면 때때로 찾지 못하는 데이터가 있을 수 있다. 따라서 프로그래머는 데이터베이스 설계 시 질의를 가장 중요한 요소로 생각해야 한다.

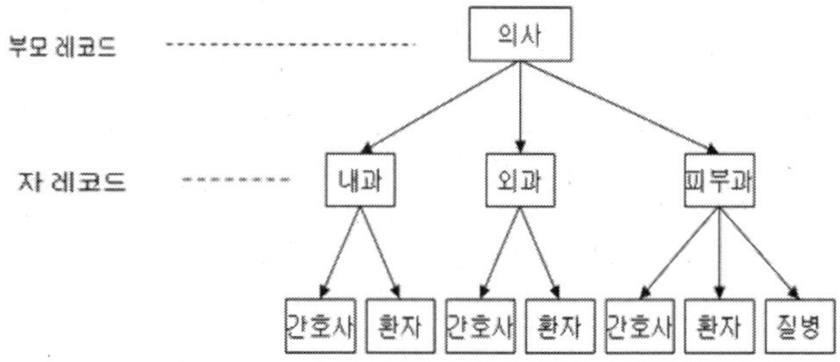

[그림 6-6] 계층형 데이터베이스 모델로 설계된 구조

또 다른 단점으로는 데이터 구조가 복잡하면 서로 엉겨서 데이터베이스 내 일부 데이터를 손상시킬 수 있다. 그 외 일단 데이터베이스를 한번 구축하면 구조 변경은 매우 힘들다는 문제점도 함께 포함하고 있다. 계층 모형은,

① 1960년대 개발된 모델이다.
② 구조가 단순하고 성능이 뛰어나다.
③ 논리적인 구조가 트리 형태로 구성되어 있다.
④ 자료 레코드들이 하나의 계층으로 이루어져 있으며, 레코드 사이는 고정되어 있다. 즉 부모와 자식 관계로 개체가 연결되어 있다.
⑤ 관계의 방향성으로 구조 변경은 어렵다.
⑥ 본 모형에서 응용 프로그램이 자료를 요구하게 되면 DBMS는 계층을 따라 자료를 검색하게 된다.

계층형 데이터베이스 모델은 위 그림에서 보는 바와 같이 하나의 부모 레코드(parent record)가 있고, 부모 레코드에는 여러 개의 자 레코드(child record)가 계층형태로 구성된 트리형태의

구조이다.

6.6.2 네트워크형 데이터베이스 모델

계층형 데이터베이스 모델과 마찬가지로 네트워크형 데이터베이스 모델(network database model)은 1971년에 제안되어 초기 메인프레임 시대에 적용된 데이터베이스 모델로서, 데이터와 데이터 관계가 잘 정의된 구조에 적합하다. 계층구조와 마찬가지로 거꾸로 된 나무구조의 형상이지만 다른 점은 각 노드가 하나 이상의 노드로 구성되어 있다. 즉 "네트워크형 데이터베이스 모델은 두개 이상의 데이터베이스가 서로 연관된 데이터 상호간의 관계를 네트워크 형식으로 하여 레코드를 그래프 형태로 표현한 모델을 의미한다." 여기서 레코드는 미리 정의된 포인트에 의해서 연결되며, 레코드에 포인트를 사용해서 연결되기 때문에 또한 매우 효율적이다. 따라서 네트워크형 데이터베이스 모델은 계층구조 데이터베이스보다 처리 속도가 빠르다. 또한 데이터 중복이 없기 때문에 기억용량도 매우 효율적이다. 그러나 포인트로 형성된 복잡한 구조이므로 네트워크형 데이터베이스 모델은 복잡한 검색 언어에 의해 검색이 이루어지고 데이터베이스 구조의 수정이 매우 복잡하다는 단점도 있다.

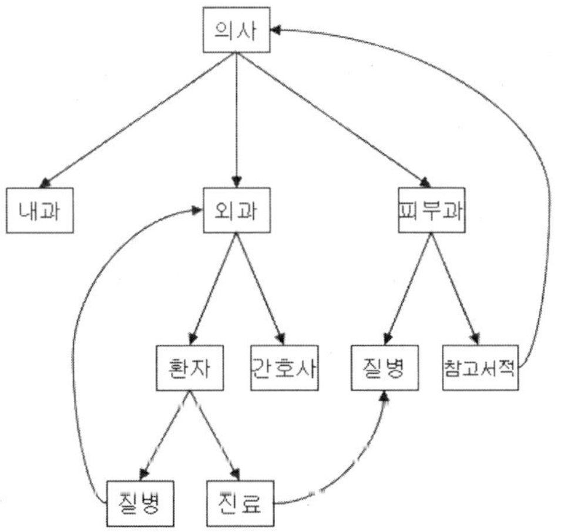

[그림 6-7] 네트워크형 데이터베이스 모델로 설계된 구조

네트워크형 데이터베이스 모델의 일반적인 형태는,

① 네트워크형 데이터베이스 모델은 주요 자료마다 하나의 파일로 만들어져 있고, 각 자료는 레코드 내 포인터를 통해 다른 파일의 레코드를 가리키도록 서로 연결되어 있다.
② 네트워크형 데이터베이스 모델을 만들려면 데이터베이스 관리자는 데이터베이스 스키마를 정의해야 한다. 여기서 스키마란? 데이터베이스를 구성하기 위해 일정한 언어에 의하여

관련 자료들 간 관계를 나타낸 것이다.

③ 네트워크는 그래프 모형을 기본으로 하여 네트워크 모양처럼 구성되어 있다.

6.6.3 관계형 데이터베이스 모델

관계형 데이터베이스 모델(relational database model)은 1970년에 에드가 코드(Edgar Codd)에 의해 제안된 모델로서 수학적 배경에 입각한 이론과 명료성 그리고 자료의 독립성 등으로 현재까지 가장 많이 사용되고 있는 데이터베이스 모델이다. 관계형 데이터베이스 모델 두개 이상의 데이터베이스가 서로 관련성 있게 연결될 수 있는 것을 관계라는 의미로 정의된다. 관계형 데이터베이스 모델은 2차원적인 테이블 형태로 유지시켜 여러 개의 행과 열로 구성된 구조를 의미한다. 이러한 관계형 데이터베이스 모델은 계층형 모델과 네트워크형 모델의 구조적인 어려움을 해결하기 위하여 효율적으로 설계된 모델로서, 융통성이 있으며 사용이 매우 쉽다. 즉 계층형 모델이나 네트워크형 모델은 프로그래머에 의해 주로 사용되나, 관계형 모델은 사용이 쉬워서 일반 사용자들도 쉽게 적용할 수 있다. 이것은 구조적으로 초기의 거꾸로 된 나무구조와는 전혀 다른 테이블 형식으로 저장되고, 레코드 사이의 연결은 미리 결정되는 것이 아니라 검색 시에 지정함으로서 다양한 레코드 검색을 가능하게 해준다.

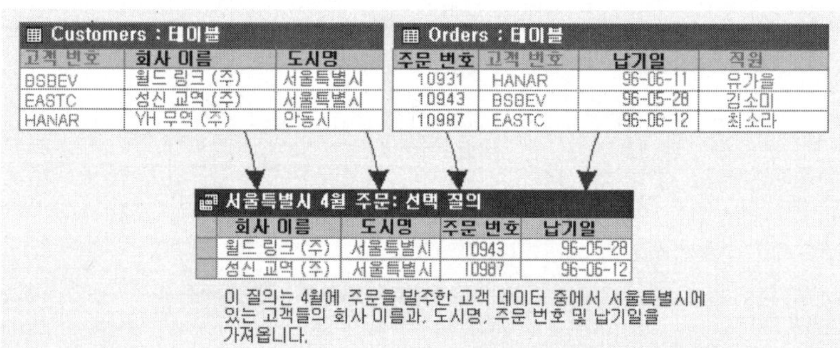

Customers : 테이블

고객 번호	회사 이름	도시명
BSBEV	월드 링크 (주)	서울특별시
EASTC	성신 교역 (주)	서울특별시
HANAR	YH 무역 (주)	안동시

Orders : 테이블

주문 번호	고객 번호	납기일	직원
10931	HANAR	96-06-11	유가을
10943	BSBEV	96-05-28	김소미
10987	EASTC	96-06-12	최소라

서울특별시 4월 주문: 선택 질의

회사 이름	도시명	주문 번호	납기일
월드 링크 (주)	서울특별시	10943	96-05-28
성신 교역 (주)	서울특별시	10987	96-06-12

이 질의는 4월에 주문을 발주한 고객 데이터 중에서 서울특별시에 있는 고객들의 회사 이름과, 도시명, 주문 번호 및 납기일을 가져옵니다.

내원정보

진료일자	차트번호	환자이름	진료과목	검사예약일
2010-03-01	1234-12	홍길동	내과	2010-04-01
2010-03-01	1234-12	홍길동	내과	2010-04-01
2010-03-09	9875-33	김정수	외과	2010-04-03
2010-03-10	4569-90	김규수	신경과	2010-04-04
2010-03-20	8778-99	오화랑	내과	2010-04-05

검사정보

차트번호	검사코드	보험유무	검사	환자정보
1234-12	C1234	보험	X-ray	폐렴
1234-12	C6774	비보험	CT	폐렴
2344-44	C1233	보험	암검진	위염
4533-47	D3455	보험	간초음파	지방간
8778-99	E4445	비보험	암검진	위염

환자정보

차트번호	환자이름	보험유무	검사	환자정보	진료과목	진료일자	검사예약일
1234-12	홍길동	보험	X-ray	폐렴	내과	2010-03-01	2010-04-01
1234-12	홍길동	비보험	CT	폐렴	내과	2010-03-01	2010-04-01
8778-99	오화랑	비보험	암검진	위염	내과	2010-03-20	2010-04-05

[그림 6-8] 두 테이블(동적 레코드) 연결 과정

또한 관계형 모델에서 행은 레코드를 의미하며, 열은 레코드 내 필드를 의미한다. 그러므로 사용자가 데이터의 조건을 변경하면 프로그램은 자동적으로 다른 레코드와의 관계를 표를 통해서 찾아 처리하게 된다. 이것은 테이블 간 물리적인 연결을 사용하지 않기 때문에 연결을 쫓아가지 않고 즉시 데이터 검색이 가능하다. 이와 같은 융통성은 위 두 개의 구조 즉 계층형 모델과 네트워크형 모델에서는 얻을 수 없다. 이러한 데이터베이스는 데이터 관리 및 수정이 매우 간단하다. 단 데이터의 중복이 될 수 있으나, 설계를 효율적으로 하면 중복을 배제할 수 있다.

테이블이란 특정 내용에 관한 구성된 데이터들의 모임으로 실질적인 데이터들의 저장 및 관리되는 곳이다.

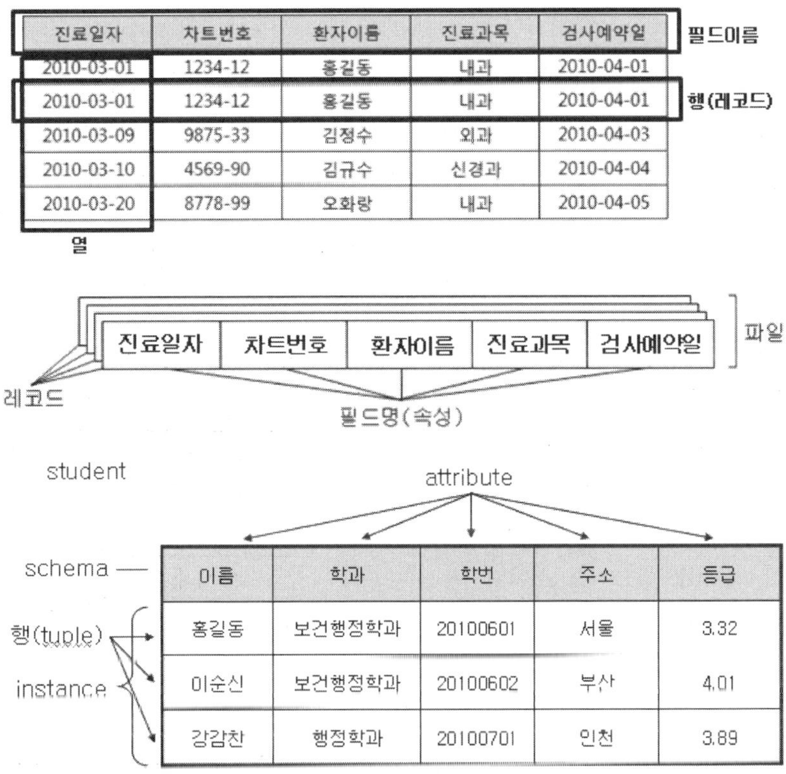

[그림 6-9] 논리적 설계와 실질적으로 입력된 데이터 및 릴레이션의 예

① 필드(field) : 데이터를 구성하는 기본적인 단위 표현을 의미한다.
② 레코드(record), 튜플(tuple) : 여러 개 필드 행의 집합을 의미한다.
③ 파일(file) : 여러 개 레코드의 집합을 파일이라고 한다.
④ 스키마(schema) : 속성들의 집합을 의미한다.
⑤ 인스턴스(instance) : 실제 데이터를 나타내며 튜플의 집합이다.

테이블 구성은 위의 그림과 같이 행과 열로 이루어져 있다. 여기서 여러 필드들이 모여서 하나의 레코드를 이루고, 이러한 여러 레코드가 모여서 하나의 테이블을 이룬다. 그러므로 이러한 테이블을 바탕으로 모든 작업들이 이루어진다. 따라서 효과적인 테이블의 설계가 전체 업무 흐름의 필수적인 형태로서 효율적으로 설계되어야 실질적인 프로그램을 설계하여 원하는 시스템을 구축 할 수 있다. 또한 그림에서 나타낸 릴레이션에서 기본 키(primary key)는 학번 속성으로 튜플을 구분하는데 사용한다. 스키마(schema)는 릴레이션의 속성들의 집합으로 릴레이션의 틀(framework)이며 인스턴스(instance)는 실제 데이터를 나타내며 튜플의 집합이다. 일반적으로 스키마와 인스턴스는 명확하게 구분하지 않고 사용하는 경우가 많으며 문맥으로 해석하여야 한다.

관계형 데이터베이스 모델을 최초로 구현한 가장 중요한 관계 DBMS가 IBM 연구소에서 개발한 System R이다. System R은 실제적으로 효율적이라는 것을 입증하기 위하여 꾸준히 연구되어 중요한 2가지 결과를 발표하기에 이르렀다. 첫째는 데이터베이스 언어의 언어로 구조적 질의어인 SQL(structured query language)을 개발하였으며 이는 ISO의 표준이 되었다. 둘째는 이 연구를 바탕으로 1980년대에 상용화된 오라클, DB2, SQL/DS 등과 같은 DBMS가 등장하였으며 현재까지 가장 많이 사용하고 있다.

[환자 진료과목 테이블(개체)]

번호	환자명	진료과목
1	홍길동	안과
2	이기자	치과
3	김수길	내과
4	남성수	소아과

[의사 진료과목 테이블(개체)]

진료과목	의사명
안과	이성호
치과	강성수
내과	하나로
소아과	장현수

분류

환자명	의사명
김수길	하나로
남성수	장현수
이기자	강성수
홍길동	이성호

[환자와 의사와의 관계]

의사명	진료과목	환자명
하나로	내과	김수길
이성호	안과	홍길동
장현수	소아과	남성수
강성수	치과	이기자

[의사 진료과목별 환자 현황]

[그림 6-10] 개체와 개체 간 관계 구조

관계형 데이터베이스 모델은 계층형 모델 또는 네트워크형 모델보다는 데이터 중복성을 최소화 할 수 있다는 측면에서 보다 효율적이다. 또한 관계형 모델은 서로 관련성 있는 데이터베이스를 정규화 원리(normalization theory) 형태로 처리함으로서 데이터베이스 설계 및 수정이 간편하다. 현재는 여러 개의 분산된 데이터베이스 관리 시스템을 객체 지향형 데이터베이스 시스템(object oriented database system)으로 이용함으로써 효율적인 데이터를 관리, 분석하여 필요 업무에 쉽게 적용할 수 있다.

6.6.4 객체 지향 관계형 모델

관계형 데이터베이스 모델보다 개선된 객체 지향 관계형 데이터베이스 모델은 관계형 데이터베이스 모델에 객체지향 데이터베이스 모델을 혼합한 것으로 1990년대 후반에 제안되었다. 데이터베이스에서는 하나 이상의 개체 혹은 속성 간에 관계를 설정하여 개체들을 하나의 커다란 개체로 통합하여 사용하는 것과 같은 효과를 얻을 수 있다. 이때 개체들 간의 관계를 개체 관계(entity relationship), 속성들 간의 관계를 속성 관계(attribute relationship)라고 한다. 이를테면 병원에서 의사 개체와 환자 개체의 관계는 어떤 환자가 어떤 의사에게 진료를 받음으로서 관계가 설정된다. 관계 타입의 유형은 두 개체 간의 사상 원소 수(mapping cardinality)를 나타낸다. 즉, 두 개체의 레코드들이 어떠한 관계를 맺고 있는지를 나타내는 것으로 3가지 형태로 나타난다. 즉

(1) 일대일(1:1)의 관계는 개체 X의 레코드 1개가 개체 Y의 레코드 1개와 관련이 되는 것을 의미한다.

(2) 일대다(1:n)의 관계는 개체 X의 1개 이하인 레코드(1개 혹은 0개)와 개체 Y의 임의 개수의 레코드(0을 포함)와 관계를 가지는 경우를 의미하며 그 반대의 경우에도 역시 마찬가지이다.

(3) 다대다(n:n)의 관계는 개체 X의 임의의 레코드 개수(0포함)와 개체 Y의 임의의 레코드 개수가 관련이 있는 관계를 의미한다.

이러한 모델을 지원하는 DBMS는 주로 오라클, Informix Universal Server, UniSQL 등이 있다.

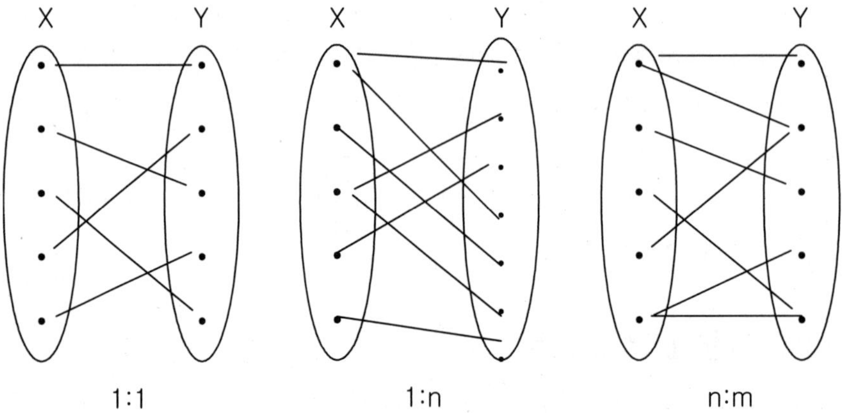

[그림 6-11] 관계 타입의 유형

6.6.5 객체 지향 데이터 모델

객체지향 데이터 모델(object-oriented data model)은 1980년대 후반 들어 새로운 데이터 모델인 객체 지향 데이터 모델이 등장하였다. 객체 지향 데이터 모델은 객체 지향 프로그래밍 패러다임을 기반으로 하는 데이터 모델이다. 이 데이터 모델의 장점은 데이터와 프로그램을 그룹화 하고, 복잡한 객체들을 이해하기 쉬우며, 유지와 변경이 용이하다는 것이다. 이 모델을 사용한 객체 지향 DBMS는 ONTOS, GemStone, OpenODB, ObjectStore 등이 있다.

객체지향 데이터 모델은 실세계의 사물들이 논리적 구조와 그것들이 가진 제약 및 사물들 간 관계를 규정하는 체계이다. 따라서 각 객체는 다른 객체와 서로 구분되는 고유의 정체성(identity)을 가지며 자신의 내부 상태를 저장하고 있다. 또한 객체의 내부 상태는 밖에서 직접 보거나 변화시킬 수 없으며, 다만 주어진 인터페이스, 즉 주어진 연산들의 집합을 통해서만 다룰 수 있다. 또한 객체들은 메시지 전달의 형태를 통해서 서로 정보를 교환하거나 협력할 수 있다. 객체들은 보다 일반적인 것보다는 세부적인 것으로 구분되어 조직화되며, 보다 상세한 객체는 보다 일반적인 객체로부터 내부 상태나, 연산들을 상속받는다.

[환자 진료과목과 의사와의 관계 예]

환자이름	진료과목1	진료과목2	담당의사	의사 진료실
홍길동	내과, 외과	이비인후과, 피부과	김기수, 박수길	6309, 6511
김수선	내과, 소아과	이비인후과, 치과	김기수, 홍이철	6309, 6423

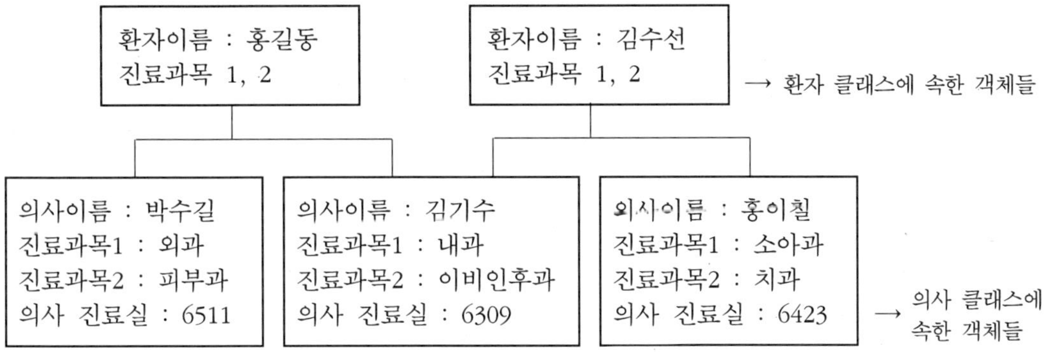

[그림 6-12] 객체 지향 데이터 모델 구조

그러면 객체지향 모델 데이터베이스가 꼭 가져야하는 조건은,

(1) 객체의 정체성

모든 객체는 자신의 내용에 독립적인 고유의 정체성을 갖는다. 따라서 내용은 똑같으나 서로 다른 객체들이 존재할 수 있게 된다. 그러므로 관계형 DBMS에서는 똑같은 내용을 갖는 레코드가 하나의 테이블 내 존재할 수 없음과 상반되는 조건들이다. 결과적으로 객체의 정체성(object identity)은 관계형 DBMS에서의 참조무결성(referential integrity) 문제를 완화할 수 있는 가능성이 생긴다.

(2) 캡슐화

캡슐화(encapsulation)는 객체들의 규정과 실제 구현을 명확히 구분하고 모듈의 필요성에서 나온 개념으로, 객체지향 DBMS의 데이터베이스를 이루고 있는 객체들은 그 내부의 값을 보거나 변경하기 위해서 미리 정의된 연산을 통해서만 가능하다. 또한 캡슐화는 자료를 손상시키는 경우를 최소화하며, 사용자가 불필요한 부분은 되도록 신경 쓸 필요가 없이 진행해 나가도록 처리해준다.

(3) 타입, 클래스

객체지향 DBMS는 타입(type)이나 클래스(class)의 개념을 지원해야한다. 즉 타입이나 클래스는 내부 구조에 대한 규정과 제약 그리고 그 구조에 대한 연산을 규정한다는 점에서 유사하나, 클래스는 자기 자신에 속한 객체들의 창고 역할을 한다는 점에서 서로 다르다.

(4) 타입 계층

객체 지향 DBMS의 객체들은 타입이나 클래스들 간 일반적인 관계에 의한 계층구조를 가져야한다. 즉 계층구조를 통하여 객체들 간 속성 계승이 이루어진다. 이러한 속성 계승은 매우 강력한 모델링 기능을 제공하며, 계층 구조상에서의 객체의 공통 규정 및 개별적 구현을 가능케 한다.

(5) 동적 바인딩

객체 지향 DBMS의 객체들은 자신에 적용될 수 있는 연산들의 집합을 가지고 있으며, 그 연산들의 이름은 그 객체 내에서만 구분될 필요가 있으므로 같은 이름이 서로 다른 연산이 존재할 수 있다. 계층 구조상에서 서로 연결된 객체들 간에 같은 이름의 연산이 조상으로부터 계승된 연산보다 우선적으로 사용된다. 후손에 정의되지 않는 이름의 연산은 그대로 계승되어 후손이 사용할 수 있게 된다. 그러므로 객체 지향적 세계에서는 같은 이름의 다른 연산들이 존재하게 되며, 수행 시에야 그 이름과 실제 연산이 결합된다고 볼 수 있다.

(6) 계산 기능의 완전성

DBMS가 제공하는 기능을 이용하는 데이터베이스 응용 프로그램의 작성 시 사용하는 프로그램 언어의 계산 능력이 약하다면 응용 프로그램의 작성이 어렵다. 관계형 DBMS의 경우 코볼, PL/I 등의 호스트 언어에 SQL과 같은 DML(Data Manipulation Language)를 내포(embedding)하여 응용 프로그램을 작성하는데, DML의 계산능력이 호스트 언어에 비해 제한적으로 문제가 된다. 그러므로 DBMS에서는 응용 프로그램을 작성하기 위한 계산적으로 완전한 환경을 만들어 주어야 한다.

(7) 확장성

데이터베이스 시스템은 미리 정의된 타입이나 클래스들을 제공한다. 즉 객체지향 DBMS에서는 사용자가 필요시 새로운 타입이나 클래스를 DBMS에 첨가 할 수 있는 기능을 가져야한다. 그러므로 사용자가 새로 추가한 타입이나 클래스는 기존의 타입이나 클래스와 전혀 구분되지 않는 취급을 받게 된다.

(8) 지속성

데이터베이스 시스템 자료는 프로그램에 의해 사용하는 동안만 존재하는 것이 아니라 프로그램에 의한 사용이 끝나더라도 이후의 사용을 위해 반영구적으로 보관되는 성질을 가져야 한다.

(9) 주변 기억장치 관리

데이터베이스 시스템은 보조기억장치를 효율적으로 관리하는 능력을 가져야 한다.

(10) 동시성 제어

데이터베이스 시스템은 복수의 사용자에 의한 자료의 공유기능을 가져야 하며, 공유된 데이터에 대한 복수의 사용자에 의한 동시적인 사용을 가능케 해야 한다. 이러한 동시적인 사용은 자료의 치명적인 손상을 가져올 수 있으므로 DBMS를 동시적으로 사용할 때, 사용자들 간의 충돌을 조정할 수 있는 제반 기능들이 필요하다.

(11) 복구

데이터베이스 시스템은 자료의 저장을 위한 하드웨어 손상이나 소프트웨어적인 이유로 인하여 자료의 손상이 발생했을 때 자료의 복구 기능을 가져야한다.

(12) 질의어 처리

객체 지향 DBMS는 사용자 쿼리(query)를 위한 독립적인 질의 처리 기능을 제공해야 한다. 질의는 데이터베이스에 있어서 조건 검색을 위한 하나의 오브젝트이다. 이것은 필요시 사용자가 원하는 정보를 수식 또는 연산자, 함수를 이용하여 불필요한 정보는 제외하고, 꼭 필요한 정보를 검색할 수 있는 기능으로 데이터베이스 구축 시 핵심적인 분야이다. 따라서 질의의 작업에 있어서 별도의 명령어를 습득하여 전체 데이터베이스 구축 시에 적당한 질의 명령어를 사용하여 응용한다. 또한 질의는 테이블에서 다양하게 설계된 개체를 바탕으로 사용자가 원하는 조건을 지정하고 이를 화면 폼이나 보고서 출력 등으로 나타낼 수 있다.

검사정보

차트번호	검사코드	보험유무	검사	환자정보
1234-12	C1234	보험	X-ray	폐렴
1234-12	C6774	비보험	CT	폐렴
2344-44	C1233	보험	암검진	위염
4533-47	D3455	보험	간조음파	지방간
8778-99	E4445	비보험	암검진	위염

필드명	차트번호	검사번호	보험유무	검사	환자정보
테이블	검사정보	검사정보	검사정보	검사정보	검사정보
조건	Like "1234*"				

검사정보 검색 결과

차트번호	검사코드	보험유무	검사	환자정보
1234-12	C1234	보험	X-ray	폐렴
1234-12	C6774	비보험	CT	폐렴

필드:	CompanyName	Region	City
테이블:	Customers	Customers	Customers
정렬:	오름차순		
표시:	☑	☑	☑
조건:	Like "삼*"		
또는:		"경기도"	

회사 이름이 "삼"으로 시작하거나, 지역이 "경기도"입니다.

다른 행에 지정된 조건은 "또는"으로 연결되어, 첫째 행 조건이나 둘째 행 조건 중 하나라도 일치하는 레코드를 찾습니다.

Query3 : 선택 질의

회사 이름	지역	도시명
삼선 무역 (주)	경기도	안양시
삼양 상사 (주)		서울특별시
삼왕 통상 (주)		인천광역시
삼화 상사 (주)		부산광역시
개성 트레이딩 (주)	경기도	안산시

[그림 6-13] 조건 검색 과정

객체 지향 데이터베이스 시스템은 이전까지의 데이터베이스 시스템보다 표현 능력에 있어서 매우 우수하고, 프로그래밍 방식과 데이터베이스 처리방식이 서로 유사하여 데이터베이스를 사용한 응용 프로그램 작성이 매우 편리하다. 또한 확장이 용이함으로서 사용자가 원하는 데이터 타입 뿐만 아니라 연산까지도 추가로 정의하여 사용할 수 있고, 특히 음성 및 영상과 같은 멀티미디어 데이터를 효과적으로 저장하고 처리할 수 있다.

6.7 E–R 모델

E-R 모델(Entity-Relation Model, 개체 관계성 데이터 모델)은 1976년 Peter Chen이 제안한 것으로 기본적으로 개체 타입과 이들 간의 관계를 이용해서 현실세계를 개념적으로 표현한 것이다. 이 E-R 모델을 그래프 방식으로 표현한 것을 E-R 다이어그램이다. E-R 다이어그램에 사용되는 도형은 개체를 나타내는 사각형, 속성을 나타내는 타원형, 개체 간 혹은 속성 간의 관계타입을 나타내는 관계, 이들을 연결하는 직선 등을 사용한다. 관계 타입을 표현하는 다이아몬드형은 그 관계 타입의 이름과 연결 링크를 표시한다. 또한 관계 타입의 유형을 표시한다.

여기서 E-R 적용 데이터베이스 모델링이란? 현실 세계의 데이터를 물리적인 데이터베이스로 변경시키는 과정을 의미한다. 즉 데이터베이스 설계과정에서 데이터 구조를 개념적으로 표현하는 과정을 의미한다. 이러한 모델링의 목적은 안정적인 데이터 검색과 시스템 유지 보수를 위한 것이다.

E-R 모델은 사용자의 관점을 통합한 개념적 데이터 모델로서 개체관계성도(ERD, Entity -Relationship Diagram)로 표현된다. 개체관계성도는 개체관계성 데이터 모델을 그림으로 정리한 것으로 개체관계성 데이터 모델의 기본구성 요소인 개체(entity), 속성(attribute), 관계(relationship)를 다음과 같이 그림으로 상호 구성된다.

▮E–R 모델

E–R 모델이란? 개체, 속성, 관계 등의 정보를 자세하게 표현하는 시각적인 도구이다.

[표 6–1] 데이터 모델의 기본구성 요소

구성요소	요소 표시	내용
개체	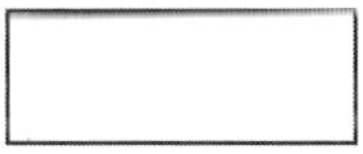	현실 세계에 존재하는 객체, 개체의 집합을 표현
속성	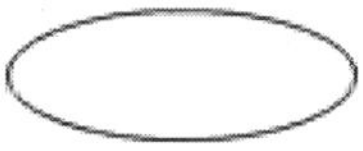	개체에 정의된 성질 또는 특성, 속성을 표현
관계	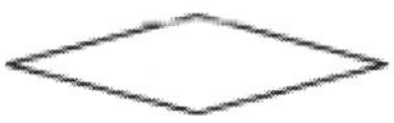	개체 간의 관계성, 관계의 집합을 표현
연결	────	개체 연결 표현

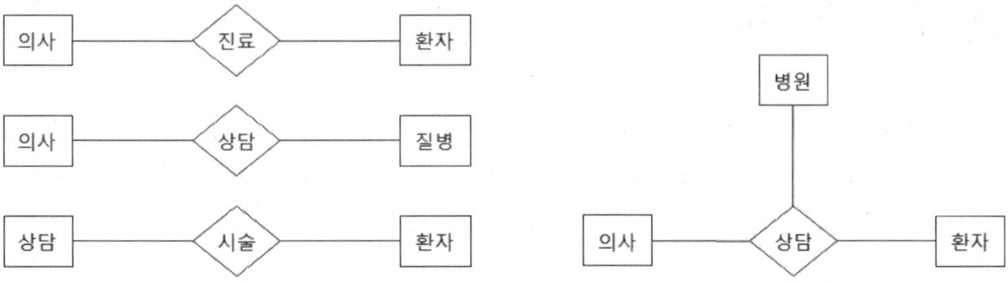

(a) 이항 및 삼항 관계 표현

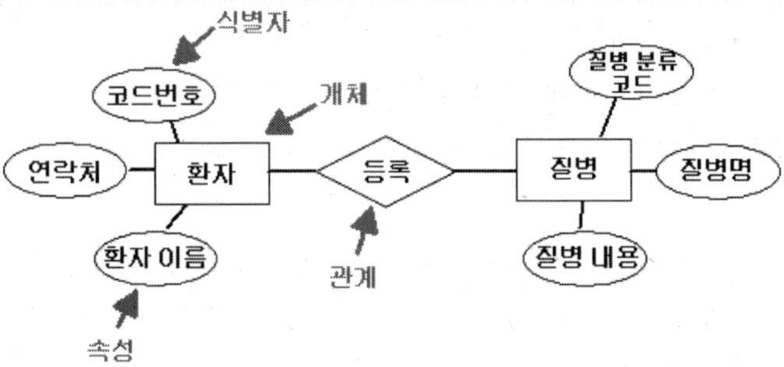

(b) 속성, 개체, 관계 예

번호	의사명	전화번호	진료과목
1	이창수	123-4567	정형외과
2	김학수	123-5555	소아과
3	최민	888-8888	피부과
4	이정상	431-4321	치과

< 의사 ➡ 개체 >

차트번호	번호	환자명
C01012	3	김주성
C22223	3	이성호
C23231	1	김달수
C34332	4	오성수

< 환자 ➡ 개체 >

< 진료 결과 ➡ 관계 >

진료과목	환자명	소견
피부과	김주성	단순 피부 질환
피부과	이성호	붉은 반점 질환

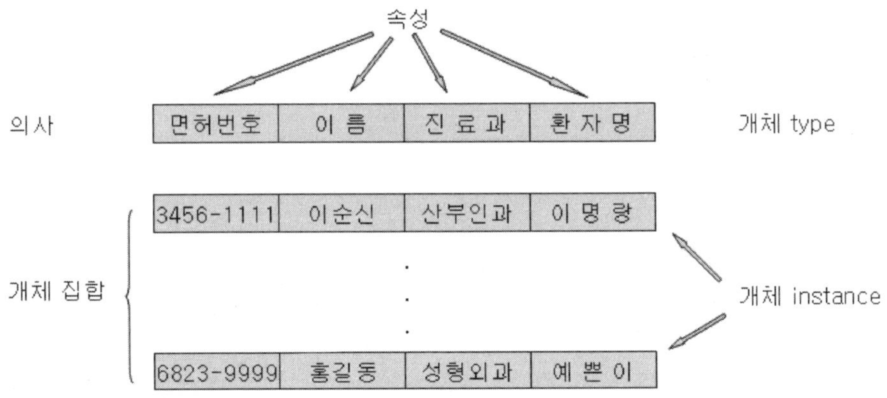

(c) 개체와 관계 설계 및 개체 타입과 개체 인스턴스

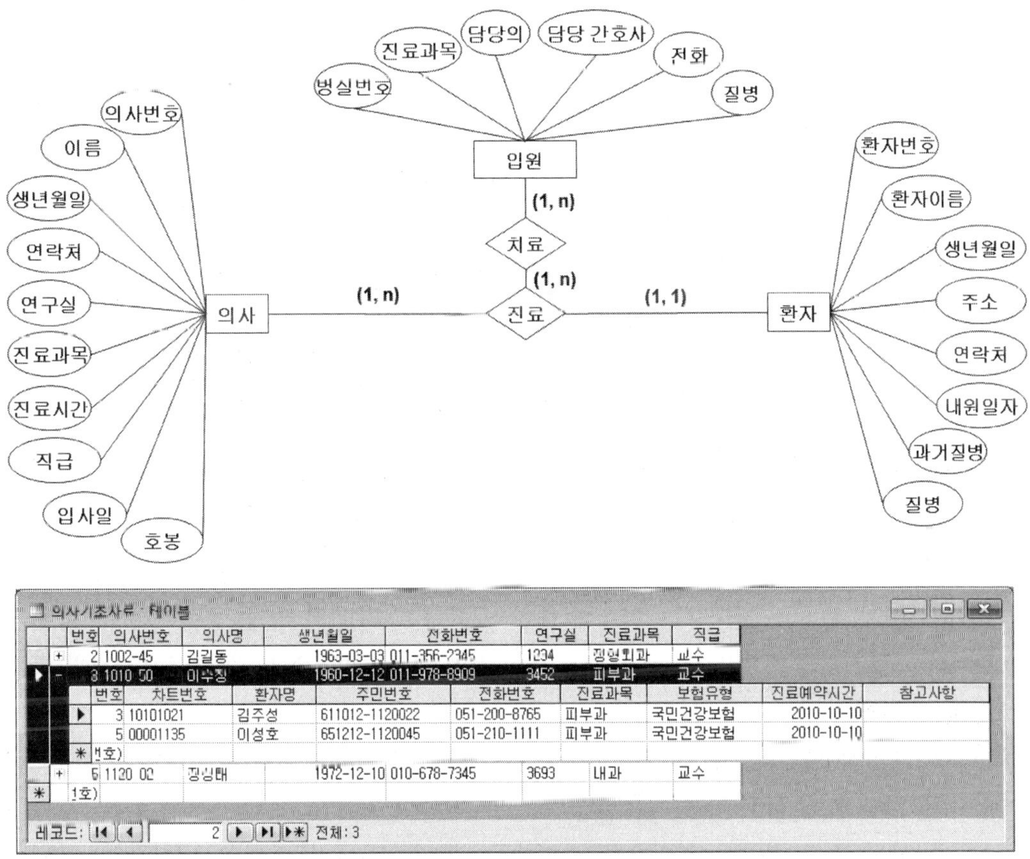

(d) 전형적인 E-R 모델과 설계된 데이터 예

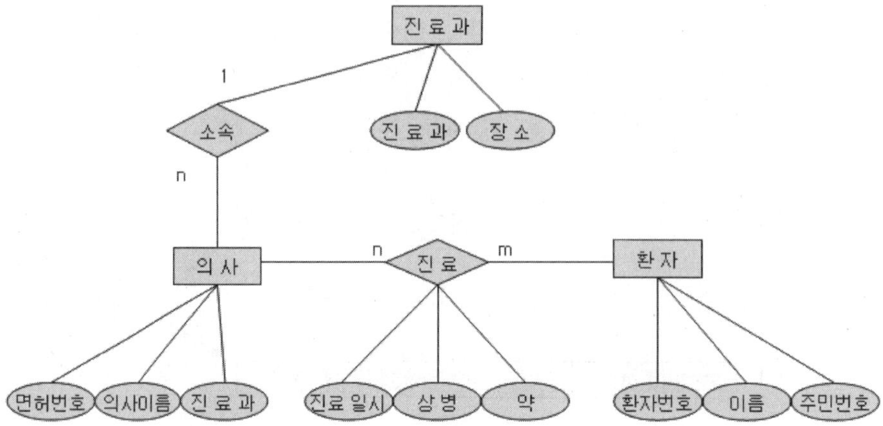

(e) 진료과, 의사, 환자, 관계를 가지고 설계한 E-R 모델

[그림 6-14] 환자, 의사, 질병 관계 등을 E-R 모델로 표현한 예

위 그림에서, 개체는 데이터베이스에 표현하려고 하는 유형, 무형의 객체(object)로서 파일의 레코드에 대응된다. 하나의 개체는 하나 이상의 속성으로 구성되고 각 속성은 그 개체의 특성이나 상태를 나타낸다. 개체는 개체 타입과 개체 인스턴스로 구분된다. 또한 개체 타입은 개체의 구조를 나타내는 논리적인 개념이고 개체 인스터스는 데이터베이스에 구체적으로 저장되는 객체가 된다. 위 그림에서 보는 바와 같이 의사 개체는 면허번호, 이름, 진료과, 환자명이라는 속성으로 구성된 개체 구조를 갖고, 이 구조에 따라 실제 객체들이 저장되는 것이다. 이러한 위 그림에서 보여주는 병원 정보 E-R 모델 설계는 설계 대상이 되는 객체(환자, 의사, 간호사 및 각 부서 등 주요 항목)와 그 객체에 대한 구체적인 속성이 설계되어 있고, 객체에 대한 관계(진료, 치료, 수술, 병실 등의 항목)가 정리되어 있는 것을 볼 수 있다. 그럼 위 그림과 같이 병원 정보의 근간이 되는 환자와 의사간의 진료 관계를 분석해보면 다음과 같이 자료를 정리할 수 있다.

① 의사가 여러 환자를 진료하고 진료에 대한 대부분은 치료를 위해 입원 처방을 내린다.
② 환자의 개인정보는 환자번호, 환자이름, 생년월일, 주소, 연락처, 내원일자, 과거질병, 질병으로 정의한다.
③ 의사의 개인정보는 의사번호, 이름, 생년월일, 연락처, 연구실, 진료과목, 진료시간, 지급, 임사일, 호봉으로 정의한다.
④ 진료에 대한 치료 판단은 입원으로 정의하고, 그 속성으로 병실번호, 진료과목, 담당의, 담당간호사, 전화, 질병으로 정의한다.

이와 같이 개체 관계(E-R) 모델은 현실 세계에 존재하는 데이터와 그들 간의 관계를 사람이 이해 할 수 있는 형태로 표현하기 위해서 사용되는 다이어그램이다. 여기서 속성은 개체에 정의된 성질 또는 특성을 의미한다. 속성은 개체 또는 관계의 성질을 표현한 것으로 타원 또는 사각형, 마름모 모형으로 표시하고 서로 연결되는 구조로 표현된다. 또한 개체는 현실세계에 존재하는 객체를 의미한다. 즉 사람, 장소, 사물, 사건 등을 의미한다.

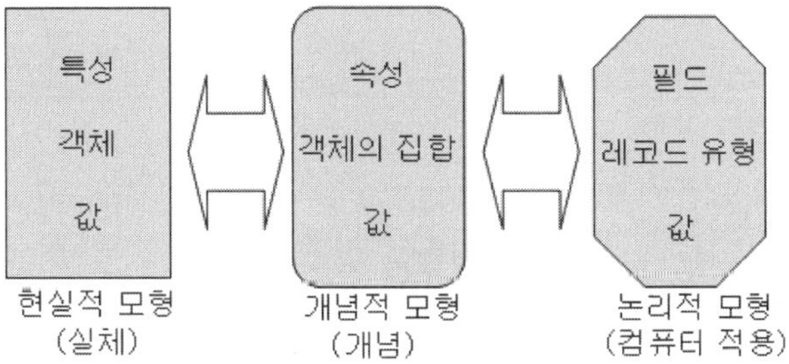

[그림 6-15] 3가지 모형

데이터베이스는 여러 사람이 사용하고 있기 때문에 보는 관점에 따라 구성 요소가 많이 다를 수 있지만 크게 사용자의 관점에서 논리적 구성 요소와 물리적 구성 요소 등으로 나눌 수 있다. 데이터베이스에 대해 이렇게 구분하는 이유는 표현하는 목적과 방법이 매우 다르기 때문이다.

(1) 논리적 데이터 모델(논리적 모형) - 레코드, 필드, 값

논리적 구성 요소는 사용자들이 데이터베이스를 원만하게 잘 사용하기 위해서는 알아두어야 할 요소로서 개체와 관계가 있다. 필드로 기술된 데이터 타입과 이 데이터 타입 간의 관계를 이용하여 현실 세계를 표현하는 방법이다. 단순히 데이터 모델이라고 하면, 논리적 데이터 모델을 의미하는데, 논리적 데이터베이스 모델이라고 하면, 데이터 간의 관계를 어떻게 표현하느냐에 따라 관계모델, 계층모델, 네트워크 모델로 구분한다.

(2) 개념적 데이터 모델(개념적 모형) - 개체 타입, 속성, 값(E-R 모델)

개념적 데이터 모델은 속성들로 기술된 구조에서 개체 타입들 간의 관계를 이용하여 현실 세계를 표현하는 대표적인 방법으로 보통 E-R 모델이 있다.

(3) 물리적 데이터 모델(현실적 모형) – 물리적 저장 데이터베이스

물리적 구성 요소는 실제적으로 저장장치에 저장하는 형태로 비트(bit), 바이트(byte), 블록(block), 실린더(cylinder) 등으로 데이터베이스 사용자들이 데이터베이스를 활용하는데 보이지 않는 부분들이다. 일종의 데이터베이스 스키마를 실제로 구축하는 것이다. 즉 사용할 DBMS를 선정하고, 필드의 데이터 타입과 크기를 정의하고, 데이터 사용량 및 업무적인 프로세서를 분석하는 것이다.

▮용어 정리

엔티티(개체, Entity) → 테이블
어트리뷰트(속성, Attribute) → 컬럼, 열
인스턴스(Instance) → 튜플, 행
주식별자(Primary identifier) → 기본 키(Primary Key, PK로 표현)
외래식별자(Foreign identifier) → 왜래 키(Foreign Key, FK로 표현)

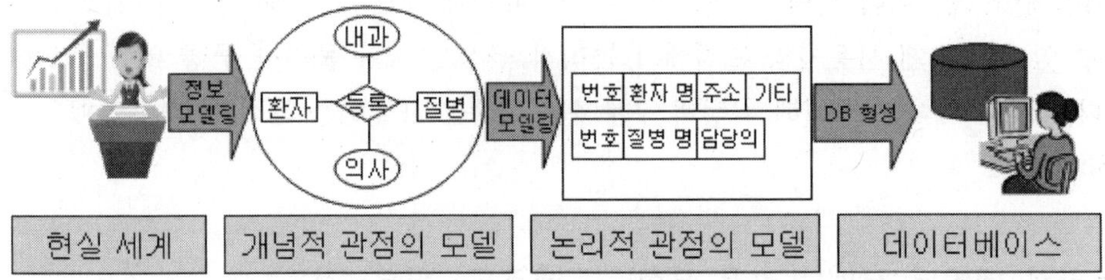

[그림 6-16] 현실 세계를 논리적 모델로 설계 후 실제 데이터 작업 과정

다음 그림은 환자, 의사, 질병 관계에 대해 E-R 모델을 바탕으로 프로그램 한 것이다. 이 프로그램은 기본적인 연결과정으로 프로그램을 직접 실행해보면, 앞에서 언급된 개념적인 관점을 쉽게 이해할 수 있을 것이다.

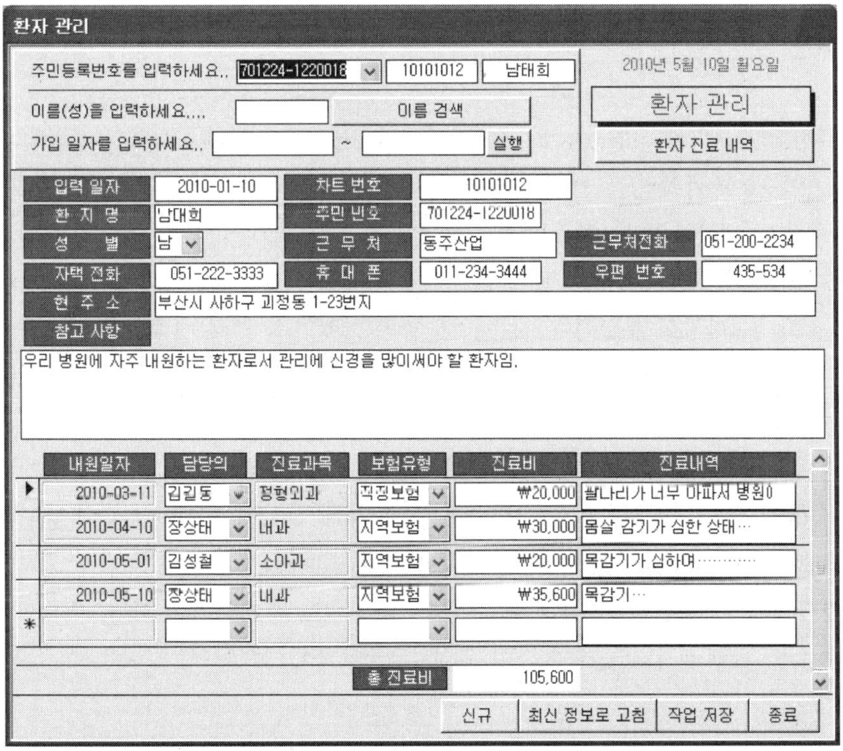

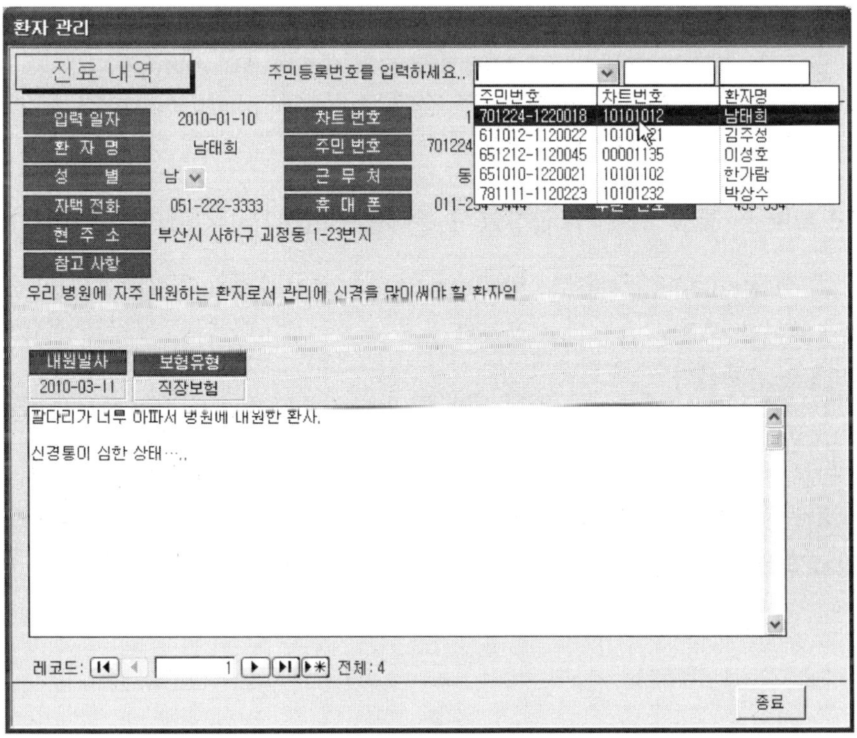

[그림 6-17] 환자, 의사, 질병 관계를 보여주는 화면

6.8 데이터베이스 스키마

미국표준협회(ANSI, American National Standards Institute) 산하 X3 위원회(컴퓨터 및 정보처리의 특별연구분과위원회)는 1978년에 데이터베이스 관리 시스템과 그 인터페이스를 위한 일반적인 구조를 제안하였다. 이 구조는 3층 스키마(schema) 구조로 구성되어 있다. ANSI/X3/SPARC(American National Standards Institute/X3 Committee/Stands Planning Requirement Committee) 모델이라고도 부르는 이것은 일부 데이터베이스 관리 시스템을 기초로 사용되고 있다. 이와 같이 정의된 스키마는 외부스키마, 개념스키마, 내부스키마로 정의된다.

스키마(구조)라는 용어는 쉽게 말해 데이터베이스에서 데이터를 취급할 때 데이터의 속성이나 형식, 다른 데이터와의 관계 등을 정의할 때 사용한다. 즉 전문 용어로 객체의 특성을 나타내는 속성과 속성들의 집합으로 이루어진 객체, 객체 사이에 존재하는 관계에 대한 정의와 이들이 유지해야 될 제약조건들을 기술한 것이다. 즉 데이터베이스에 어떤 구조로 데이터가 저장되는가를 나타낸 것인데, 이러한 데이터베이스 구조를 스키마라고 한다. 이러한 스키마는 데이터베이스를 관리하거나 운용하는데 매우 중요한 역할을 한다.

▌스키마(schema)

데이터베이스를 구성하는 데이터 객체, 속성, 관계, 조작, 조건에 관한 개념들을 이용하여 기술된 논리적인 데이터 저장 구조를 가진 집합을 의미한다. 즉 데이터베이스 객체의 집합이다.

(1) 외부스키마 - 개별 사용자 입장에서 본 스키마(서브스키마, 사용자 뷰)

외부 스키마(external schema)는 사용자 혹은 응용 프로그램의 입장에서 데이터베이스의 뷰(view)를 표현한 것으로 각각의 사용자와 응용 프로그램마다 다른 구조를 필요로 하므로 많은 스키마가 존재한다.

때로는 전체 데이터베이스의 논리적 일부분이 된다는 의미에서 서브스키마 또는 데이터베이스를 들여다보는 창이라는 의미에서 뷰(view) 스키마라고도 한다. 따라서 사용자의 수나 응용 프로그램의 수만큼 많은 외부스키마가 존재하고, 이를 통해 데이터베이스에 접근할 수 있게 되므로 결국 외부 스키마는 데이터베이스에 대한 외부로부터의 접근 통로 구실을 하게 된다.

▌외부스키마

① 사용자나 응용 프로그래머가 접근할 수 있는 데이터베이스 정의
② 데이터베이스를 하나의 논리적인 부분으로 볼 수 있으며 서브스키마 또는 뷰 스키마라고도 함.
③ 개별 사용자의 관점을 모델링한 것
④ 사용자에 따라 데이터에 대한 이해도가 다름

(2) 개념스키마 – 데이터베이스 구조 (데이터베이스의 접근 권한, 보안 정책, 무결성 규칙 등 명세화)

개념 스키마(conceptual schema)는 조직 전체의 정보 모델로서 물리적인 구현은 고려하지 않으면서 전체 데이터베이스의 논리적인 구조를 나타낸다. 이는 모든 응용 프로그램, 모든 사용자들이 필요로 하는 요구사항들을 통합하여 반영한 것으로 하나만 존재한다. 또한 외부 스키마를 생성할 수 있도록 지원한다.

개념스키마는 조직 전체를 관장하는 데이터베이스로서, 모든 응용 시스템에서 필요로 하는 객체, 관계 그리고 제약조건들이 포함된다. 이것은 데이터베이스를 효율적으로 관리하는데 필요한 접근권한, 보안정책, 무결성 규칙 등에 관한 사항들이 포함된다.

▌개념스키마

① 조직 전체의 입장에서 본 데이터베이스 구조
② 접근 권한, 보안 정책, 무결성 규칙 등 명세화

(3) 내부스키마 – 실제 자료 저장

내부 스키마(internal schema)는 실제의 물리적인 데이터 구조에 관한 스키마이다. 따라서 내부 스키마는 물리적 저장장치로서 데이터베이스가 저장되는 방법을 기술한다. 내부스키마는 개념스키마를 디스크 기억장치에 물리적으로 구현하기 위한 방법을 기술한 것이다. 그 주된 내용은 실제로 저장될 내부 레코드의 형식, 물리적 순서, 색인 유무, 배열 등에 관한 것이다. 하지만 실제의 데이터베이스는 내부스키마에 의해 곧바로 구현되는 것이 아니라 내부스키마에서 기술한 내용에 따라 운영체제의 파일 시스템에 의해 물리적 저장장치에 기록되는 것이다.

▌내부스키마

① 데이터베이스의 물리적 구조
② 데이터의 실제 저장 방법 기술
③ 물리적인 저장 장치와 밀접한 계층
④ 시스템 프로그래머나 시스템 설계자가 보는 관점의 스키마

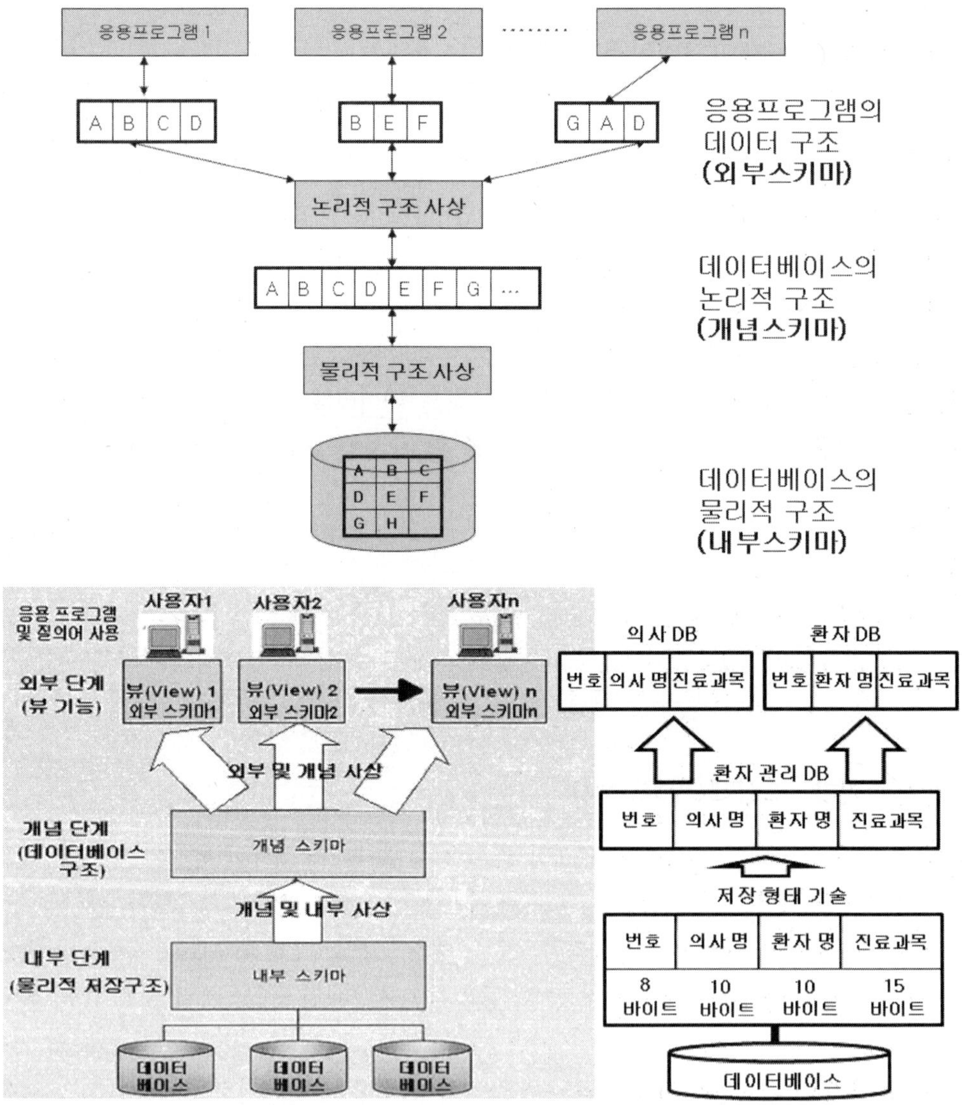

[그림 6-18] ANSI/SPARC과 스키마 3단계 구조

DBMS의 주요 목적은 사용자에게 데이터에 대한 추상적인 뷰(view)를 제공하는 것이다. 즉 데이터가 어떻게 저장되고 유지되는가에 관한 상세한 사항을 숨기는 것이다. 현재의 대부분의 상용 DBMS 구현에서 사용되는 일반적인 아키텍처는 1978년에 제안된 ANSI/SPARC 구조이다. 이 구조는 외부 스키마, 개념스키마, 내부 스키마로 구성된다. 3단계 데이터베이스 구조는 프로그램과 데이터의 독립성을 제공하고 데이터에 대한 뷰를 제공한다.

앞에서 언급된 객체(테이블)와 속성(칼럼)을 이용하여 각 E-R 다이어그램으로 설계하고, 이들 객체 간의 관계 데이터베이스 스키마를 설계하면,

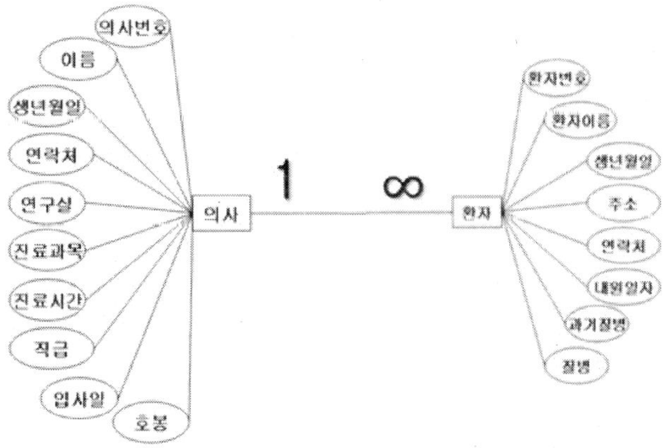

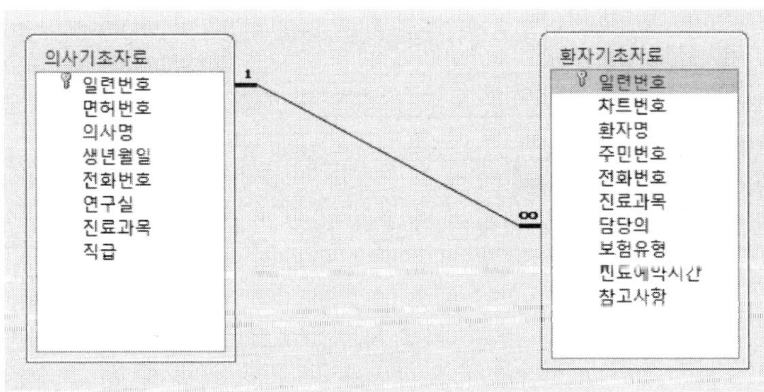

[의사 관계 스키마]

코드번호	의사 명	진료과목	내선번호	면허번호	진료시간

[환자 관계 스키마]

코드번호	환자 명	질병 명	담당의	주민번호	주소	전화번호	나이

[그림 6-19] 의사와 환자간의 E-R과 관계스키마 설계 예

6.9 DBMS 언어

데이터베이스를 구축하기 위해서 사용자는 스키마를 정의한 후에 데이터를 저장하고, 수정 및 삭제를 하게 된다. 이러한 작업을 용이하게 해 주는 언어를 DBMS 언어라고 한다. 이러한 언어는 데이터 모델에 따라 매우 다르고, 같은 데이터 모델이라 하더라도 상용화된 제품에 따라 약간의 차이가 있다. 따라서 여기서는 관계형 데이터베이스 모델에서 표준으로 사용되고 있는 SQL(structured query language)에 대하여 기술한다.

SQL 언어는 데이터의 스키마를 작성하는 데이터 정의어(DDL, Data Definition Language), 데이터베이스 내 원하는 데이터를 검색하고, 수정하고, 삽입하고, 삭제하는데 사용하는 데이터 조작어(DML, Data Manipulation Language) 그리고 데이터베이스 트랜잭션을 명시하고 권한을 부여하거나 취소하는 데이터 제어어(DCL, Data Control Language)로 구성되어 있다.

(1) 데이터 정의어

데이터 정의어(DDL, Data Definition Language)는 데이터베이스를 생성하거나 수정하는 것을 목적으로 사용되는 언어의 한 형태라고 할 수 있다. DDL은 데이터베이스 관리자가 주로 이용한다.

[표 6-2] 데이터 정의어와 기능

명령어	기 능
CREATE	SCHEMA, DOMAIN, TABLE, VIEW, INDEX를 생성
ALTER	TABLE 정의 변경
DROP	SCHEMA, DOMAIN, TABLE, VIEW, INDEX를 삭제

DDL은 데이터베이스의 객체들 즉, 테이블, 뷰, 인덱스 등에 대한 구조인 스키마(구조)를 정의하고 응용할 수 있게 하는 기능이다. 즉 개체, 속성, 관계 등을 정의한다.

① 테이블 구조 생성

```
CREATE TABLE 환자
            (환자번호    number(3) not null,
             이름        char(10) not null,
             주민번호    char(13) not null,
             진료과      char(20) null,
             primary key 환자번호 );
```

② 테이블 구조 변경

```
ALTER TABLE 환자 ADD 전화 char(13);
        (환자 테이블에 전화 속성을 추가한다.)
```

③ 테이블 구조 삭제

```
DROP TABLE 환자;
```

④ Index 생성 및 제거

```
CREATE INDEX 환자-인덱스 ON 환자(환자번호);
        (환자 테이블의 환자번호에 환자-인덱스라는 이름의 인덱스를 생성한다.)
DROP INDEX 환자.환자-인덱스;
        (환자 테이블의 환자-인덱스를 삭제한다.)
```

(2) 데이터 조작어

데이터 조작어(DML, Data Manipulation Language)는 데이터 객체를 처리하고 조작하기 위한 언어로서 사용자와 DBMS 간의 인터페이스를 수행하며 질의어가 포함된 언어의 한 형태라고 할 수 있다. 데이터 조작어는 주로 표들을 관리하기 때문에 SELECT, UPDATE, DELETE, INSERT 등의 질의 명령을 사용한다. 여기서 DML의 핵심이라고 할 수 있는 명령문은 SELECT이다. 이 명령은 데이터 출력 및 검색 작업에서 사용되는데, 모든 관계형 연산자들을 빠짐없이 지원할 수 있어야 한다.

[표 6-3] 데이터 조작어와 기능

명령어	기 능
SELECT	테이블 조회
INSERT	테이블 삽입
UPDATE	테이블 수정
DELETE	테이블 삭제

정리하면, DML은 데이터 삽입, 삭제, 갱신, 조회하기 위한 작업용 언어로서 그 언어의 유형은 두 가지가 있다.

• 절차적 언어

데이터 사용에 대해 절차를 명시하는 방법으로 고급 프로그래밍 언어로 작성되고 응용프로그램 내 삽입하여 사용하는 형태이다.

• 비절차적 언어

사용자는 데이터 조작어를 사용하여 데이터베이스 내 원하는 데이터를 검색(select), 수정(update), 삽입(insert), 삭제(delete)한다. SQL은 원하는 데이터만 명시하는 대표적인 비절차적 언어이다.

대부분의 데이터 조작어는 SUM, COUNT, AVG 등과 같은 내장 함수들을 가지고 간편하게 연산이 가능하며 단말기에서 대화식으로 수행되거나 C나, COBOL 언어 등과 같은 고급 프로그래밍 언어로 작성된 프로그램에 내포되어 사용된다. 이때 사용되는 고급 프로그래밍 언어를 호스트 언어(host language)라고 한다. 이러한 DML은 사용자나 응용 프로그램과 DBMS 간의 인터페이스를 제공해주며, 사용자가 적절한 데이터 모델을 구성하여 관련 데이터베이스에 편하게 접근하여 조작할 수 있게 한다.

SELECT의 형식은 다음과 같다.

```
SELECT [DISTINCT] 항목리스트
FROM 테이블
[WHERE 검색조건]
[GROUP BY 열]
[HAVING 연산 식]
[ORDER BY 열]
```

이 문장들은 지정된 항목 리스트들을 지정된 테이블에서 행 단위로 선택하되 검색조건을 만족하는 경우에만 선택하라는 의미를 가진다.

```
SELECT [CompanyName].[City]
FROM [Customers]
WHERE [Region]="동주병원"
```

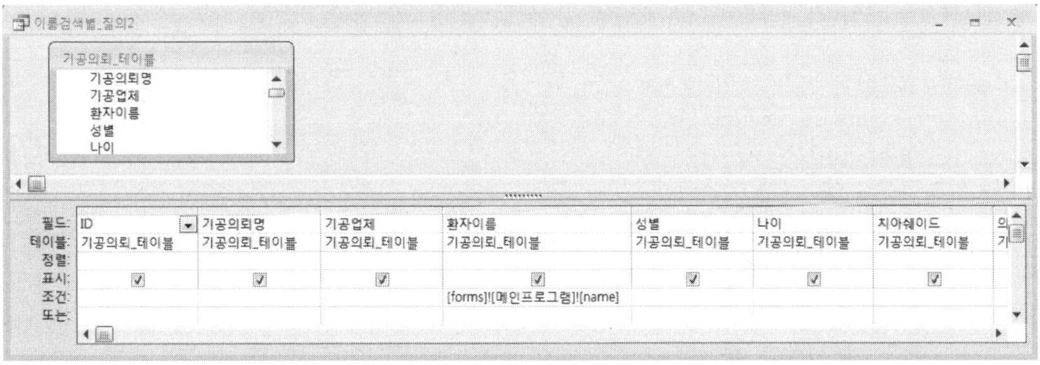


```
SELECT 기공의뢰_테이블.ID, 기공의뢰_테이블.기공의뢰명, 기공의뢰_테이블.기공업체,
       기공의뢰_테이블.환자이름, .....
FROM   기공의뢰_테이블
WHERE  (((기공의뢰_테이블.환자이름)=[forms]![메인프로그램]![name]));
```

[그림 6-20] 질의어 활용 사례

질의어는 주로 조회기능으로 데이터 정렬과 검색 등에 사용하게 된다. 그 외 데이터베이스를 생성하고 테이블을 삭제하는 문은 다음과 같다.

① 데이터의 검색

```
사용법 : SELECT column1, column2...
         FROM table_name
         WHERE 조건;

예)      SELECT 환자번호, 이름, 주민번호
         FROM 환자
         WHERE 환자번호=1001;
```

② 데이터의 갱신(기존 레코드의 열(column) 값을 변경할 경우 사용)

```
사용법 : UPDATE table_namc
         SET column_name = 변경 값
         WHERE 조건;

예)      UPDATE 환자
         SET 진료과='성형외과'
         WHERE 환자번호='1001';
```

③ 데이터의 삽입(기존 테이블에 레코드를 삽입할 경우 사용)

```
사용법 : INSERT INTO table_name
         (column1, column2, column3, ...)
         VALUES
         (값1, 값2, 값3, ...);

예)      INSERT INTO 환자(환자번호, 이름, 주민번호, 진료과)
         VALUES ('1003','강감찬','780731-1356789','안과');
```

④ 데이터의 삭제(기존 테이블에 레코드를 삭제할 경우 사용)

```
사용법 : DELETE FROM table_name
         WHERE 조건;

예)      DELETE FROM 환자
         WHERE 이름 = '강감찬';
```

다음 그림은 데이터 정의어와 데이터 조작어의 기능을 요약해서 보여준 예이다.

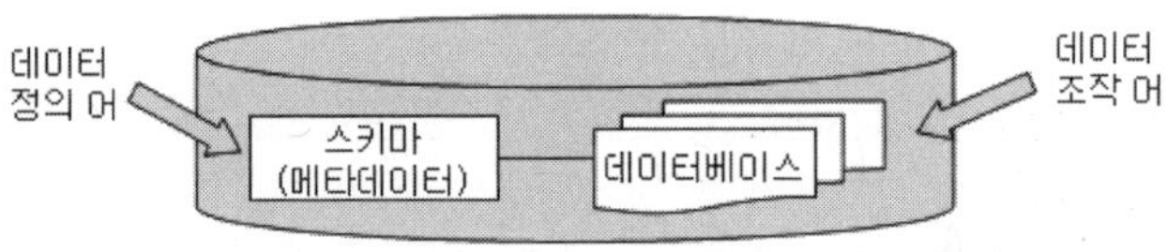

[그림 6-21] 데이터 정의어와 데이터 조작어

(3) 데이터 제어어

데이터 제어 언어(DCL, Data Control Language)는 사용자가 데이터 제어어를 사용하여 데이터베이스 트랜잭션을 명시하고 권한을 부여하거나 취소한다. 데이터 제어어는 트랜잭션에서 변경하려고 하는 내용이 데이터베이스에 완전히 반영된 경우에 commit(트랜잭션의 성공적인 종료), 일부만 반영된 경우에는 이전의 상태로 되돌리도록 rollback(비성공적인 종료)하여야 한다. 또한 사용자의 권한을 부여할 때 grant, 권한을 회수하는 경우에는 revoke 명령을 사용한다.

이러한 데이터 제어어는 일반적인 데이터베이스를 처리하기 위하여 여러 테이블들을 직접 제어할 수 있는 하나의 언어이다. 데이터 보안, 무결성 검사, 데이터 회복, 병행 수행 제어, 사용자 관리 등의 작업을 위한 언어로서 사용된다.

[표 6-4] 데이터 제어어와 기능

명령어	기 능
COMMIT	정상적인 완료
ROLLBACK	트랜잭션 실패, 원래상태로 복귀
GRANT	사용 권한 부여
REVOKE	사용 권한 회수

6.10 비주얼 데이터베이스 특징 및 개발 절차

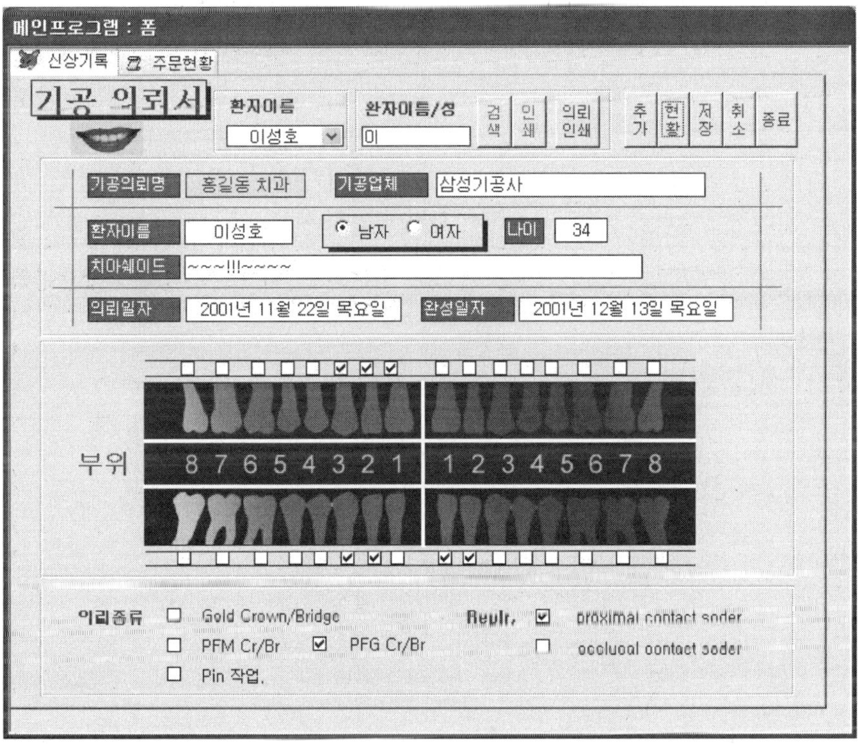

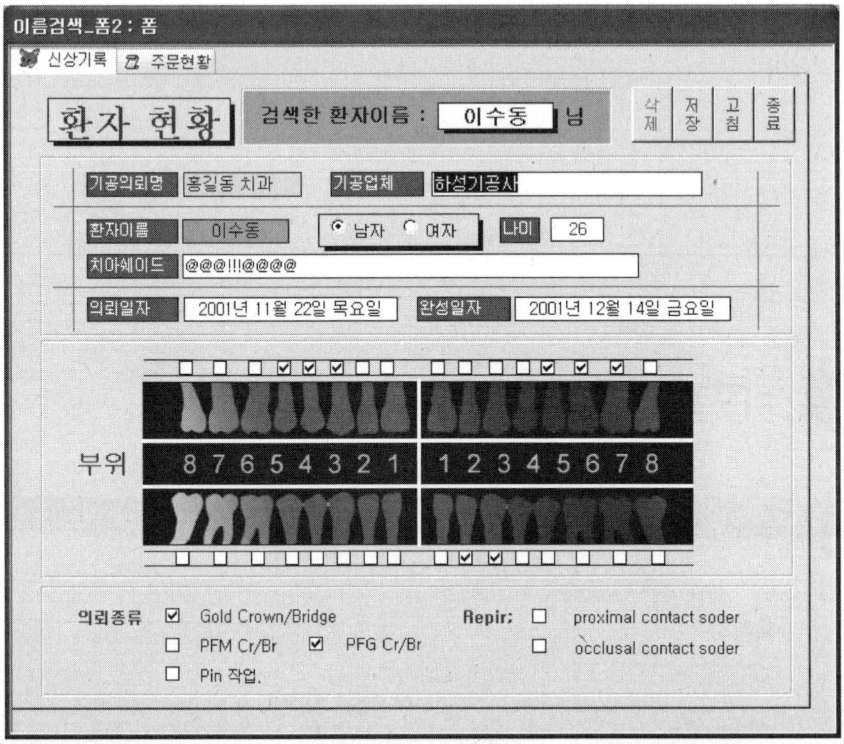

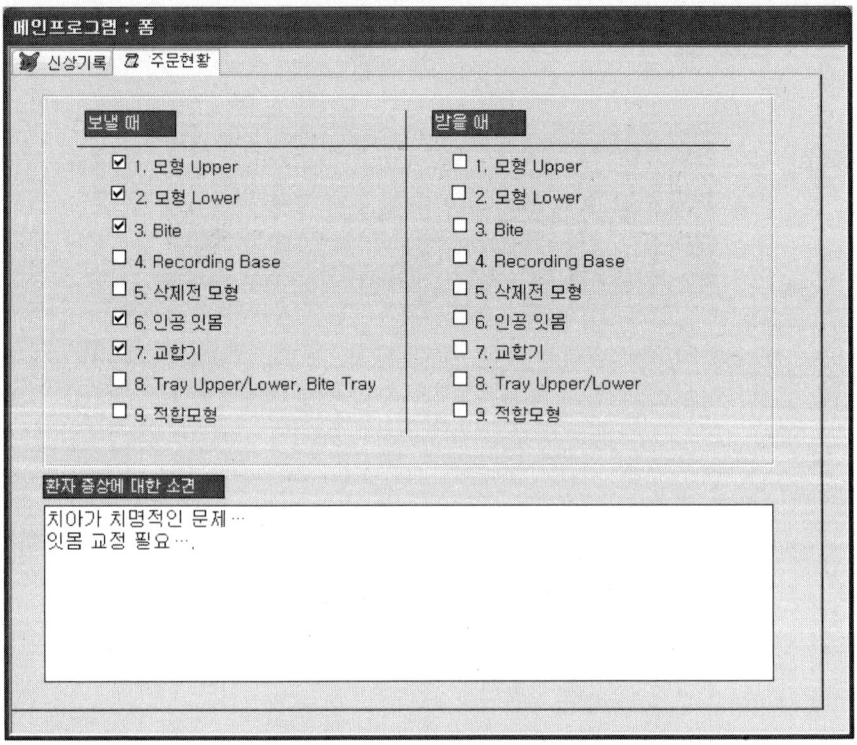

[그림 6-22] 비주얼하게 실행된 화면

① 비주얼하게 데이터를 관리할 수 있으므로 보다 편리하게 데이터 관리를 이용할 수 있다.
② 응용 프로그램의 개발자를 위하여 만들어져 있기 때문에 프로그램의 개발 시간을 단축시켰고, 그로 인하여 많은 노력을 절감시켰다.
③ 일반 사용자도 데이터베이스의 기본적인 형태를 습득하여 응용 프로그램을 효율적으로 개발할 수 있다.
④ 객체 지향형 프로그램으로 윈도우 상에서 유용한 응용 프로그램을 쉽게 개발할 수 있는 형태를 갖추고 있다.
⑤ 사용자 위주의 인터페이스로 쉽고 다양하게 응용 프로그램을 개발할 수 있다.

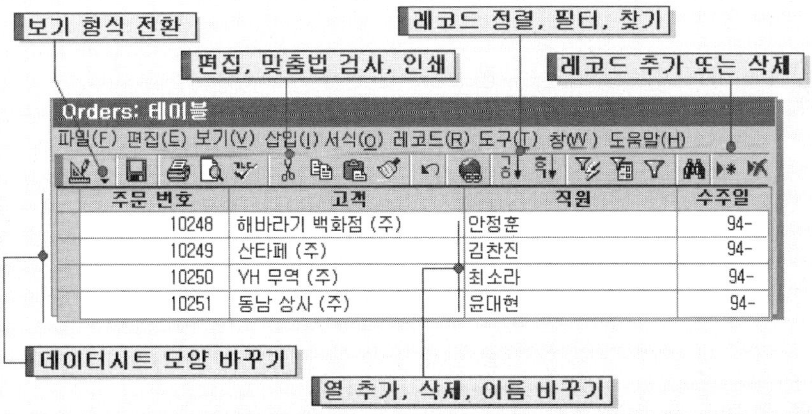

[그림 6-23] 비주얼로 작성된 데이터를 관리하는 화면

데이터베이스 개발 절차에 대하여 알아보자.

효율적인 업무 프로그램을 개발하기 위해서 먼저 해야 할 일은 데이터베이스 설계에 있다. 즉 어떤 업무를 전산화하기 위한 효율적인 시스템 구축은 결국 데이터 저장 형태 및 방법론이 제시되어 한다는 것이다. 따라서 본 데이터베이스 개발 절차는 일반 기업체 및 병원관련 업무 프로그램을 작성하기 위한 기본적인 단계로서 사전 프로그래머가 염두에 두어야 할 사항들이다.

(1) 작성 준비

병원 데이터베이스를 작성하기 위하여 먼저 해야 될 작업은 어떤 절차의 형태로서 개발할 것인가를 먼저 분석한 다음, 이것을 토대로 다양한 테이블 및 질의 등을 단계적으로 설계한다.

(2) 테이블 설정 방식

먼저 실제로 진행할 업무를 분석하여, 효율적으로 테이블을 작성한다. 여기서 효율적으로 테이블을 작성하기 위해서는 각 그룹별로 업무 형태에 맞게 세분화함으로써 다양한 처리 조건을 체계적으로 설계할 수 있다.

(3) 필드 선택 방식

필드의 선택은 테이블의 형태에 맞추어 필드를 결정한다. 즉 업무에 직접적으로 관련성이 있는 테이블 만을 작성하여 효과적으로 필드를 결정한다. 따라서 테이블 작성 시 필드 구상은 데이터 저장 체제에 밀접한 관계가 있으므로 효율적으로 최적의 데이터만을 관리할 수 있도록 설계한다.

(4) 기본 키 설정 방식

객체 지향형 데이터베이스의 기능 중 하나가 여러 개의 서로 관련성 있는 테이블 중에서 사용자가 원하는 자료들을 연결하여 데이터 관리 작업을 효과적으로 수행하는 것을 목적으로 각 레코드에 대표할 필드에 기본 키를 설정하여 필요시 활용하게 된다.

(5) 관계 설정 방식

관계 설정이란 여러 테이블의 데이터를 서로 연결하여 필요한 정보를 효과적으로 나타낼 수 있도록 만드는 기능을 의미한다. 관계 설정 방식은 보통 일대일 또는 일대다 관계를 많이 사용하게 된다.

(6) 오브젝트 작성 방식

오브젝트 작성 방식은 설계된 테이블에서 필요한 자료를 추가하여, 이를 사용자가 원하는 질의 및 화면 폼 그리고 웹 페이지, 보고서 출력 등으로 사용할 수 있다. 이것들은 각 개체의 형태로서 데이터베이스 관리자가 비주얼하게 응용할 수 있다.

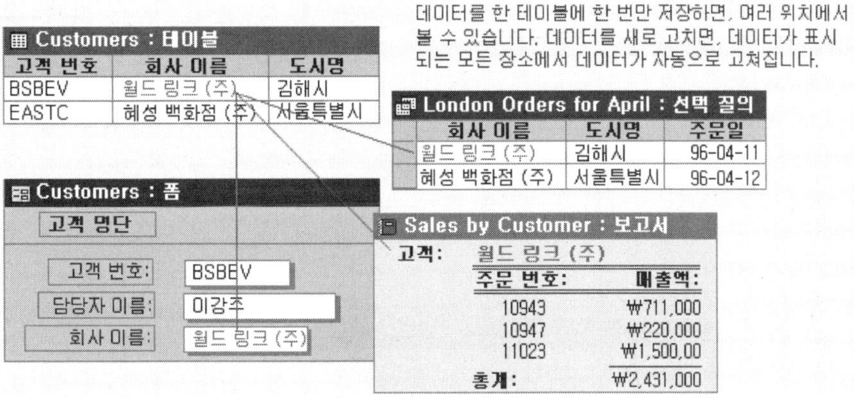

[그림 6-24] 오브젝트 작성 방식을 이용하여 테이블 응용 예

6.11 인덱스 구조

데이터베이스에 인덱스를 사용하면 보다 신속하게 레코드를 검색하고 정렬할 수 있다. 일반 책자에서 인덱스를 사용하는 것과 마찬가지로 테이블에서 인덱스를 사용한다. 다음은 인덱스 구조로서 정의된 키 값에 대한 데이터 파일 매핑은 그림과 같다.

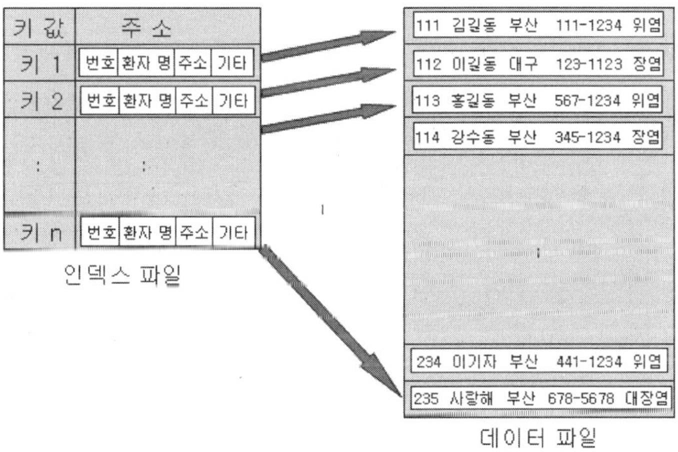

[그림 6-25] 논리적 인덱스 구조

응용 프로그램에서 데이터를 찾으려면, 먼저 인덱스에서 데이터 위치를 찾는데, 여기서 단일 필드나 또는 여러 필드를 기초로 인덱스를 만들 수도 있다. 첫 필드에 같은 값이 들어 있는 레코드를 구별하려면 여러 필드 인덱스를 사용하면 된다.

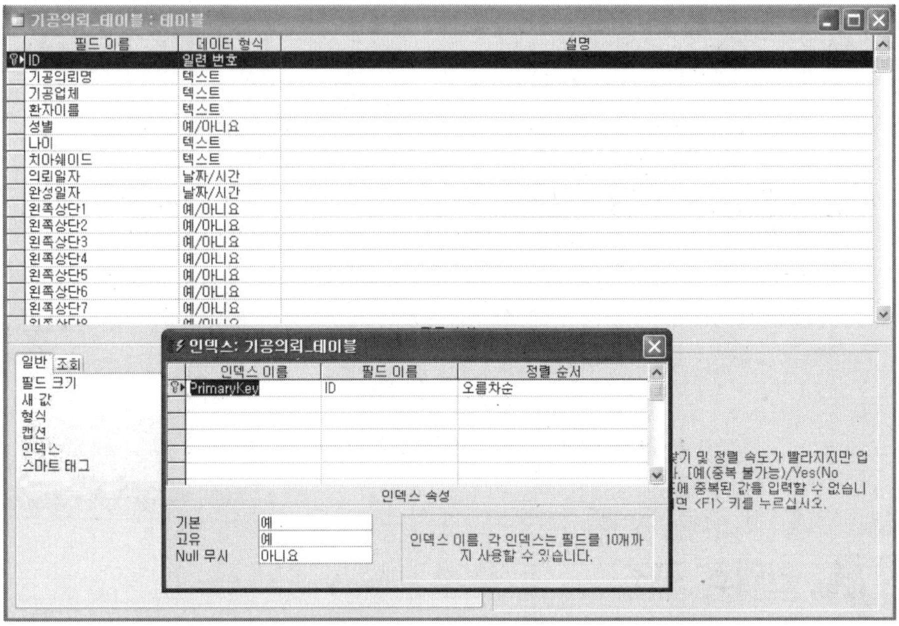

[그림 6-26] 테이블 작업 중 "ID"의 필드에 인덱스를 설정하는 과정

6.12 관계 설정 방법

관계형 데이터베이스에서는 여러 개의 테이블에 있는 데이터들을 연관시켜 작업을 수행하는 것이 업무 작성의 일반적인 형태이다. 이를 위해 기본 키를 설정하고 테이블 간 관계설정을 한다. 관계란 테이블의 데이터를 연결시키는 방법인데 연결 관계가 효과적 일수록 전체 데이터베이스가 효과적이고 탄력적으로 그 기능을 수행할 수 있다. 그러므로 데이터베이스에서 각 주제별로 테이블을 작성한 후에는 그러한 테이블의 정보를 함께 가져올 수 있도록 방법을 지정해야 한다. 이 과정의 첫 번째 단계는 테이블 사이의 관계를 정의하는 것이다. 예를 들면, 다음 병원 식당 운영을 위한 부식 수주 내역 화면에는 5개 테이블의 정보가 함께 들어 있는 것을 볼 수 있다.

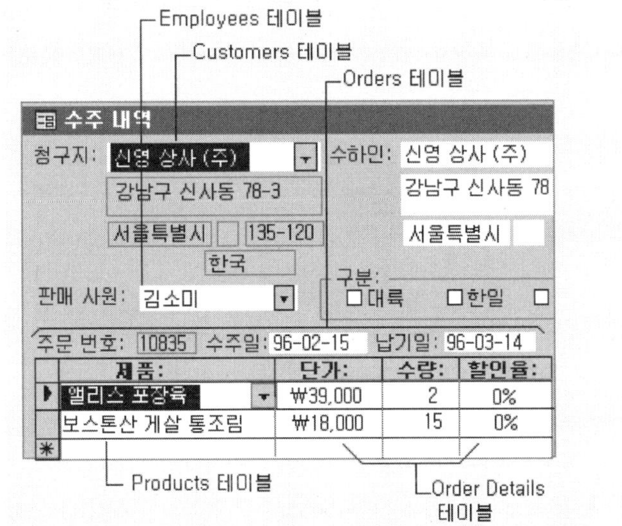

[그림 6-27] 여러 테이블의 관계를 설정해 놓은 화면

앞의 예에서, 5개 테이블은 같은 주문에 대한 정보를 나타내야 하는데, 간단하게 테이블간의 관계를 사용하면 된다. 즉 관계는 주로 두 테이블에서 이름이 같은 키 필드의 데이터를 일치시켜 작업을 진행한다. 대부분, 이 일치하는 필드는 각 레코드에 고유한 식별자를 제공하는 테이블의 기본 키와 다른 테이블의 외래 키이다.

예를 들어, 다음 그림에서 직원 번호 필드를 사용하여 Employees 테이블과 Orders 테이블 사이에 관계가 만들어지면 각 직원들과 각자가 처리한 주문량 간에 관계가 형성된다.

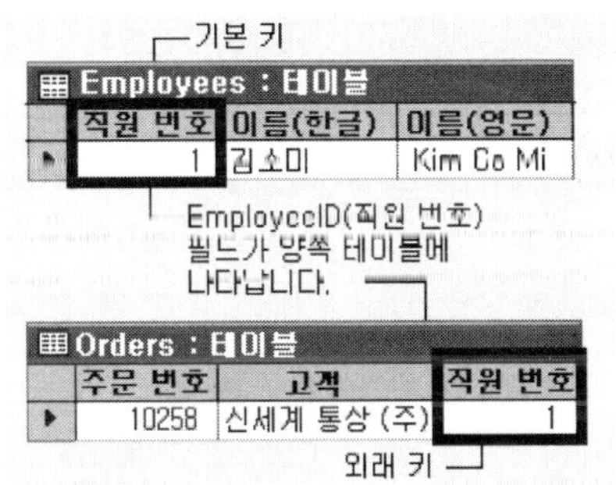

[그림 6-28] 두 개의 테이블 관계

(1) 일대일 관계

일대일 관계에서는 테이블 A의 각 레코드는 테이블 B의 한 레코드에만 일치하는 경우를 의미한다. 이러한 방법은 관련된 대부분의 정보는 일반적으로 한 테이블에 모아 놓을 수 있기

때문에 이 관계는 자주 사용되지는 않는다. 하지만, 필드가 많아서 테이블을 나누거나, 보안의 이유로 테이블의 일부를 따로 두거나, 기본 테이블의 부분 집합에만 적용되는 정보를 저장할 때 일대일 관계를 사용할 수 있다.

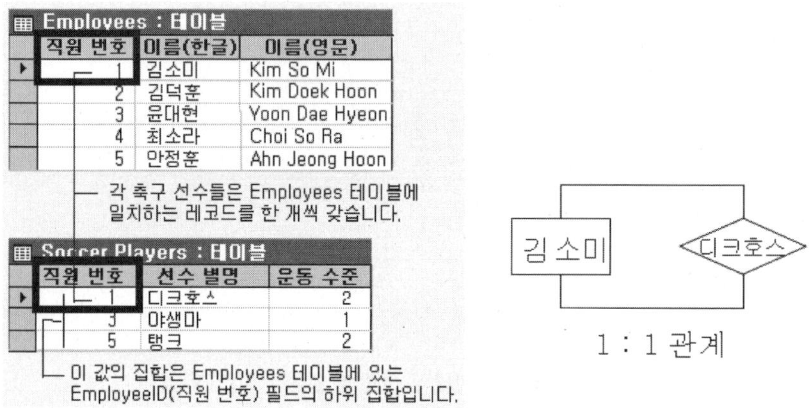

[그림 6-29] 일대일 관계

(2) 일대다 관계

일반적으로 많이 사용되는 관계의 형태로 테이블 A의 한 레코드가 테이블 B의 레코드에 한 개 이상의 데이터가 존재하는 경우이다. 예를 들어 주문서를 작성할 때 하나의 거래 업체에서 여러 가지의 주문을 받을 때 사용된다.

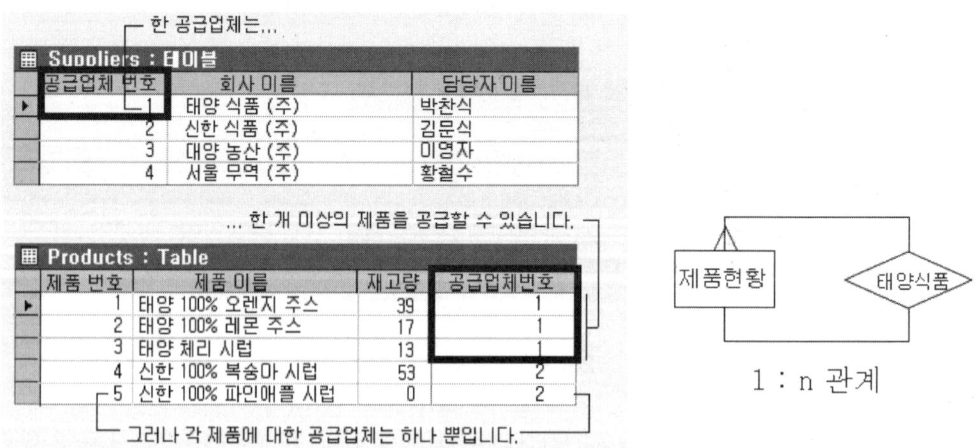

[그림 6-30] 일대다 관계

병원에서 의료기기 구매를 목적으로 일대다 관계를 이용하여 다음과 같이 간략하게 프로그램을 작성하였다. 그림에서 거래처명과 담당자를 입력하고 구매하고자하는 의료기기를 입력한다.

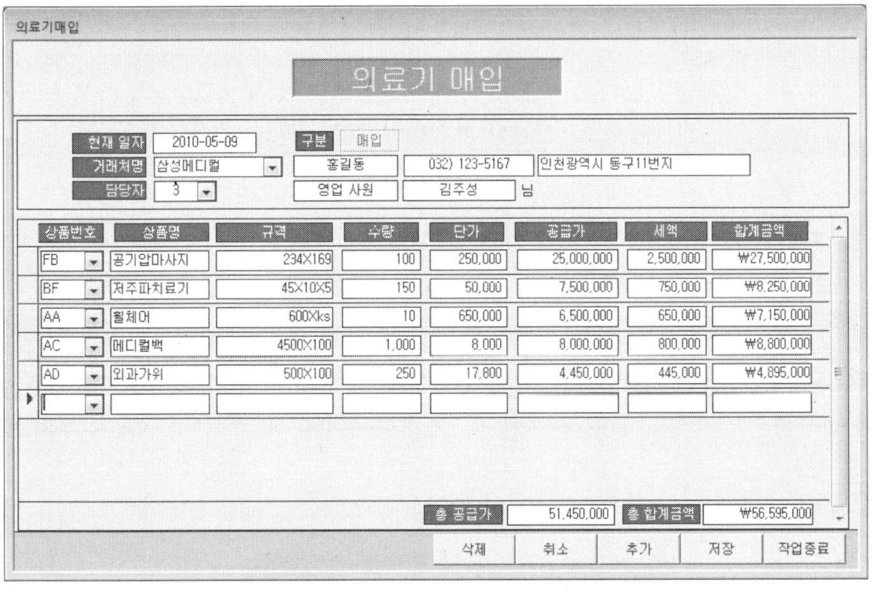

[그림 6-31] 의료기 매입 입력 과정

위 그림과 같은 방법은 거래처별 의료기기를 입력하면, 이것이 거래처별 매입으로 넘어가면서 구매과에서 의료기기를 구매하게 된다. 아래 그림은 업체별 의료기 매입 현황을 관계 테이블로 나타낸 그림이다.

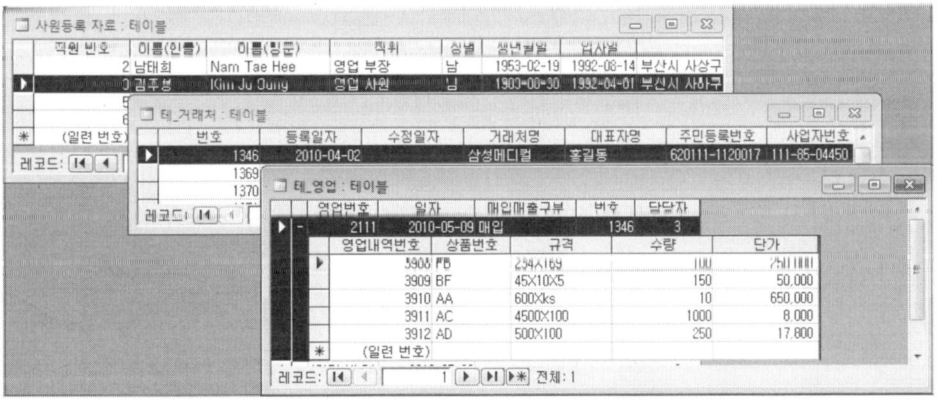

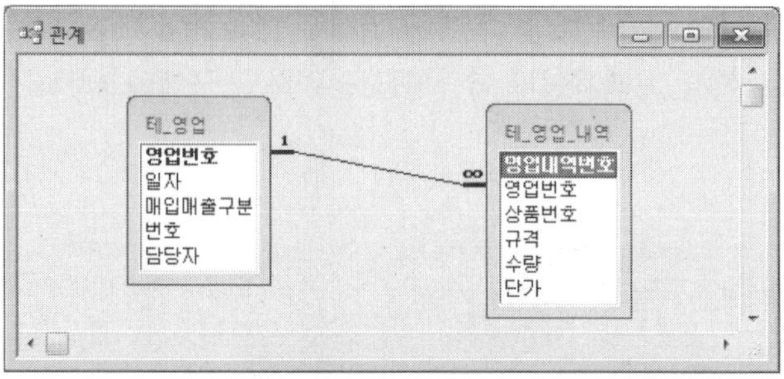

[그림 6-32] 일대다 관계를 보여주는 테이블 관계

(3) 다대다 관계

테이블 A와 테이블 B 사이에 일치하는 레코드가 많을 경우, 테이블 A와 B의 외래 키로 구성되는 두 개 이상의 기본 키를 갖는 세 번째 테이블(병합 테이블)을 정의해야 한다. 즉 다대다 관계는 세 번째 테이블을 갖는 두 개의 일대다 관계이다. 예를 들어, Orders 테이블과 Products 테이블은 Order Details 테이블에 두 개의 일대다 관계를 설정하여 정의된 다대다 관계를 갖는다.

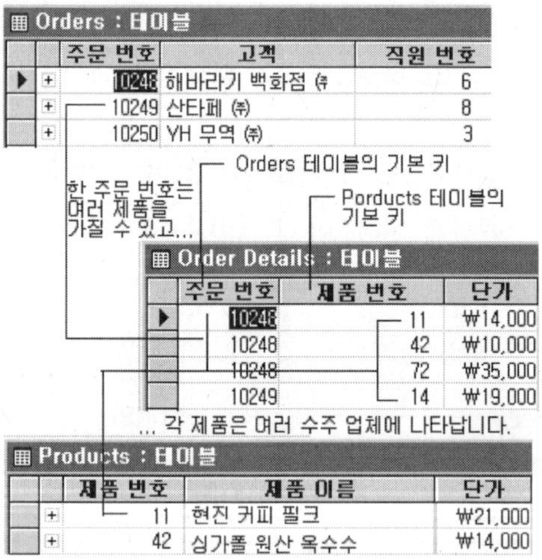

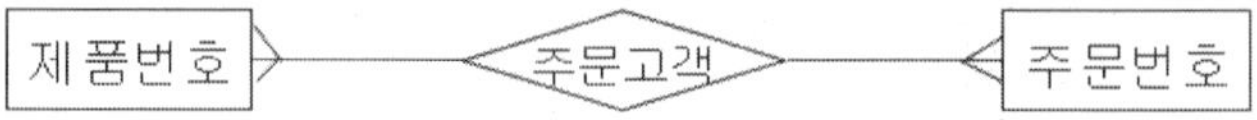

m : n 관계

[그림 6-33] 다대다 관계

6.13 참조 무결성

참조 무결성이란? 관련된 테이블 및 질의간의 관계를 유효하게 하는 규칙으로 사용자의 실수로 관련 데이터가 삭제되거나 변경되는 것을 막아준다.

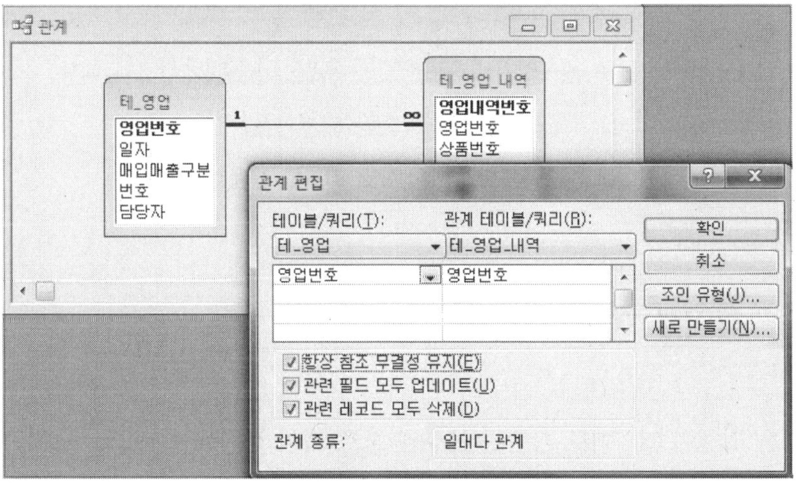

[그림 6-34] 데이터의 무결성 편집

참조 무결성이라는 것은 사용자가 원하는 데이터의 중복을 배제되고, 특정 데이터를 변경했을 때 그 데이터에 관련된 모든 정보가 함께 연관성을 가지고 데이터가 갱신되어야한다. 따라서 이러한 데이터의 무결성을 가지기 위해서는 데이터베이스가 완벽하게 구축되고 통합되어 있어야만 사용자가 보다 편리하게 작업을 수행할 수 있다.

다음 조건을 모두 충족시킬 때 참조 무결성을 설정할 수 있다.

① 기본 테이블에서 일치하는 필드가 기본 키이거나 고유 인덱스를 가질 때.

② 관련 필드의 데이터 형식이 같을 때, 즉 여기서 두 가지 예외가 있는데, 일련번호가 정수 필드의 속성으로 설정되고, 이것이 숫자 필드와 대응할 때, 복제 ID를 필드 속성으로 설정한 일련번호와 복제 ID를 필드 속성으로 설정한 숫자 필드가 서로 대응할 때.

③ 두 테이블 모두 같은 데이터베이스에 속할 때, 즉 테이블이 연결 테이블이면 저장할 데이터베이스를 열어야 참조 무결성을 설정할 수 있다. 형식이 다른 데이터베이스는 서로 연결된 테이블 내에서 참조 무결성을 강화할 수 없다.

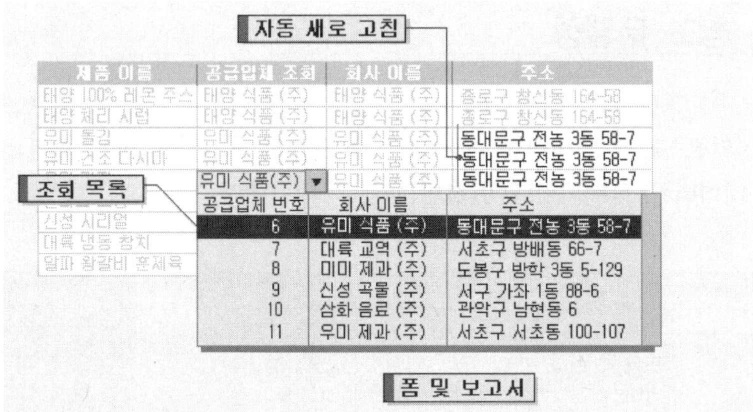

[그림 6-35] 참조 무결성으로 결과를 실행한 화면

6.14 질의를 이용한 정보 검색

정보 검색을 위하여 질의어로 작성된 문장을 보조 기억 장치에서 레코드 단위로 찾아 다시 질의 한 사용자로 보내는 것이나 또는 컴퓨터의 보조기억장치에 기억된 정보 중에서 필요한 주요 내용을 추출하는 과정을 정보 검색이라고 한다. 이러한 주요 정보의 조회 기능으로 활발하게 이용하는 것이 데이터베이스 관리 프로그램으로, 이것은 최신의 정보를 사용자가 원하는 곳에서 언제든지 그 정보를 처리 할 수 있는 것이 정보 처리 및 정보 검색 기능이다. 아래 그림은 환자 관리 프로그램에서 질의어를 사용하여 검색된 환자를 수정할 수 있게 실행된 화면이다.

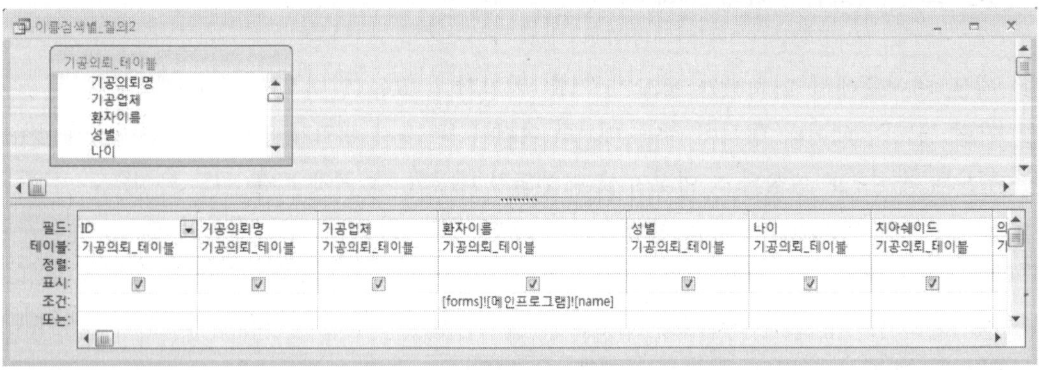

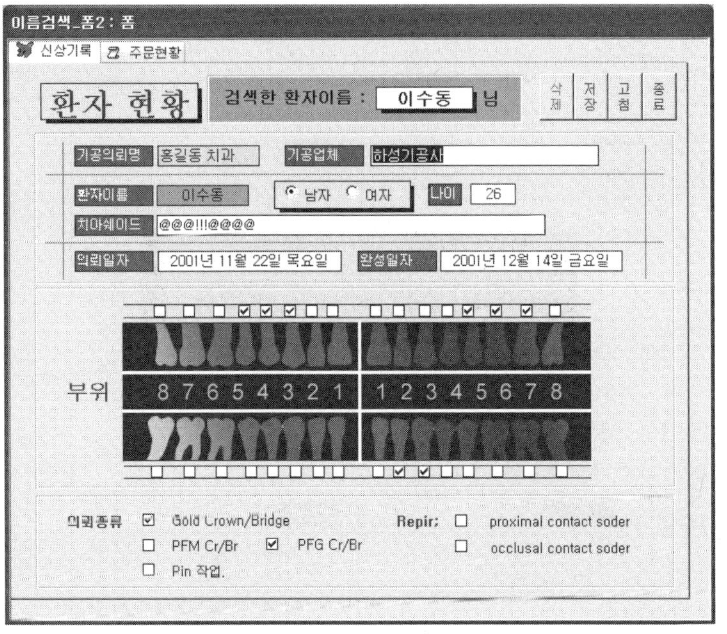

```
SELECT  기공의뢰_테이블.ID, 기공의뢰_테이블.기공의뢰명, 기공의뢰_테이블.기공업체,
        기공의뢰_테이블.환자이름, .....
FROM    기공의뢰_테이블
WHERE (((기공의뢰_테이블.환자이름)=[forms]![메인프로그램]![name]));
```

[그림 6-36] 정보 검색 화면과 질의어

6.15 정보 현황

최적의 정보를 관리하기 위해서는 컴퓨터가 일반 자료를 관리하기 위한 기본적인 구조와 자료 검색을 위한 질의 시스템이 정의되어 있어야한다. 따라서 작성된 개체를 사용자가 요구하는 목적에 따라 최신의 정보를 가공 및 이를 구체화하여 화면에 출력하거나 프린트로 인쇄할 수 있다.

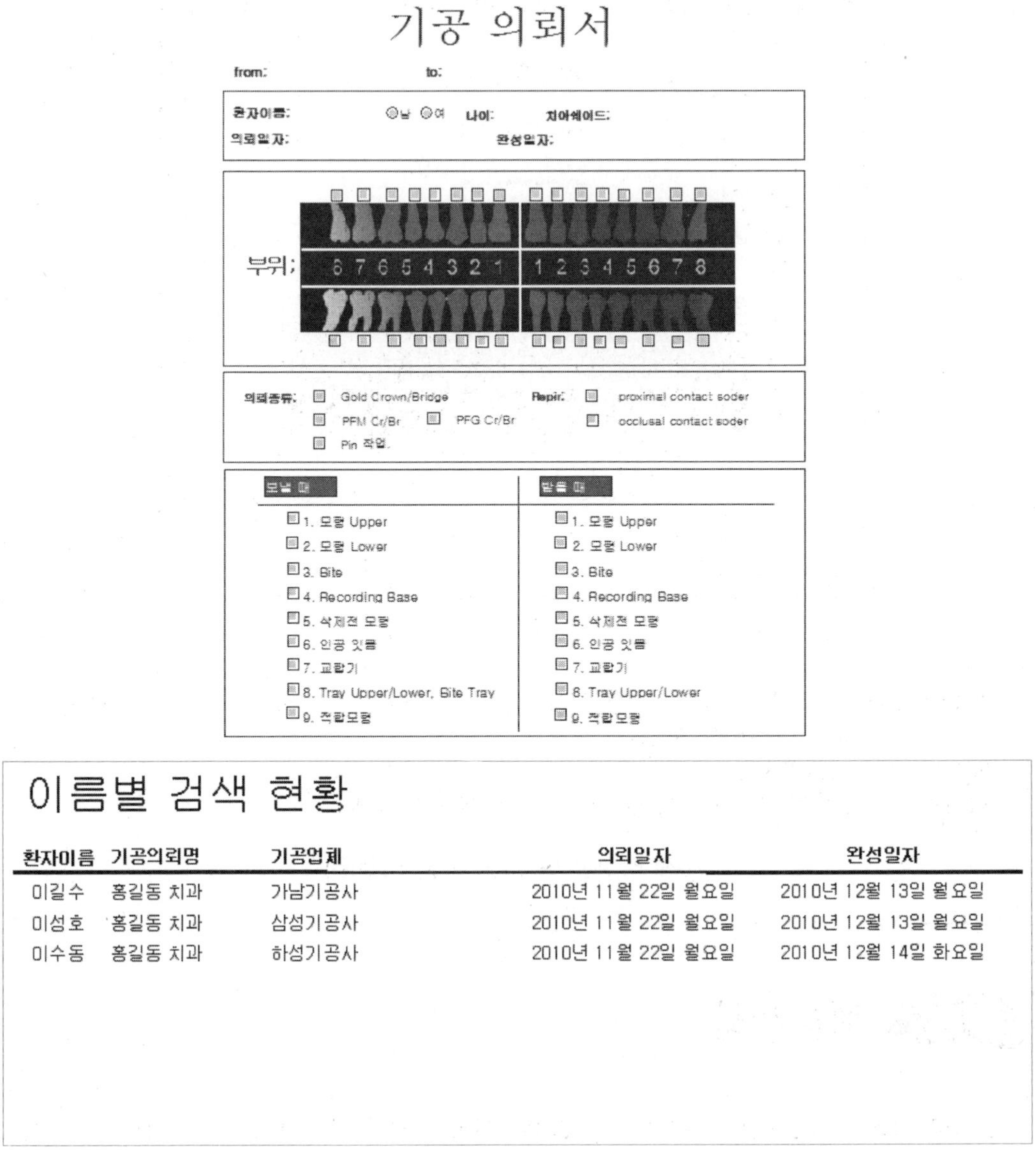

환자이름	기공의뢰명	기공업체	의뢰일자	완성일자
이길수	홍길동 치과	가남기공사	2010년 11월 22일 월요일	2010년 12월 13일 월요일
이성호	홍길동 치과	삼성기공사	2010년 11월 22일 월요일	2010년 12월 13일 월요일
이수동	홍길동 치과	하성기공사	2010년 11월 22일 월요일	2010년 12월 14일 화요일

[그림 6-37] 의료 정보 출력

필요한 정보를 인쇄할 때, 사용되는 보고서는 인쇄된 서식에서 데이터를 표시하는 가장 효율적인 방법이다. 이것은 보고서의 모든 크기와 모양에 컨트롤을 갖기 때문에 사용자가 원하는 방법으로 정보를 표시할 수 있다.

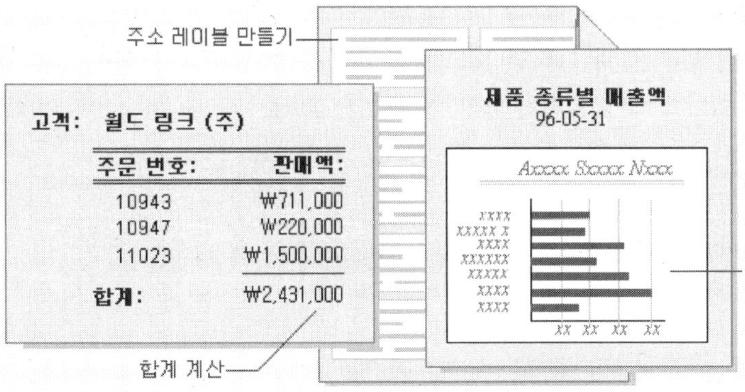

[그림 6-38] 보고서 정보 정리 화면

보고서는 자료를 분석하거나 인쇄할 때 특정한 방식으로 출력할 수 있다. 예를 들어, 자료를 그룹화하고 소계를 계산하는 보고서를 인쇄할 수 있고, 또한 우편물 이름표 인쇄를 위해 서식 설정한 다른 데이터가 있는 보고서를 인쇄할 수도 있다.

기간별 의료기 매입 현황

기간 : 2010-01-01 ~ 2010-12-31

번호	거래처명	일자	상품명	규격	수량	단가	공급가액	세액	합계금액
1	삼성메디컬	2010-01-09	공기압마사지	234X169	100	250,000	25,000,000	2,500,000	₩27,500,000
2		2010-01-09	메디컬백	4500X100	1,000	8,000	8,000,000	800,000	₩8,800,000
3		2010-01-09	외과가위	500X100	250	17,800	4,450,000	445,000	₩4,895,000
4		2010-01-09	저주파치료기	45X10X5	150	50,000	7,500,000	750,000	₩8,250,000
5		2010-01-09	휠체어	600Xks	10	650,000	6,500,000	650,000	₩7,150,000
6	현대메디컬	2010-03-01	공기압마사지	234X123	100	250,000	25,000,000	2,500,000	₩27,500,000
7		2010-03-01	주사기	6X7ok	20,000	5,000	100,000,000	10,000,000	₩110,000,000
8		2010-03-01	청진기	6779k	2,010	15,000	30,150,000	3,015,000	₩33,165,000
9	동주메디컬	2010-05-09	메디컬백	bag1000	150	50,000	7,500,000	750,000	₩8,250,000
10		2010-05-09	외과가위	67X78	2,000	10,000	20,000,000	2,000,000	₩22,000,000
11		2010-05-09	저주파치료기	567X7ok	400	67,000	26,800,000	2,680,000	₩29,480,000
12		2010-05-09	혈당체크기	670ol	200	80,000	16,000,000	1,600,000	₩17,600,000
13	[illegible]	2010-05-09	외과가위	77X67	590	60,000	35,400,000	3,540,000	₩38,940,000
14		2010-05-09	청진기	567X67	100	10,000	1,000,000	100,000	₩1,100,000
15		2010-05-09	휠체어	67X78	250	670,000	167,500,000	16,750,000	₩184,250,000
							₩480,800,000	₩48,080,000	₩528,880,000

[그림 6-39] 거래처 그룹별 의료기기 매입 현황 보고서

6.16 데이터베이스 작업 연습 및 지식 데이터베이스 구축

정의된 데이터베이스를 조작하는 방법은 매우 단순하다. 간단한 명령문으로 원하는 정보를 검색할 수 있다. 특수한 응용 프로그램의 도움 없이 데이터베이스를 쉽게 이용할 수 있도록

만든 고수준 언어 DML(조작어), DDL(정의어), DCL(제어어)을 이용하여 온라인에서 대화형으로 활용한다. 이것은 전문적 프로그램 작성자가 아닌 사용자가 데이터베이스를 사용할 수 있도록 한 언어로서 비절차적이며 독립적으로 자체적인 질의를 할 수 있는 언어이다. 이러한 데이터베이스 관련 언어를 활용하여 간단하게 데이터베이스를 조작한다.

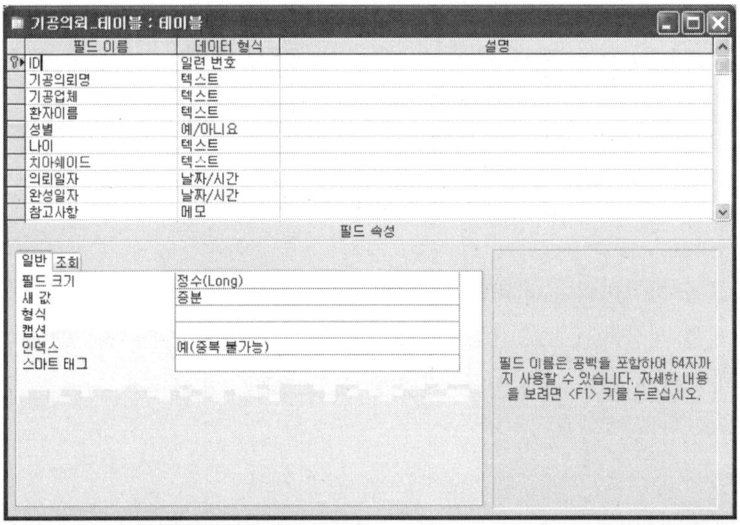

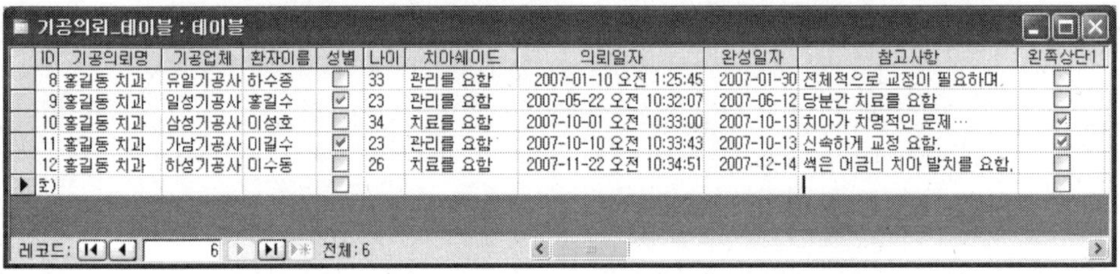

ID	기공의뢰명	기공업체	환자이름	성별	나이	치아쉐이드	의뢰일자	완성일자	참고사항	왼쪽상단1
8	홍길동 치과	유일기공사	하수종	☐	33	관리를 요함	2007-01-10 오전 1:25:45	2007-01-30	전체적으로 교정이 필요하며.	☐
9	홍길동 치과	일성기공사	홍길수	☑	23	관리를 요함	2007-05-22 오전 10:32:07	2007-06-12	당분간 치료를 요함	☐
10	홍길동 치과	삼성기공사	이성호	☐	34	치료를 요함	2007-10-01 오전 10:33:00	2007-10-13	치아가 치명적인 문제…	☑
11	홍길동 치과	가남기공사	이길수	☑	23	관리를 요함	2007-10-10 오전 10:33:43	2007-10-13	신속하게 교정 요함.	☑
12	홍길동 치과	하성기공사	이수동	☐	26	치료를 요함	2007-11-22 오전 10:34:51	2007-12-14	썩은 어금니 치아 발치를 요함.	☐
호)				☐						☐

[그림 6-40] 기공 의뢰 테이블 설계 및 데이터 현황

위의 그림은 홍길동 치과 병원에서 환자가 주문한 의치 테이블(데이터베이스)로서 간단한 질의어를 이용하여 검색해보자.!

환자이름 "이길수" 질의어를 사용해서 검색해보면 다음과 같다.

```
SELECT ID, 기공의뢰명, 기공업체, 환자이름, 성별, 나이, 치아쉐이드, 의뢰일자, 완성일자
FROM 기공의뢰_테이블
WHERE 환자이름="이길수";
```

결과는 다음과 같다.

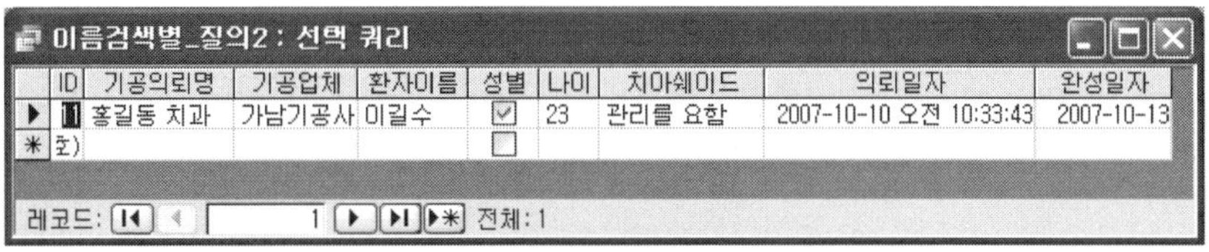

[그림 6-41] 질의 검색

지식 데이터베이스 구축으로 인해 현재는 모든 기업에 있어서 정보의 양이 점차적으로 다양화 대형화됨으로서 정보검색이 더욱 어려워지고 있다. 이러한 문제점을 해결하기 위해서는 비슷한 내용을 담고 있는 독립적인 데이터베이스를 구축하는 일이다. 지식경영 측면에서 정보나 지식, 학습에 관련된 데이터베이스들은 별도로 지식 정보라는 공간에 저장해서 각 분야별로 데이터베이스를 별도로 구축한다. 그 내용은 다음과 같다.

(1) 영업 및 마케팅 정보

기업의 영업과 마케팅 관련 업무를 지원해주는 정보 데이터베이스로 고객 인맥 정보, 영업 마케팅 정보, 솔루션 사업 정보, 상품 정보 등이 있다.

(2) 기술적 정보

통신기술, 전산기술관련 업무를 지원해주는 정보 데이터베이스로 공사정보, 초고속 국가망 자료실, 통신망 운용절차, 전기통신기술 표준화 등이 있다.

(3) 경영 일반

경영학적인 측면에서 일반관리, 기획, 경영관련 업무를 지원해주는 정보 데이터베이스로 법률자문 및 법률정보, 공정경쟁 법률자문, 조직, 업무분장, 사규징집 등이 있다.

(4) 학습 및 교육

소규모의 학습조직 운영 및 자율학습을 지원해주는 소규모의 학습조직 운영, 자율학습을 지원해주는 데이터베이스로 열린 학습 방, 공개자료실, 전자도서관, 정보사냥 등이 있다.

(5) 환자 진료

OCS, EMR, PACS 시스템 등 환자를 위한 병원 업무 전산화가 환자 진료를 위한 기본이 된다. 따라서 병원의 지식 정보화는 환자 상황 및 병원의 기자재, 질병의 분류 및 코드화, 등 의료 정보화로 인하여 의사가 환자를 신속하게 진료하는데 있다.

위와 같이 분류가 이루어지고 나면 강력한 검색기능을 부여하여 지식 사용자로 하여금 필요로 하는 지식을 최대한 신속하고 정확하게 찾을 수 있도록 지원해야 한다. 예를 들어, 의미검색, 유형검색, 주제어 검색, 분산서버 검색 등이 그것이다. 그리고 지식 정보 데이터베이스에 개인마다 가상의 지식창고를 둘 수 있게 하여 꼭 필요한 정보는 수시로 보관하여 꺼내볼 수 있도록 해주어야 한다.

6.17 데이터웨어하우스

데이터웨어하우스(Data Warehouse)는 1980년대 중반 미국 IBM사가 하드웨어를 판매하기 위한 목적으로 인포메이션 웨어 하우스(information warehouse)라는 용어를 처음 사용하였다. 그 후 여러 하드웨어 및 소프트웨어 개발 툴 공급 업체들에 의해 이론적으로나 현실적으로 성장하여 자유로운 데이터 접근 전략으로서 데이터웨어하우스 개념을 사용하였다. 데이터웨어하우스는 수 년 동안 정리된 자료들을 분석적인 용도나 사용자 질의에 응용하기 위하여 주제별 조직별로 통합 분류하여 다차원분석이 가능하게 저장해둔 일종의 통합 관계형 데이터베이스이다. 즉 데이터웨어하우스는 단순히 데이터를 저장해두는 구조가 아니라 관계형 데이터베이스를 근간으로 하여 수많은 자료들을 다차원적으로 분석할 수 있게 구성되어 있기 때문에 특정 분야에 대한 의사결정을 지원해주는 시스템이라 할 수 있다. 또한 데이터웨어하우스는 사용자의 요구에 맞게 영역별로 인덱싱된 여러 데이터베이스를 둘 수 있는데, 이를 데이터마트(data mart)라고 한다. 데이트마트는 데이터웨어하우스로부터 주제별로 추출되어 특별한 사용자 요구에 맞게 구성된 시스템이다.

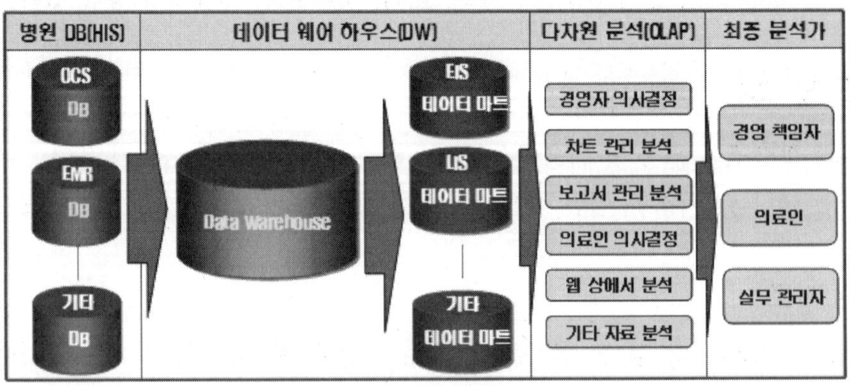

[그림 6-42] 데이터웨어하우스 구조

데이터웨어하우스를 의료 분야에 적용한다면, 의료 데이터웨어하우스(Medical Data Warehouse)로서, 일반 종합 병원에서 나타나는 다양한 의학적 의사결정 문제들에 대하여 의료 현상들과 그 가공된 형태를 분석적, 시각적, 시계열적, 통계적으로 프레젠테이션 함으로써 환자 관련 지식이 원내 모든 활동을 계획, 조정, 집행, 통제할 수 있도록 지원하는 형태로서 지식 데이터베이스 인프라이다.

의료 데이터웨어하우스는 병원에서 환자 질병 및 일반적인 질병에 대한 세부 내용을 상세하게 분류 정리하고 이를 데이터베이스화하여 환자의 질병에 관련된 지식들을 원내 서로 공유함으로서 질병 치료에 많은 도움을 줄 수 있게 한다. 이것이 공급자 중심의 병원 즉, 환자 중심의 병원으로 혁신케 하는 것으로, 지금까지 개념적으로만 존재하는 선진 병원 운영 기법들이 실현될 수 있는 기반을 제공해주는 것이 바로 의료 데이터웨어하우스이다. 이러한 의료 데이터웨어하우스는 EMR, OCS, PACS 등 시스템들의 통합에 의해서 그 목적을 달성할 수 있다.

6.17.1 데이터웨어하우스 특징

데이터웨어하우스는 초기 W.H Inmon에 의해 처음 사용되었다. W.H Inmon에 의하면, 데이터웨어하우스는 전 분야에 걸쳐 의사결정을 효율적으로 지원해줄 수 있게 주제지향성, 통합성, 비휘발성, 시계열성으로 구성된 형태라고 정의하고 있다.

(1) 주제지향성

주제지향성(subject oriented)이란? 기존의 데이터베이스는 예금관리, 대출관리, 재고관리, 판매관리 등과 같은 업무적인 기능이 업무처리를 중심으로 설계되는 것에 비해 데이터웨어하우스는 소비자, 고객, 거래처, 공급자, 상품 등과 같은 주제별로 구성되고 설계된다.

예를 들어 종합병원의 경우, 프로세스 중심의 시스템으로는 내과, 소아과, 신경과 등의 각종 부서가 여기에 해당되지만, 이들의 주제지향성에 따른 주제 영역은 환자, 간호사, 의사, 진료청구, 진료 차드 등이 될 수 있다.

(2) 통합성

통합성(integrated)이란? 기존의 운영시스템은 부서나 혹은 기관별로 일관성이 없는 대량의 자료를 중복하여 관리하지만, 데이터웨어하우스는 속성의 명칭, 코드의 구조 등이 일관성을 유지하며 전사적 관점에서 하나로 통합화된 개념이다. 예를 들어, 기존의 애플리케이션 중심의 환경에서 남자와 여자를 남/여, 1/0, M/F 등 여러 방법으로 적용할 수 있으나 데이터웨어하우스에서는 "남자"와 "여자"는 "남"과 "여"로 통합하여 사용할 수 있다.

(3) 비휘발성

비휘발성(non-volatile)이란? 기존 데이터베이스에서는 추가, 삭제, 수정 등과 같은 작업이 레코드별로 자유롭게 처리되지만, 데이터웨어하우스는 읽기전용으로만 가능하다. 따라서 데이터웨어하우스의 데이터는 수시로 발생되는 자료의 수정이나 삭제 등이 적용되지 않으므로 데이터가 수시로 변한다는 의미의 휘발성을 갖지 않게 된다.

활용되는 데이터웨어하우스와 데이터베이스가 어떤 차이점이 있는가 알아보자.

[표 6-5] 데이터웨어하우스와 데이터베이스와의 차이점

구분	데이터웨어하우스	데이터베이스
이용 목적	자료 분석을 통한 전략수립, 의학 및 기타 분야에 대한 세부 의사결정 지원	자료의 독립성, 정확성, 비중복성, 효율성을 통한 업무 처리
처리 구분	의사결정지원	업무 프로세스 지원
처리 분석	다차원 분석 제공	신속한 처리
적용 데이터	시계열적, 읽기전용(비휘발성)방식, 가공 및 요약된 세부 데이터 제공	자료 수정(휘발성) 즉 지속적으로 추가, 수정 가능
데이터 조직	주제별로 데이터 조직화, 통합화	업무 단위별로 분리 응용
요구사항	대량의 데이터를 다차원 분석, 응답시간의 최소화	데이터의 신속한 입력, 수정, 삭제, 데이터의 무결성
응용분야	환자치료, 통계분석, 우량고객 세부 분류, 기타 사회 전반에 활용	은행 및 기업체 자료 관리, 기타 사회 전반에 활용

데이터웨어하우스는 데이터베이스 보다 배 이상의 큰 규모이다. 데이터웨어하우스는 운영계 데이터에 연관되어 실시간으로 동기화되지는 않지만 애플리케이션들이 필요로 한다면 하루에 한번 정도는 갱신되어야 한다. 이질적인 데이터웨어하우스 환경에서 다양한 데이터베이스가 격리된 시스템에 상주해야 하므로 상호 네트워킹 도구를 요구한다. 비록 특별한 데이터웨어하우스 상호 네트워킹을 위한 기술은 없고 전형적인 데이터웨어하우스 구현이 메시징과 거래처리 시스템과 같은 의사소통 소프트웨어에 의존하지만 이러한 구조의 구성요소를 관리하기 위한 필요는 분명하다.

(4) 시계열성

오퍼레이셔널 시스템의 데이터는 액세스하는 순간에 정확해야만 의미가 있게 된다. 그러나 데이터웨어하우스의 데이터는 일정한 시간 동안의 데이터를 대변하는 것으로 스냅 샷 (snap shot)과 같다고 할 수 있다. 따라서 데이터 구조상 시간이 아주 중요한 구성요소로서 작용한다.

이와 같은 이유에서라도 데이터웨어하우스의 데이터에는 수시적인 갱신이나 변경이 발생할 수 없다.

국내의 경우, 주로 금융 산업에서 데이터웨어하우스와 데이터마이닝 관련 개발 수행이 활발하다. 은행 등 금융사들은 시장개방과 심화된 경쟁으로 강력한 전략정보시스템이 절실히 필요하게 되면서 데이터웨어하우스를 새로운 대안으로 추진하여 정보생산성 향상을 획기적으로 높였다. 그러나 국내 의료분야에서 관련기술의 활용은 아직 초보적인 수준에 머무르고 있다.

의료 데이터웨어하우스 구축을 통한 기대 이익은 다음과 같다.

첫째, 기존 공급자 중심의 병원에서 환자 중심의 병원으로 변환된다. 즉, 적시에 적절한 환자 관련 지식이 병원 내 모든 활동을 결정, 조정, 집행, 통제할 수 있도록 지원할 수 있다. 예를 들어, 상병을 여러 개 가지거나 진료과목이 여러 개로 과거 질병 전과 기록이 많은 환자를 효과적으로 치료하기 위해서 병원의 협진 체제 구축은 사실상 필수적이다. 이것은 과거 전산기록 및 여러 상병을 가진 환자들을 효과적으로 치료하기 위함이다. 뿐만 아니라 의사나 간호사의 인력 충원과 기타 의료 스케줄링, 약제 재고관리도 환자의 수진 패턴이나 자원소모 패턴을 기초로 할 때 매우 효과적으로 관리할 수 있다.

둘째, 병원과 관련된 이해 관계자들의 의견교환과 의사소통의 확인이다. 즉 병원을 투명하게 운영할 수 있는 인프라 구축이 필수적이며, 그렇게 하기 위해서는 병원 네트워크 기반으로 의료정보를 공유할 수 있어야한다. 그 외 의료정보를 바탕으로 병원전략수립 및 환자 마케팅을 위한 인프라 제공에도 상당한 영향을 줄 수 있다. 병원 네트워크 구축에 따른 정보 생성, 검색, 관리 비용이 절감된다. 그 외 병원연보, 통계정보 등 오랜 시간이 걸리는 작업이 단시간 내로 단축되며, 현업위주의 정보 활용 기반 체계가 확립된다.

셋째, 환자나 의사, 간호사, 병원 투자자 등 병원과 관련된 이해 관계자들의 의사결정과 의사소통에 도움을 줄 수 있다. 즉 병원을 투명하게 운영할 수 있는 기반 인프라를 구축하게 된다. 이러한 정보를 바탕으로 병원전략 수립 및 병원 마케팅, 재무, 인사 등 병원 행정 전반의 경영과정을 혁신할 수 있다. 특히 포괄수가제(DRG, Diagnosis Related Group)별 원가 분석과 환자 집단에 대한 치밀한 분석으로 업무 부하를 상당히 줄일 수 있기 때문에 이러한 업무들과 관련된 인력들도 상당 부분 축소시킬 수 있어서 병원의 주요 인건비 부담을 줄일 수 있다.

포괄수가제별 지불제도

포괄수가제(DRG, Diagnosis Related Group)별 지불제도란 특정질병에 대한 입원진료비를 포괄적으로 산정하여 일정액의 진료비를 지급하는 수가제도로서 현재의 행위별 수가체계에서 발생되는 과잉진료, 약물 오남용 문제, 의료공급형태의 왜곡, 진료비 심사에 따른 마찰 해소, 진료비 청구 절차의 복잡 등의 문제를 개선하기 위한 제도이다. 이 제도는 1979년 미국의 예일 대학팀에서 경영관리기법을 의료관리에 처음 도입하였다. 특히 이 제도는 병원 경영개선을 위해 환자 및 진료특성을 반영하여 개발된 입원환자 분류체계이다. DRG 분류체계에서는 모든 입원환자들이 주 진단명 및 부상명병, 수술 명, 연령, 성별, 진료결과 등에 따라 진료내용이 유사한 질병 집단으로 분류되는데, 이때 하나의 질병 집단을 DRG라고 한다. 따라서 DRG 지불제도란 입원환자를 대상으로 한 포괄수가제도로서 환자가 어떤 질병의 진료를 위해 입원했었는가에 따라 환자에게 제공되는 의료 서비스의 양에 관계없이 DRG 별로 미리 책정된 일정액의 진료비를 지급하는 제도이다. 즉 모든 입원환자들을 환자특성 및 진료특성에 의해 미리 정해진 진료비만 내는 것이 바로 포괄수가제 이다. 국내에서는 2012년 7월부터 전면 시행되었다. 포괄수가제의 대상으로는 안과(백내장 수술), 이비인후과(편도 및 아데노이드 수술), 일반외과(항문외과 항문주위 수술(치질 수술), 대퇴부 탈장수술, 충수절제술), 산부인과(자궁과 자궁 부속기 수술(악성종양 제외), 제왕절개 분만) 등이다.

환자 부담금 얼마나 줄어드나

	현행 평균		포괄수가제(본인부담률 감소분)
백내장(수정체)수술	병원	23만8023원	17만7501원(-25.4%)
	의원	19만2260원	15만6348원(-18.7%)
편도수술	병원	16만5133원	16만1216원(-2.4%)
	의원	17만1613원	14만5733원(-15.1%)
충수절제술(맹장수술)	병원	42만8980원	38만8097원(-9.5%)
	의원	36만957원	35만5187원(-1.6%)
탈장수술	병원	30만1602원	21만9521원(-27.2%)
	의원	22만9282원	17만1857원(-25%)
항문수술	병원	20만856원	16만7475원(-16.6%)
	의원	17만821원	15만268원(-12%)
자궁적출술	병원	52만7018원	41만3846원(-21.5%)
	의원	45만706원	36만1375원(-19.8%)
제왕절개술	병원	41만2863원	31만3228원(-24.1%)
	의원	38만6795원	28만3368원(-26.7%)

자료: 보건복지부

[그림 6-43] 보건복지부에서 포괄수가제 시행에 따른 평균 의료비 계산

시행 문제점으로는 의료 서비스에 대한 질 저하 및 합병증 등에 대한 비용 증가가 발생할 수 있고, 특히 병원마다 치료 원가를 낮추기 위해 부작용이 있더라도 가격이 낮은 약을 처방하는 진료를 시행할 수도 있다.

▌행위별수가제별 지불제도

행위별수가제(Fee for Service)별 지불제도란 성과불제라고도 하며 진료수가가 진료행위의 내역에 의하여 결정되는 방식이다. 이 제도는 1977년 국내 의료보험제도 도입 이후 계속 시행해 오고 있는 제도로서, 보통 환자가 의사에게 진료를 받으면 진찰료 및 검사료, 처치료, 입원료, 기타 약 값 등 진료나 처치를 받는 만큼 환자는 각각의 병원비를 지불해야하는 방식이다. 이러한 방식은 의사가 환자에게 진료 행위를 늘리면 의사의 수입이 계속 늘어날 수밖에 없는 구조적 한계가 있다.

장점으로는,

① 양질의 의료 서비스 제공이 가능하다.

② 진료의 수준을 향상하려는 노력이 가능하다.

③ 타 제도보다 환자에 대한 예우, 서비스 향상이 가능하다.

단점으로는,

① 과잉 진료할 소지가 있다.

② 진단 기술의 장비 의존도가 높을 수 있다. 이에 따라 진료비가 과잉청구될 수 있다.

③ 예방보다 치료에 치중할 수 있다.

넷째, 진료의 질적 수준을 높인다. 예를 들어 CT나 MRI, 초음파 등으로부터 생성되는 영상 데이터, 원무과의 환자 신상 자료, 의사의 처방 자료, 약국의 투약 자료 등 기존에 산재되고 연동되지 않아 전혀 관계를 갖지 못했던 자료들을 통합 인터페이스와 운영데이터 저장소(ODS, Optical Date Storage)를 통해 총체적으로 인식할 수 있고 또한 환자의 가족병력까지 파악될 수 있다면 진료의 정확성을 상당 부분 높일 수 있다. 따라서 의사, 간호사, 약사 등 진료과정에 개입된 모든 당사자들이 다각적인 환자 자료를 다양한 방식으로 접근하는 것이 가능하기 때문에 진료의 질적 향상을 도모할 수 있다.

다섯째, 기존의 EMR, OCS, PACS 시스템 등을 통해 정리된 데이터들은 데이터웨어하우스를 통해 정제되고 변환되어 높은 부가가치를 가지는 정보들로 가공된다. 따라서 각 부서의 어려운 작업들을 데이터웨어하우스를 통해서 편리하게 운영될 수 있다. 의료 데이터웨어하우스 기술은 환자 질병 관련 지식이 병원 내 모든 활동을 결정, 조정, 집행, 통제할 수 있도록 지원함으로써 지식 기반의 선진 병원 운영기법의 적용을 촉진하고, 공급자 중심의 병원을 환자 중심의 병원으로 혁신케 하는 차세대 의료정보시스템 기술이라고 할 수 있다.

6.17.2 데이터웨어하우스와 인터넷

오늘날 정보산업 기술의 기초는 데이터웨어하우징과 인터넷이다. 경영학적인 관점에서 이러한 두 가지의 기술적 결합은 사실상 의미 신장하다. 먼저 인터넷 접근을 위해서 웹을 사용하게 되면 데이터웨어하우스에 있어서 강력한 장점이 더욱 강력해진다. 즉 대규모의 데이터베이스 기술이 활성화되고, 네트워크의 대역폭과 전송률이 고속으로 개선되며, 견고한 올랩(OLAP, On-Line Analytical Processing)와 데이터마이닝 도구, 효율적인 저장매체의 사용이 가능함에 따라 웹을 통한 시장 규모와 접근성의 확대가 더욱 용이해진다. 이러한 데이터웨어하우스에 대한 웹의 접속은 임의의 웹 브라우저나 웹 서버의 사용이 가능한 개방형 솔루션이 되며, 여기에 보다 강력한 애플리케이션을 설치하고, 관련 웹 언어를 사용해서 인터넷 상에서 다양한 기능으로 고객이 보고 느낄 수 있다.

6.17.3 온라인 업무 분석

온라인 업무 분석 올랩(OLAP, On-Line Analytical Processing)은 다차원 정보 데이터베이스 개념을 기초한 것으로 공유된 다차원 데이터의 분석이 목적이다. 최종 분석자가 다차원 정보에 직접 접근하여 대화식으로 지식 정보를 분석하고 이를 의사결정에 활용하는 것이다. 그러므로 의사결정 용도의 데이터베이스를 올랩이라고도 한다.

올랩은 방대한 정보를 포함하고 있는 데이터웨어하우스나 주제별로 정리된 데이터 마트에 대화식으로 접근하여 병원 전반의 경영 및 의료인의 의사결정 등을 다차원적으로 분석해주는 것이다. 즉 사용자가 다차원적이고 복합적인 관점에서 데이터를 분석할 수 있도록 도와준다. 이러한 OLAP이라는 용어는 온라인 업무 처리(OLTP, On-line Transaction Processing)의 상대적 개념으로 사용되어지고 있다. 여기서 OLTP의 기능은 메인 컴퓨터와 연결되어 있는 다수의 컴퓨터에서 발생한 트랜잭션 데이터를 메인 컴퓨터에서 처리하여 그 결과를 다시 다수의 컴퓨터로 보내주는 방식이다. 즉 OLTP는 업무 조직 내부의 트랜잭션에서 발생되는 데이터들을 효율적으로 저장 관리하는 형태이다.

OLAP은 데이터웨어하우스나 고객 관계 관리(CRM, Customer Relationship Management) 시스템에서 데이터 접근 및 활용 전략에 있어서 매우 중요한 기술 요소로서 다루어진다. OLAP은 데이터 분석과 관리의 목적을 위해서 다차원적으로 데이터를 모으고, 관리 및 프로세싱하고, 표현하기 위한 응용프로그램 및 기술의 종류를 의미한다. 이러한 도구에 대한 전형적인 응용분야는 일반적인 의학적 의사결정, 제품 성능, 수익성, 영업 프로그램 혹은 마케팅 캠페인의 효과성, 영업 수요 예측, 용량 계획 등이 있다.

[표 6-6] OLAP와 OLTP 기능 비교

도구 / 구분	OLAP	OLTP
도구 분석	의사결정에 도움이 되는 데이터 분석 (data warehouse)	최근 업무의 효율적 처리 (operational system)
기능	분석형 애플리케이션 개념	트랜잭션 데이터의 효율적 관리
데이터 구조	단순하다	복잡하다
응답 시간	길다	짧다
데이터 처리 및 운영 방식	주제별 정리 방식(통합 데이터)	트랜잭션 방식(데이터 원본)
데이터 용량	테라 바이트	기가 바이트
데이터 갱신	주기적이며 정적 (다차원적이며 통계적 요약정보 제공)	실시간적이며 동적 (연산에 의한 프로세서 실행)
데이터 내용	요약된 데이터	최근 데이터
데이터 액세스	보통	높음

OLAP의 특징으로는,

① 공유된 다차원 데이터의 분석이 목적이다.
② 대용량의 관계형 데이터베이스(데이터웨어하우스)에서 가져온 데이터를 분석한다.
③ 업무 요소들 간의 다양하고 복잡한 관계를 분석할 수 있다.
④ 모든 자료를 통합된 정보로 활용할 수 있다.
⑤ 다양한 계층의 시계열 정보를 제공한다.
⑥ 다양하고 복잡한 관점에서 표현된 정보를 제공한다.
⑦ 사용자 질의에 대한 빠른 응답이 가능하다.

OLAP 도구는 그 구성에 따라 MOLAP(Multi-dimensional OLAP)와 ROLAP(Relational OLAP)으로 분류할 수 있다. MOLAP은 다차원의 데이터베이스를 큐브(cube) 형태의 데이터 뷰(data view)로 작성하여 사용자 OLAP 제품을 이용하여 다양한 분석을 할 수 있게 구성된 반면, ROLAP은 사용자의 요건 분석을 취합하여 사용자 관점의 뷰를 메타 데이터로 구성하여 그를 통한 사용자 질의 및 보고서 작성, 다양한 분석을 할 수 있는 형태로 구성으로 되어 있다.

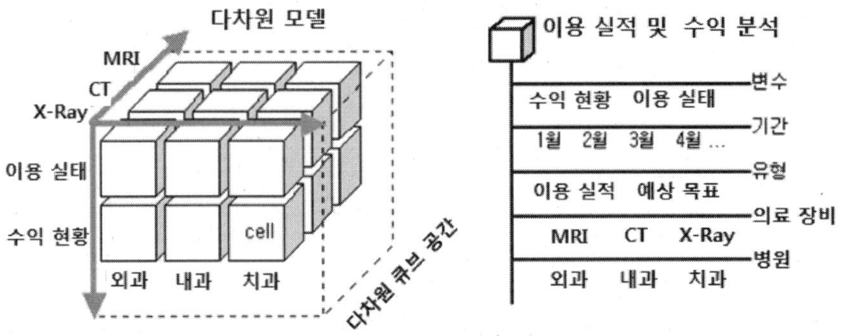

[그림 6-44] 큐브 형태의 다차원 분석 모델

구체적으로 MOLAP과 ROLAP를 비교해보면, 기능면에서 MOLAP은 다차원 OLAP 즉 통합 관리 데이터베이스(MDB, Management DataBase) 기반의 OLAP이며, 실제 데이터 큐브(real data cube)인 반면, ROLAP은 관계형 OLAP 즉 관계형 데이터베이스(RDB, Relational DataBase) 기반의 OLAP이며, 가상 데이터 큐브(virtual data cube)의 기능을 갖는다. 또한 MOLAP은 데이터가 많은 공간 차지하기 때문에 대용량 처리가 불가능 하지만, ROLAP은 적은 공간으로도 다양하게 처리할 수 있으며, 대용량처리까지도 가능하다. 그 외 MOLAP은 다차원 분석가능 등으로 재무 응용에 적합한 모델인데 반해, ROLAP은 다차원 분석을 위해서 데이터 모델링을 수행하는 스타 스키마(star schema) 및 사용자 요구에 따라 다양하게 데이터 핸들링이 가능하다. 여기서 스타 스키마는 별 모양의 형태를 가진 테이블의 구조로서 사용자의 빠른 질의에 대한 응답을 위해 사실 테이블과 차원 테이블을 함께 사용하여 모델링 한 것을 의미한다.

[표 6-7] MOLAP와 ROLAP 간 활용 비교

구분 \ 도구	MOLAP	ROLAP
기반	통합 관리 데이터베이스 기반	관계형 데이터베이스 기반
기능	다차원 모델링이 가능하며, 질의 도구 활용	다차원 질의 도구 활용
데이터 액세스	읽기 및 쓰기 가능	읽기만 가능
데이터 용량	대용량 가능	초대용량 가능
연산 방식	다양한 연산 가능	제한된 연산 가능
이용자	최종 경영자, 최종 관리자, 의료인	각 부서별 책임자

응용 분야로는 의료정보, POS(Point Of Sales) 등 마케팅 애플리케이션에 적합하다. 그 외 OLAP과 데이터웨어하우스의 관계는 상호보완 관계이다. 데이터웨어하우스는 데이터를 저장하고 관리하는 반면, OLAP은 데이터웨어하우스의 데이터를 전략적인 정보로 응용하여 활용한

다. 기타 OLAP은 기본적인 접근과 조회에서부터 계산, 시계열(time series), 복잡한 모델링까지 그 영역을 적용할 수 있다.

6.18 데이터마이닝 기술

데이터마이닝(Data Mining) 기법은 다량의 데이터들(지식발견 프로세스) 중에서 실질적으로 응용 및 활용할 수 있는 정보를 창출하기 위해 특정 데이터에 대한 패턴을 분석하는 분야이다. 또한 데이터마이닝은 지식 발견 프로세스 중에서 데이터로부터 정보를 추출하기 위해 기법을 적용하는 특정 단계라고 정의할 수 있다. 즉 대용량의 데이터로부터 이들 데이터 내 존재하는 상관관계, 패턴, 통계적 규칙 등을 탐색하여 찾아낸 벡터들을 모형화 함으로써 유용한 지식을 추출(knowledge discovery)하는 일련의 과정이다. 이러한 유용한 지식을 추출하기 위해 즉, 데이디를 분석하고 결과를 추출하는 기술에 대해 사용되는 기법으로는, 일반 검색질의(query), 시각화(visualization), 온라인 업무처리(OLAP, On-Line Analytical Processing), 전통적 통계학적 분석으로, 회귀분석이나, 판별분석, 의사결정나무(decision tree); 신경망(neural networks), 동시발생 매트릭스(co-occurrence matrix), 유전자 알고리즘(genetic algorithm), K-평균군집화(K-means clustering) 등의 다양한 계량 기법들을 이용하게 된다. 이와 같이 열거된 기법들은 정해진 모집단의 자료에서 새로운 정보를 추출해내는 기능을 제공하기 때문에 넓은 의미에서 이를 데이터마이닝 기법이라고 한다.

앞서 언급된 데이터웨어하우스와 데이터마이닝 기법과의 관계를 정리하면, 먼저 고혈압 치료를 목적으로 평생 종합병원을 내원하는 60대 환자가 합병증 위험을 고려하여 내원 후 가끔 건강 검진을 받는 사례가 있다고 가정하면, 데이터웨어하우스는 고혈압 환자가 어떤 의료인에 의해 진료를 받았는지에 초점을 맞추고 데이터베이스가 구성되었다면, 데이터마이닝은 이러한 고혈압 환자와 관련 있는 건강 검진 아이템을 연동하여 새로운 데이터베이스를 설계하는 아이디어를 개발함으로서 병원의 더 많은 수익을 창출하는데 목적이 있다고 생각하면 된다.

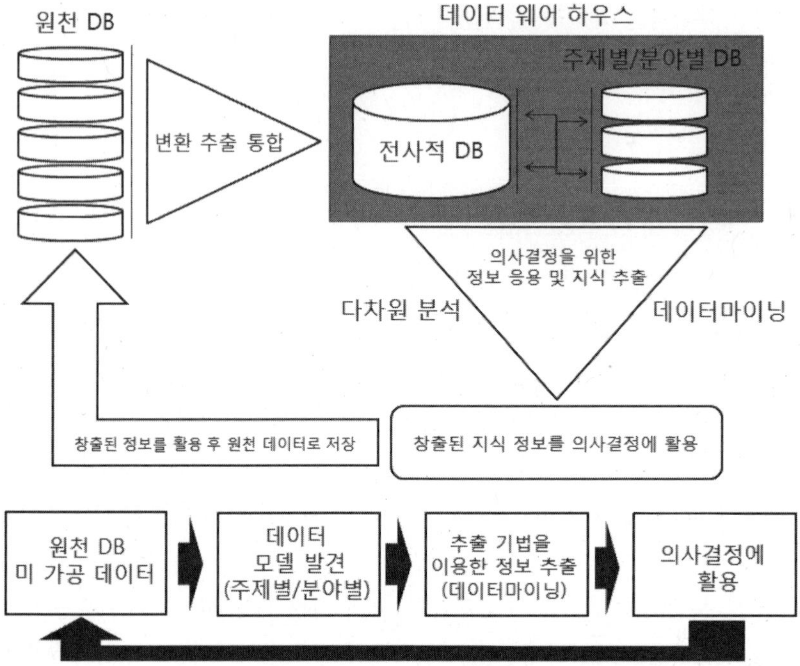

[그림 6-45] 데이터마이닝 과정

데이터마이닝이 적용되는 가장 일반적인 분야는 의료 분야에서의 질병 진단(질병 진단의 정확성을 높이기 위한 판별 및 분류 분석 시행), 과거 환자들에 대해서 특정 질병에 대한 결과를 근거로 향후 동종 질병 여부를 구별하는 분류 모형으로 만든 다음, 새로운 환자에서 얻은 입력 변수를 이용하여 질병을 진단, 환자 특성에 따른 의약품의 부작용 분석, 유통분야에서는 소비자 행동 분석 및 우량고객의 분류와 관리, 해지고객 관리, 교차판매 지원 등에 적용할 수 있다. 또한 금융 분야에서는 고객 신용도 평가, 리스크 관리, 이자율 예측, 환율 예측 등에 적용할 수 있다.

데이터마이닝 기법의 특징으로는,

① 대용량의 데이터 내에서 규칙이나 패턴을 분석 검색
② 관계없는 서로의 데이터에서 상관관계를 알아내는 기능
③ 대용량의 관측 가능한 데이터를 대상으로 효율적 관리
④ 정보처리 기술의 발전으로 즉, 컴퓨터를 이용해서 데이터 내 상관관계를 분석하고 응용해 가는 방식
⑤ 풍부한 경험적 방법으로 유용한 지식 정보 검색
⑥ 다양한 업무에 적용 활용 가능

6.18.1 데이터마이닝 분석 기법

(1) 분류 기법

분류 기법(classification)이란? 여러 개의 데이터 아이템을 미리 분류된 클래스로 분류하여 학습하는 것이다. 분류는 새롭게 표현된 주요 아이템의 특징을 학습시키고, 그 결과를 미리 분류된 클래스들 중에 하나로 할당하는 절차로 이루어진다. 즉, 주어진 문제를 해결하기 위해 기존 준비된 데이터를 바탕으로 분류하여 새로운 모델을 생성함으로서 향후 새로운 데이터에 대하여 분류 값을 예측하는 방식이다. 관련 분야는 고객을 신용도에 따라 우량 또는 불량으로 분류하는 것에 이용된다.

(2) 군집 기법 및 세분화 분석

군집 기법(clustering) 및 세분화(segmentation) 작업은 전체를 어떤 측정기준에 따라 유사한 그룹으로 분류하는 것이다. 하나의 군집은 유사성에 따라 정리된 일련의 대상 객체이다. 유사성에 따른 군집 기법은 계량적 처리 방법으로 유사성을 측정하는 강력한 기법이다. 또한 스스로 발견하고 이를 학습해 나가는 무감독학습(unsupervised learning) 유형으로, 훈련 집합 내 있는 관련된 대상으로 군집을 발견하고 나서 각 군집에 대한 설명을 검색하게 된다. 즉 군집화는 다수의 데이터를 성질이 유사한 그룹으로 구분하는 분석 기법이다. 분류 기법과는 달리 목표 변수를 설정하지 않는다. 따라서 군집 기법은 무감독 학습이라고 하지만 분류 기법은 감독학습(supervised learning)라고 한다.

세분화는 데이터를 비슷한 특성을 갖는 몇 개의 그룹으로 나누어 각 그룹별 특성을 발견하는 경우 또는 각 고객이 어떤 집단에 속하는지를 파악하고자 하는 경우 매우 유용하다. 대상 분야는 시장 세분화, 고객 세분화 등이다.

분석 기법으로는,

① 의사결정나무(decision tree)
② 신경망(neural network)
③ 자기조직화지도(self-organizing map)
④ 판별 분석(discrimination analysis)
⑤ 군집 분석(cluster analysis)

(3) 연관성 규칙 기법

연관성 규칙 기법(association rule)은 질병 분류의 그룹에서 특정 질병이 또 다른 질병의 존재를 암시하는 규칙을 발견하고자 하는 기술이다. 예를 들어 단순 감기 환자가 감기의 질병에 원인으로 독감이나 기타 폐렴 등에서 발생될 수 있는 질병으로 생각할 수 있다. 이들 질병은 서로의 연관성을 암시하는 것으로 연관성 규칙은 이러한 질병의 존재를 암시하는 규칙을 발견하고자 하는 기술이다.

(4) 연속성 기반 기법

연속성 기반 기법 분석(sequence base analysis)은 연속된 시간선상에서 구매 수열 즉 계좌번호, 신용카드 등을 하나로 묶어주는 추가적 정보가 있을 경우에 생기게 된다. 이런 경우 여러 항목의 트랜잭션에 공존하는 것만이 중요한 것이 아니라 주문된 트랜잭션이나 트랜잭션 사이의 시간적 양으로 나타나는 주문 역시 중요하다. 이러한 관계 분석을 통해서 얻어진 규칙은 특정 항목의 연속적인 구매형태를 예측하는 도구로 사용된다.

6.18.2 데이터마이닝 기법 기술 분석

(1) 의사 결정나무 분석

의사결정나무는 분류 또는 예측을 목적으로 분석의 정확도보다는 분석과정에 대해 설명이 필요한 경우에 유용하다. 이러한 의사결정나무는 대상 문제를 나무에 비교하여 나무의 가지를 가지고 목표와 상황과의 상호연관성을 나타내어 최종적으로 의사결정을 하는 방법이다.

(2) 인공신경망 분석

인공신경망 적용은 절차가 복잡하고 불완전한 데이터로부터 의미를 유추하는데 매우 유용하며 패턴을 추출하거나 매우 복잡한 동향을 탐지하는데 이용된다. 미리 학습된 신경망은 전문가 수준으로 여겨질 정도이기 때문에 문제에 대해 예측하고 What-if 질문에 효과적으로 응답할 수 있다.

(3) 유전자 알고리즘 분석

유전자 알고리즘은 신경망과 결합해서 사용된다. 예를 들면, 신경망 알고리즘이 몇 개의 가능한 모델을 파생시키면, 유저나 알고리즘이 이들 중에서 최선의 모델을 선정하게 된다. 이러한 알고리즘은 다양한 질병 보유 집단에서 건강이 어느 정도 양호한 환자들만을 분류하고 이를 식별하는 것과 같이 많은 변수를 가지고 있는 매우 복잡한 최적화 문제를 해결하는데 적합하다.

(4) 예측 및 추정 분석

예측 분석은 데이터로부터 일정한 규칙을 찾아내고 이를 이용하여 미래의 사건을 예측(prediction)하고자 하는 경우 이용된다. 사용자는 What-if 분석에 이를 적용할 수 있다. 또한 데이터는 예측된 미래 행동이나 추정된 미래 값에 의해서 체계적으로 분류되고, 과거 데이터는 현재의 행동을 설명하는 모델을 만들기 위해시 사용된다. 해당분야는 고객속성에 따라서 대출 한도액을 예측하는 것 등에 적용한다.

또한 추정 분석은 대체적으로 분류 작업을 위해서 사용된다. 이 작업의 특징은 개별 레코드에 순위를 정할 수 있다는 것이다. 분류 작업이 참 또는 거짓의 고정된 값을 다룬다면, 추정(estimation) 작업은 연속적으로 변화되는 값을 다루는데 매우 유용하다. 해당분야는 고객속성에 따라서 연체 확률, 소득 추정 등에 활용한다.

분석 기법으로는,

① 의사결정나무(decision tree)
② 신경망(neural network)
③ 판별 분석(discrimination analysis)
④ 회귀 분석(regression analysis)

(5) 유사집단화 분석

유사성 집단화(affinity grouping)는 어떤 아이템들이 함께 움직이는가를 결정하는 작업으로 교차 판매 기회를 발견하고 고객에게 적합한 제품군을 설계할 수 있다. 해당분야는 고객속성에 따라서 동시 구매 제품을 파악하여 고객이 자주 찾는 장소에 관련 제품들을 비치함으로서 연관 구매의 충동을 유발하게 한다.

분석 기법으로는,

① 장바구니 분석(market basket analysis)
② 연관성 분석(association analysis)
③ 연속 패턴 분석(sequential pattern analysis)
④ 교차 분석(crosstab analysis)

(6) 기술 또는 설명

기술 또는 설명(description/explanation)은 데이터 부분 집합에 대해서 간단히 정리하고 기술 하는 것이다. 예를 들어 자료 정리나 자료들의 연관 규칙의 추출 또는 여러 가지 시각화

기법을 이용하는 것이다. 특정 기법은 특별한 데이터의 형태를 요구하므로, 또 다른 사전처리 기법을 수행해야 하는 경우가 있다. 그러므로 특정 기법에 맞게 데이터를 변형하는 것보다는 업무 형태나 데이터 유형에 따라 최적의 기법을 선택하는 것이 바람직하다.

6.18.2.1 의사결정나무

의사결정나무는 데이터마이닝 기법의 대표적인 분류 및 예측(지도 학습 과정)의 작업을 주로 사용하는 기법이다. 분류 작업에서의 의사결정나무의 정의는 임의의 데이터 집합의 자료들이 정의되어 있을 때 이들 데이터들을 분석하여 특정 속성의 값들로 분류하여 나무 형태의 모델로 생성하는 분석기법이다. 이것은 특히 의사결정 문제를 나무에 비교하여 나무 가지나 잎을 가지고 목표와 상황과의 상호연관성을 도표화하여 관심대상이 되는 집단을 여러 개의 소집단으로 나눔으로서 최종적인 의사결정을 행하는 방법이다. 이러한 방법은 주로 if-then으로 표현되는 형태의 규칙이 사용된다. 결국 의사결정나무는 수집된 데이터 레코드들을 분석하여 이들 사이에 존재하는 관계 패턴 분석, 즉 분류별 특성을 속성의 조합으로 나타내는 분류모형을 나무의 형태로 만들어 놓는 것이다. 이렇게 만들어진 분류 모형은 새로운 레코드를 분류하고 해당 부류의 값을 예측하는데 사용된다.

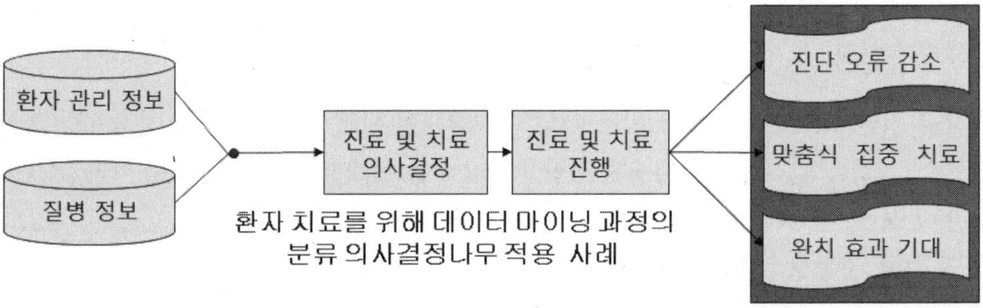

[그림 6-46] 환자 치료를 위해 의사결정나무 적용 사례

의사결정나무는 각각 소분류의 조건이 X 또는 Y이면 결과적으로 이것은 집단 Z가 된다는 순환적인 형태의 규칙으로 표현되므로 그 내용을 이해하기 쉽다. 따라서 본 방법은 분류 또는 예측분석에 유용하다. 따라서 의사결정나무는 새로운 레코드의 부류 값을 예측하기 위해서 이미 정의된 분류 모형(의사결정나무)이 지시하는 바에 따라 레코드의 속성 값을 질문하는 작업을 반복적으로 수행한다. 특히 상황에 따라서는 결정적인 질문을 던지게 되면 다른 모든 속성의 값을 묻지 않고도 레코드의 부류 값을 정확하게 예측할 수도 있다. 따라서 레코드를 분류하고 예측할 수 있는 나무(모형)를 얼마나 잘 만드느냐가 의사결정나무 기법의 핵심이다.

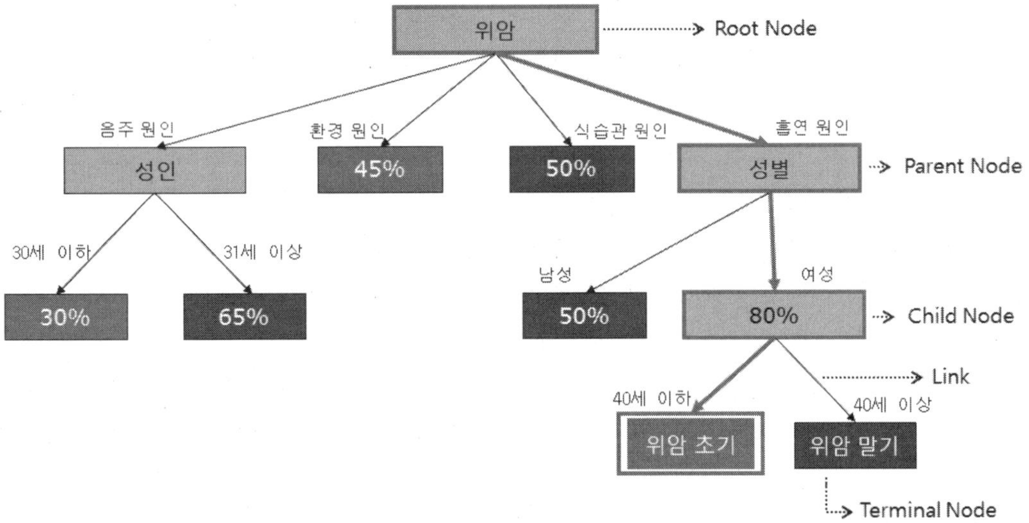

IF "위암=흡연원인 and 성별=여성 and 여성≥40세 이상" THEN "위암말기" 가능
∴ 결론적으로 40세 이상 여성의 흡연 습관은 "위암 말기" 가능성이 큼.

[그림 6-47] 분류 의사결정나무 구조

또 다른 예를 들면, 60세 남자 환자의 심한 손 떨림 증상과 근육 마비 등의 급성 중증 뇌졸중 의심 증상을 보인 환자에 대해 치료 의사결정으로, 임상적으로 수술을 하지 않으면, 병의 급속한 진행으로 회복할 수 없는 불구자가 될 수도 있다. 또한 수술을 하는 것으로 결정하는 경우, 상황에 따라 사망, 신체장애 혹은 병이 치유되어 회복 등의 결과가 발생할 수도 있다.

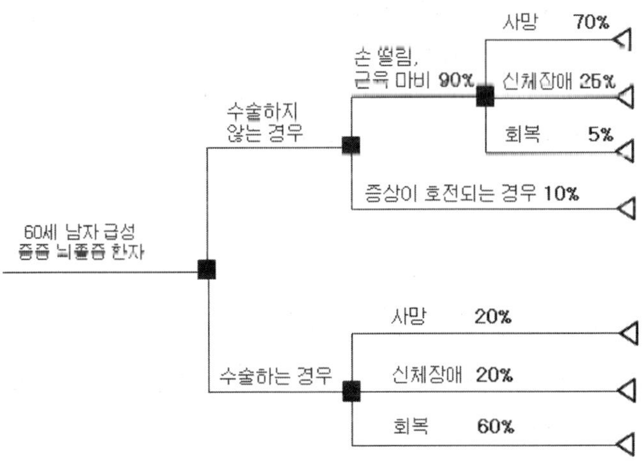

[그림 6-48] 분류 의사결정나무에 의한 치료 의사결정

60세 남자 환자에 대해 심한 손 떨림 증상과 근육 마비 등 급성 중증 뇌졸중 의심 증상을 보인 환자를 치료하는 의사결정으로 보통 확률적인 방법을 선택한다. 즉 수술인 경우의 의사결정은 가능성이 있는 결과를 규정하고 각각의 확률을 정하게 된다. 여기서 의사결정나무를 위한 확률을 결정하기 위해, 의학문헌을 조사하여 다음과 같은 정보를 고려할 필요가 있다. 즉 뇌졸중 위험 환자의 수명 기대치와 나이 등을 고려하여 평생 위험 확률 정도를 참조한다. 또한 통상 고령 환자의 경우, 수술 후 예후에 대한 확률과 재발의 위험률을 참조한다. 이와 같이 환자를 치료하는 과정에서 발생하는 위험의 정도를 확률적으로 분석해 나감으로서 최대한의 치료 효과를 얻을 수 있도록 하는 하나의 방법이 될 수 있다.

의사결정나무는 순환적 분할(recursive partitioning) 방식을 이용하여 모형을 구축하는 방식으로, 나무의 가장 상단을 루트 노드(root node)라고 한다. 또한 속성의 분리기준을 포함하는 내부 노드(internal node), 노드와 노드를 이어주는 링크(link), 하나의 노드가 하부노드로 분화될 때 특정노드 위쪽에 존재하는 노드를 부모노드(parent node)라고 부르고, 특정노드 아래쪽에 존재하는 노드를 자식노드(child node)라 부르며, 마지막 노드를 끝 노드(terminal node)라고 부른다. 그리고 최종 분류는 잎(leaf)들로 구성되어 있다. 이와 같은 각 노드들이 분화되어있는 모습이 나무의 모양을 닮았다고 하여 이를 의사결정 나무라 부른다. 이러한 의사결정나무 분석 기법의 활용 분야는 의학연구, 광고조사, 품질관리 등의 다양한 분야에서 활용되고 있다.

▌의사결정나무의 구성요소

루트노드(root node) : 나무구조가 시작되는 노드로 전체 자료로 구성
자식노드(child node) : 하나의 노드로부터 분리되어 나간 2개 이상의 노드들
부모노드(parent node) : 주어진 노드의 상위 노드
마지막노드(terminal node) : 자식노드가 없는 마지막 노드
내부노드(internal node) : 부모노드와 자식노드가 모두 있는 노드
가지(branch) : 하나의 노드로부터 마지막노드까지 연결된 일련의 노드들.
깊이(depth) : 루트노드부터 마지막노드까지의 중간노드의 수

의사결정나무의 장점은,

① 표현, 분류, 예측 기법이 이용된다.
② 신경망 및 통계학적 분석보다는 if-then과 같은 이해하기 쉬운 규칙을 생성시켜 준다.
③ 다양한 조건을 해결할 수 있는 기법이다.
④ 순환적인 형태의 규칙으로 표현되므로 그 내용을 이해하기 쉽다.

단점은,

① 노드가 너무 깊은 경우에는 예측력의 저하뿐만 아니라 해석이 어렵다.
② 결과가 불안정하다.

6.18.2.2 통계적 방법

(1) 판별분석

판별분석(discriminant analysis)은 2개 이상의 모집단으로부터 표본 자료들이 포함되어 있을 때 개개의 경우에 대해, 그것이 어느 모집단에 속해 있는지를 판별하기 위하여 함수를 만들어서 판별 작업을 실시하는 분석방법이다.

예를 들어 고혈압과 당뇨병이라는 두 개의 질병을 모집단으로 분류해놓고, 심혈관 질환을 앓고 있는 환자들을 조사해서 어떤 환자가 어느 모집단에 속하는지를 판별해 보는 분석방법이 여기에 속한다. 이러한 판별분석에는 그룹(고혈압, 당뇨병)이 이미 정해진 경우에 대하여 변수를 정하고, 이 변수들의 선형함수를 작성하여 판별에 유용하게 활용한다. 이렇게 정해진 변수를 판별함수라고 한다.

(2) 공변량 구조분석

공변량 구조분석(CSM, Covariance Structure Modeling)은 데이터의 구조에 적합한 가설의 구조를 먼저 찾는 것이다. 즉 가설이 데이터와 일치하는가를 알아보는 것이 바로 공변량 구조분석이다.

CHAPTER 7

병원 정보시스템 설계와 개발

7.1 개요

시스템이라는 개념은 특정한 목적을 가지고 원하는 작업을 달성하기 위하여 그 시스템을 구성하고 있는 요소들이 유기적으로 결합된 결과물이다. 그럼 병원정보시스템 설계와 개발이란 의미는 예상되는 사용자들의 요구 사항을 조사하고 타당성을 분석하여 개발 대상 시스템의 기능과 조건을 전개해 나가는 과정이다. 즉 사용자가 원하는 결과물을 개발하기 위해 단계적으로 설계 및 개발하는 것이다. 그 절차로 먼저, 기초 조사 수집 보고서 작성, 요구사항 분석 및 정의, 대상 업무에 대한 사용자의 요구 사항 명세화, 기능별 요구 사항 검토 후 정리, 시스템 개발 등으로 정리된다. 이와 같이 우리가 어떤 목적을 가지고 일을 처리 할 때, 그 일의 처리 순서와 방법을 조직적으로 정리하기 위해 시스템 분석과 설계를 바탕으로 작업을 진행한다.

일에 대한 프로그램을 작성하는 조직적 모델의 절차에 대하여 도시화하면 다음과 같다.

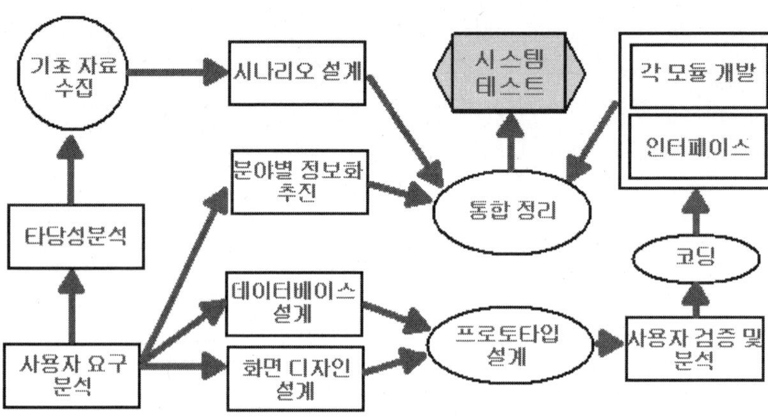

[그림 7-1] 시스템 개발 절차

시스템 특성은 다음과 같다.

(1) 목적성

시스템은 반드시 대상에 대한 명확한 목적성을 가지고 있어야 한다.

(2) 자동성

업무 판단 및 결정에 대한 선택을 자동화 할 수 있게 해야 한다.

(3) 제어성

일정한 규정이나 한계를 벗어나는 경우, 사전 감지하여 올바르게 진행하도록 구성되어 있어야 한다.

(4) 종합성

시스템은 항상 다른 관련 시스템과 상호의존관계가 있어야 한다. 즉 각 개발된 모듈별 시스템들이 결합성이나 응집력이 전체 시스템을 구성하는데 기본이 된다.

7.2 시스템 처리 단계

시스템의 기본원리는 기본 자료 입력부터 출력, 시스템을 처리하는 처리 과정, 시스템의 처리 절차를 올바르게 진행하도록 감독하는 제어, 그리고 보다 나은 결과를 위해 피드백과 같은 절차를 수행하게 된다.

① 입력(input) : 올바른 시스템 처리를 위한 기본 데이터나 조건을 입력하는 것이다.
② 출력(output) : 제어나 피드백에 의해 올바른 처리 결과를 나타내는 것이다.
③ 처리(process) : 입력된 기본 데이터 조건에 따라 정상적으로 처리하는 것이다.
④ 피드백(Feedback) : 보다 좋은 출력을 얻기 위해 재입력을 시도하는 과정이다.
⑤ 제어(Control) : 시스템 진행과정을 올바르게 수행되도록 감독하는 것이다.

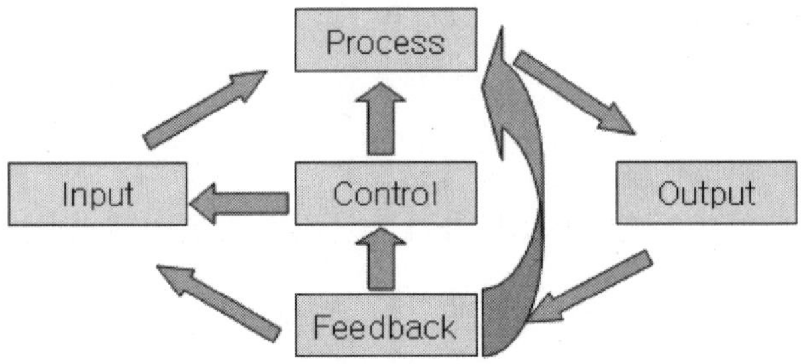

[그림 7-2] 시스템 모델

7.3 시스템 분석

우리가 어떤 문제를 해결할 때에는 문제가 요구하는 것이 무엇이고, 주어진 조건이 무엇이며, 어떤 절차가 필요한가를 정확하게 분석해야 한다. 이와 마찬가지로 컴퓨터로 어떤 문제를 해결하려면 단계적으로 그 문제를 정확히 분석해야 한다. 즉 시스템 분석단계에서는 주어진 문제에서 구하려는 결과가 무엇이며, 컴퓨터로 처리가 가능한가, 가능하다면 어떤 데이터를 입력시켜서 어떤 처리 순서에 어떻게 출력하는 것이 가장 효율적인지를 분석하고 검토해야 한다. 만약 문제를 잘못 분석하면 오류를 찾는데 어려움 뿐만 아니라 원하는 결과를 얻지 못하는 경우도 발생한다. 따라서 프로그램을 작성할 때에는 우선 주어진 문제를 정확하게 검토 분석하여 시스템 개발에 대한 가장 능률적인 방법과 단계적으로 결정하는 것이 중요하다.

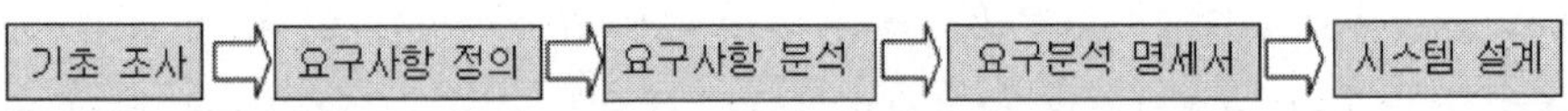

[그림 7-3] 시스템 분석 절차

7.4 시스템 개발을 위한 사전 분석

프로그램을 작성하기 위하여 프로그램으로서 갖추어야할 기본적인 오브젝트 및 개체의 구성 체제를 먼저 파악한다. 그리고 여기에 보다 실질적인 디자인 감각을 주입하여 업무 시스템을 보다 효율적인 형태의 성격을 지닌 프로그램으로 설계해야 한다.

그러면 응용 프로그램을 설계해나가는데 주요 특징을 보면 다음과 같다.

① 데이터베이스 설계 및 효율적인 필드 작성
② 구조화 프로그램 설계
③ 조건 검색, 인덱스 처리에 의한 효율적인 질의 설계
④ 자료의 표준화 설계
⑤ 환경설정에 대한 기본적인 정의
⑥ 메모리 변수와 함수, 매크로 명령의 적절한 설계 및 활용
⑦ 화면 제어 및 명령 단축, 오브젝트 간 연결, 반복 명령의 효율적인 관리
⑧ 입출력 관리, 포맷 작성
⑨ 정상적인 루틴에 의한 보고서 화면 및 프린트 출력
⑩ 프로그램의 각 모듈별 연관성 있는 구성 체제 및 설계
⑪ 실시간 처리에 의한 처리 시간의 최적화, 프로그램의 단순화

7.5 타당성 조사

시스템 분석과 설계에 있어서 수작업 업무와 전산화 업무와의 밀접한 관계를 유지시켜 줄 수 있는 실질적인 조사가 이루어져야 할 부분이 바로 타당성조사이다. 이것은 전산에 대한 사전 지식이 없는 사용자가 수작업으로 해왔던 병원 업무의 절차를 전산으로 쉽게 처리할 수 있도록 구체적인 병원 업무의 형태를 고려해야할 단계로서 예비조사이다.

(1) 시스템 개발 단계

① 발생한 자료를 실 시간적으로 즉시 처리한다.
② 간단하고 쉬운 메뉴방식을 사용하여 업무를 신속하게 처리한다.
③ 자료의 보안체제와 안전성을 고려해야하며, 업무처리 과정을 효율적으로 진행한다.
④ 프로그램 유지보수가 가능하도록 각 오브젝트 별 구성 체제를 간소화한다.
⑤ 화면을 통한 자료 입출력 관리를 효율적으로 운영한다.
⑥ 전체적인 업무의 형태가 정확하게 파악 할 수 있게 작성한다.

(2) 시스템 개발 효과

① 업무의 신속 및 정확한 처리, 질적인 서비스를 향상시킨다.
② 자료 관리 보존, 활용이 쉬우며 항목별 검색이 용이해야한다.

③ 자료 관리 보존을 위한 암호화 기능을 강화한다.
④ 업무관리를 전산화함에 대한 인식제고 등을 고려하여 개발한다.

7.6 시스템 개발 과정

시스템 분석 과정은 자료 흐름을 중심으로 설계하는데, 근본 틀은 간단한 구조적 흐름의 형태이며, 그 세부 내용은 사용자의 요구사항을 정확하게 파악하여 표현한다. 이에 맞게 적용되는 표기법으로 자료 흐름도, 자료 사전, 미니 명세서가 있다. 이것은 구조적 프로그래밍의 개념을 뚜렷하게 설계할 수 있는 분석 기법으로 업무를 설계할 때 많이 참조한다.

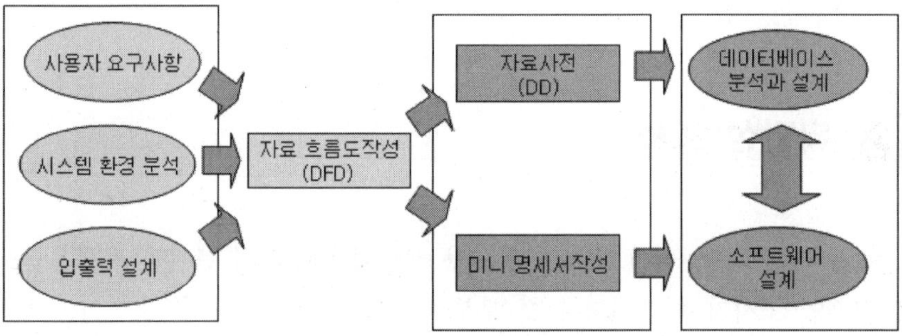

[그림 7-4] 시스템 개발 과정

위의 그림은 단계별 업무 흐름으로, 다음과 같은 시스템 분석 과정이 필요하다.

① 프로그램 개발을 위한 내부적인 모듈을 설계한다.
② 프로그래머는 사용자의 요구사항을 명세화하여 실용성 위주의 프로그램을 개발한다.
③ 자료흐름도(DFD, Data Flow Diagram) 및 자료사전(DD, Data Dictionary) 그리고 미니 명세서(Mini Specification)에 의한 시스템 모델을 구성하고, 그 흐름에 대한 타당성 및 유용성을 충분히 검토한다. (구조적 분석 도구) 오른쪽의 구조적 분석 방법은 1979년 DeMarco가 도식적 기초를 이용하여 소개하였고, 1980년대부터 널리 활용되기 시작해서 현재 요구사항 분석에 가장 많이 활용하는 기법이다.

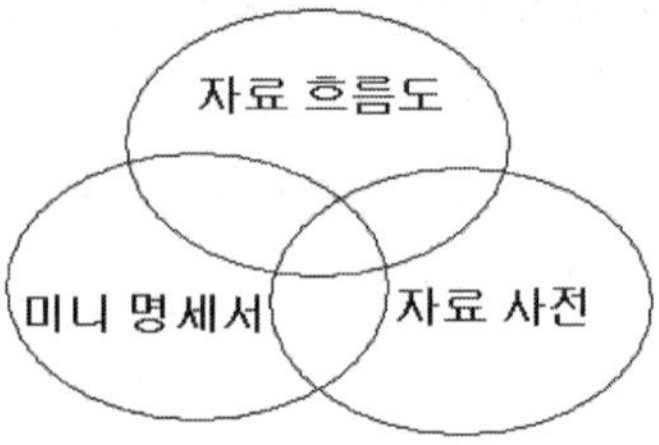

[그림 7-5] 구조적 분석 도구 3가지

④ 시스템 유지보수를 용이하게 한다.

7.7 구조적 기법

구조적 기법은 시스템을 개발하기 위한 근본적인 기법을 의미한다. 이것은 과거 전통적 기법의 연속이 아니라 새로운 차원의 시스템 분석 기법으로 구조 분석에 많이 이용되고 있다. 이 기법의 주요 특징으로는, 전통적 방법에 비하여 사용자 측면을 크게 반영하여 전체 시스템을 파악하는데 매우 편리하다. 즉 방대한 시스템을 체계적으로 분할되어 명세화하기 때문이다. 이러한 구조적 명세서는 문장보다 간결하고 이해하기 쉬운 표를 사용한다.

그 외 구조적 접근 방식으로, 하드웨어, 운영절차 등 시스템의 물리적 측면보다는 시스템 내 자료의 흐름 및 변경과정에 초점을 맞추고 있다. 그러나 구조적 기법은 전통적 시스템 운영의 메카니즘을 제대로 표현할 수 없는 단점이 있기 때문에 이의 보완하기 위해서 전통적 기법을 보조 분석 도구로 사용한다.

▮구조적 기법 특징

(1) 구체화, 조직화, 체계적
(2) 문장이 매우 간결
(3) 구조적이며, 이해하기 쉬움
(4) 검증 가능한 시스템

7.7.1 본질적 원리

먼저 구조적 기법을 이용하기 위해서는 구조적 기법에 대한 본질적인 원리를 이해해야 한다. 다음 열거되는 내용은 시스템 개발에 있어서 구조적 기법을 적용하기 위한 기본적인 원리를 파악할 수 있는 기초 지식이다.

(1) 추상화

개발하고자 하는 대상 시스템을 표나 기호를 이용해서 추상화(abstraction)시킨다. 즉, 주어진 문제에서 특정 목적에 관련된 필수적인 정보만 추출하고 기타의 여러 정보는 무시하여 시스템 전반의 과정을 쉽게 파악한다.

(2) 정형성

시스템 개발에 적용될 방법론 및 이용 도구를 정형화(formality)시킨다.

(3) 분할과 정복

개발하고자 하는 시스템 내용이 방대할 경우, 이를 적절한 크기로 분할과 정복(divide and conquer)으로 명세화함으로서 전체 시스템에 대한 이해력을 높인다.

(4) 계층화

계층화(hierarchical ordering)는 필요에 따라서 개발하고자하는 시스템을 몇 개의 하위시스템으로 분할하고 각 하위시스템을 다시 몇 개의 하위시스템으로 분할하는 방식으로 시스템을 계층적 구조로 분석하는 방식이다.

7.7.2 시스템 개발 도구

복잡한 시스템을 간결하게 정리하여 사용자가 쉽게 시스템을 개발하기 위해서는 다음과 같은 도구와 기법들을 이용한다. 이것은 시각적 간결함을 주요 특징으로 규칙적인 기호를 이용하여 자료의 논리적인 흐름에 대한 전반적인 기능을 표현하는 것이다.

7.7.2.1 구조적 분석 도구들

(1) 자료흐름도(DFD, Data Flow Diagram)

전체 시스템에 대해 논리적으로 자료 흐름을 표시한다. 구체적으로 시스템 분석 과정에서 얻어지는 자료를 기반으로 시스템에 대한 흐름을 보다 구체적으로 기술하기 위한 도구이다. 이것은 시스템 전체에 대한 간략적 분석 도구로서 세부적인 흐름에 대한 반영되어 있지 않다.

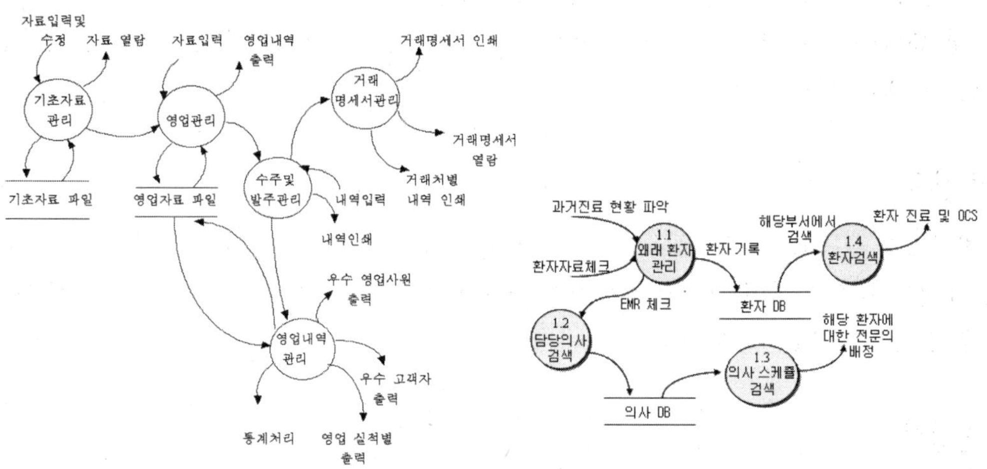

[그림 7-6] 자료 흐름도

자료 흐름도의 기본 개념은 기능별로 분할된 시스템의 활동적인 구성 요소 및 그들의 연관 관계를 자료 흐름으로 표시한 형태이다. 이러한 흐름도는 시스템을 여러 가지 구성 요소들로 표현하고 구성 요소들 사이의 접속 관계를 한눈에 쉽게 파악할 수 있게 나타낸 것이다.

[표 7-1] 자료 흐름도 작성 도구

구성 요소	기 호
자료 흐름선	→
처리기	○
자료저장소	═
단말 관련자	□

이러한 자료 흐름도의 특성은 다음과 같다.

① 도형 중심으로 간략하게 표현된다.
② 하향식 분할의 원리를 적용한다.
③ 기능별로 분할되며 2차원적으로 표현이 가능하다.
④ 자료의 흐름에 중점을 두기 때문에 복잡한 시스템을 간단하게 표현할 수 있다.
⑤ 제어 흐름이 아닌 전체 흐름을 바탕으로 기록된다.
⑥ 모듈식 개발로 업무 분석이 쉽다.

자료 흐름도의 효과로는 다음과 같은 것들이 있다.

① 사용자의 업무 및 요구사항을 쉽게 문서하한 수 있다.
② 사용자와 시스템 분석가 사이의 의사소통을 위한 기본적 차드로 개발에 중요한 비중을 차지한다.
③ 사용자의 요구사항을 정확하게 파악할 수 있다.
④ 시스템의 일관성을 무여한다.
⑤ 시스템의 설계에 관한 의사결정에 도움을 준다.

(2) 자료사전(DD, Data Dictionary)

자료 사전이란? 단위별 자료의 속성을 정리한다. 즉 한 시스템에서 사용하는 각 자료의 정의, 구조 및 기타 사용되는 형태에 대한 정보를 정의하는 것이다. 이것은 병원에서 병원경영

의사결정에 필요한 정보 산출이나 체계적인 문서 관리에 유용하다. 즉 자료에 대한 일관성을 제공해줌으로서 분석가와 사용자 간 의사소통을 원활하게 한다.

자료 사전은 자료 흐름도에 필요한 세부 내용을 단순 명료하게 작성하여 누구나 쉽게 흐름을 파악할 수 있게 한다. 즉 자료 이름의 중복 최소화, 데이터베이스와 파일 설계에 대한 기초 자료 정리, 입출력 화면이나 양식 설계, 자료 사전 표기에 공동으로 사용되는 기호 등을 주의 깊게 체크하면서 편리하게 작성되어져야 한다.

다음 표는 자료 사전에 표기할 수 있는 기본 표기법이다.

[표 7-2] 자료 사전 표기법

기 호	의 미
=	정의
+	구성
[ ]	선택
{ }	반복
( )	생략
* *	설명
; 또는 ㅣ	대체 사항

표기에 대해 예를 들면 다음과 같다.

(1) 환자 관리 : 기초 자료 관리
코 드 = 작업하고자 하는 환자 자료 코드
병원코드 = 각 질병별 구별 코드 + 진료 코드
환자코드 = 환자를 관리하기 위한 코드
입원일자 = 환자가 최초로 입원한 일자
** 기초자료 관리를 위한 항목 정의 → (내용 설명)

(2) EMR 관리 : 외래 및 입원 환자 관리
환자이름 = 질병 치료를 위한 주체
주 소 = 구명 + 동명 + 번지 + 통 + 반 → (순차구조)
검사금액 = { 채혈 + 초음파 + MRI } → (반복구조)
퇴원일자 = 퇴원년도 + 월 + 일
미 납 금 = 징수합계 - 납부합계

입퇴원환자 = 환자번호 + 환자이름 + 입원일자 + 퇴원일자
+ [현금 ㅣ 카드 ㅣ 할부] → (선택구조)
:

[그림 7-7] 자료 사전 표기법을 이용한 작성 방법

업무 흐름도에 이어서 자료 사전은 업무의 각 모듈별 세부 흐름에 대한 상세한 설명과 계산되는 계산식을 구체적으로 작성한다. 결론적으로 자료 흐름도는 복잡한 시스템 전체 또는 부분 즉 모듈 프로그램을 간단하게 폼 화면으로 도시화하여 설명하는 것을 의미한다. 자료 사전은 각 시스템 모듈에 대한 세부적인 계산 기능 및 제어기능에 대한 설명을 작성하는 것을 의미한다.

(3) 미니 명세서(Mini Specification)

논리적 자료 흐름의 과정을 구체적으로 기술한 문서를 의미한다. 사용 도구로는 구조적 언어, 단문 사용, 연속(sequence), 선택(choice), 반복(repetition), 의사결정도(decision tree), 의사결정표(decision table), 전후조건문(post/pre-condition) 등이 있다.

미니 명세서는 자료 흐름도에 따라 각 처리되는 모듈의 내용을 명료하게 정리된 문서를 의미한다. 이것은 세부적으로 계층화된 자료 흐름도의 최하위 계층의 세부 처리기 내에서 입력 자료 흐름이나 출력 자료 흐름의 과정을 구체적으로 기술한 문서를 의미한다. 즉 미니 명세서는 시스템 처리 과정에서 수행되는 활동에 대해 보다 상세한 정보를 제공해 주는 도구이다. 즉 논리적 자료 흐름의 과정을 구체적으로 기술한 문서를 의미하는 것으로 사용 도구로는 구조적 언어, 단문 사용, 연속(sequence), 선택(choice), 반복(repetition), 의사결정도(decision tree), 의사결정표(decision table), 전후 조건문(post/pre-condition) 등이 있다.

구체적인 미니 명세서를 작성하기 위한 도구로서 다음과 같다.

(1) 구조적 언어

언어의 정확성, 간결성, 명확성 등으로 인하여 사용자가 그 구조에 대해 이해하기 쉽고, 편리한 언어 체계이다. 제어 구조의 구조적 언어(structured language) 표현으로는 순서구조, 선택구조, 반복구조가 있다.

(2) 의사 결정표

구조적 언어는 복잡한 의사 결정을 정확하게 표현하기에는 어딘가 불편함이 있다. 따라서 이러한 불편함을 해소하기 위해 의사 결정표(decision table)를 작성한다. 의사결정표는 입력 자료 조건과 처리를 표의 왼쪽, 그리고 조건에 따른 규칙과 처리 방법은 오른쪽에 표시하는 방식으로 간략하고도 정확하게 정리하여 누구나 쉽게 이해할 수 있게 작성한다.

조건과 처리 \ 규칙		1 2 3 4 5 6 7 ....
조건	(가) (나) (다) (라)	의사 결정을 위한 조건 제시
처리	(가) (나) (다) (라)	조건에 따라 처리되는 방법을 제시

[그림 7-8] 의사 결정표 작성

(3) 의사 결정도(decision tree)

의사 결정도(decision tree)는 의사 결정 과정에서 필요한 조건과 처리 방법을 그림으로 문서화하는 방법이다.

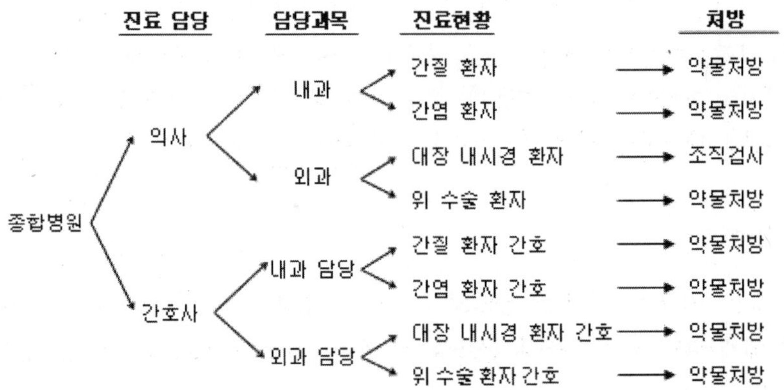

[그림 7-9] 의사결정도 현황

위의 그림은 항목별 조건들 중에서 실세계에서 가장 우선적으로 일어날 수 있는 조건 등을 순서적으로 나열하여 필요한 조건들의 조합 및 결과를 구성하는 형태를 표시하는 의사결정도이다.

7.8 구조적 프로그래밍

작가가 작품을 쓸 때 시나리오를 미리 생각하여 정리한 후 그 시나리오를 토대로 하여 등장인물, 배경, 대화, 사건 등을 재미있게 엮어서 작품을 완성하듯이, 컴퓨터로 어떠한 문제를 처리하고자 할 때에도 그 처리 방법과 절차를 미리 정리해 둘 필요가 있다. 여기서는 프로그램을 작성하기 전에 프로그램 개발 방법 절차로서 상향식과 하향식 개발 방법이 있다.

구조적 프로그래밍 기법은 시스템을 개발하기 위한 근본적인 기법을 의미한다. 이것은 과거 전통적 기법의 연속이 아니라 새로운 차원의 시스템 분석 기법으로 구조 분석에 많이 이용되고 있다. 이 기법의 주요 특징으로는, 전통적 방법에 비하여 사용자 측면을 크게 반영하여 전체 시스템을 파악하는데 매우 편리하다. 즉 방대한 시스템을 체계적으로 분할되어 명세화하기 때문이다. 이러한 구조적 명세서는 문장보다 간결하고 이해하기 쉬운 표를 사용한다. 그 외 구조적 접근 방식으로, 하드웨어, 운영절차 등 시스템의 물리적 측면보다는 시스템 내 자료의 흐름 및 변경과정에 초점을 맞추고 있나. 그러나 구조적 기법은 전통적 시스템 운영의 메카니즘을 제대로 표현할 수 없는 단점이 있기 때문에 이의 보완하기 위해서 전통적 기법을 보조 분석 도구로 사용한다.

▌구조적 프로그래밍 기법 특징

(1) 구체화, 조직화, 체계적
(2) 문장이 매우 간결
(3) 구조적이며, 이해하기 쉬움
(4) 검증 가능한 시스템

시스템을 설계할 때에는 주관적인 생각에 의하여 결정하지 않고, 과학적인 방법을 사용하여 규정된 방식과 논리적으로 시스템을 설계해야 한다. 이러한 목적을 달성하기 위해서 1960년대 중반에 개발된 것이 구조적 프로그래밍(Structured Programming) 기법이다. 구조적 프로그래밍 기법은 네델란드의 Dijkstra 교수에 의해서 제안된 방법으로, 간단하고 이해하기 쉽게 하향식 기법이 적용된 프로그래밍 방식이다.

▌프로그램 개발 방식

과거 사용했던 방식	- 상향식 개발 방법
구조화 시스템 개발 방법	- 하향식 개발 방법

구조적 프로그램 개념으로 살펴보자.

과거 컴퓨터의 기억용량이 적고 처리속도가 느렸기 때문에 기억장소를 적게 사용하고 수행속도가 빠른 프로그램을 높이 평가하였으나 오늘날에는 컴퓨터의 급격한 발달에 힘입어 기억장소를 적게 사용하고 수행속도가 빠른 프로그램보다는 내용파악이 쉽고 수정이 용이한 프로그램을 높이 평가하게 되었다.

구조적 프로그래밍이란 이러한 시대적 요구에 부응하여 이해하기 쉽고 수정하기 간편하게 프로그램을 설계하고 생산성을 향상시켜 개발비 및 유지보수의 비용을 최소화시킬 수 있는 우수한 품질의 프로그램을 개발시키기 위한 프로그래밍 기법을 의미한다.

구조화 프로그래밍 기본구조는 순서 및 선택 그리고 반복의 3가지 구조를 사용하여 읽기 쉽고 운영하기 쉽게 프로그램을 작성한다.

① 순서 구조

순서구조(Sequence Structure)는 분기가 없이 순차적으로 실행하는 구조이다.

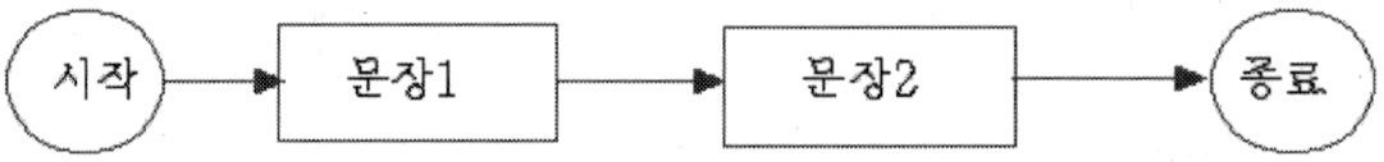

[그림 7-10] 순서 구조

② 선택 구조

선택구조(Choice Structure)는 주어진 조건의 값에 따라 문장을 선택하는 구조이다.

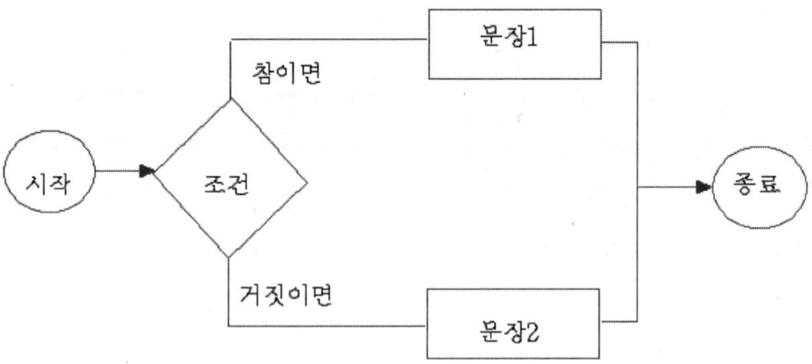

[그림 7-11] 선택 구조

③ 반복 구조

반복구조(Iteration Structure)는 주어진 조건을 만족할 때까지 일정한 명령문들을 반복 수행하는 구조이다.

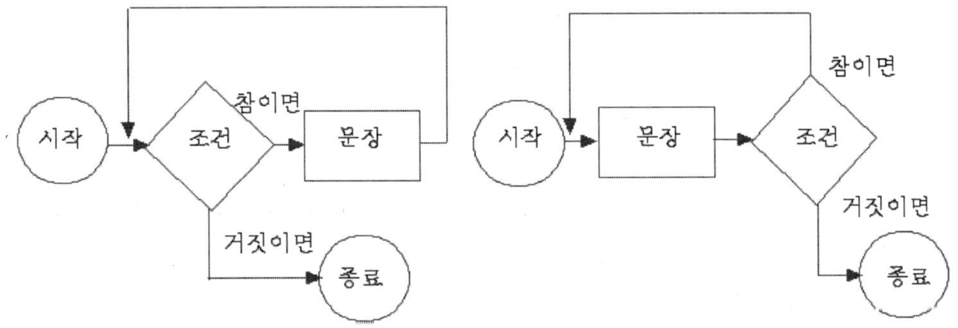

[그림 7-12] 반복 구조

이러한 구조적 프로그래밍의 장점은 세부적인 과제나 기능으로 분할하여 하나의 프로그램을 구성하기 때문에 보다 논리적이고 체계적이어서 프로그램을 유지하고 보수하기가 편리하다.

구조적 프로그래밍의 효과는 다음과 같다.

① 작성 시 프로그램의 정확도가 향상된다.
② 작성 시 프로그램의 구조가 간결하여 흐름의 추적이 용이하다.
③ 작성 시 프로그램의 수정 및 유지보수가 쉽다.
④ 작성 시 코딩 내용 자체가 문서로서의 역할을 한다.

구조화 프로그래밍은 되도록 반복문 즉 GOTO 명령어을 제거하고 프로그램의 신뢰도 및 이해도 그리고 검증성을 반영시키기 위하여 프로그램에 일정한 규칙성을 부여하는 것을 의미한다.

구조화 프로그래밍의 특징으로는 다음과 같은 것들이 있다.

① 프로그램 분석은 3가지 기본 구조로 구성되어 있다.
② 프로그램 설계는 보다 실질적인 분석이 필요하다.
③ 프로그래밍의 자유도가 억제된다.
④ 프로그래밍의 개인차가 줄어든다.
⑤ 시스템 논리의 흐름이 위에서 아래로 이루어진다.
⑥ 시스템 기능 단위의 모듈화를 꾀할 수 있다.

7.9 구조적 기법 및 도구들

먼저 구조적 프로그래밍 기법 및 도구들을 이용하기 위해서는 구조적 기법 및 도구에 대한 본질적인 원리를 이해해야 한다. 다음 열거되는 내용은 시스템 개발에 있어서 구조적 기법 및 도구를 적용하기 위한 기본적인 원리를 파악할 수 있는 기초적 지식이다.

(1) 추상화

개발하고자 하는 대상 시스템을 표나 기호를 이용해서 추상화(abstraction)시킨다. 즉, 주어진 문제에서 특정 목적에 관련된 필수적인 정보만 추출하고 기타의 여러 정보는 무시하여 시스템 전반의 과정을 쉽게 파악한다.

(2) 정형성

시스템 개발에 적용될 방법론 및 이용 도구를 정형화(formality)시킨다.

(3) 분할과 정복

개발하고자 하는 시스템 내용이 방대할 경우, 이를 적절한 크기로 분할과 정복(divide and conquer)으로 명세화 함으로서 전체 시스템에 대한 이해력을 높인다.

(4) 계층화

계층화(hierarchical ordering)는 필요에 따라서 개발하고자 하는 시스템을 몇 개의 하위시스템으로 분할하고 각 하위시스템을 다시 몇 개의 하위시스템으로 분할하는 방식으로 시스템을 계층적 구조로 분석하는 방식이다.

시스템 개발 도구로는 복잡한 시스템을 간결하게 정리하여 사용자가 쉽게 시스템을 개발하기 위해서 다음과 같은 도구와 기법들을 이용한다. 이것은 시각적 간결함을 주요 특징으로 규칙적인 기호를 이용하여 자료의 논리적인 흐름에 대한 전반적인 기능을 표현하는 것이다.

(1) 시스템 흐름도

시스템 흐름도(System Flowchart)는 자료 흐름도에 나타난 논리적인 흐름들을 물리적인 요소를 이용하여 단계적으로 표현하는 과정을 의미한다. 이것은 정확한 비용예측 등보다 실제적인 개발계획 수립에 도움을 준다.

(2) HIPO

HIPO(Hierarchy Plus Input/Process/Output) 기법은 프로그램을 하향식 구조와 입력, 처리, 출력의 관계를 순서도보다 명확하게 나타내기 때문에 사용자가 이해하기 쉽고, 프로그래머가 실제로 프로그램을 작성하고 유지 보수하는데 매우 편리한 기법이다. 기타 자료 흐름도 및 미니 명세서를 참조하여 계층도를 작성하는 기능 표현 중심이다.

(3) 구조도

구조도(Structure Chart)는 모듈간의 상호 연관성을 그림으로 나타내는 방식이다. 이것은 모듈 간 계층적 관계를 나타내는 것으로, 설계는 계층도와 IPO(Input Process Output)도에 나타난 정보를 바탕으로 작성된다.

(4) N-S 차트

순서도 대안으로 사용되는 N-S(Nassi-Shneiderman) 차트는 시스템 상세 처리 과정 표현 도구로 사용된다. 하나의 입구와 출구가 있는 프로그램의 구조를 나타내기에 편리하다. 기본적으로 연속, 선택, 반복 등의 구조를 사용하여 시스템을 설계한다. 단 분기 명령은 사용되지 않는다. 즉 논리 표현 중심으로 순서도와 유사한 기능을 갖는다.

(5) 잭슨 분석 기법

잭슨 분석 기법(Jackson Analysis Techniques)은 계층구조가 기본으로, 입출력 구조와 프로그램 구조를 나타내기에 편리하다. 따라서 코오볼 형태의 언어와 일괄 처리 중심 설계에는 적당하나 온라인 또는 데이터베이스 설계에는 효과적이지 못하다.

(6) 워니어-분석 기법

워니어-분석 기법(Warnier-Orr Analysis Techniques)은 하향식 설계기법으로 분석, 설계, 상세처리과정 표현 및 파일 구조 표현 도구로 많이 사용되는 기법이다. 또한 계층적인 구조면에서 순차, 선택, 반복 구조 표현이 용이하고 블록 구조 형식으로 이동하기가 쉽다. 이러한 기법은 데이터와 프로시저가 계층적 구조이고 소규모일 때만 적용 가능하다. 만일 비 계층적이거나 데이터가 대규모의 경우에는 적용하기 곤란하며 데이터베이스를 설계하는 기능도 없다.

7.10 프로그램 개발을 위한 이해

컴퓨터는 인간을 대신하여 복잡한 계산이나 많은 양의 데이터를 신속정확하게 처리할 때 사용된다. 그러나 컴퓨터는 하나의 기계에 불과하므로 하드웨어 자체가 스스로 어떤 문제를 해결할 수 있는 능력은 없고, 다만 사람이 지시한 명령에 따라서 각종 업무를 실행할 뿐이다. 즉 어떠한 문제를 해결하기 위해서는 먼저 컴퓨터가 이해할 수 있는 언어로 작성된 프로그램을 입력해 주어야 하며, 컴퓨터는 그 프로그램을 해독하여 처리함으로써 원하는 결과를 얻을 수 있다.

오늘날 컴퓨터는 급속한 보급과 이용, 기술의 발달로 과학 기술 분야와 사무 자동화, 회계, 생산 관리 등과 같은 경영 관리 업무 및 학교, 병원, 지하철, 도서관, 방송국 등 각 분야에서 널리 이용되고 있다. 컴퓨터는 그 이용범위가 하루가 다르게 확대되어 가고 있으며 컴퓨터를 사용하지 않고서는 현대 사회를 살아갈 수 없을 정도로 우리와 밀접한 관계를 가지고 있다. 컴퓨터가 어떠한 일을 수행하도록 하려면, 컴퓨터가 이해할 수 있는 언어로 일의 처리 방법과 순서를 규정된 형식에 맞게 지시하는 명령문들을 사용해야 한다. 이와 같은 명령문들의 집합을 프로그램이라고 한다. 이러한 프로그램이 컴퓨터에 입력되어 실행될 때에는 사람이 개입하지 않아도 자동적으로 처리되므로 프로그램은 오류가 발생되지 않도록 프로그래머가 세심한 주의를 기울여서 작성해야 한다.

동일한 문제를 처리하더라도 프로그램을 어떻게 작성하느냐에 따라 컴퓨터 처리 효율이 달라질 수 있다. 따라서 컴퓨터를 효율적으로 사용 할 수 있는지의 여부는 좋은 프로그램을 작성할 수 있는가에 달려 있다고 볼 수 있다. 이 처럼 컴퓨터로 어떠한 문제를 처리 할 프로그램을 작성하는 작업을 프로그래밍이라 하고, 프로그램을 작성하는 사람을 프로그래머라고 한다.

프로그램을 작성한다는 것은 컴퓨터 하드웨어에서 사용되는 명령어의 순서를 지정하는 것으로 볼 수 있다. 이때 컴퓨터와 사용자 사이의 의사소통을 위한 약속이 존재하는데, 이를 프로그래밍 언어라고 한다. 즉 인간이 일상생활에서 사용하는 자연어에 비교해서 프로그래밍 언어는 인공언어(artificial language)라고 말할 수 있다. 프로그래밍 언어의 특징은 극히 적은 어휘와 구문구조를 사용함으로써 작성된 프로그램의 모호함을 배제하는데 있다.

이해를 돕기 위해 병원에서의 의료 행위와 비교해서 생각해 보자! 환자 질병의 완치를 위해서는 우수한 의료 도구 및 약제가 있다고 해서 가능한 것이 아니라 훌륭한 의료인과 최신 의료 기기가 혼연일체가 되어야만 가능할 것이다. 즉 환자의 질병을 치료하기 위해서는 철저한 의료인의 진단과 치료가 필요하다. 환자를 치료하는 행위를 의료 시술이라고 하며, 환자의 질병을 완치하는 시술 과정을 의료 시술이라고 한다. 시술의 주체를 의료인이라고 하는데, 컴퓨터 세계에서도 이러한 의료 행위와의 서로 비교하여 생각할 수도 있다.

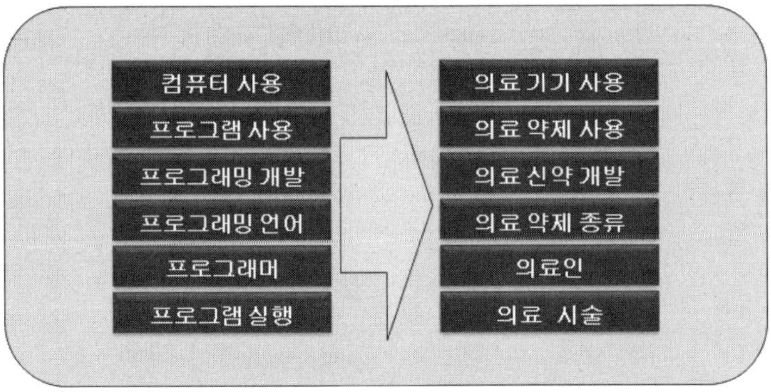

[그림 7-13] 의료 행위와 컴퓨터 활용과 비교

7.10.1 비주얼 프로그램 이해

비주얼 프로그램이란? 기존 도스라는 텍스트 기반의 운영체제에서 사용하는 순차적 명령어 입력 방식이 아닌 윈도우 체제로서 마우스를 이용하여 프로그램 이벤트를 제작하는 과정을 의미한다. 이러한 비주얼식 프로그램은 과거 순서별 명령어 처리 방식보다 프로그램 문장이 훨씬 간결하고, 쉽게 작성할 수 있기 때문에 대부분 프로그래머들은 이러한 언어의 체계를 사용하며, 현재는 이러한 기법에 익숙해져 있다.

비주얼 프로그램의 대표적인 비주얼 베이직은 윈도우 상에서 사용자가 자유롭게 프로그래밍 할 수 있는 언어로서 기존의 여타 언어들보다 언어의 형태가 간결하고 객체 지향적인 형태의 성격을 지닌 매우 손쉬운 언어이다. 이러한 비주얼 베이직은 과거 마이크로소프트사에서 발표되어왔던, GWBASIC 및 Quick Basic에 이어서 윈도우용 언어의 형태로 새롭게 단장된 것이다. 주요 기능들로는 사용자 인터페이스 창을 보다 손쉽게 처리 할 수 있다. 또한 데이터를 효율적으로 관리할 수 있는 데이터베이스 기능 그리고 통신 및 인터넷 관련 프로그램 개발 및 인트라넷을 보다 효과적으로 구축할 수 있는 언어적 기능 등으로 사실상 매우 막강해졌다.

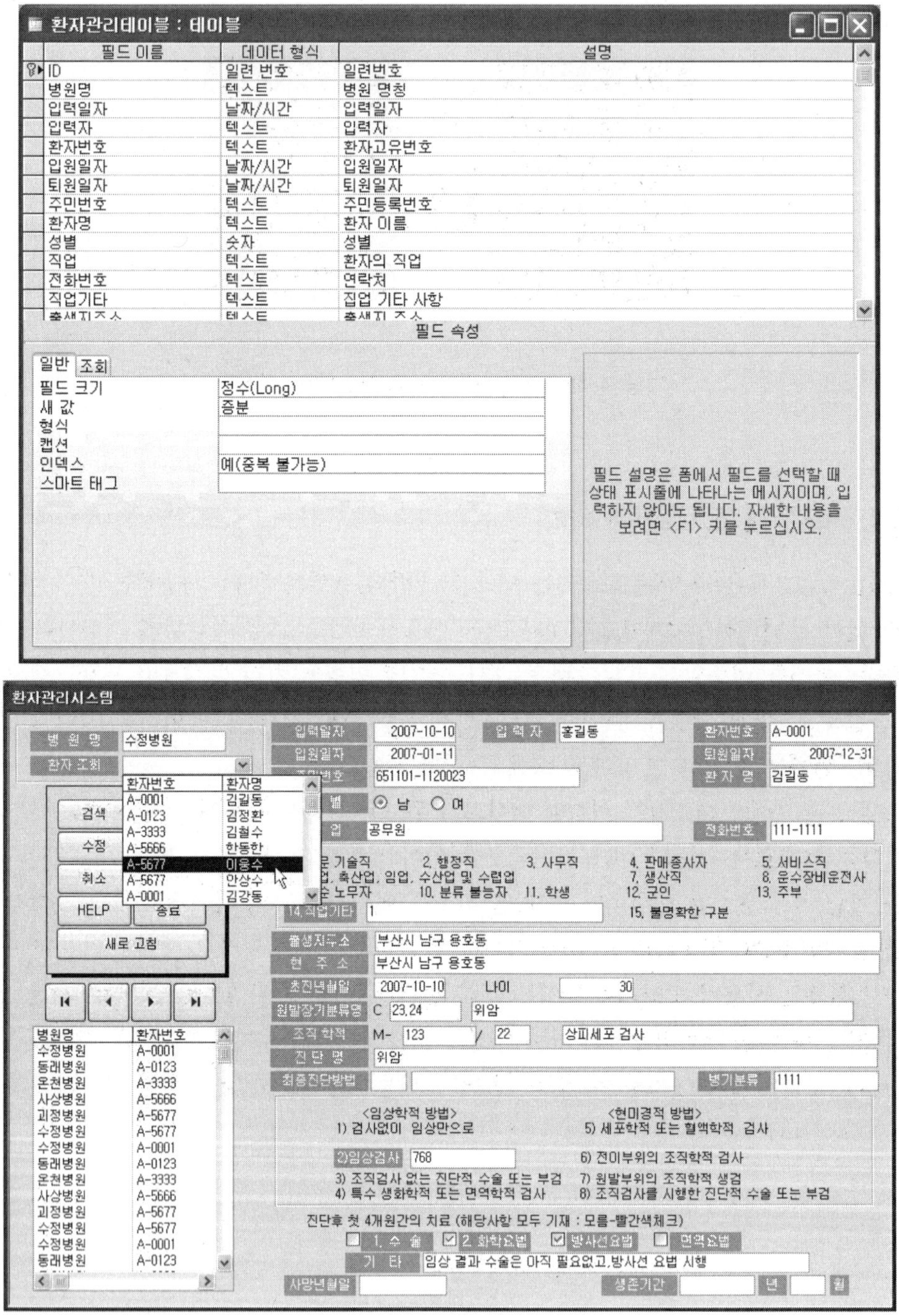

[그림 7-14] 환자관리 시스템

그 기능적으로 살펴보자. 비주얼 베이직은 마이크로소프트 윈도우에서 응용 프로그램을 작성하는 가장 빠르고 쉬운 방법을 제공한다. 비주얼 베이직은 보다 경험 있는 전문가나 윈도우 프로그램의 초보자 모두에게 신속한 응용 프로그램 개발을 간단하게 해주는 완전한 도구이다.

비주얼 베이직에서 "Visual"은 사용자 그래픽 인터페이스(GUI)를 작성하는 방법을 의미하는데, 인터페이스 구성 요소의 위치와 모양을 설명하기 위해 수많은 문장의 코드를 작성하지 않고도 미리 작성된 개체를 화면의 위치로 끌어다 옮기면 되도록 하였다. 그리고 "Basic"은 작성된 개체를 직접 실행하기 위한 프로그램을 의미한다.

비주얼 베이직은 원래의 BASIC 언어에서 발전하여 지금은 수백 개의 문장, 함수, 키워드를 가지고 있고, 그 중 대부분이 윈도우 GUI와 직접 연관하여 프로그래밍 하였으므로, 초보자들은 키워드 몇 개만 배우면 유용한 응용 프로그램을 작성할 수 있다. 이러한 강력한 언어를 사용하여 프로그래머들은 다른 윈도우 프로그래밍 언어를 사용하여 이룰 수 있는 그 어떤 것보다 쉽고 편리하게 작성할 수 있게 하였다. 그러므로 비주얼 베이직 프로그래밍 언어는 비주얼 베이직에만 한정된 것은 아니고, 비주얼 베이직 프로그래밍, 마이크로소프트 엑셀과 액세스 그리고 그 외 다른 많은 윈도우 응용 프로그램에서 함께 사용할 수 있도록 제작되었다.

비주얼 베이직은 개인이나 작업 그룹을 위한 작은 유틸리티를 만드는 것이든, 기업 전체 시스템 또는 인터넷을 통한 전 세계에 걸친 분산 응용 프로그램을 만드는 것이든 간에 필요한 모든 도구를 활용할 수 있도록 기본적으로 만들어져 있다.

(1) 데이터 액세스 기능

데이터 액세스 기능은 마이크로소프트 SQL 서버와 다른 엔터프라이즈 레벨 데이터베이스를 포함하여 가장 많이 사용되는 데이터베이스 형식에 대해 데이터베이스와 전위 응용 프로그램을 작성할 수 있도록 해준다.

(2) ActiveX 기능

ActiveX 기능은 워드프로세서 및 스프레드시트 그리고 그 외 윈도우 응용 프로그램과 같은 다른 응용 프로그램에서 제공되는 기능을 사용할 수 있게 한다.

(3) 인터넷 기능

인터넷 기능은 응용 프로그램 내에서 인터넷을 통해 문서와 응용 프로그램에 쉽게 접근할 수 있게 해준다.

7.10.2 홈페이지 개발과 설계 방법

웹 프로그램은 과거 로컬 프로그램과는 달리 인터넷이라는 기술을 타고 세계 어디든지 업무를 할 수 있는 프로그램이다. 그의 대표적인 것이 바로 HTML이다. HTML은 웹 브라우즈가 인식해서 실행할 수 있는 매우 편리한 태그이자 프로그램이다. 과거 홈페이지 기능은 개인이 자신을 소개하기 위해 제작한 개인 홈페이지, 기업 홍보를 위한 기업 홈페이지, 관공서나 학교를 위한 공공 홈페이지 등 그 기능이 한정되어 있었다. 그러나 현재 홈페이지는 매우 다양한 분야에서 이용되고 있다. 즉 과거의 기능뿐만 아니라 인간이 상상할 수 없는 모든 분야에서 인터넷을 이용한 홈페이지가 사용되고 있다.

최근의 홈페이지 경향을 살펴보자.

(1) 홈페이지 이용 분야의 다양화

과거 기업 홈페이지의 경우 기업의 홍보가 중점이었지만 최근의 경우 단순히 기업을 홍보하는 차원에서 벗어나 이용자를 위한 실용적인 측면을 강조하는 홈페이지가 증가하는 추세이다.

(2) 홈페이지의 대형화

과거에는 단지 홈페이지가 간단한 소개나 안내와 같은 길잡이 역할만 하였지만 최근의 경우 방대한 정보나 지식을 제공함에 따라 개인 홈페이지나 기업 홈페이지가 대형화되고 있다.

(3) 홈페이지 그래픽화

과거에는 텍스트 위주의 홈페이지가 제작되었지만 최근에는 홈페이지에 점점 더 화려한 그래픽이 사용되고 있다.

(4) 홈페이지의 다이어트화

그래픽의 과다 사용은 로딩 속도를 느리게 할 수 있지만 홈페이지의 로딩 속도를 향상시키기 위하여 다양한 다이어트 기술이 사용되고 있고, 현재는 초고속 정보통신망에 의해 특별히 신경 쓸 필요는 없다.

(5) 개인 홈페이지의 수준 향상

최근의 개인 홈페이지는 외양 면에서 그 수준이 매우 향상되었으며, 내용 면에서 상당히 실용적이며 양질의 정보를 다루고 있다.

좋은 홈페이지에 대한 개념은 개인에 따라 그 기준이 다를 수 있지만, 일반적으로 다음과 같은 경우 좋은 홈페이지라고 할 수 있다.

(1) 로딩 속도가 빨라야 한다.

최근의 홈페이지는 지나치게 그래픽을 많이 사용하는 경향이 있다. 일반 텍스트의 로딩 속도보다 그래픽의 로딩 속도는 훨씬 느리다. 홈페이지의 로딩 속도가 느릴 경우 사용자는 짜증이 나게 되고, 로딩을 중단하기도 한다. 물론 현재는 초고속 통신망의 활용으로 속도에 대한 문제점은 점차 사라지고 있다.

(2) 그래픽이 좋아야 한다.

개인 홈페이지나 기관 홈페이지를 불문하고 사용자 입장에서 볼 때 외양이 좋아야 한다. 최근 홈페이지의 경우 화려한 그래픽을 사용하여 자신만의 독특한 홈페이지를 제작하는 경우가 많다.

(3) 사용이 간편해야 한다.

홈페이지 사용자의 입장에서 특정 홈페이지의 사용이 복잡하거나 클릭하는 횟수가 많으면 상당히 불편하다. 또한 찾고자 하는 정보를 신속하게 찾을 수 있도록 홈페이지 구조가 체계적으로 되어 있어야 한다. 따라서 홈페이지 제작 시 이용자의 입장을 고려하여 간편하고 단순하게 제작하여야 한다.

(4) 양질의 정보를 가지고 있어야 한다.

홈페이지의 기능 중 정보의 전달이 중요한 기능이므로 홈페이지는 다양하고 깊이 있는 양질의 정보를 가지고 있어야 한다.

홈페이지를 만들기 위한 효과적인 방법이란 만드는 사람의 능력에 따라 그 방법이 매우 다양하다.

(1) 홈페이지의 주제를 정한다.

홈페이지 제작 시 가장 먼저 홈페이지에 어떠한 내용을 담을 것인가 결정하여야 한다. 즉 기업이나 공공기관의 홈페이지인 경우 비교적 주제의 선택이 쉽지만 개인 홈페이지인 경우에는 다양한 주제가 있다. 따라서 주제의 결정을 위해서는 다음 사항을 고려하여야 한다.

① 자신의 홈페이지를 주로 사용자 할 사람이 누구인가를 먼저 결정하여야 한다.

② 다른 사람들의 주제를 살펴보아야 한다. 특히 자신이 만들고자하는 홈페이지의 주제와 유사한 주제를 다루고 있는 홈페이지는 반드시 방문하여야 한다.

(2) 홈페이지를 만들기 위한 계획표를 만들어 본다.

홈페이지를 만드는 과정을 간단한 콘티나 플로차트로 만들어 홈페이지를 만드는 순서 및 계획을 정한다. 다음은 영화나 CF 촬영 시 모든 진행과정을 간단한 그림이나 기타 방법 등으로 나타낸 것이다.

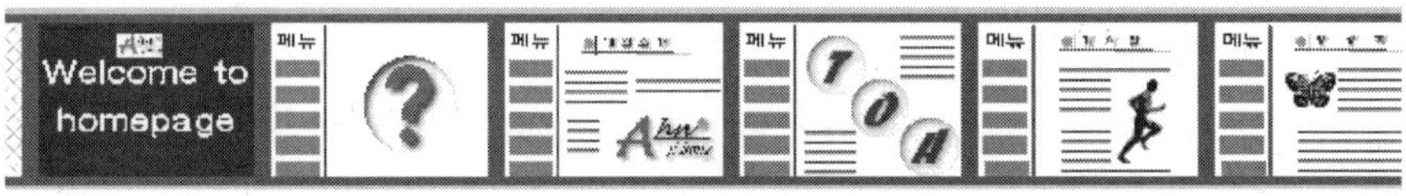

[그림 7-15] 홈페이지 콘티

또한 플로차트를 이용하여 컴퓨터 프로그래머들이 편리하게 시나리오를 작성할 수 있는 계획을 다음 차트의 형식을 참조하여 진행한다.

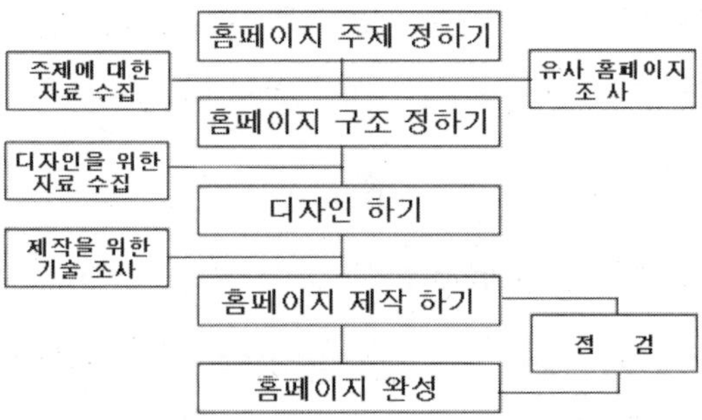

[그림 7-16] 홈페이지 플로차트

(3) 홈페이지 구조를 정한다.

홈페이지를 어떠한 구조로 만들 것인가를 정하여야 한다. 이 경우 주제와 사용자의 입장을 충분히 고려하여야 한다. 이러한 홈페이지의 구조는 다음과 같이 분류할 수 있다. 먼저 사용자가 효과적으로 홈페이지를 작성하기 위해서는 먼저 홈페이지를 작성하기 위한 기본적인 태그를 습득해야 하며, 그에 따른 여러 가지 툴, 즉 웹 에디터를 사용자가 편리하게 다룰 수 있는 프로그램을 결정해야 한다. 그런 다음 어떤 내용으로, 어떤 방식으로 작성할 것인가를 결정해야 하는데, 보통 홈페이지를 작성하는 방법은 세 가지가 있다.

① 순차적 방식

순차적인 방식으로 초보자가 홈페이지를 제작하는데, 가장 쉬운 방식으로 현재 페이지가 끝나면 다음 페이지로 프레임이 넘어가도록 하는 방식이다. 이것은 주로 사용자 메뉴얼이나 어떤 내용을 프레젠테이션과 같은 방식으로 처리되는 과정을 의미한다.

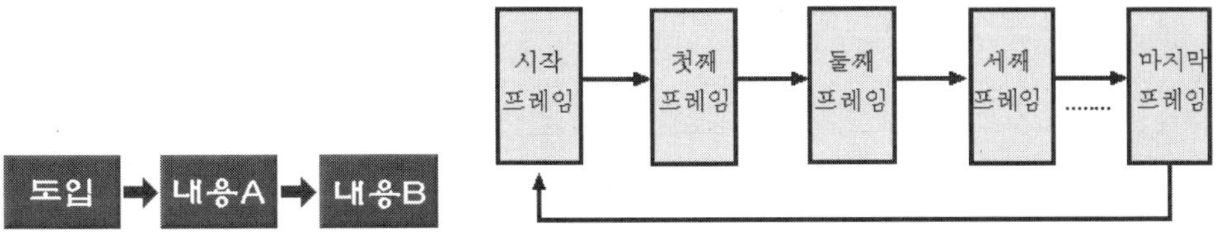

[그림 7-17] 순차적인 구조 방식

② 선택적 방식

홈페이지 도입 부분에서 여러 개의 부수적인 내용으로 나누어지는 것으로 내용을 선택적으로 이용해야 하는 경우에 사용되어질 수 있다.

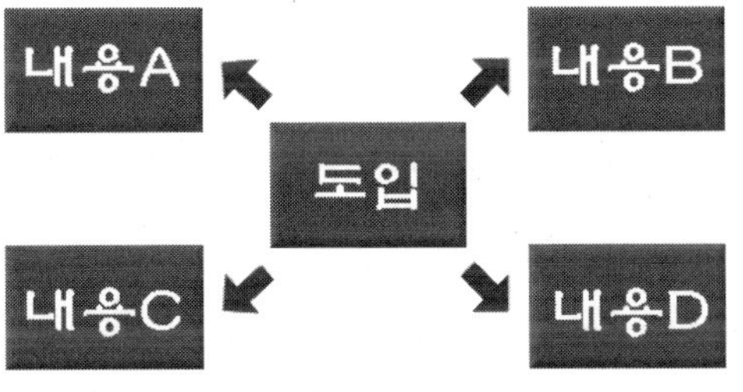

[그림 7-18] 선택적 구조 방식

③ 계층적 방식

계층적인 방식은 흔히 트리 구조 방식이라고도 한다. 이것은 여러 개의 줄기로 나누어져 있는데, 그들이 또 다른 그룹으로 형성된다. 즉 홈페이지를 방문한 사용자들은 자신의 홈페이지 줄기를 따라서 계속적으로 진행할 수 있다. 하지만 이 경우 잘못하면 길을 잃어버리기 때문에 반드시 홈페이지로 돌아가는 길을 만들어야 한다. 이것은 순차적 방식과 선택적 방식을 복합한 형태로서, 일반적으로 홈페이지 제작에 가장 많이 사용되는 형태이다.

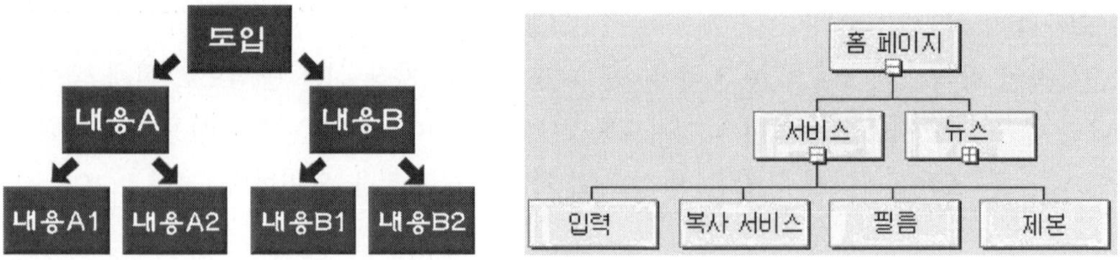

[그림 7-19] 계층적인 구조 방식

따라서 최적의 홈페이지를 제작하기 위해서는 위의 세 가지의 장점을 효율적으로 융합하여 효과적으로 작성하는 것이 좋다. 그것은 사용자가 어떤 용도의 홈페이지를 작성하느냐에 따라서 최종적으로 결정해야 한다.

(4) 홈페이지를 디자인한다.

홈페이지를 방문하는 이용자들을 위하여 홈페이지의 내용을 알기 쉽도록 디자인하여야 한다. 즉 효과적인 홈페이지의 디자인을 위하여 창조성, 통일성, 조형성, 명쾌성 등을 고려하여야 한다. 지나치게 많은 그래픽이나 큰 그래픽을 사용할 경우 로딩 속도가 늦어지게 되므로 적당한 양과 크기를 고려하여야 한다.

(5) 기타 홈페이지를 만들 때 주의사항

① 홈페이지를 이용자 입장에서 만들어야 한다.
홈페이지를 만드는 것은 자신만을 위한 것이 아니라 이용자를 위한 것이므로 반드시 이용자를 고려하여 속도, 디자인, 사용 언어 등을 선택하여야 한다.

② 자바 스크립트, 음악, 이미지 등을 끌어올 때, 저작권 문제를 확인하여야 한다.
CGI나 자바 스크립트를 사용하게 될 경우, 자바 스크립트의 머리 부분에 나오는 저작권에 관한 사항을 자세히 읽고 그 지시에 따라야 한다. 또한 그래픽이나 음악의 경우도 전부 또는 일부분을 끌어오더라도 저작권을 침해하는 것이 되므로 주의해야 한다.

③ 제작이 어렵거나 필요 없는 부분을 굳이 직접 만들 필요는 없다.
카운트, 방명록, 게시판, 자바 등을 직접 만들 필요는 없으며, 필요하다면 자신의 홈페이지의 주제와 비슷한 홈페이지의 특정 페이지를 링크시키면 된다.

④ 모방보다는 자신만의 창조적인 홈페이지를 만들어야 한다.
자신만의 독창적인 홈페이지를 만들어야 저작권 침해를 피할 수 있으며, 자신만의 독특한 개성을 나타낼 수 있다.

⑤ 업데이트를 정기적으로 하여야 한다.
홈페이지의 외양이나 내용을 정기적으로 업데이트 해주어야 한다. 특히 기업의 경우 그래픽이나 내용을 정기적으로 반드시 업데이트하여야 한다.

CHAPTER 8

병원 영상학 개론

8.1 개요

디지털 영상이란? 일반 사진이나 그림 따위와 같은 정보들을 시각적으로 강조하거나 편집 및 변환 등 다양한 방법으로 활용되는 기록방식이다. 과거 아날로그 영상처리 방식으로는 영상의 편집 및 변환 등이 어려워 활용 범위가 제한적일 수밖에 없었지만 디지털 영상처리 방식은 영상의 공간적 개념으로 분석할 수 있는 장점이 있어서 병원 진료를 위한 영상 변환 및 산업 로봇 등을 활용한 자동 검사 시스템, CCTV를 이용한 자동차 번호 인식이나 방범 시스템, 영상의 워터마킹에 의한 저작물 보호 등과 같은 사회 전반적인 분야에 활용될 수 있다. 이와 같이 디지털 영상은 영상의 공간적 개념 즉, 행렬기반을 바탕으로 표현할 수 있고, 표현된 값들은 0에서 255의 숫자로 표현되기 때문에 변환 수식 등을 이용하여 그 공간 요소의 값을 바꿈으로서 다양한 영상의 변환을 기대할 수 있다. 이러한 디지털 영상을 특정 목적에 맞게 조작하는 기술로는 영상의 화질 개선, 왜곡된 영상의 복원, 영상의 배경과 피사체 분리 활용, 유용한 정보의 추출을 위한 영상 분석, 합성, 특정 부분 영상을 확대, 회전, 압축, 워터마킹 등으로 활용될 수 있다.

8.2 디지털 의료 영상 원리와 활용

의료 영상이란? 병원정보시스템(HIS, Hospital Information System)의 한 분야로서 환자를 치료의 목적으로 환자 인체에 대해 직접적인 영상을 획득 및 분석하여 관련 질병의 확진률을 높이는데 있다. 이와 같이 인체 영상을 획득하는 초기 방법으로 1895년 뢴트겐(W.C. Röntgen : 1845년에서 1923년까지, X-선을 발견한 독일의 물리학자)이 물질을 투과하는 전자기파의 일종인 X-선을 처음 발견했을 때부터 시작이라고 할 수 있다. X-선의 진단 기술은 인체와 같은 연부 조직을 잘 투과하기 때문에 의료인들은 X-선을 이용하여 인체 내부를 촬영하고, 그 자료를 필름의 정보로 관리하게 된 것이 오늘날까지 이어왔다. X-선 발견 이후 지난 100년 동안 영상 의학 분야는 필름이라는 매체에 계속 의존하여 왔다. 이러한 매체는 필름의 현상, 보관, 이송 등에 따르는 각종 경제적, 시간적인 요소를 필요로 하였다. 하지만 최근 디지털 처리 기술의 발달로 인해 영상 의학 분야는 필름 대신 디지털 매체를 사용하고 있다. 즉 오늘날 필름의 아날로그 방식을 개선하여 디지털 방식으로 발전하였으며, 기술적으로도 엄청난 발전을 이루었다. 이러한 디지털 매체는 기존의 필름 촬영방식이 단일 매체로 영상의 획득 및 표시 기능을 모두 담당했던 것과는 달리 영상의 획득기능과 표시 기능이 분리되고 획득된 영상 데이터는 디지털화로 저장 관리함으로서 환자 진료의 효율성을 제공하고 있다.

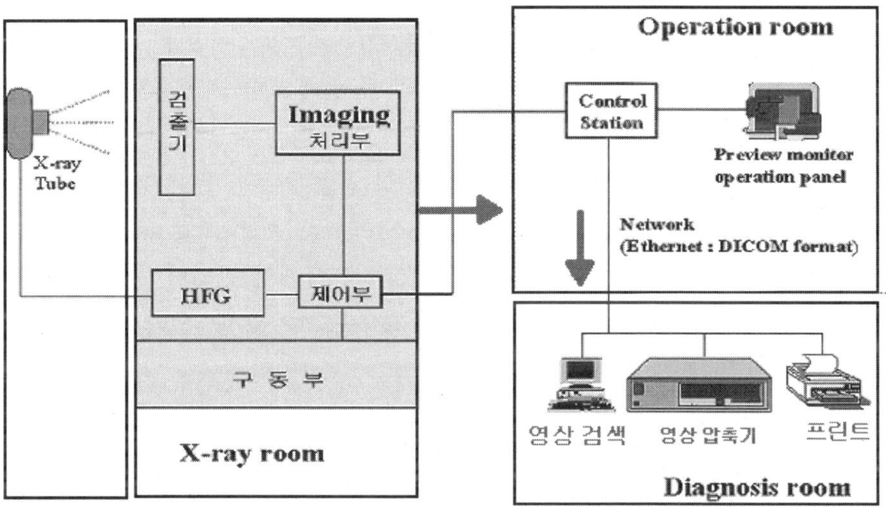

[그림 8-1] 디지털 X-선의 개념도

디지털 영상은 자료를 전산화, 정보화하는데 매우 유용하다. 앞서 언급한 바와 같이 영상의 대조도 증강(對照度: 영상에서 가장 어두운 부분과 가장 밝은 부분의 밝기 비율, contrast enhancement)과 경계 강조(edge enhancement), 보정(correction), 변환(transform), 인식(recognition), 압축(compression), 복원(restoration) 등 여러 가지 영상처리방법을 적용함으로서 미세한 음영의 가시도 개선(visible improvement) 및 정량적인 측정과 분석 등에 따른 진단 능력의 향상을 기대할 수 있으므로 의료 분야에 매우 유용하게 활용될 수 있다.

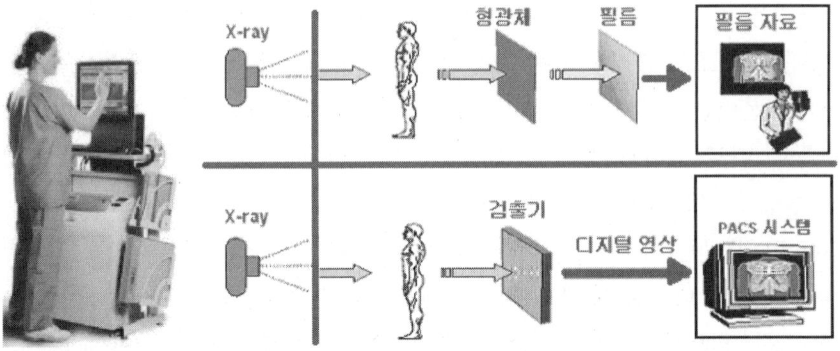

[그림 8-2] 과거 필름 방식과 디지털 영상 방식

또한 디지털 X-ray 영상 진단기는 영상 획득부의 감도를 별도로 최대화함으로써 기존필름방식에 비해 더 적은 X-ray 조사량으로 우수한 화질을 얻을 수 있으며 또한 신체의 피폭량(보통 MRI, CT, X-ray 촬영 등으로 환자를 검사할 때 인체가 받게 되는 방사선량)을 줄일 수 있다. 또한 디지털 영상은 영상을 필름화 할 필요가 없으므로 방대한 저장시설과 인화(photographic print)에 필요한 화학약품이 불필요함으로 보다 환경 친화적이다. 뿐만 아니라 영상의 획득, 저장, 전송, 표시 등을 일원적으로 관리하는 PACS(Picture Archiving and Communication System)의 발달에 따라 획득된 영상을 실시간으로 컴퓨터에서 관리할 수 있으므로 기존의 필름방식에 비해 보다 효율적으로 진료의 질적 향상을 가져올 수 있다.

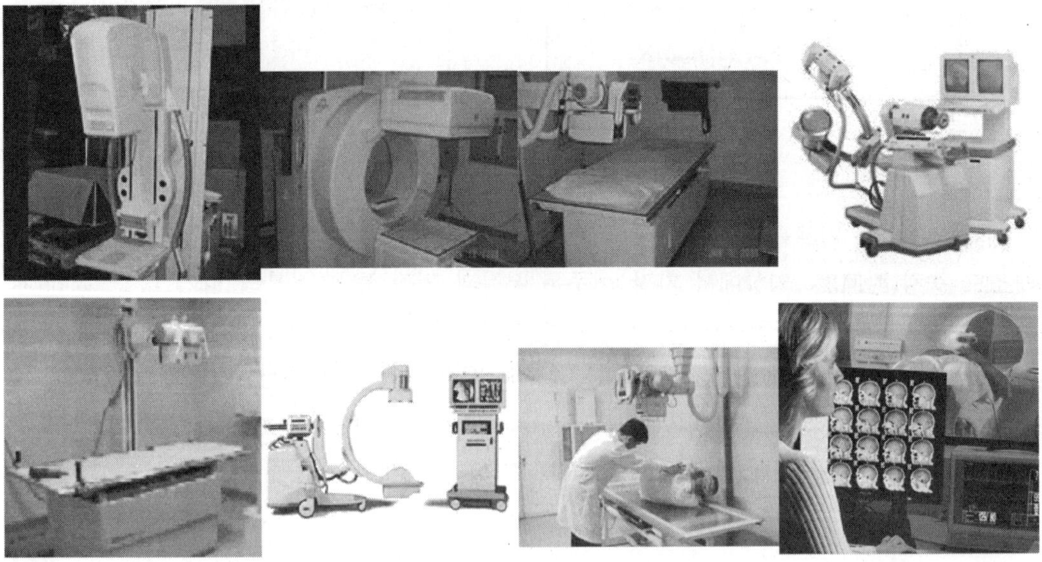

[그림 8-3] X-ray 진단기 및 작업 현황

의료 영상 기기의 역사는 다음과 같이 발전되었다.

▌의료 영상 기기 역사

1895년~ : X-ray 발명(2차원 의료 영상 촬영 기술)
1972년 : X-ray 컴퓨터 단층촬영(CT, Computed Tomography) 개발(3차원 의료 영상)
1975년 : 양전자 단층촬영(PET, Positron Emission Tomography) 개발(3차원 의료 영상)
1979년 : 자기 공명 단층촬영(MRI, Magnetic Resonance Imaging) 개발(3차원 의료 영상)

8.3 의료영상 저장전송시스템

의료영상 저장전송시스템 즉, PACS(Picture Archiving and Communication System)는 필름 없는 병원을 구축하는 것이다. 기존 필름을 가지고 진단 판독하던 병원의 진료 업무를 컴퓨터와 네트워크를 통해 진료함으로서 보다 편리하게 응용되는 시스템이다. PACS는 X-선, CT, MRI, PET, SPECT, 내시경 검사 등에 의해 촬영된 방사선 검사 결과를 디지털 영상으로 변환, 촬영과 동시에 대용량 기억장치에 저장시켜 영상의학과 전문가가 모니터링을 통해 판독할 수 있도록 해주는 시스템이다.

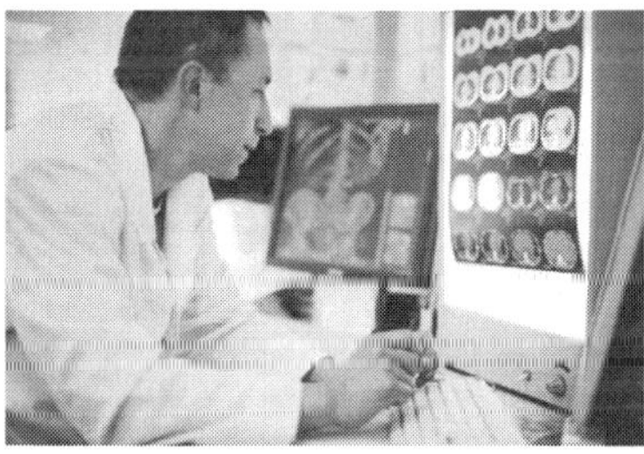
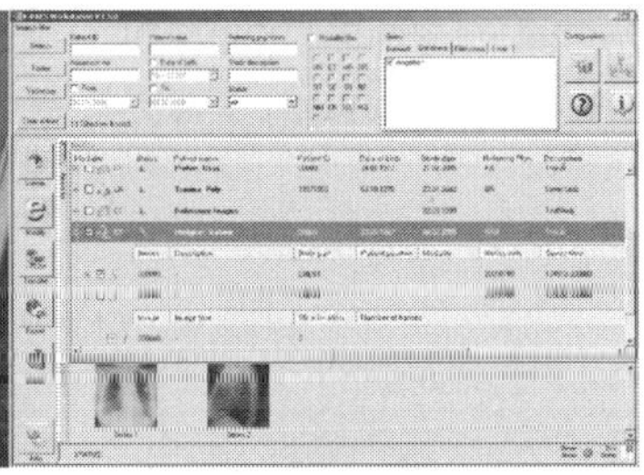
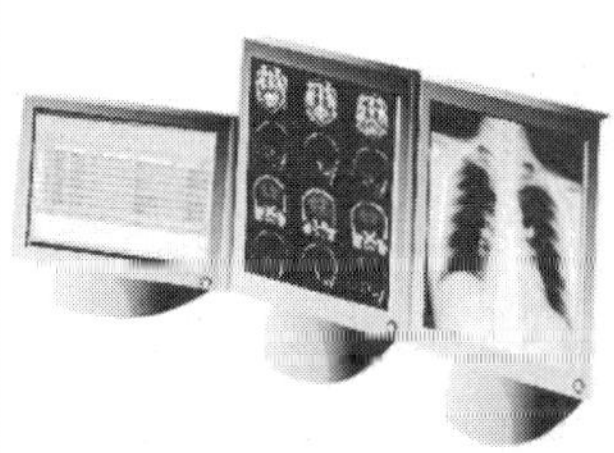
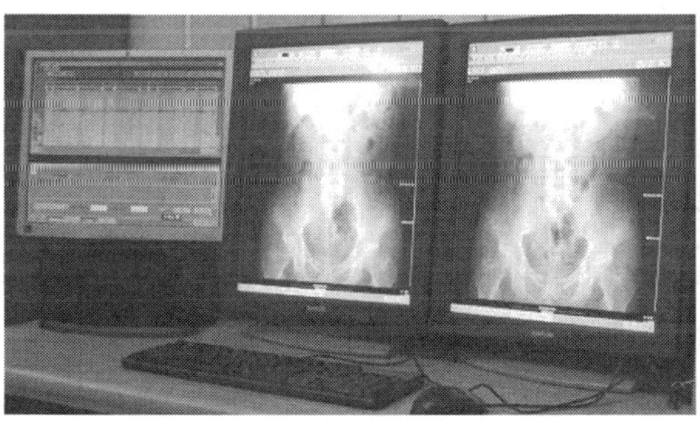
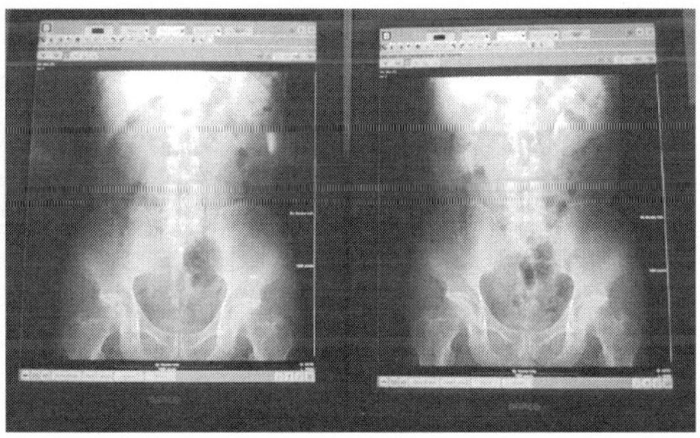

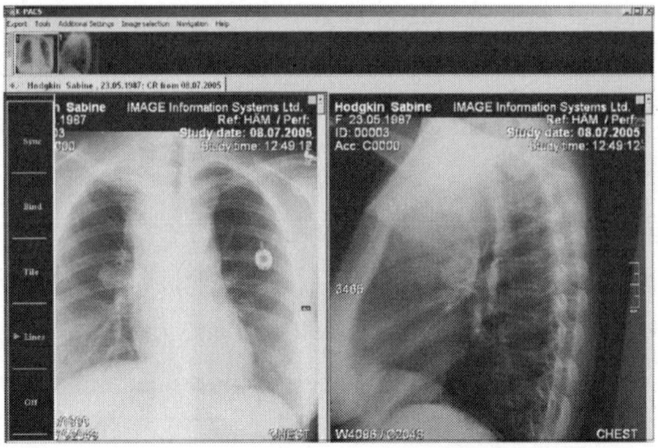

[그림 8-4] PACS 시스템 운용 과정

이러한 각종 영상 촬영 장치로 촬영한 영상들을 CR(Computed Radiography)를 통해 디지털화해서 저장 매체에 저장하고, 이를 네트워크를 통해 각 단말기로 전송해서 진찰실, 병동 등 워크스테이션이 있는 곳이면 어디에서든 실시간으로 환자의 영상을 조회할 수 있는 시스템이다. 이를 통하여 연결할 수 있는 의료기는 기본적으로 방사선과 의료 영상 장비들로서, 컴퓨터 단층촬영장치(CT) 및 자기공명영상진단 장치(MRI), 투시촬영장치, 혈관조영장치, 유방암검진기 등 영상 장비들이 있으며 초음파, 내시경, 현미경 등의 영상도 연동이 가능하다.

▌CR(Computed Radiography)

CR은 기존 필름 촬영을 대신하여 등장한 장비로서, X-선은 기존 방식대로 사용하되 기존에 이용하던 아날로그 필름 대신 IP(Image Plate)를 이용하여 디지털 영상으로 획득하는 것을 의미한다. CR은 기존의 방사선 촬영을 목적으로 사용되기 때문에 주로 가슴 및 골절 촬영 등에 활용된다.

▌주요 장점으로는,

① 기존 X-선을 그대로 사용 가능
② 필름 현상에 관련되는 부대비용 절감 및 최소 공간 활용
③ 촬영 후 PACS 시스템이 연결된 모든 진료실의 모니터에서 환자 영상 확인 가능
④ 디지털 영상으로서 다양한 방법으로 영상 확인 가능

또한 PACS는 다이컴(DICOM, Digital Imaging and Communication in Medicine) 규격에 따라 영상 데이터를 저장, 관리하고 있으며 의료영상획득기기들, 진단방사선과, 외래진료실, 응급실, 병동, 수술실, 중환자실의 각 임상 의사들을 하나로 연결하고 있다. PACS는 관계형

데이터베이스를 이용하여 의료영상을 저장하거나 요청에 따라 검색하여 전송해주는 일을 한다. 데이터베이스에는 프로그램에 따라서 환자 데이터를 저장하고, 저장된 의료영상 데이터들을 처리 방법에 따라 장기간 저장장치에 의해 영구 보존할 수도 있다. 또한 각 영상 획득장치에서는 각 제작사에서 지원하는 DICOM 표준의 저장 프로그램에 의해 별도의 인터페이스 장치 없이 직접 PACS 서버에 의료영상을 전송 저장할 수 있다. 그리고 판독실이나 외래의사 및 진단방사선과 의사들은 GUI로 개발된 뷰 기능으로 자신의 연구실 또는 회의실에서 저장된 의료영상 데이터를 전송받아 판독하고 이를 즉시 저장할 수도 있다.

이와 같이 PACS 시스템을 이용하게 되면, 방사선과에서는 과거 아날로그 필름에 대한 비용 절감, 인건비 절감, 필름 보관비용 절감, 미 판독 영상들의 감소, 특수검사 판독 지연 감소, 관리업무 축소, 반복검사 감소 등의 효과를 볼 수 있다.

또한 임상 전문의는 영상의 동시 활용, 임상정보의 증대, 즉각적인 영상 확보, 무익한 외래 및 수술 환자의 진료 감소, 판독 의사와 임상 의사간의 원활한 의사교환, 진료 환자 수의 증기, 입원과 외래 환자의 영상 및 판독 결과 활용성 증대 효과를 볼 수 있다. 또한 환자의 입장에서는 방사선 조사량 감소, 불필요한 외래와 수술에 따른 진료비 감소, 재검사 횟수 감소, 결과 및 임상 정보를 바로 알 수 있는 효과가 있다.

8.3.1 PACS 도입 시 장점

의료시장 개방과 함께 도래한 적자생존의 시장에서 기존 병원의 자세로는 친절한 서비스와 최첨단 의료기기의 도입으로 환자의 질적 진료 수준을 높이는 것이다. 즉, 능동적이고 적극적이며 고객에 대한 보다 정확한 양질의 의료 서비스를 제공하여야 하며, 가장 최신의 의료 기술을 도입하여 격조 높은 진료수준을 유지함으로써 최상의 의료 서비스의 제공과 아울러 직간접 비용을 최소화하는 보다 경쟁적이고 효율적인 병원의 운영만이 개방화 시대에 경쟁력을 확보할 수 있는 방법이라 할 수 있다. 이런 경우 PACS는 병원의 경쟁력을 확보하는데 매우 중요한 요소 중 하나이다.

(1) 영상의 신속한 전달

해당 의료인은, 환자의 영상 판독을 필요로 하는 판독실 및 기타 임상 관련과로 직접 전송로를 통하여 전송할 수 있기 때문에 환자에 대한 결과를 신속하게 확인 할 수 있어서 신속한 후속 조치를 취할 수 있게 된다. 그러므로 환자에 대한 신속한 진료와 함께, 병원 내에서의 정보 흐름의 병목 현상을 해소하여, 환자의 진료시간 및 입원기간을 단축하는 효과를 얻을 수 있다.

(2) 필름이 없는 병원

직접적인 필름을 사용하지 않으므로 필름 분실로 인한 자료 분실을 방지할 수 있다. 또한 같은 환자 영상 데이터를 여러 병동에서 동시에 이용할 수 있기 때문에 이용의 효율이 높다. 필름의 운반 등이 없기 때문에 인력 및 시간을 단축할 수 있으며, 많은 필름을 보관하기 위해 많은 공간도 필요치 않다. 이와 같이 PACS는 시간적, 공간적, 경제적인 면에서 효율성이 매우 높다고 할 수 있다.

(3) 환자 입장에서의 장점

PACS 이용 시 환자 입장에서는, 응급환자의 경우에 신속한 진단 및 치료가 가능하고, 질병 부위를 다양한 방법으로 확인할 수 있기 때문에 진단률이 향상된다. 또한 재촬영에 대한 환자의 시간적인 문제와 비용절감에 대한 효과가 있다.

① 신속한 진료가 가능하다.
② 입원비용이 절감된다.
③ 질병 부위를 다양한 방법으로 확인할 수 있으므로 진단률이 향상된다.
④ 재촬영 감소로 인해 인체 피폭을 최소화할 수 있다.
⑤ 치료기간이 단축된다.

(4) 병원 입장에서의 장점

PACS 이용 시 병원 입장에서는, 필름 관련 비용 즉 의료 장비, 소모품, 처리 등이 절감되며, 각 저장된 자료를 어느 병동에서든지 확인할 수 있기 때문에 관련 의사 및 임상의들이 자료 검색에 대해 시간적으로 절약할 수 있다. 이와 같이 PACS는 방사선과의 전반적 업무가 간소화 되면서 검사처리 능력이 증대된다. 또한 과거 필름을 사용하는 것과는 달리 매우 간소하게 공간적, 시간적, 인력 낭비를 막을 수 있다.

① 판독률이 증가된다.
② 영상의 질을 향상시킬 수 있다.
③ 영상의 접근이 용이하다.
④ 협진, 연구 등 활성화할 수 있다.

(5) 사회적 환경에서의 장점

PACS는 환자의 진단률, 조기치료, 재촬영, 중복촬영 등의 낭비를 막을 수 있으므로 의료비용이 절감된다. 또한 PACS는 네트워크를 기반으로 초고속 통신망을 기본으로 하기 때문에 컴퓨터 네트워크의 선구자적인 위치에 있으며, 기타 병원의 품질관리 및 불필요한 필름 관련 자료 폐기물 감소로 인해 필요 경비를 절약할 수 있다.

이와 같이 PACS 시스템을 사용하면 검사를 요청한 의사뿐만 아니라 여러 의사가 함께 병원 어디서나 조회용 워크스테이션에서 환자의 영상을 확인 할 수 있으므로 협진이 가능해진다. 또한 필름을 보관실로부터 대출할 필요가 없어 신속한 진료가 가능해지며 필름을 대출하는 전공의들의 시간 및 보관비용도 절약할 수 있다.

8.3.2 PACS 도입 후 기대효과

병원에 PACS를 도입했을 때 기대효과를 보자.

(1) 경제적인 측면

① 방사선과 의사 및 임상 의사들이 시간절약을 위해 쫓아다닐 필요가 없다.
② 필름을 사용하지 않기 때문에, 필름비용의 대폭적인 감소로 나타난다.
③ 필름을 사용하지 않기 때문에, 필름 보관실 공간의 대폭적인 축소로 나타난다.
④ 필름 보관 및 관리를 위한 인력 및 시간이 절약된다.
⑤ 전통적인 필름 시스템에서 소요되는 소모품이나 운영비용을 절감할 수 있다.
⑥ 떨어져 있는 진료부서 운영에 있어서 경제성 및 질적이 수준이 향상된다.

(2) 관리적인 측면

① 직접적인 방사선과 업무가 효율적으로 운영된다.
② 외래, 병동간호사의 잡무가 감소된다. 즉 필름을 가지고 담당의에게 찾아갈 필요가 없다.
③ 입원과 외래 환자의 의뢰 건수가 증가되어 병원의 추가 수익이 발생한다.
④ 필름 분실로 인한 피해를 방지할 수 있다.
⑤ 필름분실이나 지연으로 인한 재촬영 건수가 감소된다.
⑥ 병원 전체의 생산성이 향상된다.
⑦ 임상의, 판독의, 방사선사들의 병원지원 및 근무의욕을 고취한다.
⑧ 장기간 필름 보관 시 물리적 현상에 의한 필름 파손을 방지할 수 있다.
⑨ 음성인식 시스템 도입으로 임상의사에게 판독소견을 빨리 전송할 수 있다.

(3) 임상적인 측면

① 자료 요구 시 영상과 임상정보에 쉽게 접근이 가능하다.
② 인터넷을 이용한 웹 PACS로 영상의 공유와 원격 진료가 가능하다.
③ 한 환자에 대하여 실시된, 여러 종류의 진단 영상들에 대한 일괄 영상조회가 가능하다.
④ 영상 데이터베이스 구축이 가능하다

위와 같이 PACS는 정보화시대의 의료에 적절한 최첨단 시스템으로 진료 시 검사영상과 관련한 업무절차의 간소화에 의해 제반 효율성이 증가되어 그로 인한 의료 인력의 생산성 향상, 서비스 개선, 공간의 쾌적성, 진단율의 향상, 시기적절한 진단과 치료결정 등, 눈에 보이지 않는 이익이 훨씬 크고 다양하게 나타나는 것을 파악할 수 있다.

8.3.3 PACS의 구성요소

PACS의 구성요소는 다음과 같다.

(1) 영상 획득부

병원에 있는 의료영상 장비로부터 영상을 획득하는 부분으로 PACS 시스템에서 가장 기본이 되는 중요한 부문이라 할 수 있다. 현재 출시되고 있는 대부분의 의료 영상 장비는 DICOM 표준 방식에 맞추어 영상을 제공하고 있다. 이는 PACS 시스템이 DICOM 표준 방식을 반드시 지원해야 함을 의미한다. 방사선 촬영 장치에서 출력되는 영상 데이터의 양식에 따라 아날로그 영상 획득과 디지털 영상 획득으로 구분한다.

① 아날로그 영상 획득

일반 X-선 촬영, 형광 투시 조영(fluoroscopy), 혈관 조영(angiography) 등의 장치들은 아날로그 상태의 데이터를 출력하므로 PACS에 적용하기 위해 먼저 레이저 스캐너 또는 그래픽 카드를 이용하여 아날로그 형태의 데이터를 디지털 형태로 변환해야 하고 환자들의 정보들을 별도로 입력한다.

② 디지털 영상 획득

CT, MRI, 디지털 투시, 디지털 혈관 조영기 등의 장치들은 디지털 영상을 제공하며 DICOM이 지원되는 경우 별도의 장치 없이 영상 획득이 가능하다. 만약 DICOM을 지원하지 않는 경우에 영상을 획득하기 위해서는 DICOM 게이트웨이라는 별도의 장치가 이용된다.

(2) 영상 저장부

영상을 저장하기 위한 데이터베이스 구축은 영상정보 뿐만 아니라 기타 관련된 정보를 철저히 분석하여 설계, 구축하며 통합 관리할 수 있도록 해야 한다. 이러한 대용량의 지식 정보를 관리하기 위한 데이터베이스관리시스템(DBMS, DataBase Management System)은 정보의 신뢰성과 안정성이 검증된 상용의 제품을 사용토록 한다. 그리고 저장 장치 또한 안정성과 신뢰성, 데이터의 운영방식이 중요하며, 아울러 다수의 사용자가 장치에 액세스 하는 건수가 많은 관계로 되도록이면 최신의 초고속 장비를 활용한다.

▌영상 저장 방법

① Workstation Local Storage(Archive)
② Short-Term Storage(Archive)
③ Long-Term Storage(Archive)

(3) 영상 조회부

영상 조회부는 영상 판독 및 진단이 이루어지는 부분으로 요청한 데이터를 워크스테이션이나 필름 레이저 프린터 등을 이용하여 환자의 정보를 검색할 수 있다. 방사선과 의사들과 임상의들에게 있어서 검색 부문은 영상을 조회하고, 이를 토대로 환자들을 처방함으로써 맡은 임무의 효율을 극대화시킨다. 또한 진료뿐만 아니라 교육 및 연구에도 많이 활용할 수 있는 요소를 제시하고 있다. 각 사용자의 임무와 성격에 따라 사용자 인터페이스를 따로 제시함으로써 효율성을 극대화시킬 수 있다.

(4) 데이터베이스

작성된 환자의 정보를 저장 및 관리하기 위해 저장 공간이 필요하다. 즉 데이터베이스가 필요하다. 데이터베이스는 자료를 비 중복화 하여 최적의 데이터를 안전하게 관리해주는 기능으로서, DBMS와 함께 사용해서 필요시 원하는 환자의 정보를 모니터링 할 수 있다.

이와 같이 PACS는 방사선과에서 촬영된 모든 영상을 컴퓨터 내 디지털 데이터로 보관하고 있으며, 모니터 화면을 통하여 영상을 관찰할 수 있게 되었다. 그러나 의학 영상은 데이터가 디지털 영상의 형태로 표현되는 것이기 때문에 그 양이 매우 크다. 예를 들어 가슴을 촬영한 X-선 영상 파일 하나당 약 7MB 이상을 차지하고 있다. 의학영상의 이러한 특성 때문에, 이 영상 데이터를 저장하고 전송하기 위해서는 대용량의 저장장치와 고속의 전송속도 같은 네트워크가 필요하다.

(5) 연동부

병원 내 시스템 운용 환경의 효율성을 최대화하기 위해 PACS는 HIS(Hospital Information System), RIS(Radiology Information System) 등과 같은 타 정보 시스템들과 통합하여 하나의 유기적 시스템으로 구성한다.

(6) 네트워크

영상 데이터의 획득, 저장, 조회 등의 원활한 작업을 위해 데이터들의 이동 및 제어, 관리가 필요하다. 이를 지원하는 것이 바로 네트워크로서 의료장비의 위치, 사용자의 위치, 외부 망과의 접속 방법과 데이터의 흐름 등을 충분히 고려해서 시스템이 구성된다.

8.3.4 HIS와 PACS 통합

PACS는 기존의 병원에서 사용하고 있는 필름체계를 디지털화하여 의료영상의 관리를 효율적으로 운영하자는데 목적이 있다. 그러면 여기서 병원정보시스템인 HIS(Hospital Information System)의 기능을 보완하면서 고해상도의 영상 표시 및 편리한 사용자 인터페이스 등을 내장하여 병원 내 영상정보를 활용하고, 동시에 병원의 전반적인 업무를 볼 수 있다. 즉 병원정보시스템에 PACS를 함께 이용하게 되는 것이다. 이렇게 되면, 병원에서 넓게는 병원의 행정 및 기타 업무를 함께 이용하고, 환자 관리 측면에서는 환자의 인적사항 및 기타 내원한 사실 등 과거 질병에 대한 조회를 함께 이용할 수 있기 때문에 의료인 입장에서는 보다 편리하게 환자를 관리 및 진료할 수 있다.

HIS와 PACS 통합의 필요성을 살펴보자.

병원은 크게 진료, 진료지원, 원무, 일반관리 등으로 분류되면서 이들 상호간에 유기적인 협조 관계를 통하여 환자진료와 병원운영을 수행하고 있다. 병원의 규모가 크면 클수록 조직간의 정보교환은 복잡해지게 마련이어서 이를 신속 정확하게 이용하기 위해서는 병원 내 각종 컴퓨터 시스템을 도입해야 한다. 그러나 병원업무는 워낙 방대하고 복잡하며 각 분야별 전문성이 요구되는 이유로 하나의 컴퓨터로 모든 사용 환경의 필요를 충족시키기는 어렵다. 따라서 병원전체의 업무 흐름을 관장하는 HIS 외에도 방사선과 내 전문적인 업무를 지원하는 RIS (Radiological Information System), 임상병리과의 업무를 지원하는 LIS(Laboratory Information System) 등 시스템이 등장하여 병원 내에는 보통 몇 개의 컴퓨터가 분산되어 운용된다. 또한 이들 각 시스템 간에는 상호연결이 쉽지 않아 각 부분 간의 정보 교환에는 여러 가지로 문제점이 많다. 이와 같이 병원 내 컴퓨터 운용환경에서 PACS 시스템이 성공적으로 운용되기 위해서는 단순히 필름의 역할을 대신하는 디지털 저장장치와 영상표시 단말기를 설치하는 것만으로는 곤란하며, 기존에 의료인이 담당하던 타 시스템과의 정보 교환까지를 가능하게 하여 전체적인 업무 흐름을 일괄적으로 지원할 수 있어야 한다.

따라서 PACS 워크스테이션을 이용하는 방사선과 의료인의 관점에서도 HIS와 RIS가 통합이 필요하다. 우선 PACS 워크스테이션에서 판독 보고서의 수정, 승인을 위해서 RIS와의 연결이 필요하다. 또한 보다 정확한 진단을 내리기 위하여 PACS 워크스테이션 상에서 환자의 과거 방사선 검사기록 및 보고서 등 RIS의 정보조회가 가능하여야하고, 보다 바람직한 것은 방사선 검사뿐만 아니라 수술, 임상검사, 병리검사 등의 진료정보까지도 PACS 워크스테이션상에서 조회 및 관리할 수 있는 기능이 있어야한다.

PACS에서는 다양한 장비로부터 획득된 영상을 RIS에 등록된 환자 및 검사정보와 정합시키는 영상 식별작업이 일차적으로 이루어져야 한다. 따라서 RIS로부터 관련정보를 가져올 수 있어야 하며, 더욱 바람직하기는 영상획득 장비 자체에서 환자정보를 입력시킬 당시에 RIS의 정보를 이용하는 것이다. 또한 획득된 영상은 이와 관련된 과거 영상과 함께 판독용 워크스테이션으로 보내져야 하는데, 이 때 과거 영상을 장기 저장장치로부터 넘어오는 시간을 절약하기 위해서 HIS 및 RIS로부터 환자 입원 및 검사 예약 정보를 입수하여 이를 활용할 수 있어야 한다.

입원 환자의 경우, 입원기간 동안 영상을 단기 저장장치에 계속 머물러 두게 되는데, 환자의 퇴원정보를 모르면 단기 저장 장치를 효율적으로 관리할 수 없게 되므로, 환자의 퇴원 정보를 HIS로부터 입수하여 퇴원한 환자의 영상을 즉시로 장기 저장 장치로 내려 보내는 기능을 수행할 수 있어야 한다.

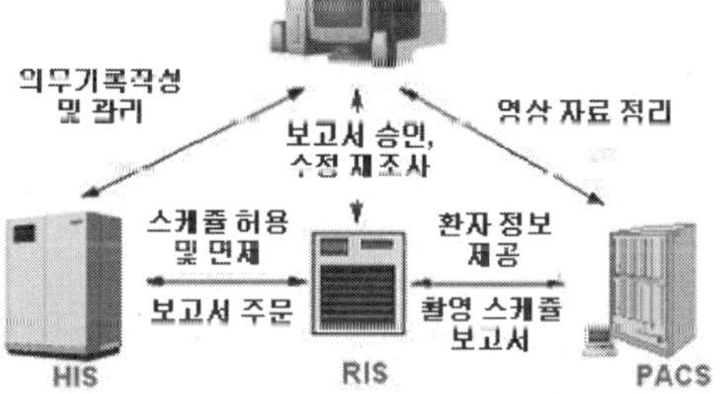

[그림 8-5] HIS, RIS, PACS의 관계

위의 그림에서 HIS와 RIS 및 PACS 간의 연결은 병원 내 운용의 효과를 높이기 위해서 상호 양방향 통신으로 서로간의 자료교환이 원활하게 이루어져야 한다. 또한 HIS와 RIS 및

PACS 간에 내부적으로 시스템 관리를 위한 자료의 교환 뿐 아니라 사용자의 워크스테이션에서도 필요에 따라 각 시스템이 제공하는 서비스를 투명하게 접근 이용할 수 있어야 한다. 따라서 PACS 측면에서 RIS 및 HIS와의 통합은 정보 통합 시스템 형태로서 병원의 전반적 업무 행정 및 환자 관리를 위해 필히 구축되어야 한다.

8.4 DICOM

다이컴(DICOM, Digital Imaging Communications in Medicine)은 TCP/IP의 인터넷 통신 프로토콜을 이용하여 정보를 송수신하는 규약이다. DICOM(시스템 간 의료 영상들을 교환하는 표준화 장치)은 병원에서 의료 영상 장치들 사이에 의료 영상과 정보들을 전송하는 표준 프로토콜로 PACS의 프로토콜로 사용된다. 이것은 병원에 사용되는 영상 장비들이 대부분 이기종의 영상 진단 장비이기 때문에 서로간의 데이터를 교환하고 전송하기 위한 표준안이 필요한데, 바로 DICOM을 사용한다. 이것은 미국방사선학회와 전기공업회가 합동으로 설립한 ACR (American College of Radiology)/NEMA(National Electrical Manufacturers' Association) 위원회를 모체로 하여 1996년에 DICOM 위원회로 개칭되면서, 의료 영상 전송을 중심으로 표준 규격이 인정되었으며, PACS을 사용하는 사용자가 편리하도록 개발한 프로토콜로 발전한 것이다. 즉 1993년에 일단 완성된 이 규격에 의해서 의료 영상 정보를 주고받을 수 있게 되었으며, 1996년에는 디지털의료영상전송장치위원회에서 규격을 더욱 강화했다. 이 표준안은 OSI의 7개층 모델에 근거하여 마련되었다.

DICOM 표준안에 대한 배경에 대하여 살펴보자.

디지털 영상 전송을 위한 표준 개발의 초기 목적은 사용자가 여러 제조업체의 영상 장비들로부터 영상과 관련된 정보들을 표준 포맷으로 받을 수 있도록 하기 위함이었다. 이 노력의 결과로 ACR/NEMA 표준이 탄생하였다. 이것은 point-to-point 연결에 관한 내용을 기술한 것이다. 그러나 컴퓨터 네트워크와 PACS의 빠른 발전은 point-to-point 표준의 한계를 보여주었고, 결국 현재 존재하는 네트워크 표준과 네트워크에서 정보를 제어하는 개념을 이용하여 ACR/NEMA 표준을 재설계하는 연구가 시작되었는데, 그 결과 DICOM 표준안이 개발되었다.

DICOM은 다음과 같은 내용을 제공한다.

① 영상들에 대한 표준 규격
② 공통적인 정보 모델
③ 응용 서비스의 정의

④ 통신을 위한 표준 프로토콜

DICOM 표준안은 적응성이 매우 강하여 다양한 전문분야의 영상 즉 병리학, 내시경, 치과 등에서도 DICOM을 채택하게 되었다. 많은 의료 영상기기 제조업체들이 글로벌 업체라는 사실은 DICOM의 국제적인 관심을 불러일으키는 계기가 되었다. 유럽 표준 기관인 Comit Europian de Normalisation은 MEDICOM 표준에 완전히 호환되는 DICOM을 기본으로 사용한다. 일본에서는 Japanese Industry Association of Radiation Apparatus와 Medical Information Systems Development Center가 이동 미디어에서 영상 교환부분의 DICOM을 채택하였고, 현재 DICOM을 차세대 의료 영상 처리 표준으로 고려중이다. DICOM 표준은 이제 국제적이고, 다양한 분야의 위원회에 의하여 유지되고 확장되고 있다.

8.5 HL7

HL7(Health Level 7) 표준안은 다양한 의료정보시스템 간 정보 교환을 위하여 미국국립표준연구소(ANSI)가 인증한 의료정보 교환 표준규약이다. 즉 임상 환자 치료와 관리, 헬스케어 서비스들의 전달과 평가를 도와주는 데이터의 교환, 관리 그리고 집약을 위한 표준을 제공하는 것이다. 따라서 HL7을 이용하면, 병원들 간에 환자의 진료정보를 손쉽게 교환할 수 있다. 그러나 구체적인 의사 처방이나 간호 기록, 검사 결과 등과 같이 다양한 의학 용어의 정의나 각 명세 항목에 대한 표준화가 전체 80% 수준에 머물고 있으며, 대부분 영문으로 작성된 관계로 아직 병원간의 100% 정보 교환은 어려운 실정이다. 이러한 의료 용어의 표준화 작업도 여러 분야에서 추진되고 있으며, 미국간호협회에서는 1989년부터 수년 동안 보건의료 분야에 대한 통합 용어 개발을 위하여 자료를 축적하고 데이터베이스 구축하여 통합의학언어시스템(UMLS, Unified Medical Language System)라는 통합의료용어시스템을 구축하기 위하여 노력하고 있다.

그러나 국내에서는 이러한 표준화 작업에 대한 성과가 미미하여 지난 20년간 서울대학병원의 임상 데이터웨어하우스 구축 시 2001 UMLS(통합의학언어시스템, Unified Medical Language System)의 증상 및 증후에 대한 용어 군과 매핑 작업을 한 결과 35%의 개념적인 일치성만 보여 줌으로서 현재 국내에서 주로 사용되는 의학용어의 표현에 문제점이 많이 있음을 알 수 있다. 따라서 국내 의료 분야의 기반 기술을 발전시키기 위해 UMLS에 한글 의학용어를 포함시킬 필요성이 절실하며, 이러한 표준들이 우선 정의되어야만 HL7과 같은 코드의 표준화도 가능할 것으로 보인다. 결국, 현재 국내 의료분야 정보 개발 업체들은 UMLS과 HL7

표준안을 근거로 하여 전자의무기록시스템 구축 및 의료정보시스템 간 연동을 추진하고 있으며, 보건복지부에서도 뒤늦게나마 의료정보 공동 활용 방안 연구를 서두르고 있어 이들 표준화 규약에 따른 병원들간 의료정보 교환도 가능해질 전망이다. 이와 같이 정보화시대에 걸맞게 국내에서도 의료정보 표준화기구의 상설화가 시급한 실정이다. 국내에서 이러한 메시지 전송 표준으로 서울대병원, 경북대병원, 삼성의료원, 가천길병원, 아주대병원, 원광대병원, 전남대병원 등에서 HL7을 사용한 적이 있고, 현재 사용하고 있다.

8.6 방사선

방사선이란 말을 접하면 많은 사람들이 두려움을 가지고 있다. 특히 우리나라 사람과 일본 사람들은 방사선에 대해 직접 피해를 본 사람들이기에 더욱 그러하다. 그러나 방사선이란 그렇게 해로운 것이 아니다. 방사선이란 에너지를 가지고 있는 일종의 보이지 않는 광선으로 일상생활에서 흔히 경험하는 전자 렌인지의 극초단파, 라디오와 TV의 전파, 레이더, 병원에서 진료에 이용되는 X-선 등 모두가 방사선의 일종이다.

종류는 다음 3가지가 있다.

(1) 알파선

알파(α)선은 가벼운 가스인 헬륨이라는 원소의 원자핵이다. 알파선도 입자로 되어 있기 때문에, 알파입자라고도 한다. 이 입자는 베타선보다 수천 배나 무겁고 크기도 훨씬 작다.

(2) 베타선

베타(β)선은 전등을 켠다거나 라디오와 TV에 사용하는 전류와 같은 것

(3) 감마선

감마(γ)선은 X-선이나 빛과 같은 전자기파로서, 그 특징은 물질을 투과하는 능력이 보통 X-선보다 훨씬 강하다.

방사선은 종류에 따라 물질을 투과하는 투과력이 각각 다르다. 또한 방사선은 자연 방사선과 인공 방사선으로 나눌 수 있다.

(1) 자연방사선

자연방사선은 땅속의 광물질로부터, 우주로부터, 전자기기로부터, 음식물로부터, 우리의 몸속으로부터 심지어 담배에서도 발생된다. 자연 방사선은 방사선을 내는 물질인 우라늄의 매장량이 많고 적음과 해발 고도 차이 등에 따라 지역별로 상당한 차이가 있다. 브라질의 가라파리시에서는 연간 10밀리 시버트(mSv)의 자연방사선이 발생된다고 한다.

(2) 인공방사선

인공방사선은 인위적인 행위에 의해 발생되는 방사선을 의미한다. 즉, 병원에서 검사에 쓰이는 진단방사선과 치료에 쓰이는 치료방사선과 공항에서 쓰이는 보안 검색장치, TV 등과 같은 전자제품에서 발생되는 방사선, 원자력발전소 같은 곳에서 발생되는 방사선 등을 인공방사선이라고 부른다.

방사선이 인체에 미치는 영향으로는, 다음과 같은 것들이 있다.

우리가 방사선과 함께 생활을 해도 아무런 문제가 없는 것은 우리 주위에 있는 방사선의 양이 특별히 관심을 두지 않아도 되는 매우 적은 양이기 때문이다. 그러나 우리를 따뜻하게 해주는 열이나 물체를 볼 수 있게 해주는 빛도 순간적으로 너무 많이 받으면 몸에 해로운 것처럼 일시에 너무 많은 방사선을 받게 되면 여러 가지 신체적인 장애가 나타난다.

방사선이 인체에 미치는 영향을 말할 때, 밀리렘(mrem : rem, 1Sv=100rem)이라는 단위를 사용한다. 요즘에는 시버트(sievert, 생물학적으로 인체에 영향을 미치는 방사선의 양을 나타내는 단위)라는 새로운 단위를 사용하고 있다. 시버트는 방사선의 형태와는 관계없이 어떠한 방사선이든지 그 방사선으로 인한 일정한 생물학적 효과만을 나타내는 단위이며, 적은 양의 방사선량을 나타낼 때는 1시버트(Sv)의 1천분의 1인 1밀리 시버트(mSv)를 사용한다. 1밀리 시버트는 100 밀리렘과 같다. 병원에서 가슴에 X-선을 1회 촬영할 때에 약 0.3mSv의 방사선을 받는다는 연구 결과가 발표 되어있다. 사람이 70만 밀리렘의 방사선을 한꺼번에 전신에 받으면 다양한 증세를 보이다가 조기에 사망하게 된다. 그러나 암 치료를 위해 국소에 이용하면 치료에 대한 효과를 볼 수 있다. 10만 밀리렘의 방사선을 한꺼번에 전신에 받는다면 구토와 설사 및 다양한 증세를 보일수도 있지만 생명에는 영향이 없다. 그러나 약 1% 정도는 몇 년 후 암에 걸릴 수도 있다.

8.7 방사선의료영상획득

1980년대부터 컴퓨터 단층 촬영(CT, Computed Tomography)과 자기공명 촬영장치(MRI, Magnetic Resonance Imaging)를 시작으로 양전자방출단층촬영기(PET, Positron Emission Tomography), 단일광자방출컴퓨터단층촬영(SPECT, Single Photon Emission Computerized Tomography), 로봇 등 다양한 단층촬영 및 시술 장치들이 개발되면서 우리의 몸속을 입체적으로 관찰할 수 있는 계기가 마련되었다. 무엇보다도 영상처리 기술과 컴퓨터 그래픽 기술이 급속도로 발전하면서 단순히 2차원에 머물던 의사들이 시선이 3차원 영상 진단 분야로 옮겨가게 되었다.

3차원 영상 진단이란? 인체 내부에 대한 연속적인 단층촬영을 실시한 후 단면영상들을 종축으로 쌓아서 이산 샘플들의 3차원 집합인 볼륨 데이터를 만들고 여기에 특수한 3차원 렌더링 기술을 적용하여 실물을 보는 것과 같은 3차원 영상을 만들어 내는 것이다. 이러한 방법으로 몸 안의 구석구석을 마치 메스로 잘라 보는 것과 같은 영상을 만들어낼 수 있으며, 시술 시에도 다양한 방법으로 몸 속 깊숙이 로봇을 이용하여 시술할 수도 있다.

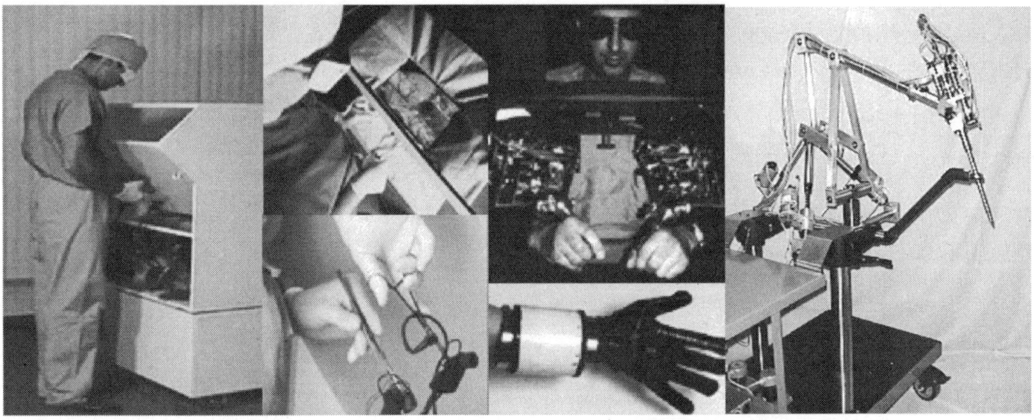

[그림 8-6] 컴퓨터 로봇을 이용하여 모니터로 영상을 보면서 의료 행위를 하고 있는 장면

8.7.1 일반검사

일반검사(General Radiography)는 병원에서 행하고 있는 일반적인 X-선 검사를 말한다. X-선 발생장치(기계)를 이용하여 생성된 X-선을 인체에 투과시켜 그 결과를 암실 작업을 거쳐 필름에 영상화하는 것을 말한다.

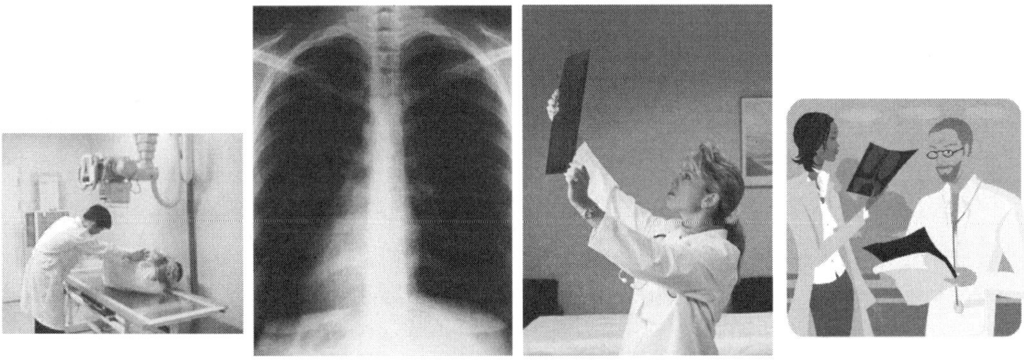

[그림 8-7] 인체 영상 획득 및 분석 현황

8.7.2 투시 검사

투시 검사(Fluoroscopy)는 방사선 발생장치를 이용해서 생성된 X-선을 연속적으로 방사하여 그 결과를 모니터 또는 필름에 출력하는 검사를 말한다. 일반적으로 소화기 즉, 식도, 위, 십이지장, 소장, 대장 검사에 많이 이용하며 내부 장기인 간, 담낭, 신장에 조영제(X-선 촬영 때, 사진의 음영을 명확하게 나타내기 위해 장기나 조직에 넣는 물질)를 투여해 검사하기도 한다.

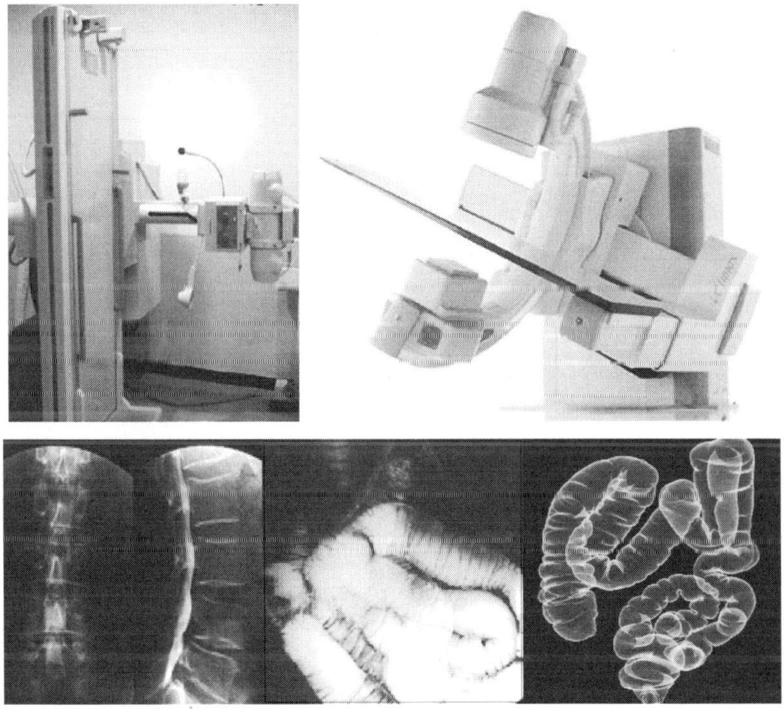

[그림 8-8] 투시 검사 장비 및 촬영 영상

투시 검사 대상으로는,

① 위, 식도, 십이지장, 소장, 대장 등 소화기의 크기, 위치 형상 등
② 췌관, 담관, 담낭 등 간담도계의 협착, 폐쇄 등 유무 체크
③ 요도, 요관, 신장 등 비뇨기계 체크 등

8.7.3 초음파 검사

초음파 검사(Ultrasonography)는 인체에 전혀 무해한 초음파(음파의 일종)를 몸 안에 투과시켜 반사되는 음파를 영상으로 변환, 모니터에 나타내는 검사, 인체에 무해하다는 장점으로 주로 산부인과에서 많이 사용하고 있으며, 내과적 진단(간, 담낭, 신장, 비장, 췌장, 방광 등)에도 많이 사용한다. 최근 초음파 기기는 3차원 입체영상기술로 인체 내부를 선명하고 뚜렷하게 확인할 정도로 기술 개발이 발전되고 있다. 따라서 태아의 심장박동, 뇌 등 해부학적 정확한 진단이 과거보다는 많이 발전되었다.

(1) 초음파 원리

산에 올라가서 큰 소리 치면, 산 너머에서 메아리가 울리는 것을 경험했을 것이다. 이와 같이 음파는 물체에 닿으면 되돌아오는 성질이 있는데, 인간이 들을 수 있는 가청음파와는 달리 초음파는 물체에 닿아서 되돌아 올 때 물체에 따라 미묘한 차이가 발생한다. 이러한 특징을 응용한 것이 바로 내과에서 사용하는 초음파 진단 장비이다. 이 장비는 태아의 움직임, 혈액의 양을 계측 등을 초음파로 촬영하여 모니터에 영상으로 나타낼 수 있다.

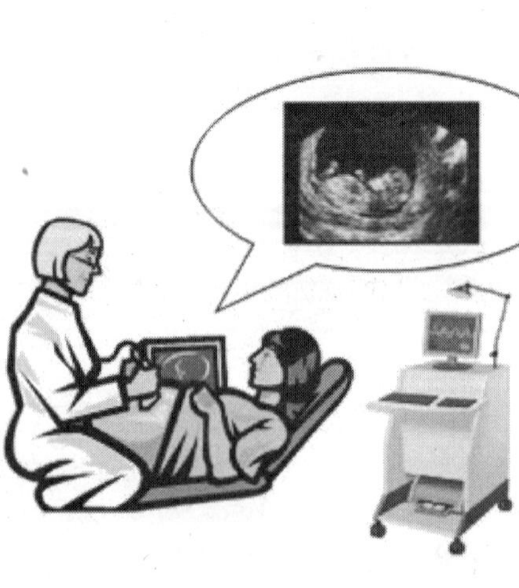
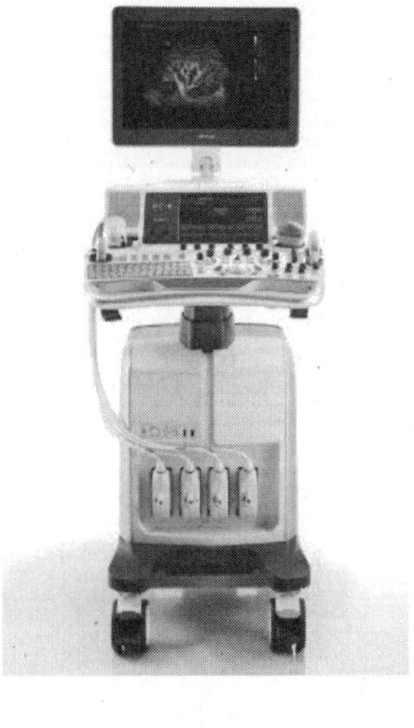

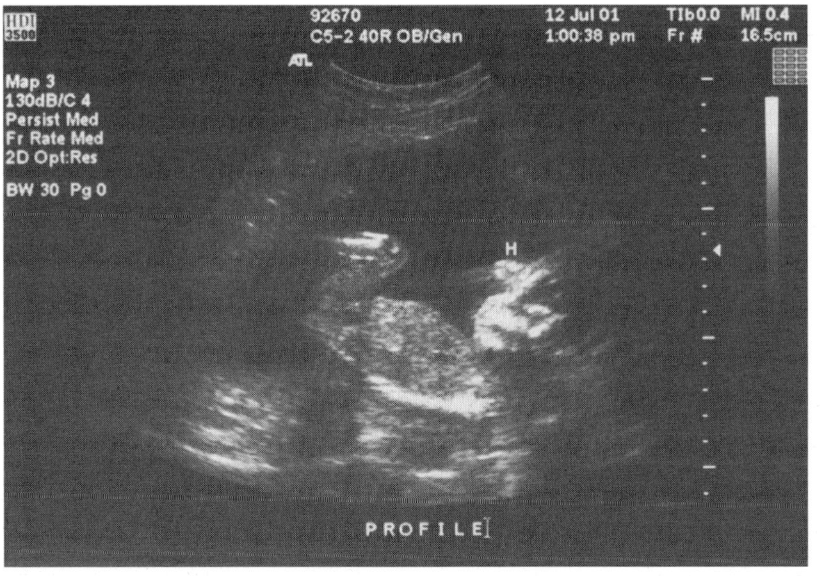

[그림 8-9] 초음파 진단 및 영상

특히, 초음파의 진동 원리를 이용한 의료 기구에는 결석을 깨뜨리는 치료기도 있다. 신장이나 방광에 생긴 결석을 초음파 충격으로 산산조각 내고, 잘게 깨어진 조각을 뇨와 함께 배출시키는 것이다. 그 외 치과에서도 치석의 제거에 초음파를 사용한다. 이와 같이 초음파 진동은 만져도 느낌이 없을 정도의 약한 힘이지만, 고속 진동에 의한 강력한 힘은 단단한 치석을 간단히 제거할 수 있다.

8.7.4 컴퓨터 단층 검사

컴퓨터 단층촬영(CT, Computed Tomography)은 X-선을 인체의 여러 각도에 투과시켜 투과된 X-선 양을 컴퓨터로 측정하여 인체의 횡단면을 컴퓨터가 수학적 연산을 이용하는 방식으로 영상을 재구성시켜 인체 조직을 상세하고도 명료하게 나타낼 수 있는 시스템이다. 이것은 정상조직과 병변조직을 정확히 구분할 수 있도록 단면영상을 얻는 단층촬영 방식이다. 즉 회전하는 X-선관과 검출기를 이용해 인체내부를 단면으로 잘라내어 영상화하는 장치이다. 이 영상은 일반 X-선상에서 볼 수 없었던 연부조직인 혈액, 뇌척 수액, 회질, 백질, 종양 등 작은 차이도 기록할 수 있으며, 얻어진 데이터를 재구성하여 3차원 영상을 만들어 낼 수도 있다.

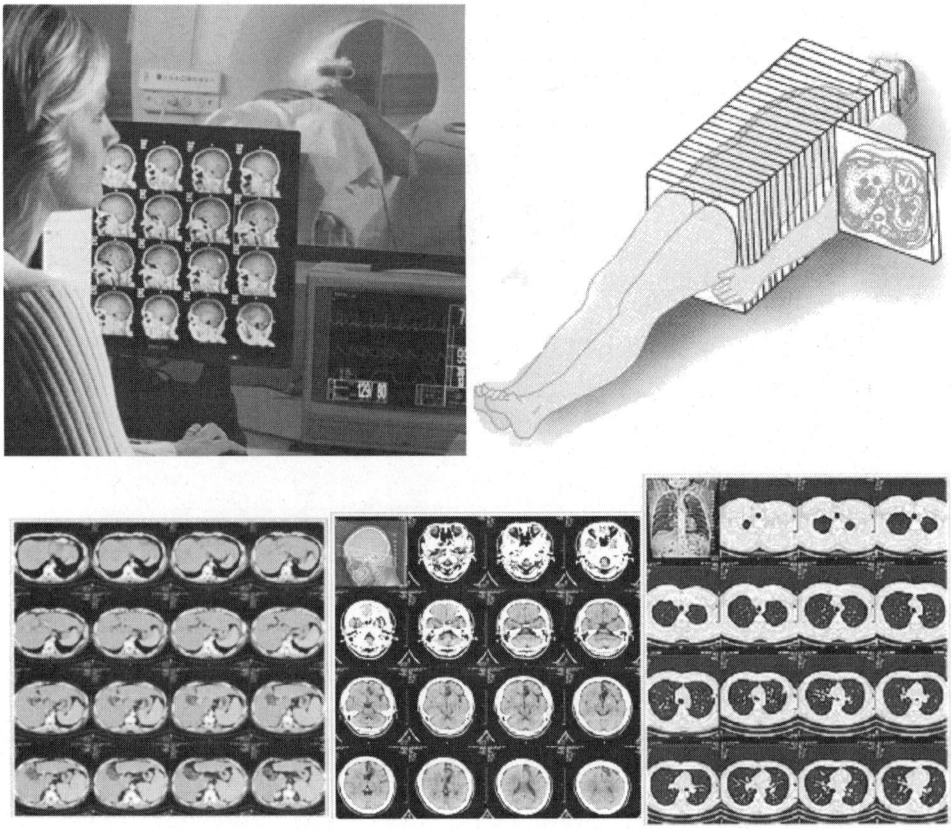

[그림 8-10] 컴퓨터 단층 촬영 과정과 인체의 여러 단면 영상

컴퓨터 단층촬영의 효과는 앞뒤 다양한 영상을 겹쳐 보이게 하는 X-선 영상과는 달리 인체의 원하는 부위를 칼로 썰어서 보듯이 깨끗한 2차원 영상으로 볼 수 있는 단면적인 영상이므로 겹치는 부분이 없고 작은 조직들과 밀도의 차이를 쉽게 판별할 수 있다. 즉 CT는 X-선을 이용해 짧은 시간에 인체 단면을 다양하게 촬영해낼 수 있다는 장점이 있다. 그러므로 뼈의 미세 골절, 뼈처럼 석회화된 병변, 뇌출혈 등을 MRI보다 민감하게 찾아낸다. 또한 촬영 시간이 짧은 CT는 숨 쉬는 폐, 박동하는 심장, 연동 운동하는 장 등 움직이는 장기를 촬영하는데도 유리하다. 기타 검사 종류와 촬영 부위에 따라 정도의 차이가 있지만 MRI, PET에 비해 비용이 싸다.

CT의 단점은 소량이지만 방사선에 노출된다는 점, 혈관을 촬영하거나 조직의 특성을 파악하기 위해 종종 사용되는 조영제라는 약물이 신부전 환자나 약물 과민반응 환자에게 위험할 수 있다는 점 등이다.

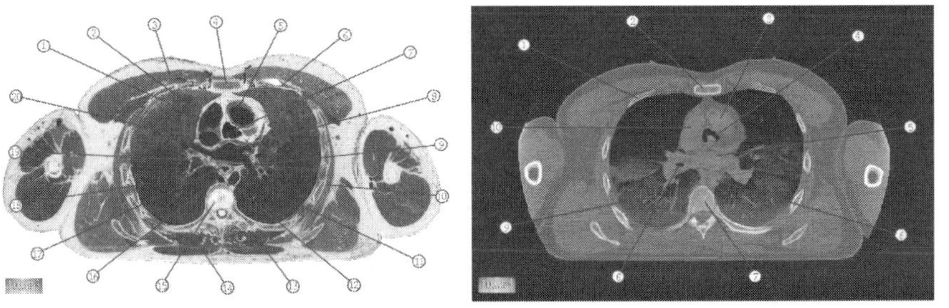

[그림 8-11] 왼쪽은 인체 단면을 잘라놓은 영상, 오른쪽은 CT 영상

참고로 PET(Positron Emission Tomography)과 CT는 각각 전신의 진단 검사로서 이용되고 있다. CT가 크기, 모양, 위치와 같은 해부학적인 정보를 제공하는 반면, PET은 해부학적인 변화가 생기기 이전에 발생하는 생물학적 기능변화를 영상화한다. 이 두 종류의 기기를 하나의 장비로 합한 것이 Fusion PET이며, CT와의 Image Fusion을 통하여 PET에서 관찰되는 대사 이상 부위의 해부학적 위치를 정확히 알아낼 수 있게 한 장비이다.

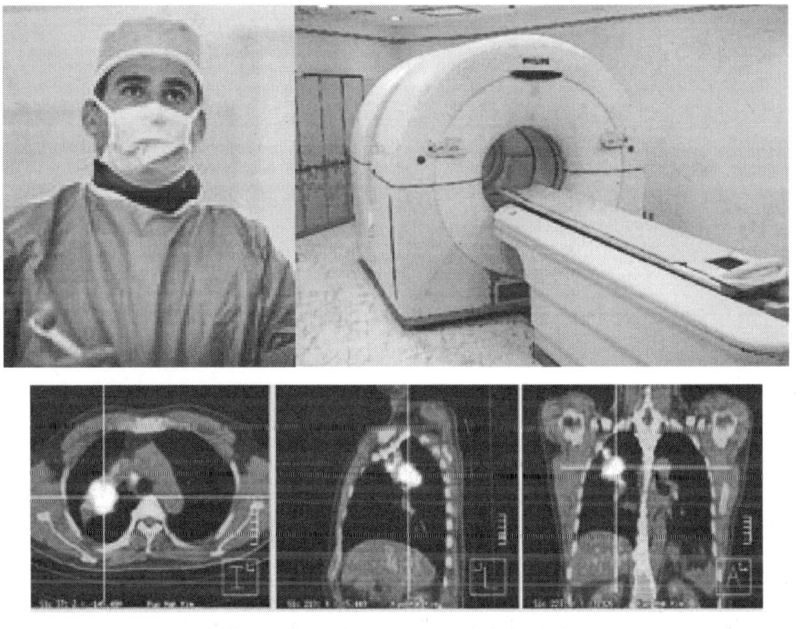

[그림 8-12] PET-CT 장비와 영상

Fusion PET(PET-CT)는 기존의 PET 장비에 CT를 결합하여 통합영상을 제공하는 장비이다. 기존의 외부선원에 의한 투과스캔을 CT로 대체함으로써 검사소요 시간을 줄이고, PET에서 보여 지는 정보의 해부학적인 위치를 CT 영상과 함께 표현해 주고 있다. Fusion PET은 특히 종양환자에서 진단에 도움이 되어 임상적 이용이 증가하고 있다.

8.7.5 자기공명촬영장치

MRI(Magnetic Resonance Imaging)는 자장을 발생시키는 커다란 자석 통 속에 인체를 들어가게 한 다음, 인위적으로 고주파 신호를 발생시켜 인체 부위에 있는 수소 원자핵을 공명시킨다.(자기공명) 그런 다음 전파를 끊으면, 이번에는 수소 등 원자핵 에너지가 밖으로 방출되는데, 이러한 에너지를 신호로 바꾸어서 컴퓨터로 처리하여 영상화한 장치를 자기공명영상창치라고 한다. 즉 인체의 80%를 차지하는 수분의 주요 성분인 수소 원자핵을 자기공명 영상화하여 환자 환부의 정확한 진단과 진행 상태를 분석해주는 의료장비이다.

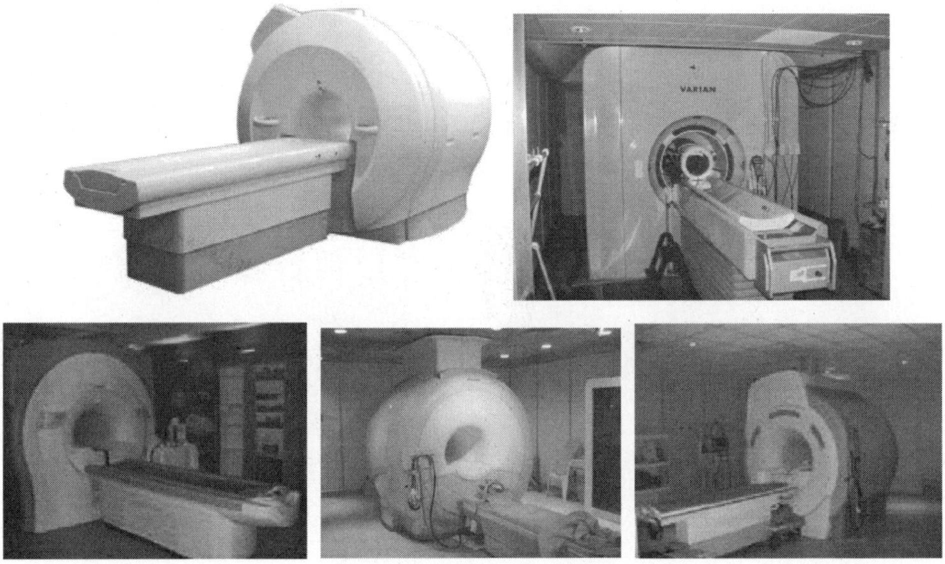

[그림 8-13] MRI 기기 현황

자기장을 이용하여 진단하는 MRI의 가장 큰 장점은 CT와 달리 방사선에 노출되지 않는다는 것이다. 또한 근육과 인대, 뇌 신경계, 뇌 미세 혈관, 종양 등 연부조직을 촬영하는데 MRI의 해상도를 따라올 장비가 없다. MRI는 무엇보다 신경계를 촬영할 때 매우 좋은 장비이다. 대표적인 예로 MRI는 급성 뇌경색이 의심되는 환자에서 CT보다 훨씬 강력하다. 최근에는 유방암, 간암, 난소암, 자궁경부암 등 연부조직 암의 범위를 파악하는 데에도 널리 이용되고 있다. 다만 촬영 시간이 길어 폐쇄공포증이 있는 환자에게는 시행하기가 어렵고 아주 적은 양이라고 해도 금속성 인공치아, 척추 보형물 등의 금속물질을 갖고 있으면 진단에 방해가 되며 인공내이(內耳)나 구형 심박동기 등의 작동을 방해할 수 있다는 단점이 있다. 이와 같이 MRI는 인체의 모든 부위를 형태학적으로 진단할 수 있는 영상을 제공해줌으로서 의사가 특정 부위를 수술하기 전 정확한 진단 결정을 내릴 수 있게 해준다.

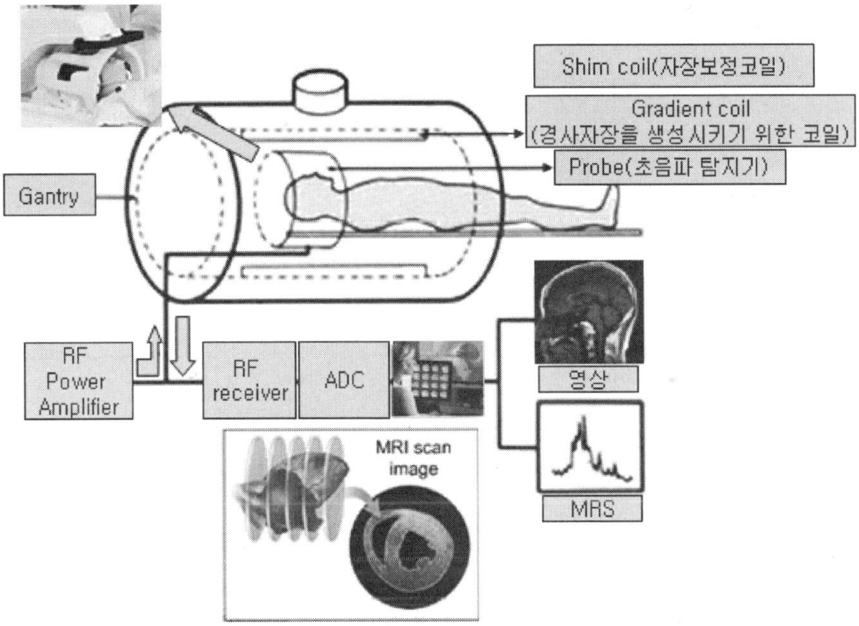

[그림 8-14] MRI 구성

이러한 MRI 기기 구성은 크게 세부분으로 나눌 수 있다.

① Gantry
② Operating Console
③ Computer

갠트리(gantry)는 주자석과 몇 개의 전자기적 장치(secondary magnetic field)로 구성되어 있다. operating console은 일반적으로 MRI 영상을 보여주는 모니터와 키보드 그리고 스캔과 스캔 상황을 보여주는 모니터와 키보드로 구성되어있다. 마지막으로 컴퓨터는 물론 CT에서 사용되는 것보다 훨씬 성능이 뛰어나고 처리속도가 빠른 시스템이 사용된다.

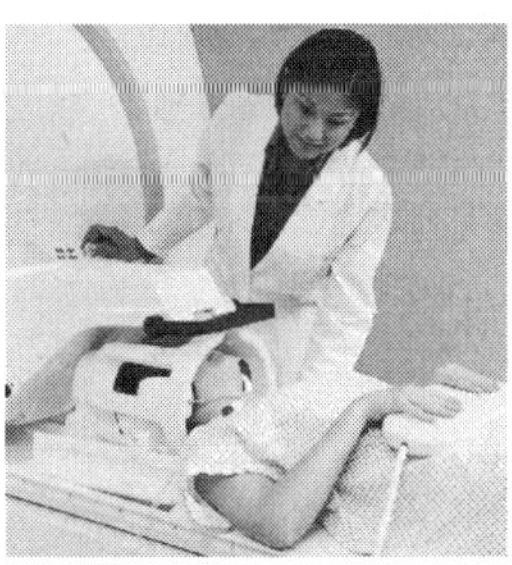
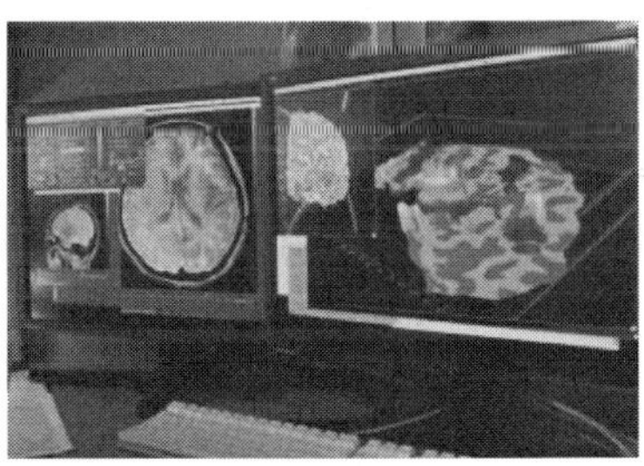
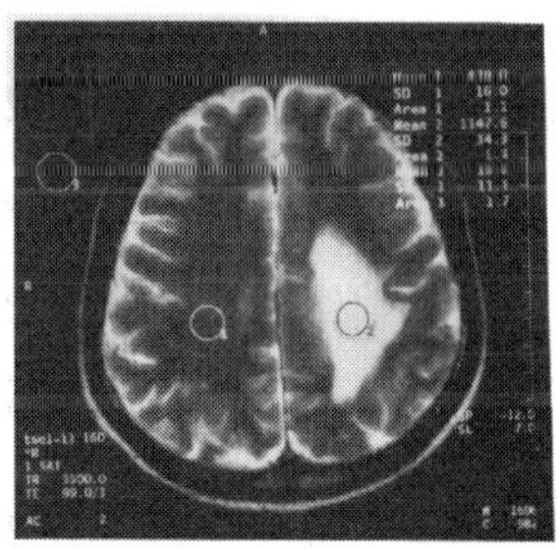

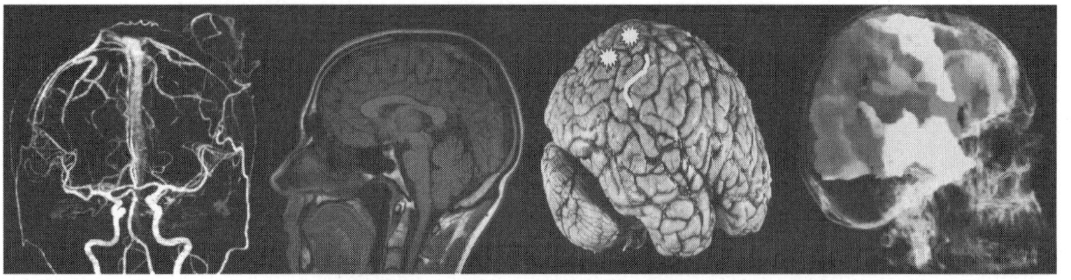

[그림 8-15] MRI 촬영과정 및 획득 영상

최근 신경 회로망을 기업의 마케팅에 적용하려는 진보된 뉴로 마케팅(Neuro Marketing) 연구가 활발히 진행되고 있다. 뉴로 마케팅은 기업이 소비자의 성향과 마음(감정), 인지과정을 미리 체크하여 이를 마케팅에 활용한다는 의미이다. 우리가 알고 있는 뇌는 직관적으로 일정한 욕구 생성이나 충족에 반사 기능으로 인해 뇌의 기능이 활발히 움직이는 것으로 알고 있다. 인간의 뇌는 기능성 자기공명영상(functional MRI, Functional magnetic resonance imaging), 뇌전도(EEG, electoencephalography, 뇌에서 나오는 전기적인 현상 기록을 의미), 뇌자도(MEG, magnetoencephalography, 뇌에서 나오는 전자기 신호를 의미) 등 뇌 영상 기기를 이용하여 뇌의 혈액 흐름이나 뇌파(brain waves, 신경계에서 뇌신경 사이에 신호가 전달될 때 생기는 전기의 흐름)의 변화를 측정하여, 인간 감정과 무의식의 변화를 뉴로 이미지 기술을 통해 관찰할 수 있는데, 이것을 기업에서는 마케팅에 적용하는 것이다. 즉 인간이 상품 구매나 음식 욕구에 대한 심리적 결정은 90% 이상이 욕구에 대한 의식수준이 거의 없는 상태에서 직관적 충동적 뇌 활동에 의해서 결정되기 때문에 기업이 이러한 뇌에 대한 충동적 활동을 이용해서 소비자의 소비성향을 분석하여 이를 자사의 마케팅에 이용하는 것이다. 응용 분야로서는, 패턴인식, 영상처리, 최적화 문제, 퍼지 제어 등 여러 분야에서 유용한 도구로서 활발히 연구되고 있다.

8.8 혈관검사

혈관을 검사하기 위해서는 볼펜심 같은 얇고 긴 도관(catheter)을 약간의 피부절개 후 몸속에 삽입하여 그 관을 통하여 조영제라는 약을 넣고 검사한다. 주로 뇌혈관, 사지혈관의 이상 진단이나 내부 장기에 생긴 종양, 암세포의 번식 저지 시에 많이 이용되고 있다.

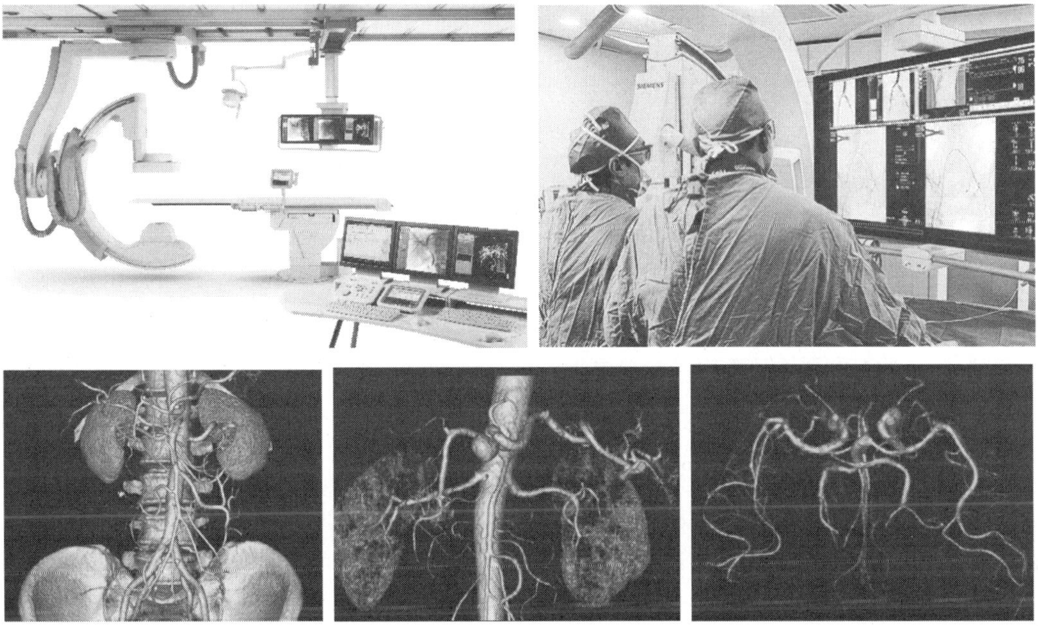

[그림 8-16] 혈관 촬영기와 혈관영상

8.9 핵의학 검사

핵의학 검사(Nuclear Medicine, 미량의 방사선 동위원소를 인체에 주입하여 질병을 진단하는 방식으로 보통 질병 진단 시, 민감도는 비교적 높고 특이도는 낮다)는 방사성 동위원소 및 방사성 의약품의 특이한 성질을 이용하여 신체의 해부학적, 생리학적 기능을 진단, 평가하는 검사를 의미한다. 이 검사는 주로 내부 장기 즉 간, 신장, 심장의 기능 평가나 뼈의 세부골절, 암 전이 판정 등에 많이 이용되고 있다. 특히 이 검사는 민감도가 매우 높으므로 뼈 골질 같은데서 매우 민감하게 반응을 보이게 되므로 뼈 골절 진단에 매우 유용하다.

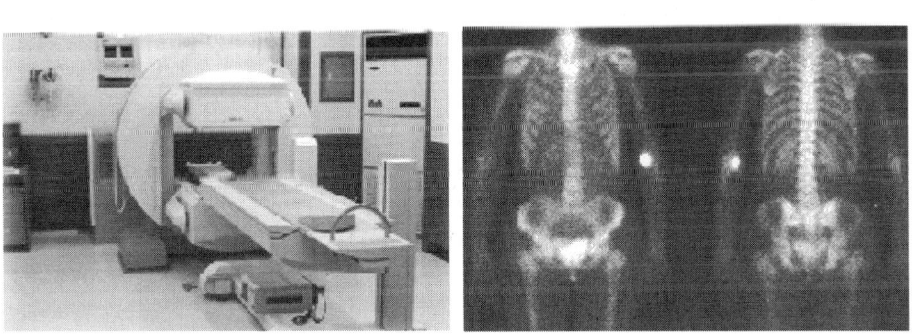

[그림 8-17] 핵의학 검사 장비 현황 및 영상

8.10 병원 영상학 기초

의료 영상은 환자의 질병을 진단하거나 예방하기 위해 사용되는 중요한 의학적 기능이라고 할 수 있다. 이러한 기능에 대한 기본적인 영상 처리는 아날로그 영상과 디지털 영상으로 나누어진다. 아날로그 영상은 카메라를 이용하여 촬영한 영상을 필름으로 현상하여 이를 인화지에 옮김으로서 영상을 표현하였다. 이럴 경우 영상 자료의 관리나 해상도 및 사용자가 원하는 부분만을 잘라서 확대하여 자세히 볼 수 없다는 단점이 있다. 이러한 단점을 해결하기 위해 컴퓨터를 이용하여 다양하게 편집 응용할 수 있는 게 하는 것이 바로 디지털 영상이다. 디지털 영상은 아날로그가 할 수 없는 영상의 편집, 확대, 축소, 회전 등을 할 수 있으므로 실생활에 많이 적용된다. 특히 의료분야에서 환자를 좀 더 정확하게 진단하기 위해 CT나 MRI 등을 촬영하는데, 여기에 중요한 기능으로 이용된다.

단순히 디지털 영상이라 함은 컴퓨터로 영상 작업을 한다고 생각할 수 있다. 물론 그렇다. 그렇지만 이것보다 더 명확한 대답은 데이터를 표현함에 있어 0과 1이란 신호의 데이터로 표현한다. 이러한 디지털 영상은 신호적 존재로 인해 데이터의 보관이 용이하고 기록매체의 발달로 고밀도화가 가능하며 데이터의 전달이 전기적 신호로 이루어지기에 유통의 다양화와 쌍방향성의 이점을 가진다. 무엇보다 데이터의 보관과 재사용 및 수정이 편리하고 빠르다는데 있어 큰 장점을 찾을 것이다.

컴퓨터를 이용한 디지털 영상 표현은 아날로그 영상으로부터 디지털 영상을 얻기 위해 표본화(sampling)와 양자화(quantization) 과정이 필요하다. 여기서 아날로그 영상이란? 전자식 카메라에서 광전자 소자들이 받은 광학 영상을 아날로그 신호로 변환하는데 이를 아날로그 영상이라 한다. 또한 디지털 영상은 아날로그 영상을 공간적으로 표본화하고 표본화된 연속적인 디지털 값(표본화는 아날로그 신호를 일정한 시간 간격으로 연속적인 디지털 값을 소수로 생성하는 것. 예: 1.323, 3.534, 5.2675, …)를 양자화(표본화를 통해 얻어진 연속적 값을 진폭의 크기에 따라 비연속 한정된 단계적 대표 값으로 변환하는 것, 즉 표본화된 연속적인 값 1.323, 3.534, 5.2675 등과 같은 값을 1, 3, 5 등으로 정수화로 변환하는 과정)하여 컴퓨터에서 처리하기 쉬운 디지털 영상으로 변환하는 것을 의미한다. 이때 표본화된 값을 양자화 과정에서 일부 데이터 값의 손실에 의해 잡음이 발생할 수 있다.

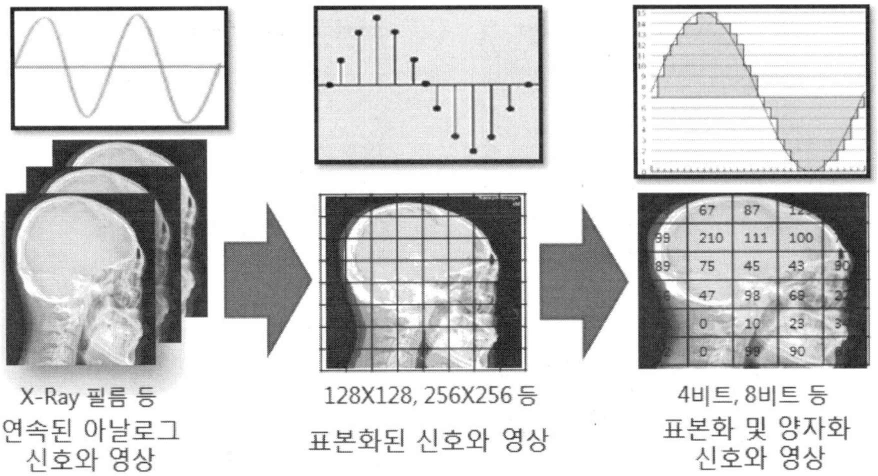

[그림 8-18] 연속된 아날로그 영상을 표본화 및 양자화를 거쳐 디지털 영상으로 변환하는 과정

표본화는 공간적으로 연속된 영상 즉 아날로그 신호를 시간 간격으로 나누고, 나누어진 기간의 값을 추출해서 샘플링하여 만드는 것으로, 영상에서 샘플은 픽셀을 의미한다. 즉 공간적으로 연속된 영상을 이산적인 픽셀의 집합으로 분할하는 것을 의미한다. 즉, 양자화는 표본화한 값들이 모든 가능한 실수형태의 값들로 표현되기 때문에 컴퓨터에 표현하기가 불가능하다. 따라서 표본화된 실수 값들을 유한개의 값으로 단계적 표현하는 과정이 필요한데 이를 양자화 과정이라고 한다. 표본화에 의해 양자화된 개수는 영상의 해상도를 결정한다. 양자화 개수는 보통 그레이 영상(graylevel image)에서 256(8비트) 색상을 가진다. 만일 양자화 개수가 2개이면, 즉 영상이 2가지 색상만 가진다면, 256 색상에서 중간 값 128(임계치)을 기준으로 그 이하의 값을 가진 픽셀은 0 또는 128 이하 임의의 값 하나 그리고 1 또는 128 이상 중 하나의 값으로 영상을 표시할 수 있다. 이와 같이 양자화는 픽셀의 농도에 따라 정수 값으로 변환하며 단계별 2진 영상($2^1 = 2$ 색상), 4비트($2^4 = 16$ 색상) 및 8비트($2^8 = 256$ 색상) 영상 등으로 양자화 비트를 표현할 수 있다.

양자화는 그 픽셀(화소: 디지털 영상으로 나타난 화면상의 최소 면적 단위)의 농담(濃淡: 색채나 명암 따위의 짙고 옅은 정도)을 이산적인 값으로 변환하는 것을 의미한다. 즉 0과 1로 양자화하는 것을 이진 영상이라 한다. 그림 8-20은 양자화 된 비트 수와 화질의 관계를 나타냈는데, 양자화의 비트 수를 늘리면 영상을 보다 정밀하게 표현할 수 있다.

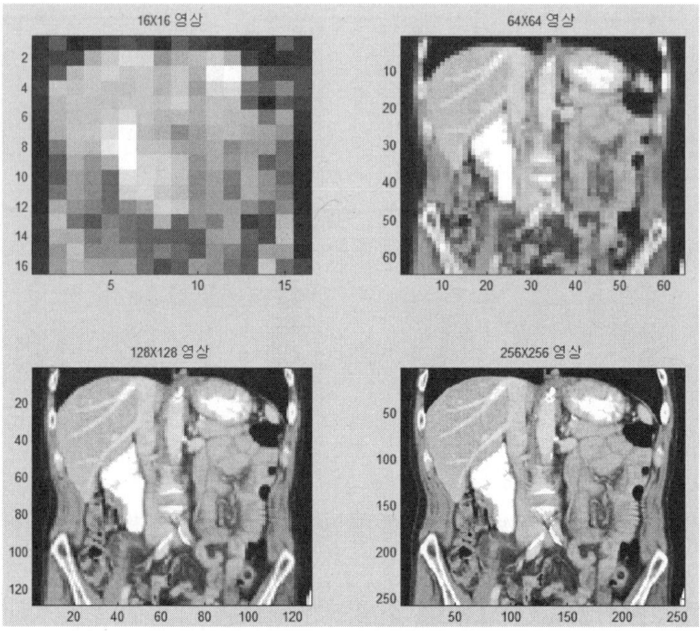

[그림 8-19] 표본화 영상들

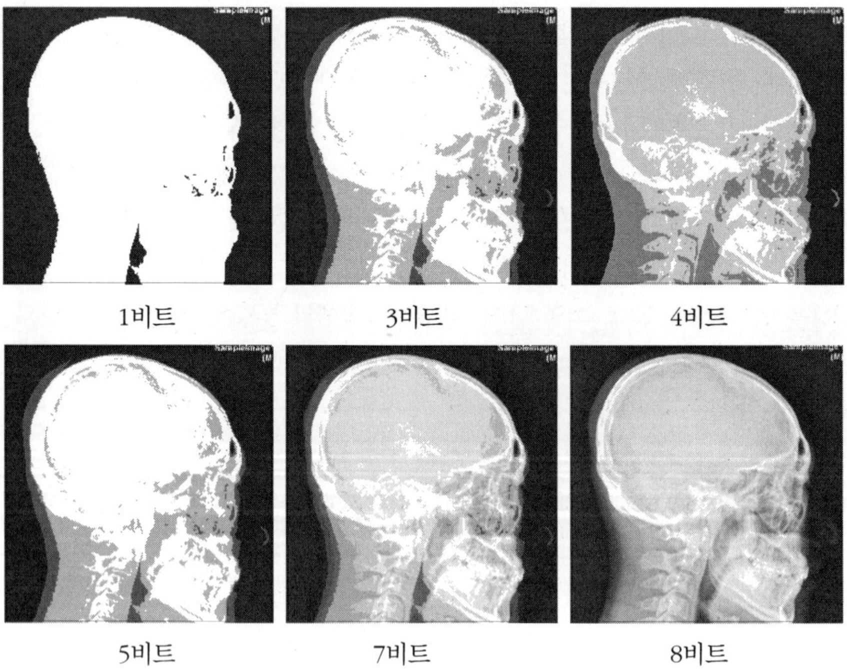

[그림 8-20] 개수별 양자화 영상들

임계치의 의미는 영상에 기준 값을 주어 그 이상과 그 이하를 가려 에지(edge)를 결정하기 위한 작업이다. 즉 미분 에지 검출 방법으로 에지 그레이디언트(gradient, 경사도)를 구하고 그 값을 임계치와 비교하여 에지의 존재 여부를 결정하는데, 이때 임계치는 에지 검출기의 민감도에 의해 결정된다. 즉 256개의 화소 값을 일일이 표현하자면 산만할 뿐만 아니라 에지가 아닌 노이즈(noise, 잡음)가 에지로 판단되는 오류가 생길 수 있으므로 임계치를 주어서 임계치 이하는 1의 값을 부여하고, 임계치 이상은 0의 값을 부여해 이진 영상을 생성해내는 것이다.

8.11 색 공간 원리

인간의 시각으로 인식할 수 있는 빛은 전자기 스펙트럼에서 극히 일부분이다. 전자기 스펙트럼은 라디오, 극초단파, 적외선, 가시광선(可視光線), 자외선, X-선 등의 주파수 영역을 가지고 있다. 다음 그림과 같이 전자기 스펙트럼에서 인간의 시각으로 인식할 수 있는 주파수 영역을 가시광선이라 한다. 즉 주파수가 가장 낮은 영역의 색상은 적색이며, 다음으로 노랑색, 녹색, 청색, 보라색 순으로 높은 주파수 영역을 갖는다. 즉 인간이 색을 인식할 수 있는 것은 가시광선 영역부분의 전자기 스펙트럼을 주파수 대역별로 구별할 수 있다는 의미이다.

참고로 태양이나 실내 백열등은 가시대역의 모든 주파수의 빛을 방출하기 때문에 인간의 시각으로는 흰색으로 보이게 된다. 즉 주파수가 낮은 적색부터 주파수가 높은 보라색 가시광선의 각 주파수 성분이 비슷한 대역으로 고르게 분포하면 흰색으로 보이게 된다는 것이다. 또한 빛이 어떤 사물에 닿으면 사물의 표면에 대한 특성에 따라 일부 주파수는 흡수되고 나머지는 반사되는데, 이와 같이 어떤 주파수가 얼마만큼 반사되는가에 따라 사물이 다양한 색상으로 보이게 된다. 여기서 색상은 주파수 파장에 따라 사물의 색상을 결정하게 된다.

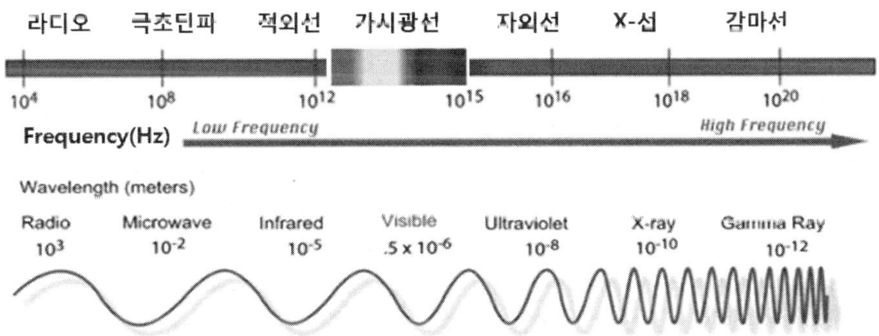

[그림 8-21] 전자기파 스펙트럼

결론적으로 컬러의 개념은 다양한 빛의 스펙트럼 중에서 인간이 시각으로 인식되는 가시광선으로 빛이 사물에 닿아서 반사되는 시각적인 색의 느낌, 즉 빛의 자극으로 생기는 감각이 바로 컬러 색상이 된다. 이러한 컬러에 대한 컬러 공간 표현은 2차원 또는 3차원 공간으로 표현할 수 있으며, 이것을 상대적인 공간 좌표계에 의해 컬러 공간을 나타낼 수 있다. 따라서 컬러 공간 표현은 컬러 공간 좌표계에 의해 컬러와 컬러간의 관계를 다양한 방법으로 표현할 수 있다. 용도별 활용하는 컬러의 모형은 RGB, CMY(K), HSI, HSV, YCbCr, YUV, YIQ, CIE, HLS 등이 있다.

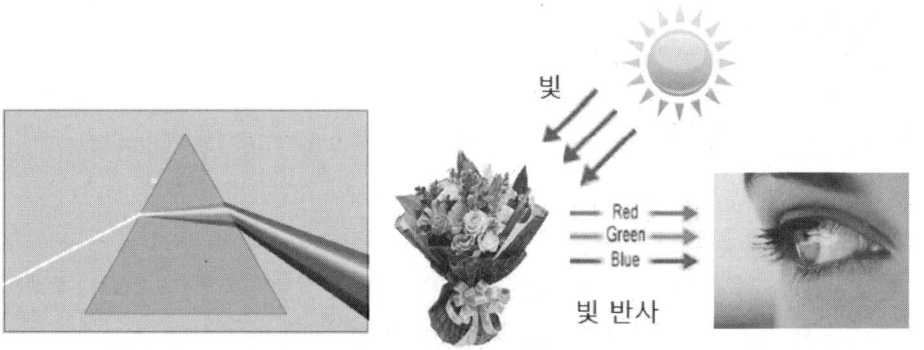

[그림 8-22] 백색광(빛)이 사물에 의해 굴절되어 굴절 각도에 따라 색상 표현

▌RGB 컬러 모형

빛의 삼원색(Red, Green, Blue) 조합으로 구성된다. 컴퓨터 디스플레이, 디지털 영상처리 등에 활용한다.

▌CMY(K) 컬러 모형

색의 사원색(Cyan, Magenta, Yellow, blacK)으로 구성된다.(RGB 색상의 감산에 의해 구성) 빛을 이용하여 모니터에 출력하는 RGB에 반해, CMY(K)는 색을 이용하여 프린트로 출력하는 원리로서 인쇄 및 기타 출판에 활용한다.

▌HSI 컬러 모형

HSI는 HSV와 유사하며 빛의 삼속성으로 구성된다. 색상, 채도, 명도를 이용하여 활용한다.

▌YCbCr 컬러 모형

동영상 압축 표준방식인 MPEG이나 JPEG 영상 압축에 활용한다.

▌YIQ 컬러 모형

YCbCr과 유사하고, YUV와 같은 원리의 색 공간으로 컬러 TV의 NTSC(National Television Systems Committee) 방식으로 활용한다.

▌YUV 컬러 모형

YUV는 YCbCr이나 YIQ와 유사한 기능으로 Y는 밝기 정보, U와 V는 색차 성분으로 색상의 정보를 나타내는 모형이다. YUV 컬러 모형은 Y 정보를 이용하여 흑백 TV, U와 V를 정보를 이용하여 컬러 TV 형태로 영상이 구성된다.

8.11.1 RGB 공간

RGB 공간은 빛의 삼원색으로 주로 컴퓨터 모니터 및 컴퓨터 그래픽 등 보이는 색상이 빛으로 이루어져 있는 컬러 공산이나. 컬러의 기본 공간은 빛의 삼원색인 빨강(Red), 초록(Green), 파랑(Blue)으로 구성되며, 컬러의 여러 요소들이 복합되어 다양한 색상을 나타낸다. 즉 RGB 공간은 가산 공간으로 빛의 삼원색의 합산에 의해 다양한 색상을 표현한다. 또한 RGB 컬러 공간은 각각 $R^8 \times G^8 \times B^8 = RGB^{24}$ 24비트를 가지므로 트루컬러라고 한다.

이러한 RGB 공간 모형은 아래 그림 과같이 정육면체로 표시할 수 있다. 아래 그림에서 원점(0, 0, 0)은 검정색, 대각 꼭지점은 흰색(1, 1, 1)이며, 이것을 연결시킨 점선 화살표에 따라 명암도 형태를 표현한다. 명암도를 표시하는 점선 화살표를 Gray value라고 한다. 여기서 RGB 컬러 모형의 값 범위를 0에서 1사이의 소수 값을 사용하기도 하지만 대부분 그래픽 프로그램 활용에서는 0에서 255 사이의 값을 사용한다.

▌RGB 색 공간 표현식 : 색상 ─ (Red(0~255 또는 0~1 사이의 소수 값),
Green(0~255 또는 0~1 사이의 소수 값),
Blue(0~255 또는 0~1 사이의 소수 값))

▌RGB 공간 색상 표현 축 :

R	G	B		
(1,	0,	0)	=	Red
(0,	1,	0)	=	Green
(0,	0,	1)	=	Blue
(0,	1,	1)	=	Cyan
(1,	0,	1)	=	Magenta
(1,	1,	0)	=	Yellow
(0,	0,	0)	=	Block
(1,	1,	1)	=	White

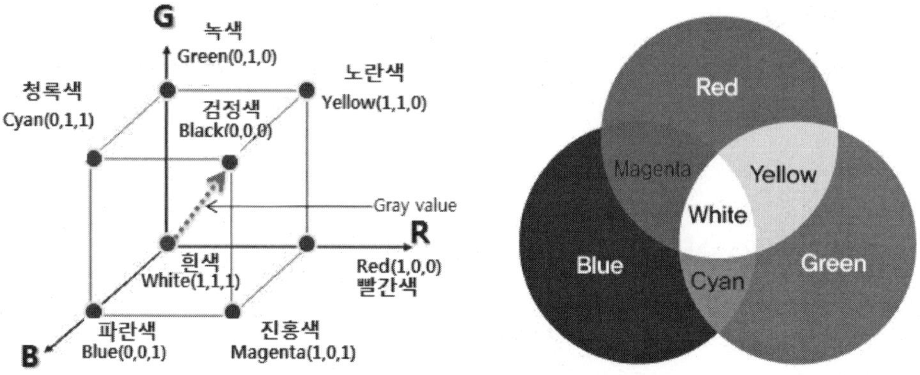

[그림 8-23] RGB 컬러 공간과 가산 공간

[표 8-1] RGB 컬러 공간의 가산 체계

색상명	구성명(R, G, B)	가산체계
흰색	White(1, 1, 1)	Red(1, 0, 0)+Green(0, 1, 0)+Blue(0, 0, 1)
청록색	Cyan(0, 1, 1)	Green(0, 1, 0)+Blue(0, 0, 1)
노란색	Yellow(1, 1, 0)	Red(1, 0, 0)+Green(0, 1, 0)
자홍색	Magenta(1, 0, 1)	Red(1, 0, 0)+Blue(0, 0, 1)
검정색	Black(0, 0, 0)	Cyan(0, 1, 1)+Magenta(1, 0, 1)+Yellow(1, 1, 0)+blacK(0, 0, 0)

또한 RGB 컬러 영상은 RGB 컬러 공간 표현식을 응용하여 RGB 컬러 채널을 각각 분리하여 단일 색 영상으로 나타낼 수 있다. 분리된 각 채널은 명암도를 가진 그레이 영상으로 표시된다.

▌RGB를 각 채널별로 분리하여 표현한 단일 색상을 조합 컬러로 표현한 예

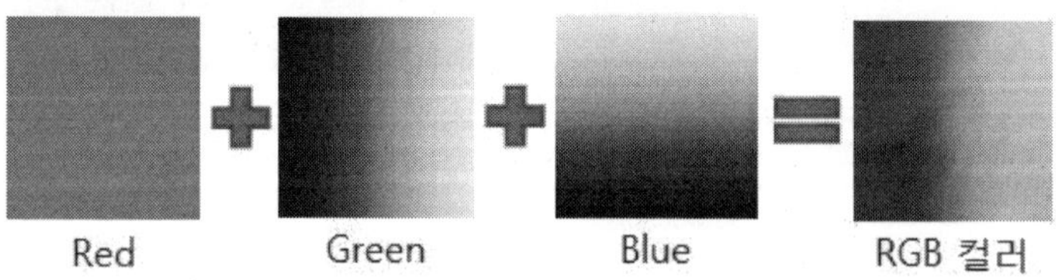

8.11.2 CMY(K) 공간

CMY(K) 공간은 빛의 조합으로 구성되는 RGB 컬러 모형과 반대로 색의 사원색으로 색의 감산에 의해 색상을 표현하는 방식이다. 컬러의 기본 공간은 청록(Cyan), 자홍(Magenta), 노랑

(Yellow) 그리고 검정(blacK)으로 구성되어 있다. CMY(K) 모형은 RGB 컬러 모형의 대각선상으로 색상을 서로 바꾸어 놓은 모양을 하고 있다. RGB 컬러 모형은 R, G, B의 세 가지 색을 모두 더하면 흰색(1, 1, 1)이 되는 가산 체계인데, 반해 CMY(K) 컬러 모형은 C, M, Y 세 가지 색을 모두 더하면 검정색(1, 1, 1)이 되어 반사되는 색이 적어지는 감산 체계이다. 사용 용도는 주로 인쇄 및 기타 출판용으로 활용된다. 여기서 독특하게 순수 검정색은 조합이 아닌 인쇄할 때 독립적으로 사용되는데, C, M, Y 채널 중 최소값으로 정의한다.(K=min(C, M, Y))

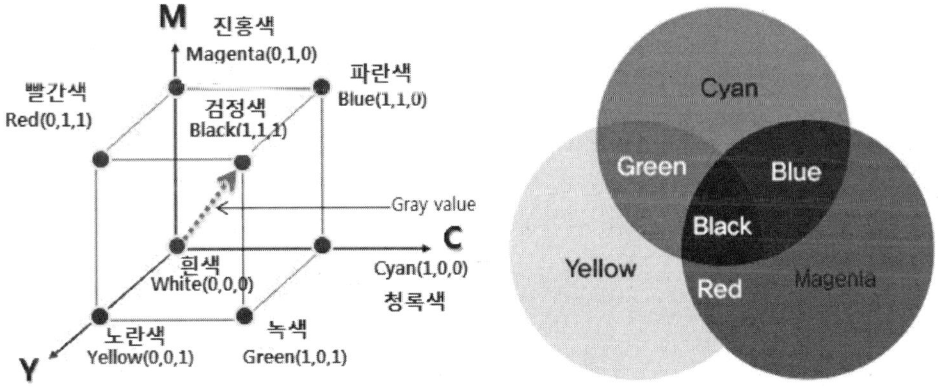

[그림 8-24] CMY(K) 컬러 공간과 감산 공간

RGB 컬러 공간을 CMY(K) 컬러 공간으로 변환

Cyan(C) = 1 또는 255 − Red = Cyan(C) − blacK(K)

Magenta(M) = 1 또는 255 − Green = Magenta(M) − blacK(K)

Yellow(Y) = 1 또는 255 − Blue = Yellow(Y) − blacK(K)

blacK(K) = min(Cyan(C), Magenta(M), Yellow(Y))

정리하면,

RGB 공간을 CMY(K) 공간으로 변환

$$\begin{bmatrix} C \\ M \\ Y \end{bmatrix} = \begin{bmatrix} 1 \text{ 또는 } 255 \\ 1 \text{ 또는 } 255 \\ 1 \text{ 또는 } 255 \end{bmatrix} - \begin{bmatrix} R \\ G \\ B \end{bmatrix}$$

CMY(K) 공간을 RGB 공간으로 변환

$$\begin{bmatrix} R \\ G \\ B \end{bmatrix} = \begin{bmatrix} 1 \text{ 또는 } 255 \\ 1 \text{ 또는 } 255 \\ 1 \text{ 또는 } 255 \end{bmatrix} - \begin{bmatrix} C \\ M \\ Y \end{bmatrix}$$

8.11.3 HSI와 YCbCr 공간

HSI 공간은 인간이 색을 인지하는 형태에 따라 색상을 표현한다. 그 형태는 색상(Hue), 채도(Saturation), 명도(Intensity)로 분류된다. 예를 들어 HSI 컬러 공간은 환자의 내시경 영상을 획득하는 과정에서 발생하는 조명에 의한 노이즈와 굴곡에 의해 생성되는 그림자에 의한 노이즈를 해결하기 위해서 HSI 공간의 채도와 밝기 값을 이용하여 노이즈 영역을 제거할 수 있으므로 영상 처리 활용에 유용하다.

- **색상**(Hue) : 순수 색을 의미한다. 즉 빨강, 노랑, 파랑 등 뚜렷이 구분되는 색상

- **채도**(Saturation, Purity) : "탁하다", "연하다" 등 흰색과 순수 색을 혼합한 색상.
예를 들어 순수한 빨강색은 채도가 높은 반면, 분홍색은 상대적으로 채도가 낮음.

- **명도**(Intensity, Brightness) : 색의 명암을 의미한다. 즉 색의 밝기와 어둠을 의미한다.

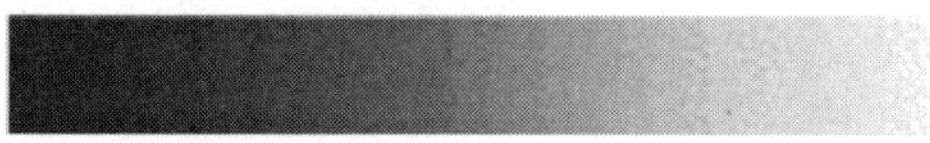

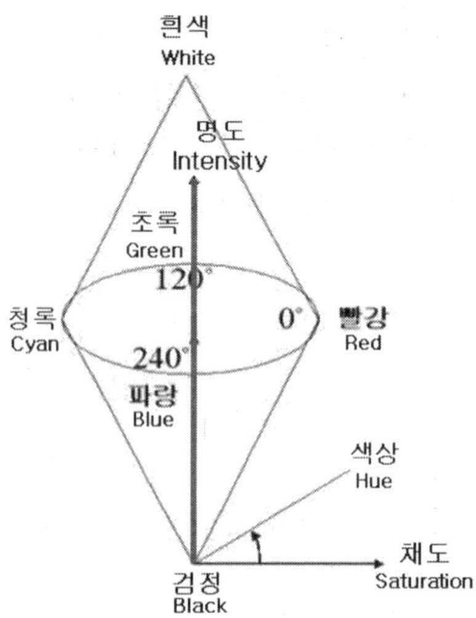

[그림 8-25] HSI 컬러 공간

HSI 공간은 임의의 색상을 생성하기 위해 여러 순수 색상을 배합할 필요가 없다. 예를 들어 순수 빨강색을 분홍색으로 변환시키려면 단순히 채도만 조절하면 된다. 또한 색의 어둠을 밝게 하려면 명도만을 사용한다.

위의 그림에서 색상은 순수 색의 표현으로서 원의 형태로 각도 0에서 360도 사이의 값을 가진다. 색상의 각도에 따라 0도는 빨강, 120도는 초록, 180도는 청록, 240도는 파랑이 되며, 360도는 또다시 빨강을 표현한다. 채도는 단면 원의 반지름에 해당되며 0에서 1사이의 값을 가진다. 또한 명도는 수직선으로 표현하며, 0(검정)에서 1(흰색)사이 또는 0에서 255 사이의 값을 가진다.

- RGB와 HSI 컬러에 대한 색의 표현

Red = (0°H, 1S, 0.33I)
Yellow = (60°H, 1S, 0.66I)
Cyan = (180°H, 1S, 0.66I)
Blue = (240°H, 1S, 0.33I)
Magenta = (300°H, 1S, 0.66I)

- RGB를 HSI 컬러 색상으로 변환 표현식

$$H(\text{색상}) = \cos^{-1}\left[\frac{\frac{1}{2}[(R-G)+(R-B)]}{[(R-G)^2+(R-B)(G-B)]^{\frac{1}{2}}}\right]$$

$$S(\text{채도}) = 1-\frac{3}{(R+G+B)}[\min(R,G,B)]$$

$$I(\text{명도}) = \frac{1}{3}(R+G+B)\text{일 때,}$$

```
H = acos(((0.5×((R-G)+(R-B)))/(sqrt(((R-G)×(R-G))+(R-B)×(G-B)))));
S = 1-((3.0/(R+G+B))×min(R,G,B));
I = (R+G+B)/3.0;
```

그외 HSI 공간과 유사한 HSV는 동일 계열의 컬러 공간으로 RGB 공간을 변형하여 개발된 컬러 공간이다. HSV는 각각 색상(Hue), 채도(Saturation), 명도(Value)를 의미한다.

YCbCr 공간은 동영상 압축 표준방식인 MPEG이나 일반 JPEG 영상 압축 등에 사용되는 컬러공간으로 RGB 색상에서 Y는 명도(밝기 성분), Cb는 청색의 강도, Cr은 붉은색 강도(색차 정보)를 분리하여 표현하는 색상 모형이다.

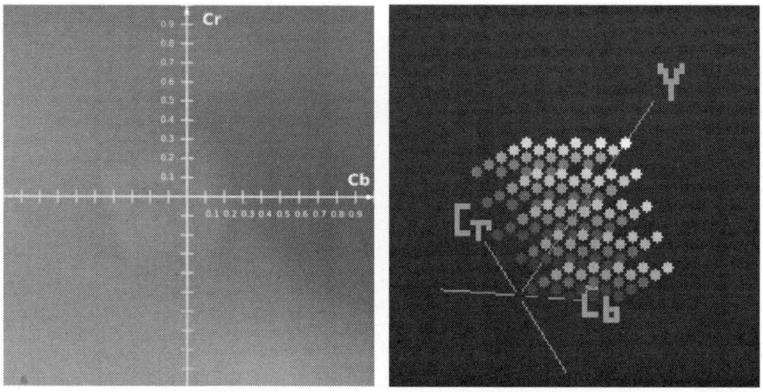

[그림 8-26] 밝기 성분 Y=0.5일 때, CbCr 평면 컬러 대비와 YCbCr 컬러 공간

이러한 YCbCr 공간은 RGB 공간 정보를 인코딩하는 방식으로 비디오 신호를 디스플레이하기 위해 사용한다.

- RGB와 YCbCr 컬러 공간으로 변환

$$\begin{bmatrix} Y \\ Cb \\ Cr \end{bmatrix} = \begin{bmatrix} 16 \\ 128 \\ 128 \end{bmatrix} + \begin{bmatrix} 65.481 & 128.553 & 24.966 \\ -37.797 & -74.203 & 112.0 \\ 112.0 & -93.786 & -18.214 \end{bmatrix} \begin{bmatrix} R \\ G \\ B \end{bmatrix} \text{ 일 때,}$$

$Y = 16 + 65.481 \times R + 128.553 \times G + 24.966 \times B$

$Cb = 128 - 37.797 \times R - 74.203 \times G + 112.0 \times B$

$Cr = 128 + 112.0 \times R - 93.786 \times G - 18.214 \times B$

8.11.4 YIQ와 YUV 공간

YIQ(luminance, Inphase, Quadrature) 공간은 YCbCr과 유사한 방식이며, YUV와 같은 원리의 색 공간 일종으로 컬러 TV의 NTSC(National Television Systems Committee) 방식에 쓰이는 색 공간이다.

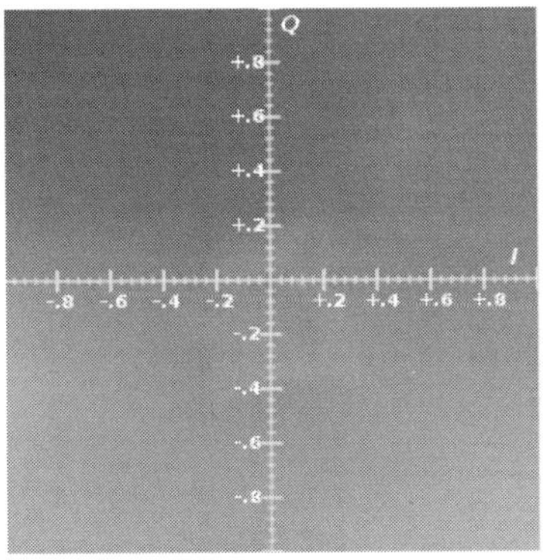

(a) 밝기성분 Y=0.5일 때, YIQ 평면 컬러 공간 (색차성분 I와 Q는 좌표 1.0으로 표시)

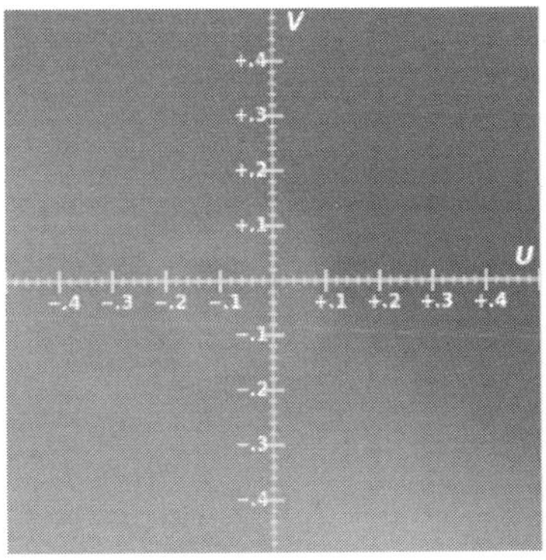

(b) RGB 컬러 공간 내 보여준 밝기성분 Y=0.5일 때, U와 V 평면 컬러 공간

[그림 8-27] YIQ와 YUV 평면 컬러 공간에서의 색차 성분 표시

YIQ 공간에서 Y는 휘도(밝기 성분, luminance)로 그레이 영상 밝기를 표시하고, 분해된 색상 정보 I와 Q는 색차 성분으로 I는 동위상(inphase), Q는 구적(quadrature)을 의미해 2개의 부반송파(subcarrier) 변조를 나타낸다. 또한 YUV에서 Y는 명암으로 밝기 정보(밝음과 어두운 성분), U(빨간색 성분)와 V(파란색 성분)는 색차 성분으로 색상의 정보를 나타내는 모형이다. YUV 컬러 모형은 Y 정보를 이용하여 흑백 TV, U와 V를 정보를 이용하여 컬러 TV 형태로 영상이 구성된다.

- RGB 컬러 공간을 YIQ(NTSC) 컬러 공간으로 변환

$$\begin{bmatrix} Y \\ I \\ Q \end{bmatrix} = \begin{bmatrix} 0.299 & 0.587 & 0.114 \\ 0.596 & -0.274 & -0.322 \\ 0.211 & -0.523 & 0.312 \end{bmatrix} \begin{bmatrix} R \\ G \\ B \end{bmatrix} \text{ 일 때,}$$

$$Y = 0.299 \times R + 0.587 \times G + 0.114 \times B$$
$$I = 0.596 \times R - 0.274 \times G - 0.322 \times B$$
$$Q = 0.211 \times R - 0.523 \times G + 0.312 \times B$$

- YIQ(NTSC) 컬러 공간을 RGB 컬러 공간으로 변환

$$R = 1.000 \times Y + 0.956 \times I + 0.621 \times Q$$
$$G = 1.000 \times Y - 0.272 \times I + 0.647 \times Q$$
$$B = 1.000 \times Y - 1.106 \times I + 1.703 \times Q$$

8.12 영상 좌표 표현

디지털 영상 처리에서 사용하는 좌표 시스템은 두 가지 형태를 사용한다. 즉 픽셀 좌표 시스템(pixel coordinate system)과 공간 좌표 시스템(spatial coordinate system)이다. 픽셀 좌표 시스템은 일반적인 영상의 표현 방법으로 픽셀 위치를 하나의 좌표로 표현하여 영상의 특정 위치를 결정한다. 픽셀 위치는 좌측 상단에서 하단으로 그리고 왼쪽에서 오른쪽 순으로서 각각 행과 열로서 표현한다.

(1) 픽셀 좌표 표현

그림에서 픽셀 좌표는 화면 상단 왼쪽에서 행(r, row)의 요소가 아래로 증가하는 동안 열(c, column)의 요소는 오른쪽으로 증가하게 된다. 여기서 픽셀 좌표는 영상의 크기에 따라 정수 값으로 정의되며, 이를 행렬로 표현한다. 예를 들어 영상을 g라고 정의하고, 픽셀 행의 값이 2이고 열의 값이 3이라면, 영상에서의 행렬 요소 표현은 $g(2,3)$로 표현할 수 있다.

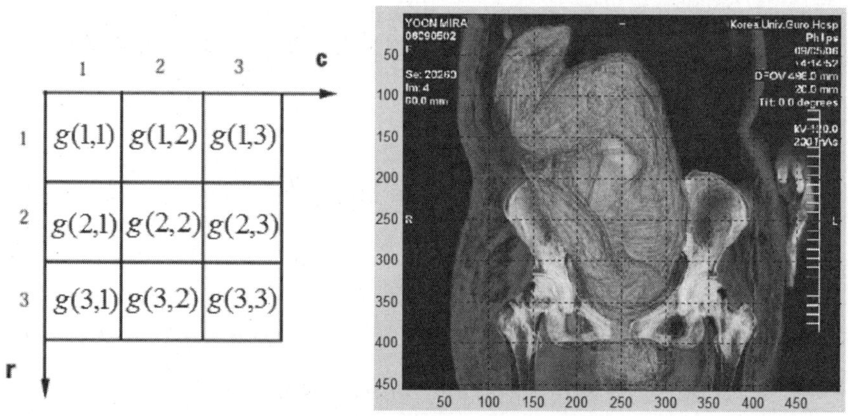

[그림 8-28] 픽셀 좌표 방식으로 표현

(2) 공간 좌표 표현

픽셀 좌표 표현은 $g(2,3)$과 같이 단일 좌표 방식 즉, 좌표 표현이 정수로 나타내지만, 공간 좌표 표현은 $g(2.3,3.2)$과 같이 연속적인 실수 값으로 표현한다. 아래 그림에서 하나의 사각형 조각(square patch)은 픽셀로 생각하면 된다. 이러한 공간 좌표 시스템은 영상의 특정 위치를 평면상에서 나타내는 방식으로 x와 y로 표현한다.

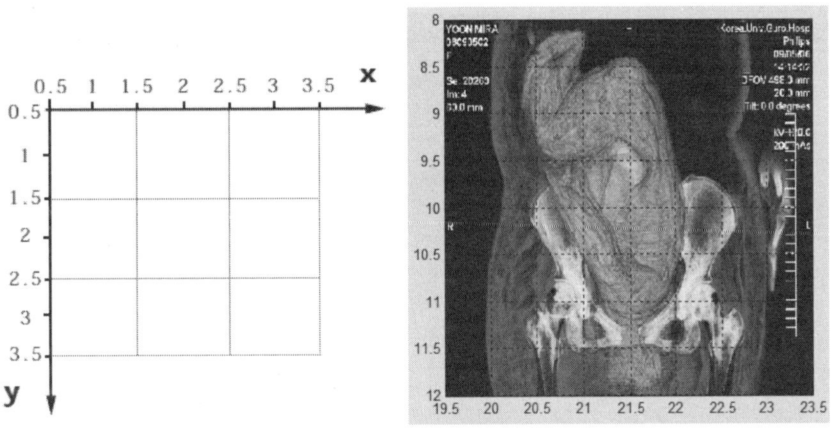

[그림 8-29] 공간 좌표 방식으로 표현

영상에서 픽셀 좌표와 공간 좌표는 각각 $g(1,1)$과 $g(0.5,0.5)$로서 표현되는 좌표로서 조금 다르다. 즉 픽셀 좌표는 이산적이지만 공간 좌표는 연속성을 갖는 방식으로 영상을 표현한다.

8.13 의료 영상 표현 유형

디지털 영상 표현 방법을 보면, 영상은 2차원적인 배열 x,y 좌표를 가지고 있는 작은 픽셀들의 모임이다. 영상은 종류에 따라 다음 그림과 같이 2진 영상(binary image), 그레이 영상(gray image, gray scale, gray level), RGB 컬러 영상, 인덱스 256 컬러 영상(indexed image), YCbCr, YIQ, YUV, HSV 등으로 분류된다.

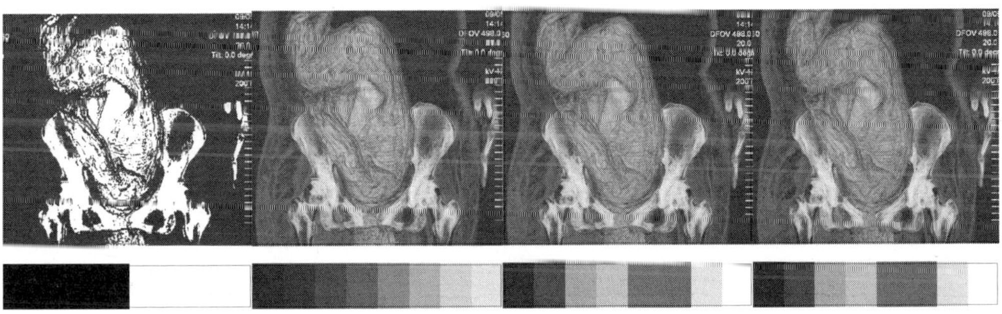

(a) 2진 영상 (b) 그레이 영상 (c) RGB 영상 (d) 인덱스 영상

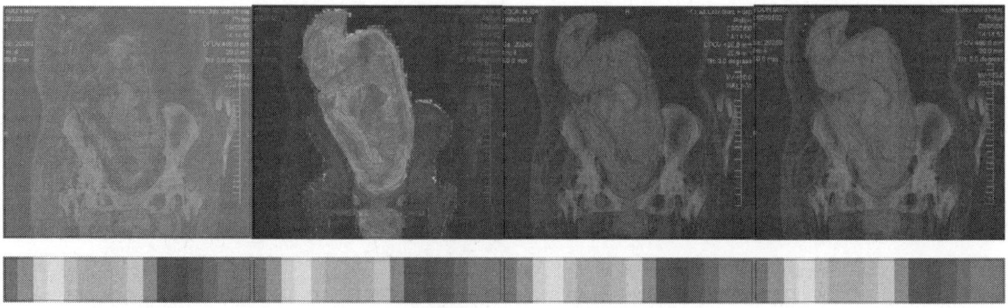

(e) YCbCr 영상　　(f) HSV 영상　　(g) YUV 영상　　(h) YIQ 영상

[그림 8-30] 영상의 종류들

(1) 2진 영상 표현

2진 영상은 픽셀의 값을 0과 1로 표현한다. 여기서 영상의 표현은 2차원적인 배열 또는 행렬 x,y 좌표로 표현할 수 있다.

$$g(x,y) = 0 \text{ 또는 } 1$$

$$g(x,y) = \begin{bmatrix} 1 & 0 & 1 & 0 \\ 0 & 1 & 0 & 0 \\ 1 & 1 & 1 & 0 \\ 1 & 0 & 0 & 1 \end{bmatrix}$$

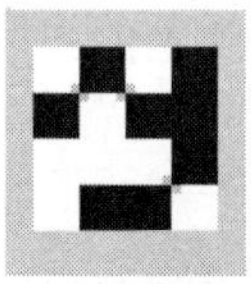

[그림 8-31] 행렬로 정의된 $g(x,y) = \begin{bmatrix} 1 & 0 & 1 & 0 \\ 0 & 1 & 0 & 0 \\ 1 & 1 & 1 & 0 \\ 1 & 0 & 0 & 1 \end{bmatrix}$ **을 영상으로 표현한 예**

(2) 그레이 영상

그레이 영상은 명암도 영상 또는 회색 영상이라고 하는데, 보통 8비트로서, 0에서 255까지의 단계적인 단일 색상을 가진다.

$g(x,y) = 0$에서 255 중 하나의 값

$$g(x,y) = \begin{bmatrix} 234 & 123 & 101 & 55 \\ 126 & 112 & 78 & 57 \\ 92 & 89 & 121 & 10 \\ 111 & 212 & 221 & 49 \end{bmatrix}$$

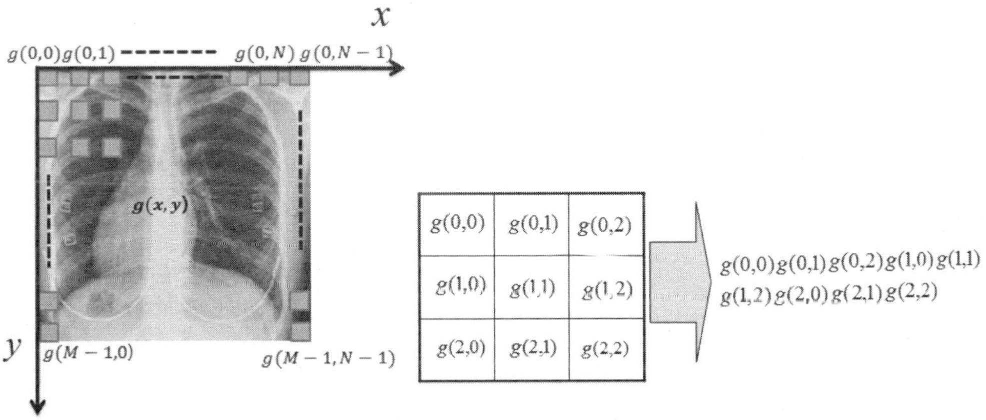

(a) 의료 영상 (b) 영상 데이터 (c) 데이터 저장 과정

[그림 8-32] 그레이 영상 표현과 영상 데이터 저장 과정

위의 그림에서 영상함수 $g(x,y)$는 공간좌표 x와 y로 정의되며 영상의 특정 위치를 표현한다. 또한 영상 좌표에서 원점은 영상의 왼쪽 상단에 있으며, 수평 방향으로 x축, 수직 하단 방향으로 y축이 되며, 이를 영상함수로 $g(x,y)$로 표현한다. 이러한 영상함수 $g(x,y)$는 표본화 및 양자화 과정을 거쳐 디지털 영상 데이터로 변환된다.

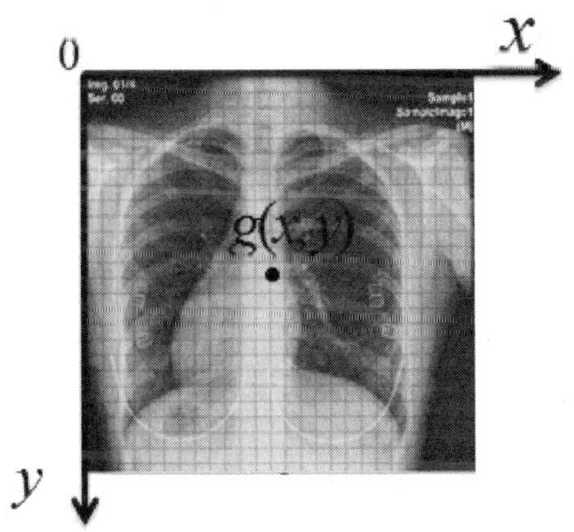

[그림 8-33] 디지털 영상 결과

위의 그림은 2차원 그레이 영상 데이터에 공간좌표 (x,y)의 위치와 저장되는 방법을 보여준 것이다. 디지털 영상은 2차원으로 배열된 픽셀들의 집합이므로 각 픽셀들을 순서대로 나열하여 파일에 쓰거나 읽으면 된다. 다만 수학에서 사용하는 좌표는 왼쪽에서 오른쪽으로 값이 커지는 x축과 아래쪽에서 위쪽으로 커지는 값을 갖는 y축을 가지나, 영상에서는 위에서부터 아래로 진행하는 것이 일반적이므로 y축 좌표 값이 위, 아래가 바뀌게 된다. 즉 영상 데이터를 쓰거나 읽을 때 순차적으로 영상의 위에서부터 아래로 왼쪽에서 오른쪽으로 한 픽셀씩 단계적으로 처리하면 된다.

그레이 영상인 경우, 픽셀의 밝기에 대해 모든 경우의 수를 나타낼 수 있어야하므로 256단계를 나타내려면 8비트가 필요하다. 만일 64단계라면 6비트(2^6)가 필요할 것이다.

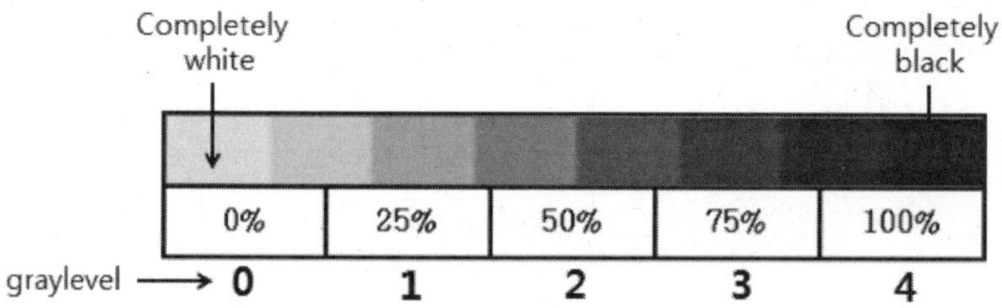

[그림 8-34] 디지털 영상에서 graylevel 단계를 설명한 예

(3) RGB 컬러 영상

RGB 컬러 영상은 빨강색(red), 초록색(green), 파랑색(blue)을 조합하여 표현한다.

> RGB 컬러 영상 픽셀 배열 : M(행)$\times$$N$(열)$\times$3가지 색상$(1=R, 2=G, 3=B)$
> 8비트 컬러 영상인 경우 : 2^8(행)$\times 2^8$(열)$\times 2^8$(가지 색상)$= 2^{24} = 16,777,216$

$$c(x,y) = [r(x,y)\ g(x,y)\ b(x,y)]$$

$$r(x,y) = \begin{bmatrix} 34 & 13 & 141 & 55 \\ 16 & 12 & 77 & 66 \\ 91 & 189 & 128 & 44 \\ 110 & 212 & 211 & 88 \end{bmatrix}, \quad g(x,y) = \begin{bmatrix} 14 & 14 & 41 & 45 \\ 16 & 16 & 77 & 56 \\ 21 & 189 & 28 & 84 \\ 10 & 22 & 11 & 11 \end{bmatrix}, \quad b(x,y) = \begin{bmatrix} 34 & 11 & 41 & 5 \\ 16 & 12 & 77 & 6 \\ 1 & 89 & 12 & 4 \\ 12 & 12 & 21 & 13 \end{bmatrix}$$

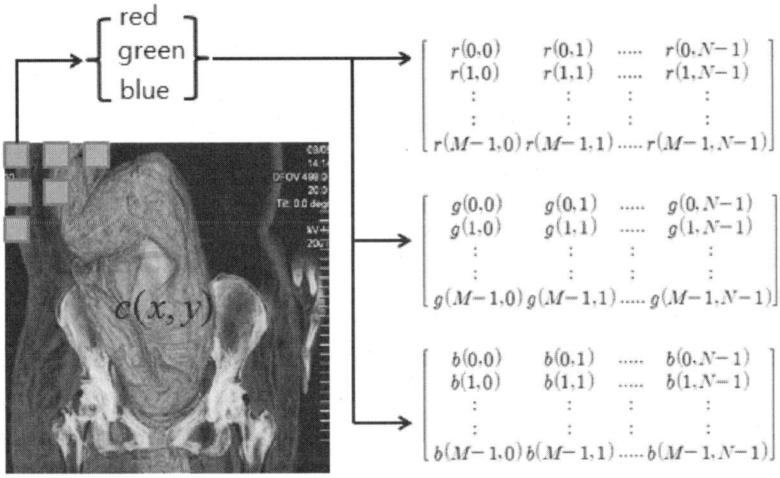

[그림 8-35] RGB 컬러 영상을 디지털로 표현

RGB 컬러 영상인 경우에는 3원색이 각각 밝기를 가져야하므로 1바이트씩 모두 3바이트가 한 픽셀을 표현하는데 사용된다. 이때 저장되는 색의 순서는 빨강색, 초록색, 파랑색이다.

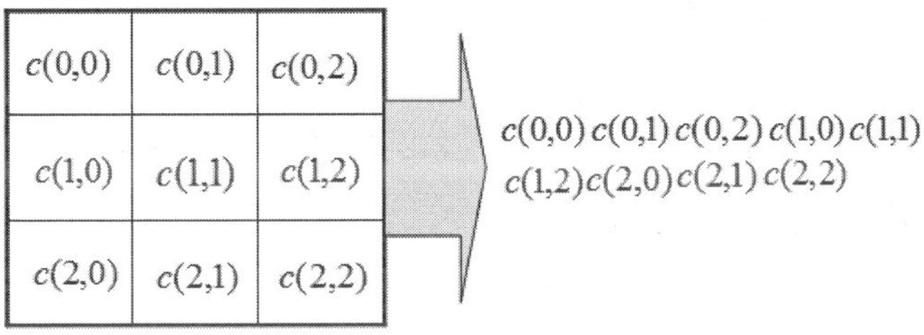

(a) 영상 데이터 (b) 데이터 저장 과정

[그림 8-36] RGB 컬러 영상 데이터와 영상 데이터 저장 과정

위의 그림은 한 픽셀을 표현하기 위해 3바이트가 필요한 컬러 영상 데이터가 파일에서 저장되는 방법을 보여준다.

3개의 정방 행렬의 값

$$r(x,y) = \begin{bmatrix} 34 & 13 & 141 & 55 \\ 16 & 12 & 77 & 66 \\ 91 & 189 & 128 & 44 \\ 110 & 212 & 211 & 88 \end{bmatrix}, \quad g(x,y) = \begin{bmatrix} 14 & 14 & 41 & 45 \\ 16 & 16 & 77 & 56 \\ 21 & 189 & 28 & 84 \\ 10 & 22 & 11 & 11 \end{bmatrix}, \quad b(x,y) = \begin{bmatrix} 34 & 11 & 41 & 5 \\ 16 & 12 & 77 & 6 \\ 1 & 89 & 12 & 4 \\ 12 & 12 & 21 & 13 \end{bmatrix}$$

을 정리한 수식은 $c(x,y) = [r(x,y)\ g(x,y)\ b(x,y)]$으로 표현할 수 있으며, 이를 컬러 영상으로 표현해보면 다음 그림과 같이 나타낼 수 있다.

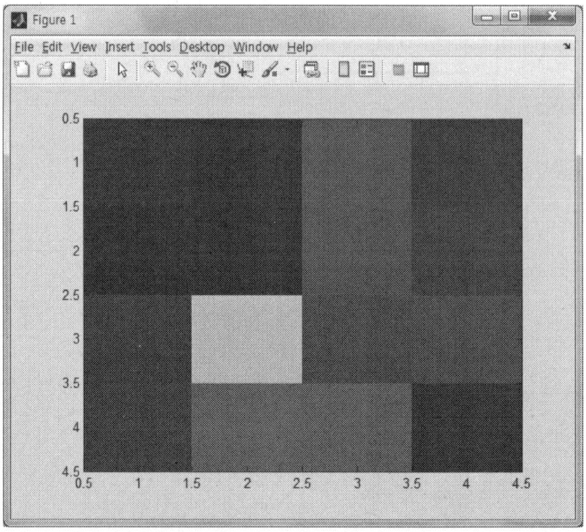

[그림 8-37] 정방 행렬로 정의된 3개의 행렬 값을 컬러 영상으로 표현

디지털 영상은 픽셀의 위치 및 밝기를 수치로 표현한 것으로 좌표 (x,y) 및 색의 밝기 (g 또는 r,g,b) 들의 집합으로 표현할 수 있다.

디지털 영상의 크기는 다음과 같은 수식으로 표현한다.

디지털 영상 크기 = 가로의 픽셀 수 × 세로의 픽셀 수 × 색상(픽셀의 표현 비트 수)

예를 들어 가로 1024 픽셀, 세로 768 픽셀, 24 비트 컬러로 구성된 디지털 영상의 크기는 1024×768×24 비트 = 18,874,368 비트가 된다. 이러한 디지털 영상의 특징은 영상의 정확한 처리와 재현성이 좋다. 또한 프로그램을 사용할 수 있으므로 각종 제어가 용이하고 여러 가지 영상 처리가 가능하다. 그러나 데이터양이 많고 처리 시간이 많이 걸리는 단점이 있다.

8.14 인덱스 컬러 영상

인덱스 컬러 영상은 인덱스 픽셀 값과 인덱스 픽셀 값에 대한 컬러 맵(colormap)의 행렬 조합으로 구성된 영상을 의미한다.

인덱스 픽셀 값(컬러 영상) 형식 : $f(x,y)=\begin{bmatrix}1&3&1&2\\1&1&0&1\\2&3&1&2\end{bmatrix}$

인덱스 픽셀값에 대한 컬러 맵 형식 : $m(x,y)=\begin{bmatrix}level&R&G&B\\0&0&0&0\\1&0.2455&0.3428&0.4484\\2&0.5643&0.6411&0.5611\\3&0.2345&0.7623&0.3300\\4&1&1&1\end{bmatrix}$

보통 RGB 컬러 영상은 $(2^8\times 2^8\times 2^8=16,777,216)$ 1670만 색의 트루 컬러(true color)를 기본으로 사용하고 있다. 그러나 인덱스 영상은 최대 256 컬러 색상으로 밖에 표현할 수 없다. 즉 트루 컬러의 $\frac{1}{3}$ 정도 밖에 색상을 사용할 수 없다. 인덱스 영상의 용도는 주로 웹상에서 많이 활용되는데, gif나 png 포맷을 활용한다. 즉 작은 용량으로 인터넷상에서 빠른 처리속도로 영상을 활용할 수 있기 때문이다.

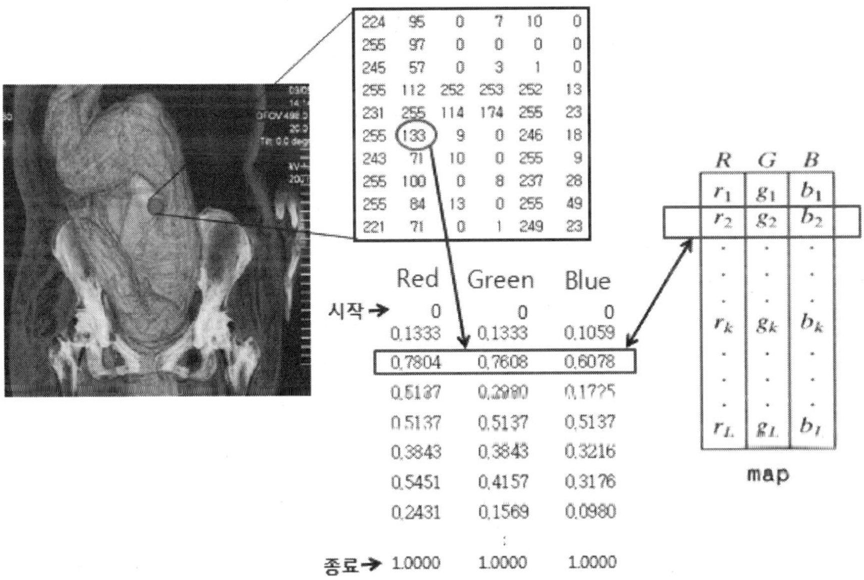

[그림 8-38] 인덱스 영상에 컬러 맵으로 정의된 인덱스 픽셀 값을 표현한 영상

인터넷 홈페이지를 제작할 때는 주로 RGB 트루 컬러 영상보다 인덱스 영상을 많이 이용한다. 그 이유는 RGB 트루 컬러 영상보다 인덱스 영상이 파일 크기가 작기 때문이다. 즉 인덱스 영상은 RGB 컬러 영상보다 파일 용량의 축소 및 파일이 압축되어 활용되기 때문에 주로 인터넷 홈페이지를 제작할 때 응용되는 영상 타입이다.

이러한 방법은 결국 컬러 색상의 개수를 감소시켜야 한다. 즉 파일의 크기를 줄이기 위해 인덱스 정보와 그 정보에 해당되는 색상의 값을 별도로 컬러 맵에 저장하는 방식을 인덱스 영상 방식이라 한다. 컬러 맵의 범위는 0에서 1사이의 실수 값으로서 각 행으로 red, green, blue 순으로 단일 색상으로 표시된다. 이렇게 정의된 컬러 맵의 값에 255를 곱하면 해당 영상 값을 나타낼 수 있다.

8.15 영상 데이터 표현

영상 데이터 표현은 방사선 의료 분야에서 컴퓨터를 이용하여 질병으로 예상되는 인체 부위에 다양한 방법으로 2, 3차원 촬영할 때 사용되는 그래픽이다. 이러한 그래픽의 기본은 각 점의 모임으로 구성되어 있으며, 이러한 점을 픽셀 또는 화소(Pixel, Picture Element)라고 한다.

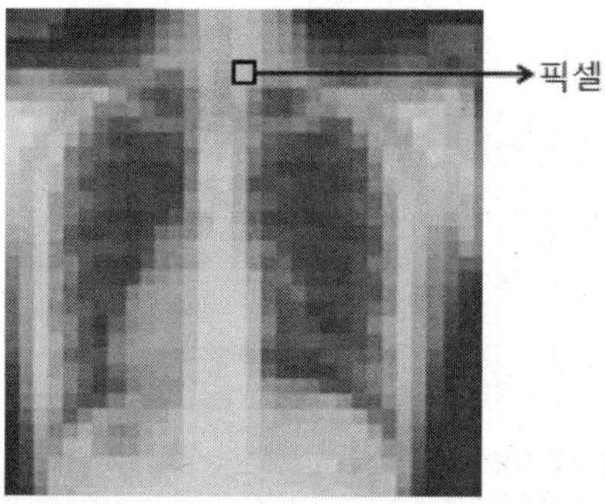

[그림 8-39] 32×32로 샘플링된 영상의 픽셀 표현

위의 그림에서 영상을 확대했을 때 나타나는 그림의 조각 모습은 사각형으로 나타나게 되는데 이것을 픽셀이라고 한다. 따라서 컴퓨터에서 영상은 이러한 픽셀의 모임으로 구성되어 있다. 여기서 픽셀은 0과 1로 구성되어 있다. 즉 각 픽셀을 0 또는 1로 표현하여 0은 밝은 상태를, 1은 어두운 상태를 나타내어 전체적으로 화면의 형태가 이루어지게 하였다. 즉 1개의 픽셀을 나타낼 때 3개의 비트를 할당하여 각 픽셀의 색깔과 밝기를 표현한다.

예를 들어, 영상이 600×400의 픽셀로 구성되고, 픽셀 당 세 개의 비트가 주어진다면 전체적으로 600×400×3이 된다. 즉 이것은 컬러 영상으로 표현된다.

비트와 컬러 관계를 정의하면 다음과 같다.

① 1비트 : 컴퓨터가 인식하는 수는 2진수이다. 그럼 1비트로 표현할 수 있는 2진수는 몇 가지인가 생각해 보면 간단하다. 1비트로 만들 수 있는 수는 0과 1 밖에 없으므로 2가지 색상을 표현할 수 있다.

② 2비트 : 2비트로 2진수로 표현할 수 있는 수는 00, 01, 10, 11로 4가지가 있다. 즉 4가지 색상을 표현할 수 있다.

③ 4비트 : 4비트로 표현할 수 있는 색은 $2^4=16$로 16가지 색상을 표현한다.

④ 8, 24비트 : 8비트로 표현할 수 있는 색은 $2^8=256$가지 색상을 표현할 수 있고, 24비트는 $2^{24}(2^8 \times 2^8 \times 2^8)=16,777,216$가지 색상을 표현할 수 있으며 이를 트루컬러라고 한다.

영상의 해상도를 표현하면,

① 이진 영상(Binary image) : 두 가지색(1비트 $=2^1$)으로 영상을 표현한다.

② 그레이 영상(Gray image) : 회색 영상이라고도 하며 최대 8비트 영상으로 256색상의 영상을 표현한다.

③ 트루컬러(True color) : RGB 컬러 영상을 표현하는 방법으로 색은 16.7백만 컬러(24비트 $=2^{24}$)를 사용한다.

8.16 영상의 산술 및 논리연산, 명암대비

영상의 밝기를 조절하기 위해서는 영상의 명암도를 조절해야 한다. 보통 영상의 명암도는 회색영상 또는 그레이(graylevel) 영상에서 활용되는데, 이것은 영상의 한 픽셀 당 8비트 데이터 크기를 가지고 있다. 그레이 영상에서 픽셀의 전체 범위는 2^8로서 0(검정색)부터 255(흰색)까지의 레벨로 분류된다. 여기서 영상에 값을 더하거나 빼는 방법으로 그레이 영상의 명암도를 조절한다. 물론 컬러 영상은 24비트로 구성되어 있는데 rgb2gray 함수를 이용하여 그레이 영상으로 변환하여 활용할 수 있다.

(1) 영상의 산술 및 논리연산

영상의 산술 연산은 정의된 영상의 픽셀에 일정한 값을 더하고, 빼고, 곱하고, 나누는 연산을 통해서 원 의료영상을 변환하는 방법이다. 하나의 의료 영상에 임의의 숫자를 더하고, 빼고, 곱할 경우, 픽셀의 값이 0 이하 또는 255 이상의 값을 가지게 되는 것이 문제일 수 있다. 이를 경우 처리하는 방법은 연산 결과, 0 이하일 경우 0으로 255 이상일 경우 255로 설정되는 것이 일반적이다. 이것은 사용자가 필요에 따라 다양한 방법으로 프로그램을 설정할 수 있는데, 설정 방법에 따라 영상은 여러 형태로 변환될 수 있다.

- 산술연산에 의한 밝기 및 대비도
  - 픽셀에 일정한 값을 더하면 : 영상의 밝기 값이 점차적으로 증가하여 밝아진다. 영상의 밝기 변화와 두 개의 영상을 더해서 새로운 영상으로 응용하는데 주로 이용된다.
  - 픽셀에 일정한 값을 빼면 : 영상을 밝기 값이 점차적으로 감소하여 어두워진다. 영상의 밝기 변화와 영상 내 물체의 움직임 식별 또는 영상의 배경 제거, 영상의 밝기 균일화 등에 주로 이용된다.
  - 픽셀에 일정한 값을 곱하면 : 영상의 대비도가 급격하게 증가하여 또렷해진다. 영상을 선명하게 부각시킬 때 주로 이용된다.
  - 픽셀에 일정한 값을 나누면 : 영상의 대비도가 급격하게 감소하여 흐릿해지거나 어두워진다. 영상의 선명도를 감소시켜 영상의 비균일성을 분석하는데 주로 이용된다.

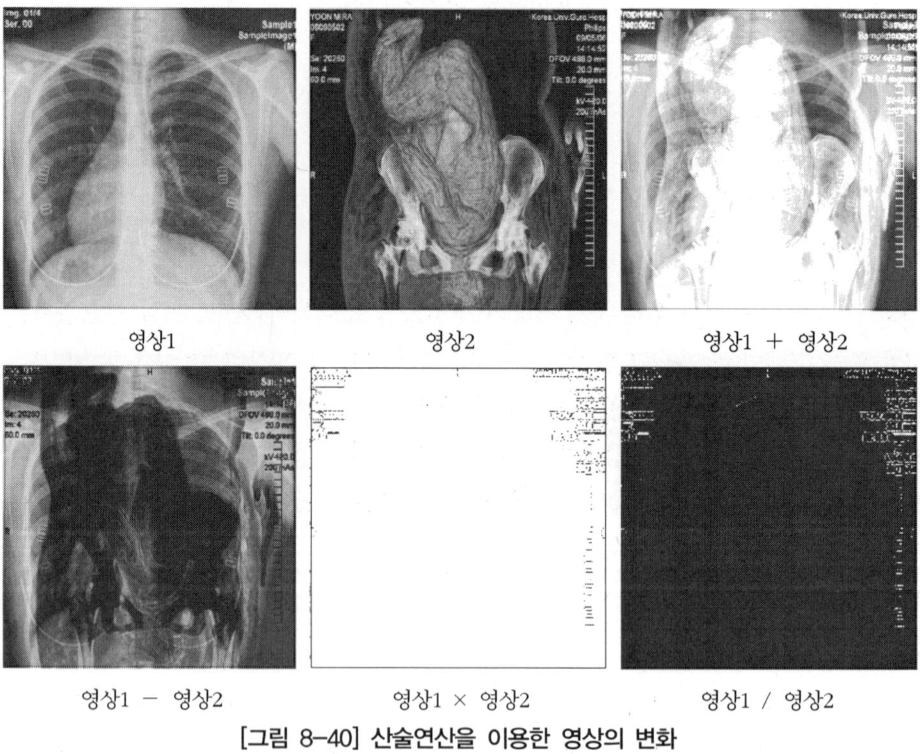

[그림 8-40] 산술연산을 이용한 영상의 변화

또한 영상의 농도를 분석하기 위해 히스토그램 기능을 이용한다. 히스토그램은 영상의 밝기나 필터링이 적용된 영상의 변화에 대해 어느 정도의 수준으로 영상이 변환되었는가를 막대그래프 형태로 표시하는 방법이다. 즉 영상의 밝기 및 어두운 정도의 수준을 히스토그램으로 표시하여 한눈에 파악할 수 있게 해 주는 기능이다.

(2) 영상의 비트연산

비트 연산자는 bitand, bitor, bitxor, bitcmp, bitshift, bitmax 연산자들이 있으며 이들 연산자들을 이용하여 영상을 변환시킨다. 사용 용도는 두 영상 간 또는 임의의 정수 값과 연산하여 상관관계를 기반으로 객체 존재 파악, 영상의 특징을 검출한다.

- 영상의 비트 연산

AND 연산 : 두 영상을 비트 AND 연산하면 두 영상의 특정 부분 상쇄시킨다.
OR 연산 : 두 영상을 비트 OR 연산하면 두 영상의 특정 부분을 추가시킨다.
XOR 연산 : 두 영상을 비트 XOR 연산하면 두 영상의 어두운 부분을 밝게 한다.
NOT 연산 : 영상을 NOT(~) 연산하면 원 영상을 반전시킨다.

255	255	255	255	255
255	255	0	255	255
255	0	0	0	255
0	0	0	0	0
255	0	0	0	255
255	255	0	255	255
255	255	255	255	255

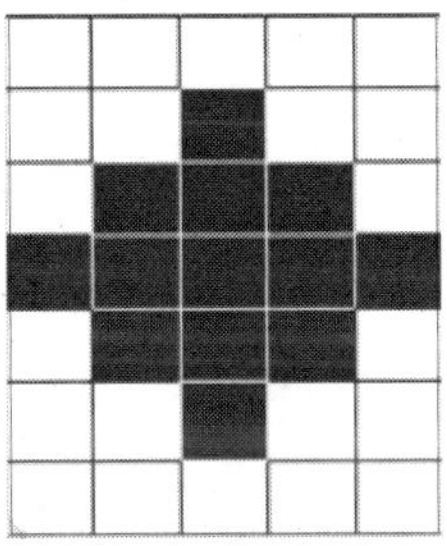

비트 연산을 할 경우 영상 모두 0과 255의 정수 값을 갖는 영상이어야만 연산이 가능하다.

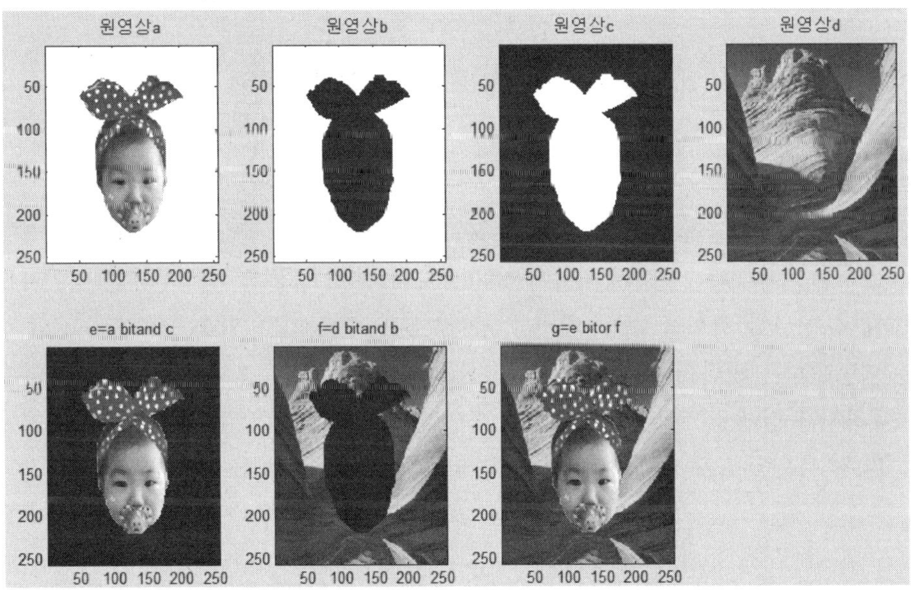

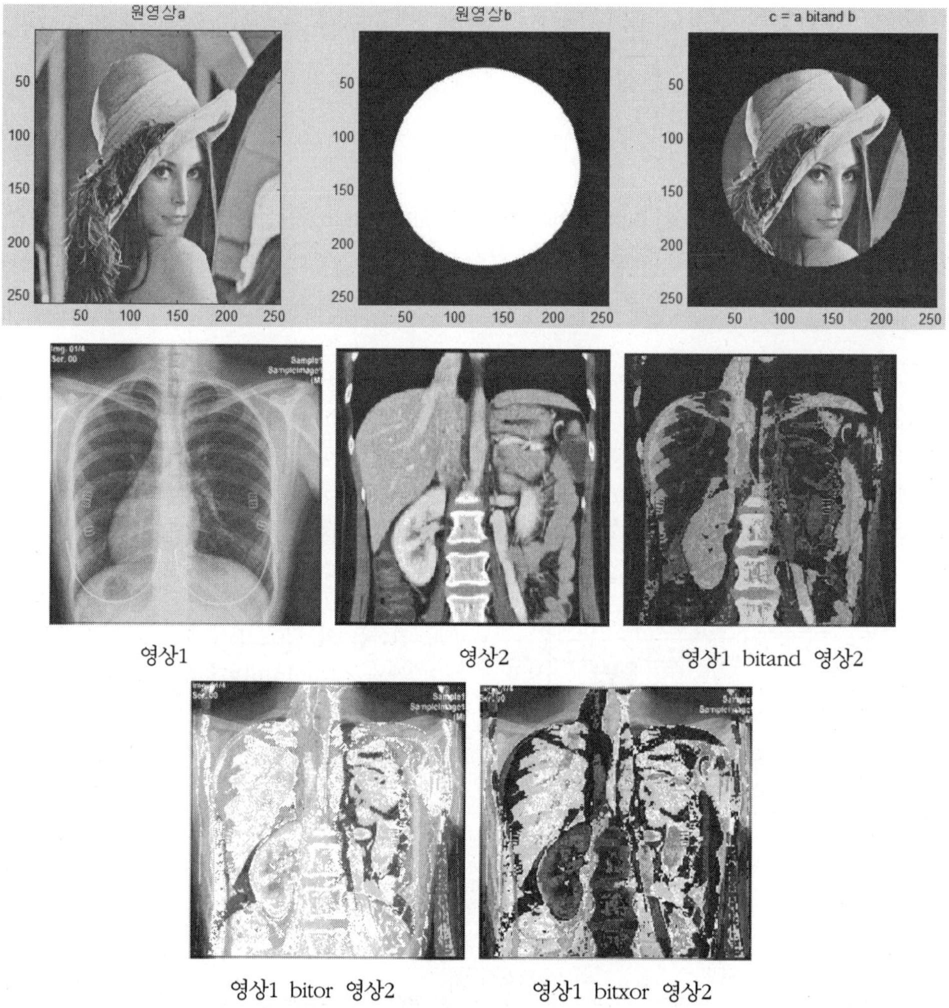

[그림 8-41] 비트연산을 이용한 영상의 변화들

(3) 영상의 명암대비

명암대비는 영상이 급격하게 밝거나 어두운 픽셀을 의미한다. 즉 contrast라는 의미를 갖는데 컬러 보다는 그레이나 2진 영상에서 뚜렷하게 보여 진다. 물론 앞에서 설명한 영상의 밝기에서도 그레이 영상에 임의의 값을 빼거나 곱함으로서 영상의 명암을 조절할 수 있다.

낮은 명암대비는 하나의 영상이 상대적으로 명암의 차이가 크지 않는 영상을 의미한다. 주로 흐릿하거나 전반적으로 어두운 영상을 의미한다. 반면 높은 명암대비는 한 영상에 어두운 부분과 밝은 부분을 모두 포함하고 그 명암의 차이가 큰 영상을 의미한다.

▌산술 연산에 의한 명암 대비

픽셀의 곱셈 및 나눗셈 연산은 영상의 명암 대비를 조절할 수 있다.

- 높은 명암 대비 : 곱셈 연산(상수 값 곱하기)는 영상을 선명하게 만든다.
  즉 어두운 부분은 약간 밝게, 밝은 부분 더욱 밝게 만든다.
- 낮은 명암 대비 : 나눗셈 연산(상수 값 나누기)는 영상을 흐리게 만든다.
  즉 어두운 부분은 약간 어둡게, 밝은 부분은 더욱 어둡게 만든다.
- 명암 널 변환 : 널 변환 영상 = 원영상
  수식 : $f(x) = x$, 원영상과 같은 영상으로 보여진다.
- 명암 역 변환 : 역 변환 영상 = 255 − 원영상
  수식 : $f(x) = 255 - x$, 원영상에 대해 반전 영상으로 보여진다.

8.17 영상의 히스토그램

히스토그램은 영상의 픽셀 값을 계산하여 막대 모양으로 표시하는 방법이다. 0부터 255까지의 픽셀 값을 막대모양으로 표시하여 영상의 분포를 분석한다. 즉 X 축은 각 픽셀의 명암 값의 개수(0~255)를 의미하고 Y축은 영상의 픽셀 값의 개수를 의미한다. 히스토그램은 영상이 0에 가까울수록 점차 어두워지고, 255에 가까울수록 점차 밝아진다.

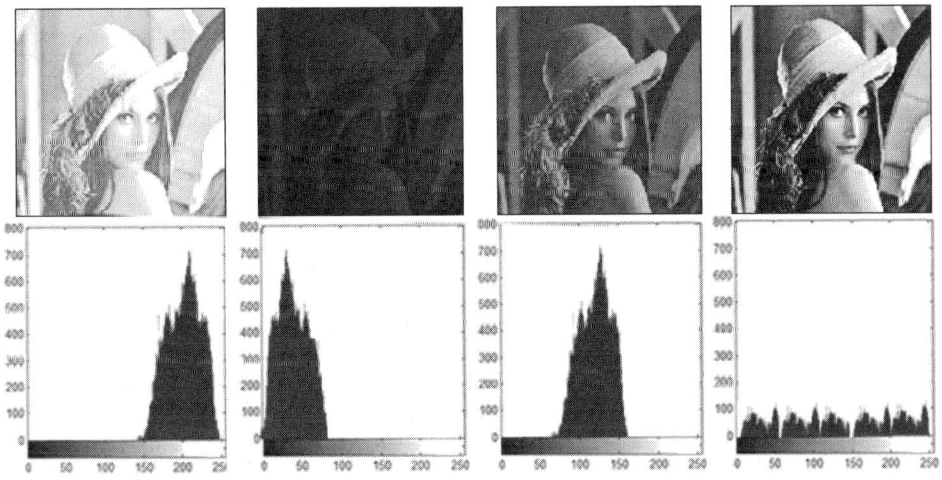

(a) 밝은 영상 (b) 어두운 영상 (c) 낮은 명암대비 영상 (d) 높은 명암대비 영상

[그림 8-42] 히스토그램 분포 특성

히스토그램을 분석하면서 영상을 여러 형태로 변환할 수 있다. 즉 히스토그램 활용은 영상의 명암대비, 영상의 노이즈를 제거하기 위해 히스토그램 평활화(histogram smoothing 또는 equalization) 방법, 영상의 경계를 부각시키기 위해 첨예화 방법 등에 이용된다. 히스토그램은 imhist 함수를 이용하여 영상을 히스토그램으로 나타낸다. 위의 그림 (a), (b), (c)는 히스토그램이 특정 영역에 모여 있는 것을 볼 수 있는데 이렇게 모여 있는 영상은 전체적으로 밝거나 어두워져 있는 것을 볼 수 있다. 따라서 이러한 영상의 대비도를 개선하기 위해 (d)와 같이 히스토그램의 단계를 확장시킴으로서 영상을 개선할 수 있다. 히스토그램이 (d)와 같이 넓고 고르게 분포되어 있으면 명암 대비가 높아서 영상이 보다 선명해지는 것을 볼 수 있다.

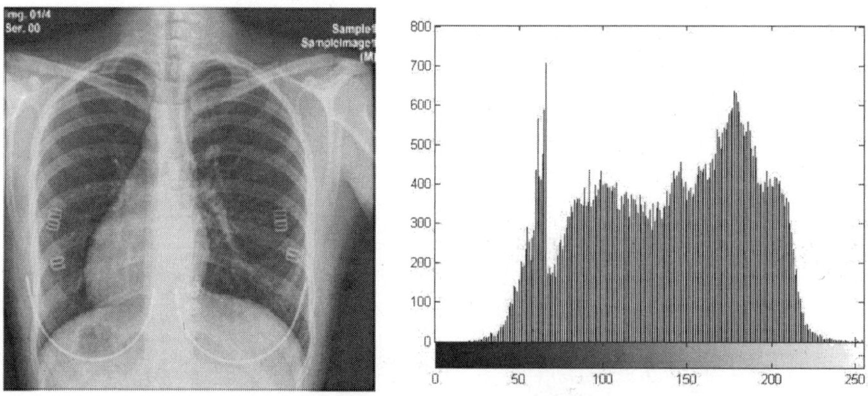

[그림 8-43] 원영상과 히스토그램

위 그림에 있는 히스토그램을 보면, X축의 범위가 0부터 255의 값으로 구성되어 있는데, 여기서 픽셀 값이 0에 가까우면 영상이 어둡거나 흐릿해지고, 255에 가까우면 밝아지거나 선명해지는 것을 볼 수 있다. 또한 Y축의 값은 영상의 픽셀 개수를 의미하며, 따라서 영상은 X축의 픽셀 값에 따라 분포된 Y축의 픽셀 개수를 파악할 수 있다.

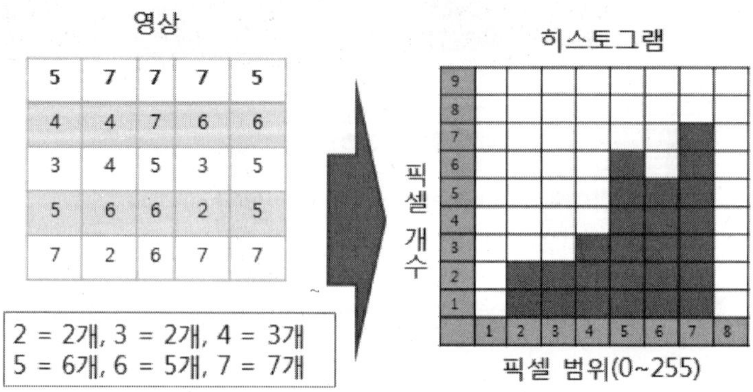

[그림 8-44] 영상을 히스토그램으로 분석

원 영상에 임의 값을 더하거나 빼는 방법으로 영상의 변화를 보고, 변환 영상에 대해 히스토그램이 어떻게 변화되는지를 함께 분석해보자.

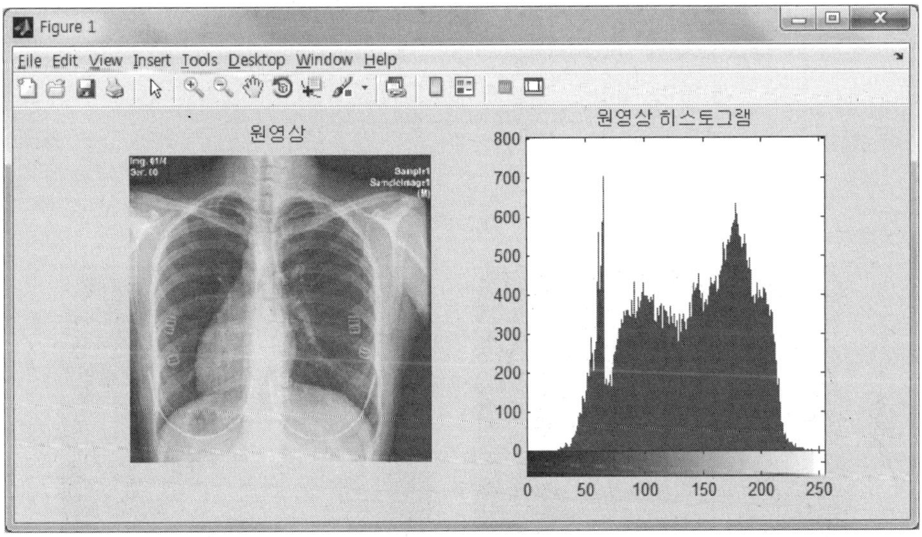

(a) 원 영상과 히스토그램

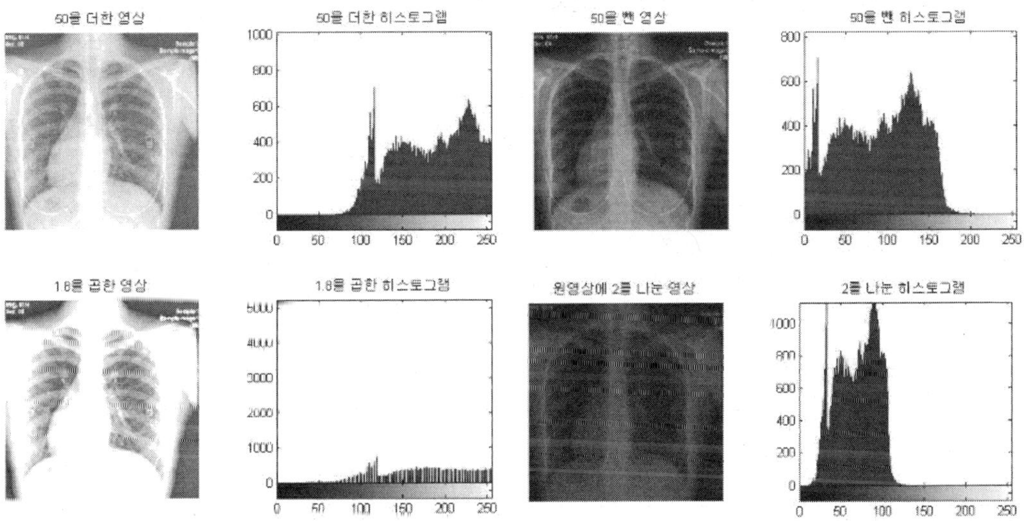

(ㄴ) 사칙연산에 의해 변화된 영상과 히스토그램

[그림 8-45] 원영상과 사칙연산에 의해 변화된 영상과 히스토그램

8.17.1 히스토그램 평활화 및 스트레칭

영상의 평활화는 주변 픽셀의 값을 이용하여 전체적으로 부드럽게 함으로서 영상의 노이즈를 줄일 수 있다. 이와 같이 평활화 방법을 이용하여 영상의 노이즈는 줄일 수 있으나, 경계부분까지 부드러워지면서 전체 영상이 흐릿해지는(blur) 단점이 있다. 또한 인접 픽셀을 어느 정도 고려해야 하는가에 따라 평활화 정도가 결정되는데 범위가 넓을수록 노이즈 제거에는 강해질 수 있으나 전체 영상의 구성이 지워지는 단점도 있을 수 있으므로 적정 값을 사용해야한다.

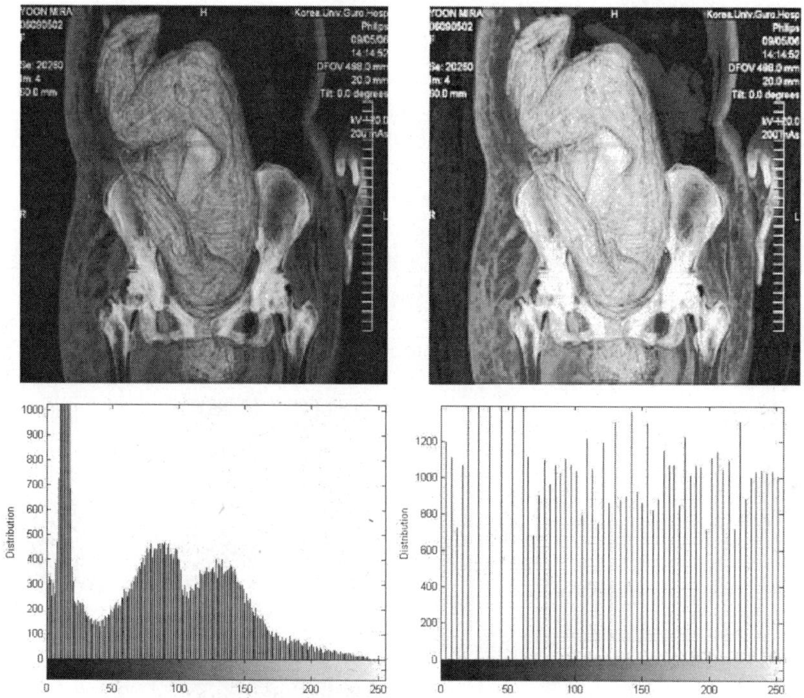

[그림 8-46] 원 영상에 대해 히스토그램 평활화 결과

또한 히스토그램 스트레칭(histogram stretching)이란? 영상의 픽셀들이 낮은 명암대비가 전체 픽셀에 고르게 분포되어 있기 때문으로 이를 넓은 영역으로 넓혀주는 것을 의미한다. 대표적인 방법으로 명암 대비 스트레칭(contrast stretching)과 엔드인 탐색 스트레칭(end-in search stretching) 방법이 있다. 명암대비 스트레칭 방법은 명암 히스토그램에서, 특정영역에 몰려 있는 명암을 0에서 255로 넓게 분포시키는 방법이다.(대비도 확장) 그 외 엔드인 탐색 스트레칭 방법은 0에서 255의 값을 가지며, 특정영역에 집중된 픽셀 값을 분산시키는 좋은 방법으로, 임계값을 검정색과 흰색으로 그 값을 정하여, 그 사이로 분포되도록 하는 방법이다.

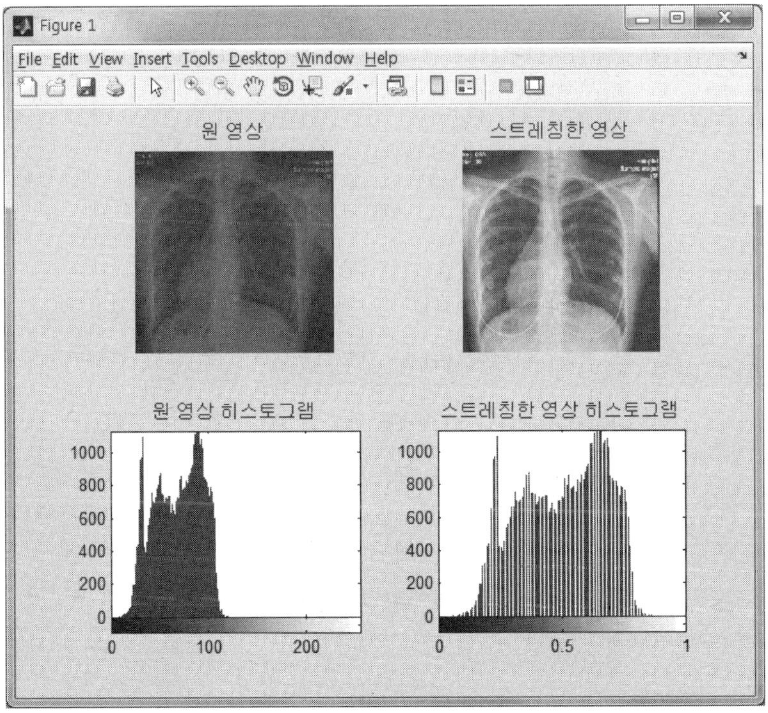

[그림 8-47] 원 영상과 원 영상을 히스토그램 스트레칭한 결과

8.18 의료 영상의 기하학적 변형

픽셀의 위치를 변환시켜 원 영상과는 다른 영상을 나타내는 것을 의미한다. 특히 병원에서 사용되는 CT나 MRI, 기타 영상 촬영 장치에 다양한 기능의 영상 처리 프로그램이 되어 있어서 환자의 몸 구석구석을 다양한 방법으로 촬영해 나가는 방식이나. 이러한 기하학적 변환(Geometric Transformation)에는 좌우상하 교환, 평행 이동, 확내 및 축소, 회전 변환 등을 실현할 수 있나. 기하학적인 변환을 수학적으로 표현하기 위하여 변환되기 전 픽셀의 위치를 좌표 x,y로 표기하고, 이에 대응하는 변환된 좌표를 x',y'로 표현하여 원 영상에 대한 변환 영상을 조명할 수 있다.

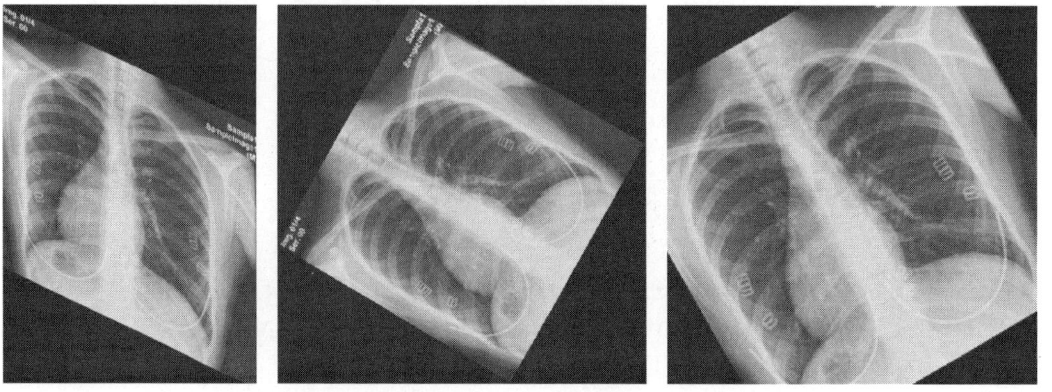

[그림 8-48] 좌표를 이동하여 의료 영상의 기하학적 변환

일반적으로 의료 영상의 기하학적 변환은 영상을 왼쪽 또는 오른쪽으로 이동, 확대, 축소 등으로 영상의 좌표를 바꾸어 가면서 움직이게 하거나 영상의 크기를 변환하는 과정을 의미한다. 즉 영상의 확대 또는 축소는 영상의 크기를 바꾸기 위해서 픽셀을 늘이거나 줄인다. 이때 정수 비율의 확대는 간단한 픽셀의 움직임으로 해결할 수 있다. 왜냐하면 정수 비율로 늘어난 영상을 위해서는 추가 정보가 필요 없기 때문이다. 그러나 정수 비율로 영상을 축소하는 것은 픽셀들의 앨리아싱(aliasing) 현상이 발생하기 때문에 원 영상에 비해 어둡거나 또는 너무 밝거나 하는 영상의 대비가 원영상과 비교하여 차이가 날 수 있다.

축소된 영상에서 발생하는 앨리아싱 현상은 원 영상보다 픽셀의 정보가 줄어들기 때문에 발생하는 문제점을 해결하기 위해 줄어드는 비율만큼 주위 픽셀들의 평균값을 구해서 적용한다면, 원 영상에 가까운 축소된 새로운 영상을 만들 수 있다.

예를 들어 영상을 1/4로 축소한다면, 축소되는 주변 4개의 픽셀들의 그룹의 평균치를 계산하여 남아 있는 픽셀에 그 평균값을 적용하는 것이다. 이것으로 앨리어싱을 제거할 수 있을 뿐만 아니라 비록 원 영상보다 1/4 축소된다 하더라도 영상 전체의 대비는 원 영상과 비교하여 크게 차이가 나지 않을 것이다.

▌영상을 1/4로 축소하는 과정

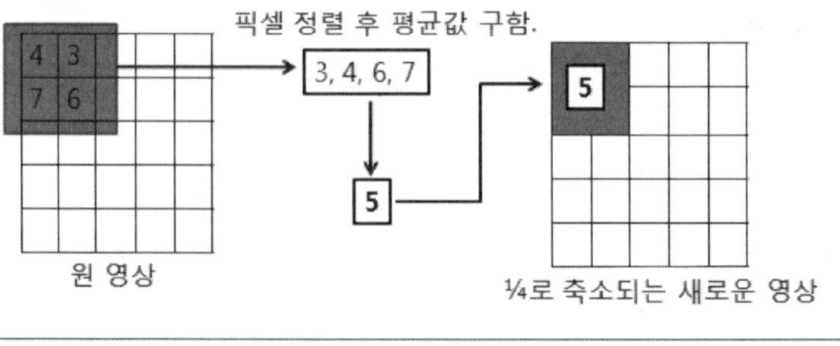

또한 기하학적 영상 변환 방법의 하나로 와핑(warping)과 모핑(morphing) 기술이 있다. 즉 영상을 다른 모양으로 변형하거나 원본의 영상에 특수효과를 적용 변형해서 새로운 영상을 만들어내는 방법이다. 먼저 와핑 기술은 영상의 일부분만을 왜곡, 늘리거나, 줄이는 방법으로 영상을 변형하는 방법이다. 또한 모핑 기술은 원영상을 다른 영상으로 자연스럽게 전이되는 연속 장면들을 만들어내는 기술을 의미한다. 이러한 모핑 기술은 영상의 와핑 기술에 디졸빙(dissolving) 기술을 결합시킨 방법으로 영상을 변형해서 새로운 영상을 만들어낸다. 디졸빙이란 두 개의 영상을 융합시키는 방법이다. 즉 두 개의 행렬 영상의 값을 각 50% 비율로 두 개의 영상을 융합시켜 새로운 영상을 만들어 내는 방법이다.

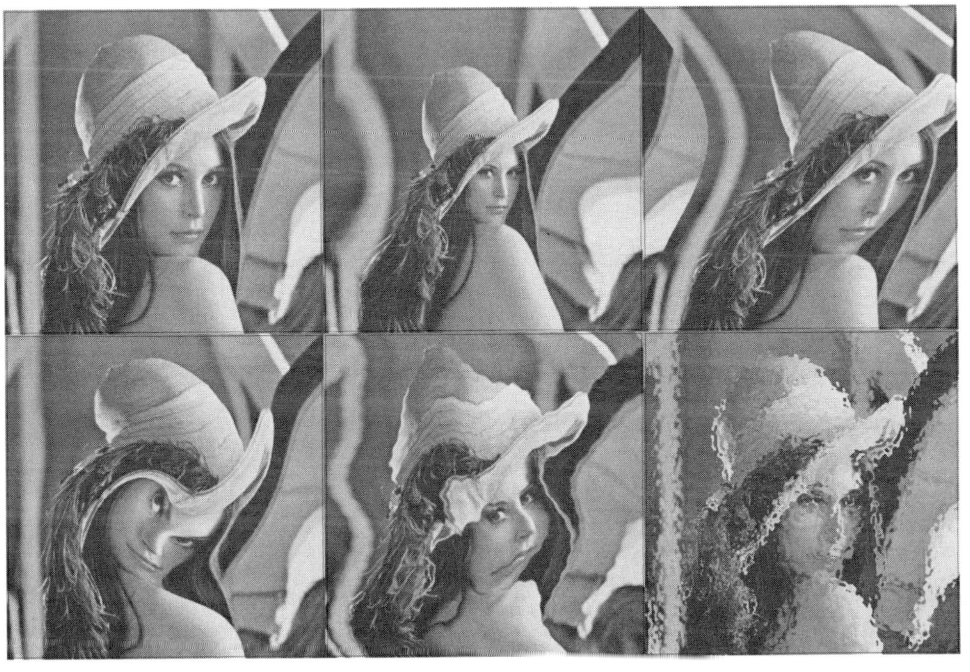

[그림 8-49] 영상의 와핑 변환

기타 영상을 다양한 방법으로 표현하는 기술로는 먼저 영상 전처리 기술로서, 영상의 노이즈 제거, 기하학적 보정, 농도 보정, 영상 강조, 흐림 복원, 영상 변환과 합성 그리고 영상 분할 기술로서, 영상 윤곽 검출, 기하학적 특징 검출, skeleton 검출 등이 영상처리 분야에서 많이 활용되고 있다. 현재 의료 및 기타 분야에서도 이러한 기능적인 응용을 많이 적용하여 활용하고 있다.

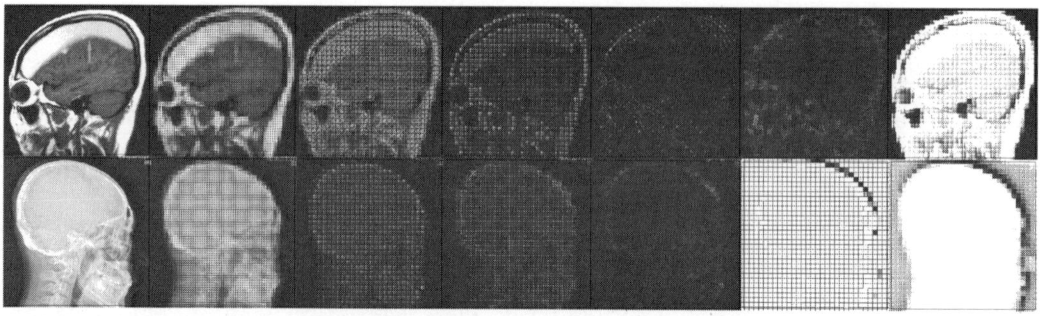

[그림 8-50] 변환 방법을 이용하여 다양한 영상의 표현

(1) 영상 조작 기술

영상이 왜곡된 경우 다양한 영상 처리 기술을 이용하여 원하는 결과를 얻는 과정을 의미한다.

(2) 영상 분석 기술

영상 처리 기술을 이용하여 조작된 영상의 특징을 찾아내는 방식을 의미한다.

(3) 영상 인식 기술

현재 영상을 다른 영상과 비교 분석하며 특징을 찾아서 영상을 인식할 수 있도록 하는 방식을 의미한다.

8.19 의료 영상의 영역 표현

영상 처리에서 가장 기본적인 목적은 영상의 질을 높이는 것이다. 즉 영상을 뚜렷하게 변환하거나 또는 영상의 잡음을 제거하는 등 영상 개선(image enhancement)을 위해 다양한 방법을 동원해서 영상의 특정 부분을 부각시키는 작업을 진행한다.

디지털 영상을 개선하는 방법은 보통 두 가지로 나눌 수 있다. 즉 공간 영역(spatial domain)과 주파수 영역(frequency domain)이다. 여기서 공간 영역은 영상을 변환하는데 주로 마스크를 이용하는 방법 즉, 선형 공간 필터링(linear spatial filtering)과 평균계산 및 최소, 최대, 중간 값 등을 이용하는 비선형 공간 필터링(non-linear spatial filtering)이 있다. 마스크 기반은 변환된 영상 출력 픽셀 값을 만들기 위해 공간 영역 내 있는 입력 픽셀 값들과 마스크 내

값을 반복적(convolution)으로 곱하여 새로운 출력 영상을 얻는 것이다.

또한 주파수 영역은 영상을 주파수 형태로 변환시키는 방법이다. 즉 주파수는 빛의 밝기에 따라 고주파와 저주파 신호로 표시한다. 먼저 저주파 영역은 빛의 세기가 천천히 변하는 영역을 의미한다. 고주파 영역은 빛의 세기가 갑자기 바뀌는 즉, 물체의 경계나 무늬가 세밀한 영역을 의미한다.

이와 같이 원래의 영상을 변환하는 방법을 필터링이라는 용어로도 사용하는데, 필터링은 영상을 편집할 때 주로 이용되지만 특히 영상을 다양한 필터 기능에 의해서 자유롭게 조절할 수도 있다. 즉 컬러 영상을 그레이 영상으로 또는 컬러 보강에 의해서 선명한 영상 보정 작업 및 여러 영상 합성과 모양 변경 등은 영상 처리에 있어서 필터가 그 주요 기능으로 사용된다. 일반 영상에 대한 필터 기능은 그 영상이 가지고 있는 기본적인 속성에서 다양한 시각으로 편집할 수 있는 기능이므로 특히 인터넷 홈페이지 작업에서 많이 활용된다.

필터링은 영상의 크기, 빛의 밝기(graylevel), 임계치(threshold) 등을 조절하여 영상에 대한 생명을 불어넣어 주는 기능의 핵심이 바로 필터 기능이라고 할 수 있다. 주로 편리하게 이용하는 프로그램은 포토샵이 있다.

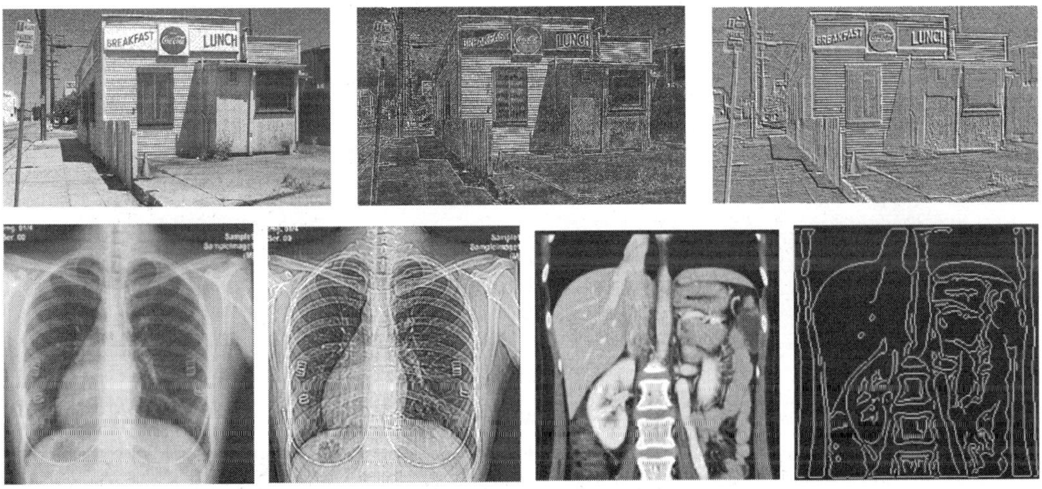

[그림 8-51] 그레이, 컬러, 엠보싱, 샤프닝, 에지로 필터링한 영상,

8.20 공간 영역에서 영상처리

공간 영역에서 영상을 표현하는 대표적인 방법은 마스크를 이용하는 것이다. 즉 하나의 출력 픽셀을 만들기 위하여, 해당되는 픽셀만을 변경하는 것이 아니라 영상 픽셀의 주변 값을

이용하여 해당 픽셀의 값을 변환시키는 것을 의미하는데 이를 컨볼루션(convolution)이라 한다. 새로운 픽셀 값의 생성은 이웃한 픽셀들이 가진 값과 이에 대응하는 컨볼루션 마스크의 가중치를 곱한 결과를 모두 더함으로서 생성하며, 생성된 결과 값은 중앙 픽셀에 기억된다. 마스크의 종류는 3×3, 5×5, 7×7 등 정방형의 2차원 행렬로 구성되어 있다.

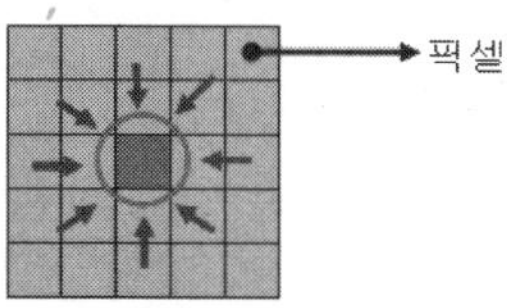

(a) 중앙 픽셀을 변경하기 위해 주변 픽셀 값을 이용

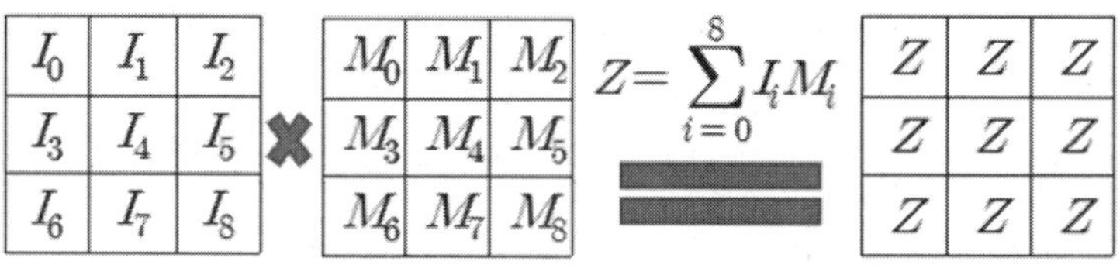

(b) 입력영상 (c) 컨볼루션 마스크 (d) 입력영상에 마스크를 곱하고 더함 (e) 출력영상 생성

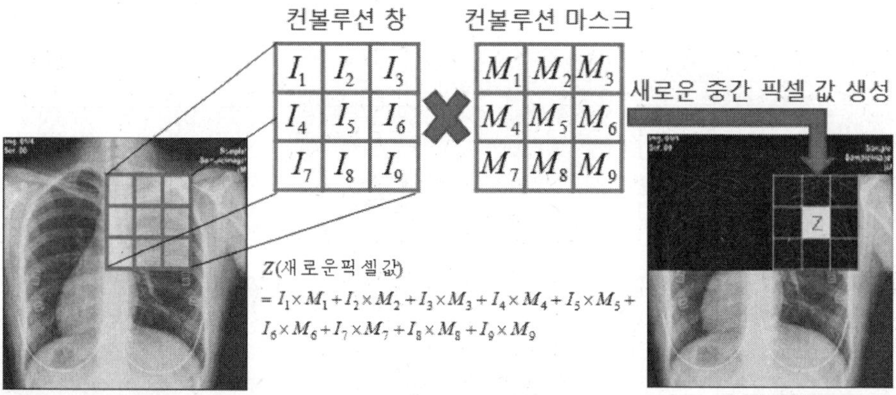

(f) 입력 영상에 3×3 마스크를 컨볼루션하여 주변 픽셀 값을 계산하여 중앙 픽셀 값을 변경하는 과정

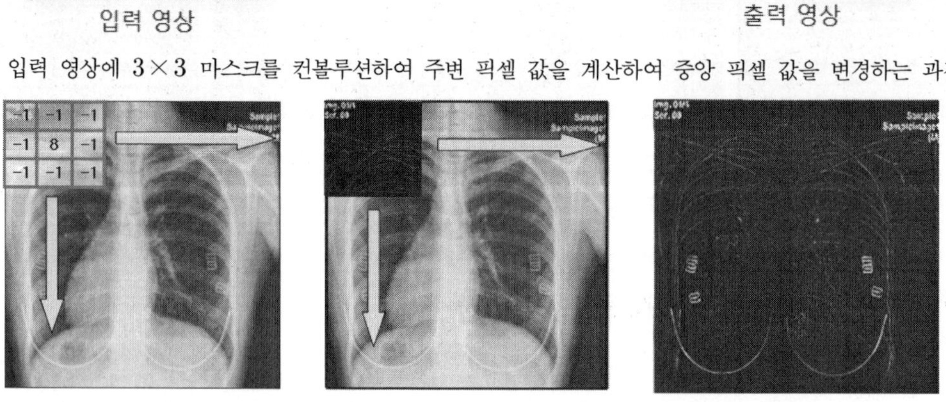

(g) 입력영상에 3×3 마스크 적용과정 (h) 마스크 실행 (i) 마스크 적용 결과 출력 영상

[그림 8-52] 입력 영상에 3×3 마스크를 적용하여 컨볼루션하는 과정

마스크를 이용한 컨볼루션은 원 영상에 마스크를 겹쳐(곱해서) 왼쪽에서 오른쪽으로 위에서 아랫쪽으로 진행하면서 계산된 값을 정의된 마스크 중앙에 다시 적용하는 과정이다.

또한 공간 필터링(spatial filtering)은 선형 공간 필터링(linear spatial filtering)과 비선형 공간 필터링(non-linear spatial filtering)으로 나눈다. 선형 공간 필터링은 주로 마스크 기반 처리 시스템으로서 컨볼루션에 의해 영상을 변환하는 과정으로서 양각 효과(embossing), 영상을 부드럽게(blurring, 저주파 통과 필터링), 섬세한 부분을 선명하게 강조(sharpening, 고주파 통과 필터링), 방향성 검출(edge detection) 등을 의미한다.

비선형 공간 필터링은 입력 영상의 픽셀을 산술 또는 평균계산, 최소, 최대값을 구하여 다시 출력 영상에 적용하는 방법으로 영상을 변환하는데, 주로 응용되는 방법은 노이즈 제거(median filtering) 등이 있다.

▌공간 영역 기반 필터링

- 선형 공간 처리 - Blurring 기법(저주파 통과 필터링)
  Sharpening 기법(고주파 통과 필터링)
  Embossing 기법
  Edge Detection 기법 등
- 비선형 공간 처리 - Median Filtering 기법, 산술 또는 평균계산, 최소 최대값 등

8.20.1 저주파 통과 필터링

저주파 통과 필터링은 입력되는 공간 주파수(spatial frequency) 중에서 고주파 성분은 제거하고 저주파 성분만을 남겨두는 기능이다. 그레이 영상의 예로서 저주파 성분은 화면의 밝기 변화가 완만한 부분을 의미하며, 고주파 성분은 영상의 밝기 변화가 급격한 부분을 의미한다. 따라서 주변 픽셀 값에 비해 밝기의 차이가 많이 나는 노이즈(visual noise) 부분은 고주파 성분이므로 저주파 통과 필터링을 거치면 제거할 수 있다. 즉 저주파 통과 필터링은 영상에 포함되어 있는 불필요한 노이즈를 제거해주는 역할을 수행한다. 그러나 실제 저주파 통과 필터링의 수행은 불필요한 노이즈를 찾아서 제거하는 것이 아니라 영상의 노이즈에 해당하는 부분의 밝기를 주변과 유사하게 맞춰주고 주변 픽셀의 밝기도 노이즈의 밝기와 유사하게 픽셀의 값을 끌어올려주는 역할을 한다.

▌저주파 통과 필터링

18	21	19
17	82	14
12	22	22

저주파 통과 필터링 전

29	32	31
27	56	25
24	29	32

저주파 통과 필터링 후

주변 픽셀에 비해 높은 밝기 값을 갖는 노이즈, 즉 저주파 통과 필터링 전에서 가운데 밝기 픽셀 값 82는 저주파 통과 필터링 후 어두워지고 주변 밝기는 밝아져서 전체적으로 고주파 부분이 많이 줄어들게 된다.

▌저주파 통과 필터링 활용 장점.

① 영상을 부드럽게 만든다.(블러링 효과)

② 영상의 노이즈를 제거할 수 있다.

③ 인간의 시각적 효과가 큰 정보를 가지고 있는 저주파 성분은 남기고 고주파 성분을 제거하면 압축의 효과가 생긴다.

▌저주파 통과 필터링 마스크 기반

1/9	1/9	1/9
1/9	1/9	1/9
1/9	1/9	1/9

1/10	1/10	1/10
1/10	2/10	1/10
1/10	1/10	1/10

1/16	2/16	1/16
2/16	4/16	2/16
1/16	2/16	1/16

3×3 마스크

1/25	1/25	1/25	1/25	1/25
1/25	1/25	1/25	1/25	1/25
1/25	1/25	1/25	1/25	1/25
1/25	1/25	1/25	1/25	1/25
1/25	1/25	1/25	1/25	1/25

1/36	1/36	1/36	1/36	1/36
1/36	2/36	2/36	2/36	1/36
1/36	2/36	4/36	2/36	1/36
1/36	2/36	2/36	2/36	1/36
1/36	1/36	1/36	1/36	1/36

1/100	2100	4/100	2/100	1/100
2/100	4/100	8/100	4/100	2/100
4/100	8/100	16/100	8/100	4/100
2/100	4/100	8/100	4/100	2/100
1/100	2/100	4/100	2/100	1/100

5×5 마스크

8.20.2 샤프닝 기법(고주파 통과 필터링)

샤프닝(sharpening) 기법은 영상의 저주파 성분(low frequency contents)을 없애고 고주파 성분만을 추출하는 과정을 의미한다. 사용되는 마스크 기반의 형태는 주로 주위 픽셀이 음의 값을 갖는데, 그것은 회선 시 주위 픽셀 값을 약화시켜 원하는 고주파 성분을 뚜렷하게 보이게 하는 원리이다. 즉 영상의 경계 부분을 강조해서 선명화를 높이는 기법이다. 여기서 마스크 내 계수의 합은 1이 되도록 한다. 이러한 방법은 영상의 세부적인 부분을 강조하는데 매우 유용하다. 그러나 너무 강조하게 되면 영상의 픽셀 값이 너무 높아져서 필요이상의 노이즈가 발생하는 단점이 있다. 참고로 고주파 통과 필터링은 영상의 밝기 값을 곱하는데 반해, 언샤프닝(unsharpening) 방법은 원 영상에서 저주파 필터링을 거친 영상을 빼면 된다. 즉 언샤프닝 방법은 원 영상에서 평활화(저주파 필터링)된 영상을 빼면 얻어지는 방법으로, 고주파 영역으로 이루어진 영상의 경계만을 생성하는 방법이다.

샤프닝 마스크 기반

0	-1	0
-1	5	-1
0	1	0

-1	-1	-1
-1	9	-1
1	1	1

1	-2	1
-2	5	-2
1	-2	1

3×3 마스크

- 고주파 통과 필터링(high-pass filtering)
  영상 신호 성분 중 고주파 성분은 통과시키고 저주파 성분은 차단시킨다.

- 경계선을 두드러지게 만들므로 영상을 날카롭게 만든다.
- 마스크 계수 합은 1이 되도록 한다. 중심 계수는 양의 값을 가진다.
- 마스크 내 계수 값이 같기 때문에 주변 픽셀들과 평균한 결과가 된다.
- 영상의 세세한 부분 강조하므로, 영상 내 노이즈가 증가된다.
- 영상 대비가 강하게 나타난다.
- 마스크에서 중앙 양의 값과 주위의 작은 음수 값으로 되어있으므로 경계선을 더욱 두드러지게 나타나게 한다.

경계선 및 명암 대비를 개선하는 마스크

1	1	1
1	-7	1
1	1	1

고주파 통과 필터링

-1/9	-1/9	-1/9
-1/9	8/9	-1/9
-1/9	-1/9	-1/9

중심 계수 픽셀 값의 음수는 컨볼루션시 주변에 있는 픽셀 값을 약화시킨다.

▌고주파 지원 통과 필터링

$\frac{1}{9}$

−α	−α	−α
−α	w	−α
−α	−α	−α

- $w = 9\alpha - 1$
- $\alpha = 1$ 이면, 고주파 지원 통과 필터링
- $\alpha > 1$ 이면, 고주파 통과 필터링에 더한 결과

▌고주파 성분과 저주파 성분

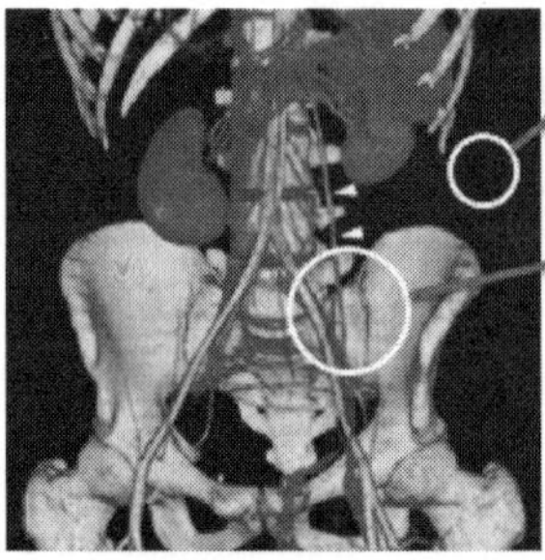

저주파 성분 : 주로 영상의 배경으로 픽셀 값의 변화가 거의 없는 곳

고주파 성분 : 영상의 주요 특징으로 픽셀 값의 변화가 큰 곳

8.20.3 노이즈 생성 및 제거

영상에서 노이즈(noise)는 영상과 관계없이 무질서하게 분포되어 있는 픽셀 값을 의미한다. 영상에서 노이즈의 유형은 가우시안 노이즈(gaussian noise)와 임펄스 노이즈(impulse noise)가 있다. 가우시안 노이즈 생성은 가우시안 분포 내 임의의 값들을 영상에 삽입하는 방식으로 노이즈를 생성한다. 이에 반해 임펄스 노이즈 생성은 영상에 난수를 발생시켜서 노이즈를 생성하는 방식이다.

보통 가우시안 노이즈는 블러링(blurring) 또는 저주파 통과 필터링(low-pass filtering) 기법을 통해서 노이즈를 제거할 수 있다. 블러링의 효과는 영상에서 노이즈가 있는 주변 픽셀 값에 평균값을 이용하는 방식으로 전체 영상의 밝기를 유사하게 만들면서 노이즈를 제거한다. 그러나 블러링은 영상을 흐릿하게 만드는 단점이 있으므로 주의해야 한다.!

또한 임펄스 노이즈는 영상의 픽셀 값들이 0 또는 255 값과 같은 극단적으로 이루어진 노이즈이기 때문에 블러링(평균값)을 이용하여 영상의 노이즈 제거가 불가능하다. 이를 경우 보통 미디언 필터(median filter) 기법을 이용하게 된다. 미디언 필터는 마스크 내 영상의 픽셀 값들을 추출한 다음, 이를 크기순으로 정렬한 후 그 중 중간 값을 픽셀 값으로 선택하는 방식이다. 이 방식은 임펄스 노이즈 제거에 매우 효과적이다.

▌노이즈 생성 및 제거

- 가우시안 노이즈 생성 → 블러링 또는 저주파 통과 필터링 기법을 이용한 노이즈 제거
- 임펄스 노이즈 생성 → 미디언 필터 기법(중간 값)을 이용한 노이즈 제거

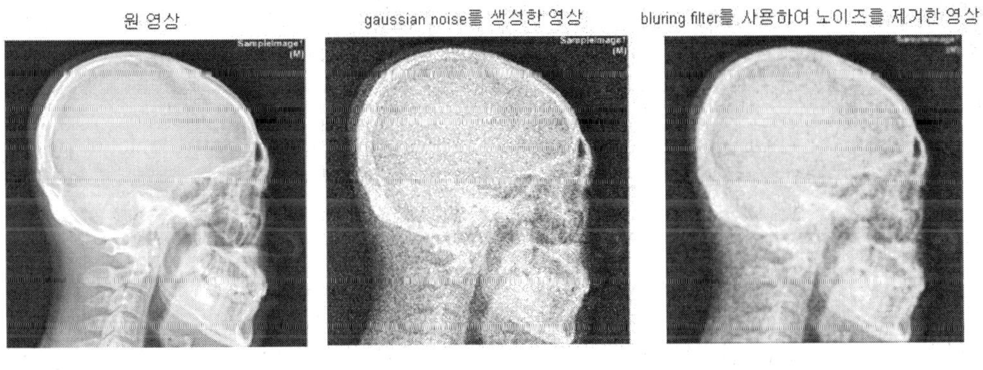

[그림 8-53] 가우시안 노이즈를 블러링 기법으로 노이즈를 제거한 결과

또한 임펄스 노이즈는 미디언 필터 기법을 이용하여 노이즈를 제거할 수 있다. 미디언 필터 기법은 마스크 내 영상의 픽셀 값들을 추출한 후, 픽셀의 크기순으로 정렬한 다음 중간 값을 선택해서 다시 출력 픽셀에 기억시키는 방법으로 노이즈를 제거하는 기법이다.

▌미디언 필터 기법(중간 값 이용 기법)

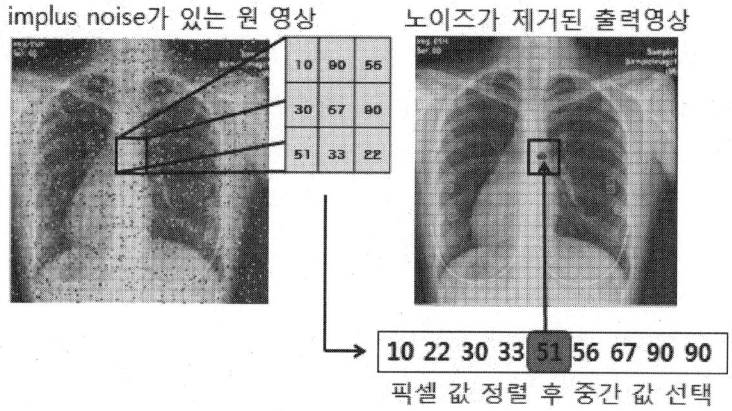

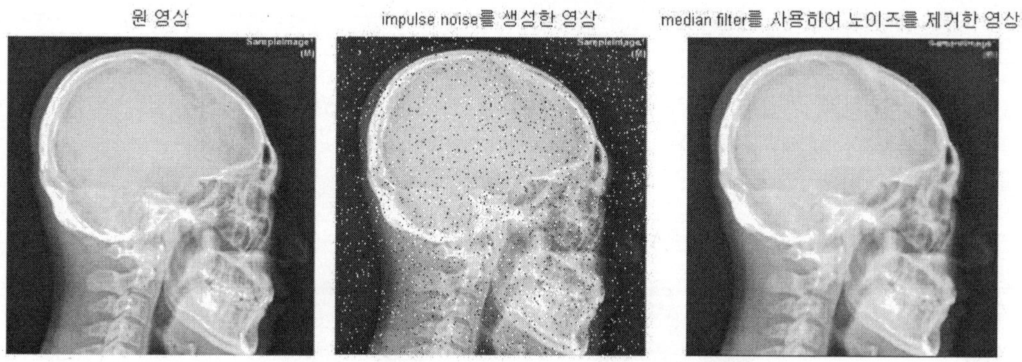

[그림 8-54] 임펄스 노이즈를 미디언 필터 기법으로 노이즈를 제거한 결과

8.20.4 최소, 최대, 평균을 이용한 노이즈 활용

영상에 임펄스 노이즈를 삽입하고, 최소(min), 최대(max), 평균(mean)값을 구하는 함수를 이용하여 선택된 결과를 컨볼루션 함으로서 영상을 변환할 수 있다. 특히 최소값과 최대값 필터링은 임펄스 노이즈를 제거하는데 매우 유용하다. 최소값 필터링은 밝은 임펄스 노이즈를 제거하며, 최대값 필터링은 어두운 임펄스 노이즈를 제거하는데 유용하다. 따라서 최소값 필터링과 최대값 필터링은 높은 대조를 가진 영상에서 영상의 특징을 확대시키기 위해 사용되는 기법이다.

앞서 미디언 필터링은 마스크 내 영상의 픽셀 값들을 추출한 후, 픽셀의 크기순으로 정렬한 다음 중간 값을 선택해서 다시 출력 픽셀에 기억시키는 방법으로 임펄스 노이즈를 제거하지만, 최소값 필터링은 마스크 내 영상의 픽셀 값들을 추출한 후, 픽셀의 크기순으로 정렬한 다음 최소값을 선택해서 다시 출력 픽셀에 기억시키고, 최대값 필터링은 정렬된 픽셀 값 중 최대값을 기억시키는 방법이다.

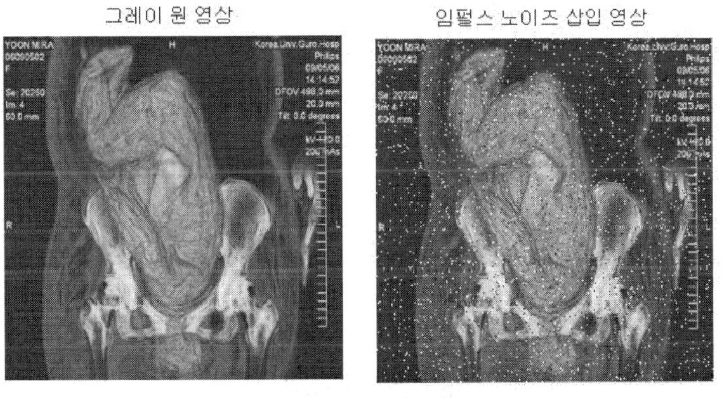

[그림 8-55] 원 영상과 임펄스 노이즈가 삽입된 영상

① 최소값 통과 필터링 - 최소값을 통과시키고 최대값을 제거하는 방법이다. 최소값을 이용하면 원 영상에 비해 어두워진다.

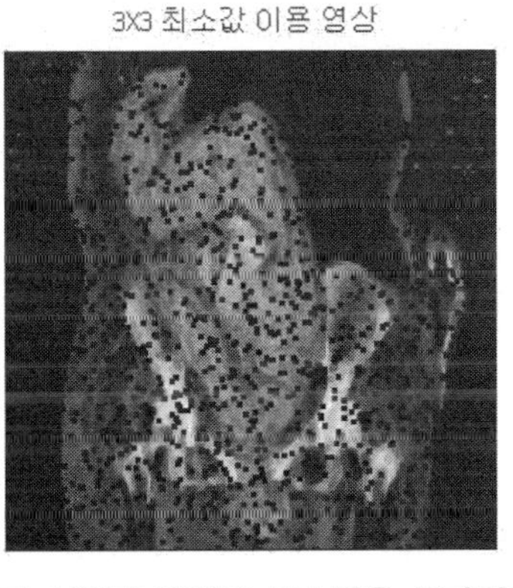

[그림 8-56] 임펄스 노이즈가 삽입된 영상에 최소값을 통과시키고 최대값을 제거한 영상

② 최대값 통과 필터링 - 최대값을 통과시키고, 최소값을 제거하는 방법이다. 최대값을 이용하면 원 영상에 비해 밝아진다. 영상에 노이즈가 확대된다.

3X3 최대값 이용 영상

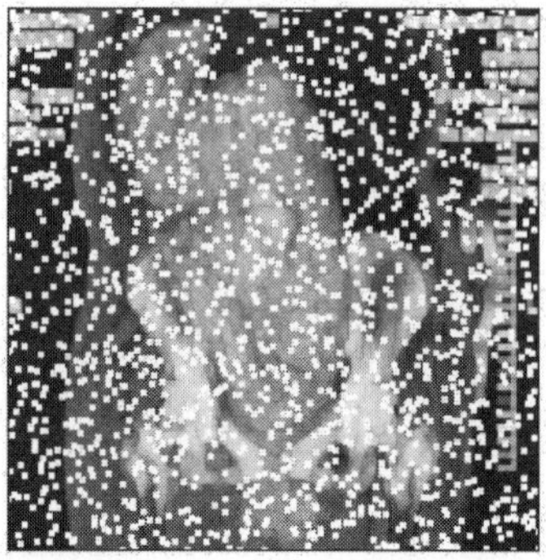

[그림 8-57] 임펄스 노이즈가 삽입된 영상에 최대값을 통과시키고 최소값을 제거한 영상

③ 평균값 통과 필터링 - 영상에서 마스크 픽셀들의 값을 평균화하여 출력 영상으로 기억시켜 나가는 과정이다. 평균값 필터링은 임펄스 노이즈를 제거하기 힘들며 특히 영상이 흐릿해지는 현상이 발생한다.

3X3 평균값 이용 영상

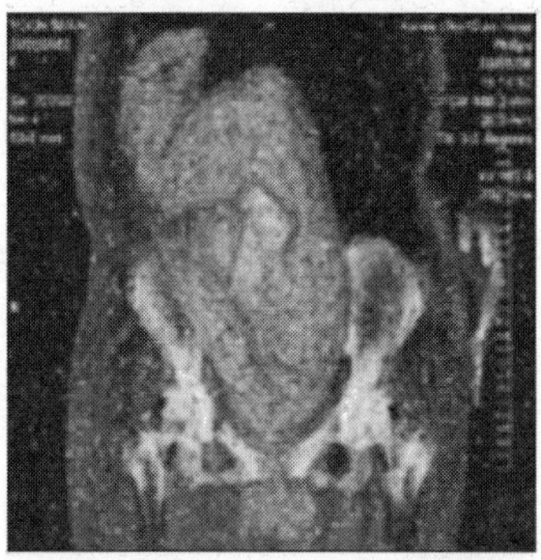

[그림 8-58] 임펄스 노이즈가 삽입된 영상에 평균값 통과 필터링을 적용한 영상

최소 및 최대값 통과 필터링은 높은 대조를 가진 영상에서 특징을 확대시키기 위해 사용되는 방법이다.

8.21 주파수 영역에서 영상처리

주파수란? 주기적 사인 곡선으로 그려지는 일반적인 파형을 연속적인 주파수 형태로 나타내는 것을 의미하는데, 보통 1초당 나타내는 단위는 Hz이다. 이러한 주파수가 신호로 구성된

소리나 영상 또는 동영상 등 다양한 객체들을 주파수로 변환하여 그 원리를 분석하거나 필요한 정보만을 검출할 수 있다. 예를 들어 소리의 신호는 고음과 저음 또는 떨리는 목소리, 허스키한 목소리 등 다양한 목소리가 있는데, 여기서 목소리의 신호를 저주파 또는 고주파 영역으로 변환하여 필요한 목소리만을 검출하거나 결합하여 새로운 목소리를 만들 수 있다. 그럼 영상에서의 주파수 의미는 한마디로 픽셀 값의 변화율을 의미한다. 즉 픽셀 값의 변화율이 작으면 저주파, 그 반대이면 고주파 영역으로 보면 된다. 즉 영상을 구성하는 픽셀의 밝기 변화를 주파수로 표현하는 방법으로 고주파 및 저주파 형태로 나타낼 수 있다는 것이다. 따라서 영상에서 저주파 성분을 제거하게 되면 고주파 성분만 남게 되어 영상이 선명해지거나 에지 성분만을 얻을 수 있다. 참고로 주파수 기준에서 저주파는 10 kHz 이하, 고주파는 10 kHz 이상일 때로 각각 분류된다.

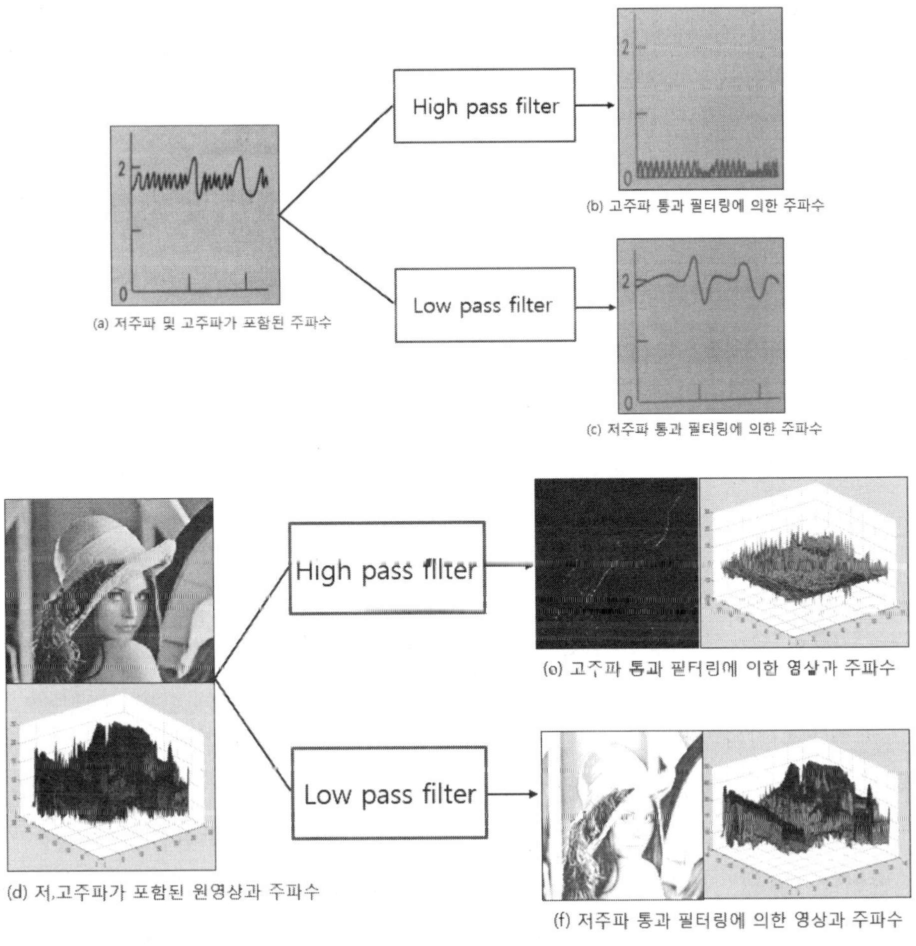

[그림 8-59] 행렬 데이터의 2, 3차원 고주파 및 저주파 통과 필터링 적용에 따른 주파수 분리

영상의 공간 영역에서 저주파 성분이란? 영상의 배경과 사물의 경계 차이가 불분명하게 즉, 흐릿할수록 저주파 성분이 많이 포함되어 있다고 할 수 있다. 또한 고주파 성분이란? 저주파와 반대의 개념으로 영상의 배경과 사물의 경계가 강조될수록 고주파 성분이 많이 포함되어 있다고 할 수 있다. 이러한 주파수를 이용하여 영상을 변환하는 방법으로는 푸리에 변환(Fourier transform), 코사인 변환(DCT), 웨이블렛 변환(Wavelet transform), 셀룰라오토마타(Cellular automata) 등의 방법들이 있다.

8.21.1 푸리에 변환

푸리에 변환(FT, Fourier Transform)은 연속되는 시간영역(time domain) 또는 공간좌표를 주파수 영역(frequency domain)으로 변환하는 수학적 도구로서 주로 공간좌표 혹은 시간으로 표현된 물체의 진동이나 파동 등을 주파수에 따라 그 특성을 분석하기 위해 사용된다. 시간 t에 대한 함수 $x(t)$가 있을 때, 이를 주파수 영역으로 푸리에 변환하면 주파수 f의 함수 $X(f)$는 다음 수식과 같다. 여기서, j는 복소수($j=\sqrt{-1}$)이고, $x(t)$는 실수이며, $X(f)$는 실수와 허수 모두를 갖는 복소수이다.

$$\text{시간 영역을 주파수 영역으로 변환 : } X(f)=\int_{-\infty}^{\infty} x(t)e^{-j2\pi ft}dt$$

또한 역푸리에 변환으로, 주파수 영역의 함수 $X(f)$를 시간 영역 $x(t)$로 변환하는 수식은 다음과 같다.

$$\text{주파수 영역을 시간 영역으로 변환 : } x(t)=\int_{-\infty}^{\infty} X(f)e^{j2\pi ft}dt$$

이러한 푸리에 변환을 영상에 적용하면, 영상을 저주파 및 고주파 영역으로 분리할 수 있다. 푸리에 변환의 특성은 푸리에 변환에 수행된 영상에서 저주파 영역은 대부분 영상의 모서리 및 중앙에 영상의 정보가 집중되어 있고, 나머지 부분에서 고주파 영역이 넓게 분포되는 것을 볼 수 있다. 여기서 저주파 영역은 에너지의 집중도가 매우 높고 영상의 중요한 정보를 가지고 있다. 또한 고주파 영역은 에너지의 집중도가 매우 낮고 영상의 특성을 결정짓는 중요한 물체의 외곽선(edge)으로 영상처리시 압축 및 복원과정에서 보호되어야할 중요한 정보이다.

디지털 영상에서의 푸리에 변환은 일정한 연속 공간을 샘플링한 데이터로서 이산적인 공간으로 변환된다. 이러한 푸리에 변환을 활용하기 위해 이산 푸리에 변환(DFT, Discrete Fourier Transform)으로 아래와 같은 수식이 성립된다.

$$\text{이산 푸리에 변환(DFT)} : F(k,l) = \frac{1}{N^2}\sum_{i=0}^{N-1}\sum_{j=0}^{N-1} f(i,j)e^{-j2\pi\left(\frac{ik+jl}{N}\right)}$$

$$\text{이산 푸리에 역 변환(IDFT)} : f(i,j) = \frac{1}{N^2}\sum_{k=0}^{N-1}\sum_{l=0}^{N-1} F(k,l)e^{j2\pi\left(\frac{ik+jl}{N}\right)}$$

위 수식은 이산 푸리에 변환을 위해 이산 푸리에 변환과 역변환을 할 수 있는 수식이다. 이산 푸리에 변환은 함수의 직교 성질(orthogonality)이 있으므로 역 푸리에 변환에 의해 원래의 값을 구할 수 있는 장점이 있다. 여기서 함수의 직교성질이란? 어떤 함수와 함수를 서로 곱하여 적분했을 때 결과 값이 0이 나오면 이 때 그 함수를 직교 관계가 있다고 말할 수 있다. 따라서 이러한 원리를 영상에 적용하면, 즉 직교성질이 있는 푸리에 변환을 실행한다면 역변환에 의해 변환된 영상을 원래의 영상으로 무 손실 복원할 수 있다. 이러한 원리는 주로 영상 보호를 위해 의료 영상 암호화에 주로 이용되어 왔다.

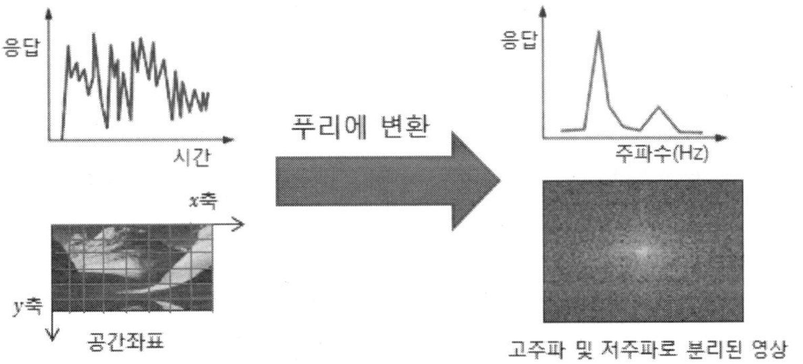

[그림 8-60] 푸리에 변환

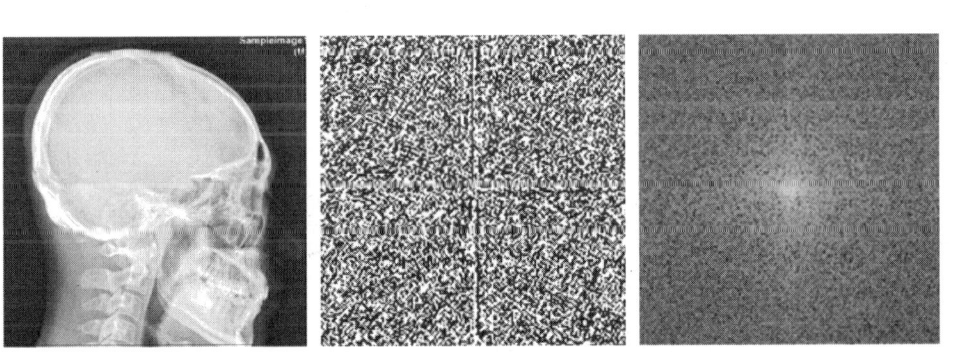

[그림 8-61] 의료영상을 푸리에 변환을 실행한 예

8.21.2 이산 코사인 변환

이산 코사인 변환(DCT, Discrete Cosine Transform)은 푸리에 변환과 유사하게, 연속되는 시간 영역에서 주파수 영역으로 변환하는 수학적 도구이다. 즉 영상에서, 영상 신호를 주파수 신호로 변환시키는 계수로서 이산적인 코사인 함수를 사용하는 직교 변환 부호화 방식이다. DCT는 8×8 영상 세그먼트를 각 64개의 주파수 영역으로 분리하는 역할을 수행한다. 이 원리는 주로 영상의 압축 기술로 채택되어 사용해왔으며, 특히 과거 동영상 압축의 국제 표준화인 MPEG에 채용되어 영상의 고능률 부호화와 압축 기술로 이용되어왔다. 이러한 이산 코사인 변환 방식은 영상 신호를 고주파 영역(영상의 경계)과 저주파 영역(영상의 객체)으로 분리 변환하고, 적절한 비트 배분으로 양자화하면, 영상의 전체 비트 수를 적게 하여 영상의 데이터를 압축할 수 있다.

- 이산 코사인 변환(DCT)

$$F(u,v) = \frac{4}{N^2}\sum_{i=0}^{N-1}\sum_{j=0}^{N-1} C(u)C(v)f(i,j)\cos\left(\frac{(2i+1)u\pi}{2N}\right)\cos\left(\frac{(2j+1)v\pi}{2N}\right)$$

- 이산 코사인 역 변환(Inverse DCT)

$$f(i,j) = \frac{4}{N^2}\sum_{u=0}^{N-1}\sum_{v=0}^{N-1} C(u)C(v)F(u,v)\cos\left(\frac{(2i+1)u\pi}{2N}\right)\cos\left(\frac{(2j+1)v\pi}{2N}\right)$$

여기서 $F(u,v)$는 DCT 변환 영상이며, $f(i,j)$는 입력 영상을 의미한다.

$$C(u) = \frac{1}{\sqrt{2}}\ when\ u = 0,\ C(u) = 1\ when\ u > 0$$

$$C(v) = \frac{1}{\sqrt{2}}\ when\ v = 0,\ C(v) = 1\ when\ v > 0$$

단 $u,v = 0,1,2,3 \dots N-1$

8.21.3 웨이블렛 변환

푸리에 변환은 일반적으로 신호해석에서 하나의 신호영역을 서로 다른 주파수 영역으로 나누는 방법으로, 시간 영역의 신호를 주파수 영역의 신호로 변환하는 일반적인 방법이다. 따라서 연속되는 시간 영역을 사인 또는 코사인 곡선 주파수 영역으로 변환하여 이를 고주파 또는 저주파 영역으로 분리 검출하는 원리이다. 또한 기본함수로 사인과 코사인만을 사용하고, 지역적인 특성이 없기 때문에 신호 데이터가 불연속성을 포함할 수 있고, 따라서 영상처리에서 강한 고주파 성분(샤프닝 기법 등에 의해 선명하거나 날카로운 성분)이 있을 경우 지역적 특징 분석이 어렵고 적용할 수 있는 영상 도메인이 한정되어 있다. 이에 반면 웨이블렛 변환(wavelet transform)은 연속 및 이산신호 모두 활용될 수 있으며, 사인 곡선 및 변형된 사인 곡선(비정형적 신호) 등 다양한 주파수 영역에서 주파수의 크기, 위치, 값 등의 정보를 검출할 수 있으며, 이를 3차원 그래프로 분석이 가능하다.

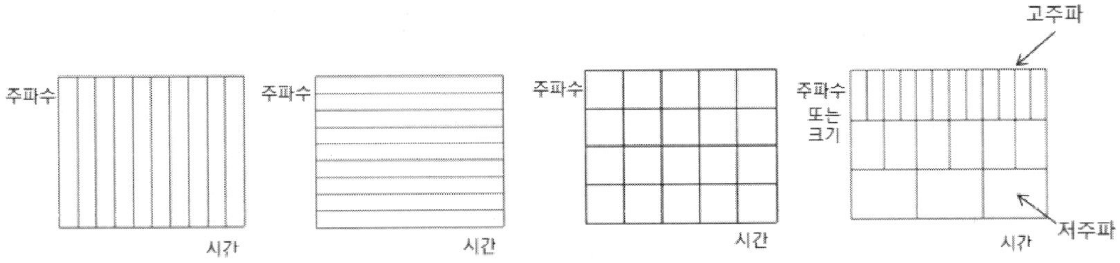

(a) 시간 영역으로 분할 모형 (b) 주파수 영역으로 분할 모형 (c) 푸리에 모형 (d) 웨이블렛 모형

[그림 8-62] 시간영역과 주파수영역, 푸리에 변환과 웨이블렛 변환 모형

또한 다해상도(multi-resolution) 분석 방법으로 음성 및 영상 등을 다양한 주파수 대역별로 분해가 가능하다. 이러한 웨이블렛은 신호 분석을 통해 영상 분석, 수학, 통신, 기타 신호의 노이즈 제거나 영상 압축 등 다양한 분야에서 활용되고 있다.

8.21.4 주파수 대역별 영상의 분할과 합성

영상에 이산 웨이블렛 변환을 적용하면, 행 또는 열별로 각 주파수 성분별 4개 부대역으로 분할할 수 있다. 즉 이산 웨이블렛 변환을 이용하여 영상을 x(행) 방향으로 필터링하면 저주파 성분 L(원영상에 비해 해상도가 50% 감소된 저주파 성분으로 에너지의 집중도가 매우 높고 영상의 중요한 정보를 가지고 있음.)과 고주파 성분 H(에너지의 집중도가 매우 낮고 물체의 윤곽에 해당하는 에지(edge) 성분만을 가지고 있음.)로 분리된다. 여기서 L과 H를 y(열) 방향으로 한번 더 필터링 하면, 다음 그림과 같이 1단계 LL, LH, HL, HH 4개의 다해상도별 주파수 부대역 분할 영상을 얻을 수 있다. 여기서 LL 대역의 영상은 해상도가 50%($\frac{M}{2}\times\frac{N}{2}$)로 감소한 저주파 성분의 영상으로 에너지 집중도가 매우 높고 중요한 정보를 가지고 있는 영상이다. 나머지 LH, HL, HH 대역의 영상 모두 해상도가 50%($\frac{M}{2}\times\frac{N}{2}$)로 감소한 각각 수평, 수직, 대각 성분에 대한 에지 성분을 가지고 있는 고주파 성분으로 에너지 집중도가 매우 낮고 영상의 윤곽선 부분에 해당하는 정보이다. 여기서 고주파 성분(LH, HL, HH 대역)으로 검출된 에지는 영상의 특성을 결정짓는 중요한 물체의 외곽선으로 영상처리시 압축 및 복원과정에서 보호되어야할 중요한 정보이다. 이와 같이 분할된 신호는 서로 다른 특징을 가지고 있으며 상관관계가 존재한다. 또한 1단계로 분할된 저주파 성분 LL 부대역을 다시 변환하여 2단계 4개의 다해상도별 부대역으로 세분할 수 있다.

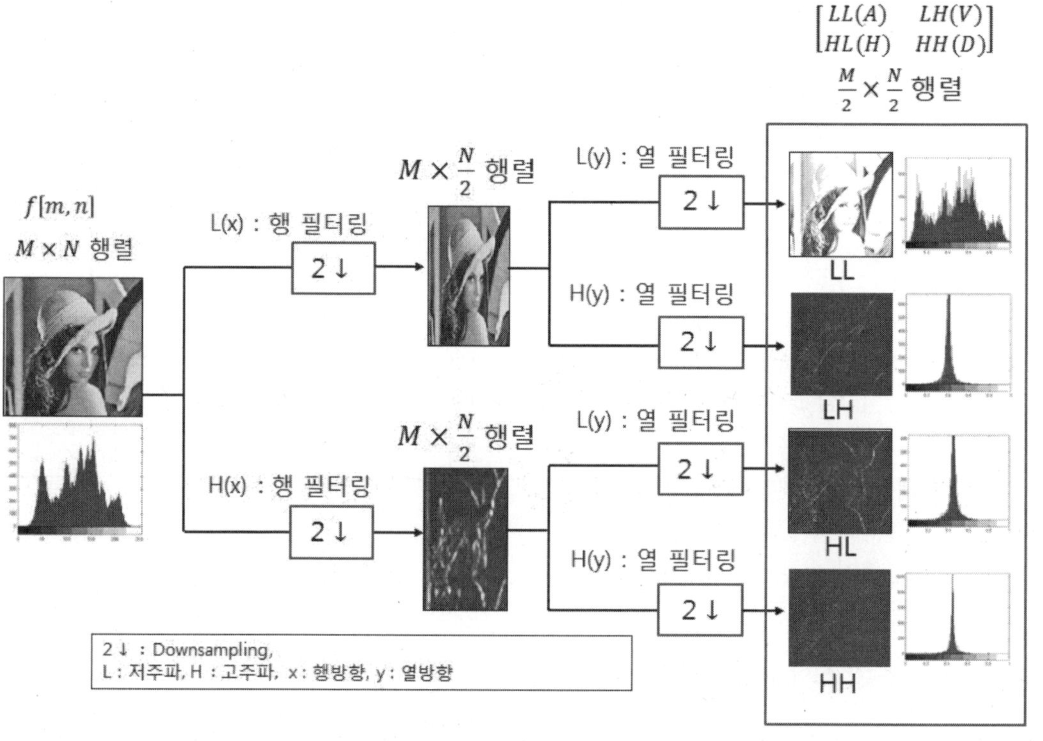

[그림 8-63] 필터 뱅크를 이용한 1단계 웨이블렛 분할 과정

Downsampling과 컨볼루션에 의해 주파수 대역별로 분할된 영상은 Upsampling을 통하여 원래의 영상으로 합성(복원)이 가능하다. 즉 Downsampling의 역 과정으로 진행하면 된다. Upsampling 과정은 길이를 2배로 늘리면서 샘플된 사이의 값을 0으로 채운다.

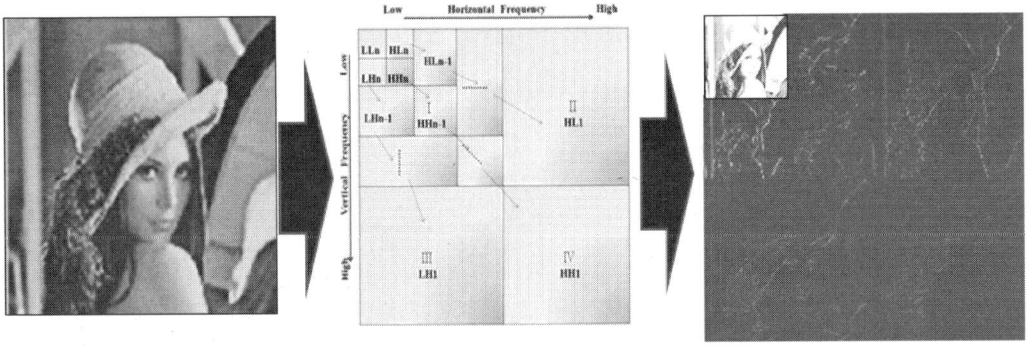

(a) 원영상 (b) 주파수 대역별 분할 (c) 주파수 대역별 영상 분할

[그림 8-64] 2단계 다해상도별 영상 분할

8.21.5 워터마킹 기술

워터마킹(watermarking)이란? 개인 저작물을 보호하기 위하여 특별한 형태의 문자나 그림 또는 로고를 저작물에 삽입시켜 향후 소유권 분쟁 시 저작권자의 권리를 보호해주는 기술적인 방법을 의미한다. 이러한 워터마킹의 기술은 디지털로 구성된 영상, 서적, 음악 등 저작권이 포함된 모든 프로그램에서 불법 복제나 또는 인터넷상에서의 멀티미디어 제작, 영상 수정 등으로 인해 저작권자를 알 수 없을 때 최초 소유자의 권리를 보호해 줄 수 있는 유일한 방법 중 하나이다.

웨이블렛을 이용하여 영상에 워터마킹하기 위해서는 아래 그림과 같이 대역 분할이 필요하다. 즉 영상을 저주파 영역과 고주파 영역으로 분리하여 외부의 잡음에 영상의 변화가 크게 없는 저주파 영역에 워트마킹함으로서 영상의 왜곡을 최소화할 수 있다. 아래 그림에서 LL 대역은 저주파 영역, HL 대역은 수평 중고주파 영역, LH 대역은 수직 중고주파 영역, HH 대역은 고주파 영역으로 나눌 수 있다. 그림에서 영상을 1단계(4개의 그룹) 및 2단계 대역분할 등 다단계 대역분할로 나누어서 저주파 및 고주파 영역의 변환계수로 나타낼 수 있다.

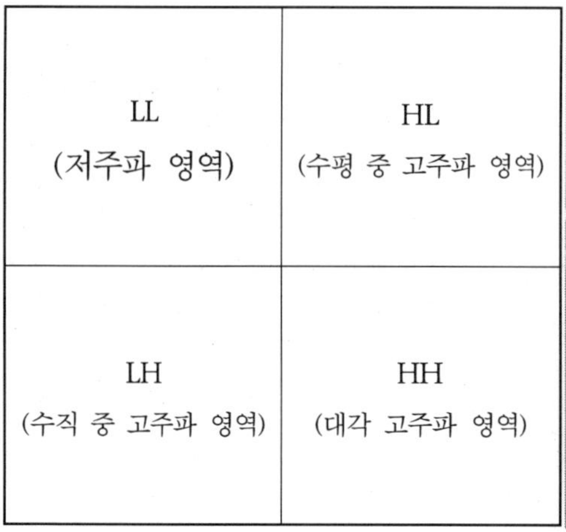
LL
(저주파 영역)
HL
(수평 중 고주파 영역)
LH
(수직 중 고주파 영역)
HH
(대각 고주파 영역)

(a) 1단계 대역 분할

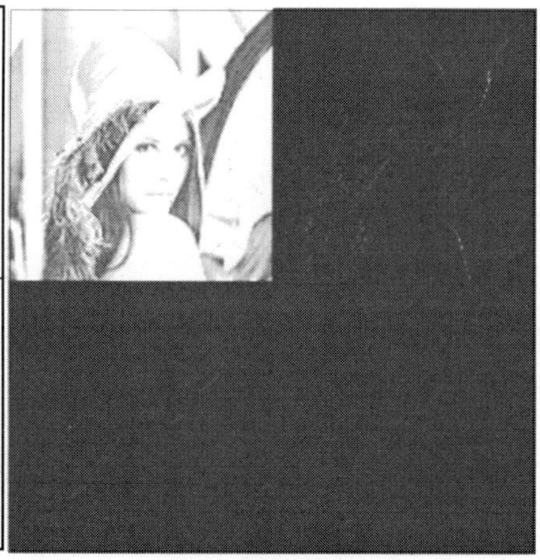

(b) 1단계 대역분할 영상

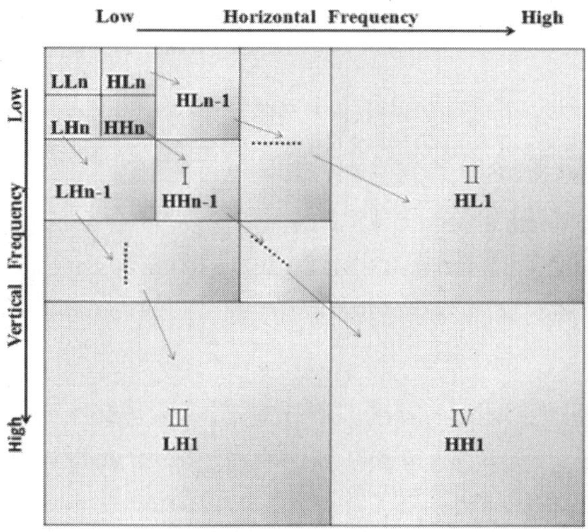

(c) 다단계 대역 분할

(d) 2단계 대역분할 영상

[그림 8-65] 대역분할 및 해상도별 영상 분할

따라서 워터마크 정보의 삽입은 다양한 방법으로 특정 대역에 존재하는 변환계수 값을 변경하게 되는데, 특히 외부 공격에 강한 대역을 선정하는 것이 중요하다. 그러므로 위 그림과 같이 변환계수를 재배열하여 4개 이상의 영역으로 나누어진 대역 중 에너지가 99%이상 집중된 저주파 영역인 LL 대역에 정보를 삽입한다. 왜냐하면 잡음 등에 민감한 고주파 영역보다는 외부 공격에 강한 저주파 영역을 선택하는 것이 영상의 왜곡을 최소화 할 수 있기 때문이다. 또한 영상의 압축 및 워터마킹 등으로 활용되는 대역이 단계별 분할된 4개 이상의 영역 중 LL 대역은 원영상 대부분의 정보가 포함되어 있기 때문에 LL 대역만 활용해서도 원 영상과 거의 유사하게 복원이 가능하다.

▌워터마크 삽입 표현식

$$C'^{group(I)}(k,l) = [C_{group(I)}(k,l) + \alpha \times W(k,l)]$$
$$C''^{group(I)}(k,l) = idwt2(C'^{group(I)}(k,l))$$

$C_{group(I)}(k,l)$은 웨이블렛에 의해 대역이 분리된 영역 중 LL 저주파 영역, α는 삽입 강도(초기 값), $W(k,l)$은 워터마크 정보, $C''^{group(I)}(k,l)$은 워터마킹된 영상, $idwt2$는 역 웨이블렛 변환 함수

▌워터마크 추출 표현식

$$W'(k,l) = [C_{group(I)}(k,l) - C'^{group(I)}(k,l)/\alpha]$$

$W'(k,l)$은 추출된 워크마크 정보

8.22 영상 암호화 기술

의료 영상은 의료인이 환자를 진단하기 위한 가장 기본적인 추론 방법이다. 의료 영상은 X-Ray 및 MRI, CT, PET-CT 등 의료 장비에 의해 영상이 획득되며, 이를 PACS 및 기타 저장창치에 의해 관리된다. 이러한 장치들에 의해 획득된 의료 영상은 병원정보시스템이라는 병원의 토탈 정보화 시스템에 의해 의료인이 손쉽게 환자의 질병을 진단하게 된다. 이와 같이 의료 영상은 환자의 질병을 규명하는데 중요한 역할을 하기 때문에 다양한 방법으로 의료 영상을 처리하는 것은 의료인이 환자의 질병을 확진하는데 큰 도움이 된다.

본 전에서 응용 방법은 정보 보호 차워에서 영상 암호화(image encryption) 방법을 설명한다. 자유로운 의료 영상의 활용은 자칫 외부 친입자에 의해 불법으로 환자의 주요 정보가 유출될 가능성이 있으며, 이러한 불법적인 정보 유출과 노용은 환사 개인 사생활 침해와 같은 문제와 맞물려 심각한 사회적 문제가 될 수 있다. 이와 같이 정보 보호에 대한 사회적 관심이 높아지면서 정보 유출을 사선 예방하고 보호하기 위한 하나의 방인으로 영상을 암호화하는 방법들을 설명한다.

암호화는 인류 역사가 시작되기 전부터 사용되어 온 것으로 알려지고 있다. 그러나 국가가 형성되기 전 비밀리에 보관해야 할 정보가 그리 많지 않아 암호화 방식의 사용이 거의 없었다. 이후 국가가 형성되고, 상업이 발달함에 따라서 개인 및 국가의 이권에 따른 비밀 보전의

필요성이 증대되면서 암호학이 대두되기 시작하였다. 암호화가 작게는 개인의 소중한 비밀을 보호하고 크게는 국가적 중요 정보를 보호하는데 목적이 있다. 암호화에 관련되는 주요 문서는 군사기밀, 정부정책문서, 사업기밀, 병원에서의 환자 진료 기록 등이 주요 암호화 대상 요인이다.

대표적인 영상 암호화 도구로서는 앞에서도 언급 되었던 방식으로서 주파수 성분을 이용한 방식으로 이산 푸리에 변환, 이산 코사인 변환, 웨이블렛 변환 그리고 셀룰라 오토마타(CA, Cellular Automata) 등을 이용할 수 있다. 본 장에서는 일정한 규칙에 의해 다양한 수열을 생성하는 셀룰라 오토마타 방법을 활용한다.

8.23 스트림 암호화 기술

암호학적으로 안전한 키 스트림 생성은 3가지 기본적인 요구에 만족해야한다. 첫째, 키 스트림 주기는 전송되는 메시지 길이를 수용할 만큼 충분히 커야 한다. 둘째, 키 스트림은 생성하기 쉬워야 한다. 셋째, 키 스트림은 예측하기 어려워야한다. 키 스트림의 일부가 주어져 있을 때, 암호 해독자는 앞 또는 뒤의 다른 비트들을 생성할 수 있어서는 안 된다.

스트림 암호는 비밀 키로 부터 유도된 키 스트림을 평문(plaintext)과 XOR 연산하여 암호문을 생성하는 암호 방식으로 블록 암호가 블록 단위로 암호화하는 반면 스트림 암호는 비트 단위로 암호화하므로 오류 확산 현상이 없고 블록 암호 알고리듬에 비해 빠르고 구현이 쉽다. 이러한 스트림 암호는 1970년대 초 유럽에서 발전된 LFSR(Linear Feedback Shift register)을 이용한 이진 수열 발생기를 기본으로 비교적 수학적 분석이 가능한 수치를 사용한다는 장점이 있다.

스트림 암호화는 사용자 비밀 키로부터 평문 크기와 같은 키 스트림을 생성한다. 그런 다음 평문과 비밀 키에 의해 생성된 키 스트림을 함께 XOR 연산하여 비트 단위로 암호화하는 방식이다. 비밀 키 스트림 조건은 $k_1k_2k_3.....k_i \in K$이며, 조건 $k \in K$, E_k와 단순 치환 암호화가 되도록 하였다.

암호화 함수 :	E
	$E_k : P \rightarrow C$ (암호문)
복호화 함수 :	D
	$D_k : C \rightarrow P$ (평문)

여기서 비밀 키 스트림이 적용된 암호화 및 복호화 함수 E_k와 D_k은 조건 $p \in P$와 $k \in K$로 정의되며 수식 다음과 같이 정리된다.

$$D_k(E_k(p)) = p$$

평문은 $p_1p_2p_3 \cdots p_i$이며 $k_1k_2k_3 \ldots k_i$가 K로부터 키 스트림이 되도록 하였다. 즉 평문 $P = p_1\, p_2 \ldots p_i$에 비밀 키 스트림 $K = k_1 k_2 \ldots k_i$를 각각 적용하여 암호화한다.

평문 : $P = p_1\, p_2\, p_3 \ldots p_i$
암호문 : $C = E_{k_1}(p_1)\, E_{k_2}(p_2) \, ..E_{k_i}(p_i)$

암호문 $c_i = E_{k_i}(p_i)$에서, 스트림 암호화는 평문 문자열에서 암호문 문자열 $c_1c_2c_3 \cdots$을 생산한다. 키 스트림 k_i는 평문 p_i의 암호화 $E_{k_i}(p_i)$에 사용된다. 따라서 평문 암호화는

$$C = k_1\, p_1k_2\, p_2k_3\, p_3 \ldots k_ip_i$$

순서로 계산된다. 또한, 암호문 $c_1\, c_2\, c_3 \ldots$의 복호화 과정은

$$P = k_1\, c_1k_2\, c_2k_3\, c_3 \ldots k_ic_i$$

순서로 계산된다. 만약 k_i가 c_i로서 복호화는 $p_i = D_{k_i}(c_i)$으로 표시한다.

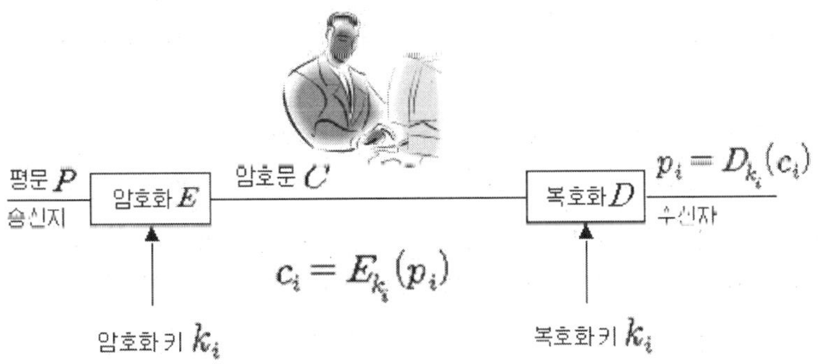

[그림 8-66] 스트림 암호화 및 복호화 과정

대칭 키 암호 방식의 경우, 암호화 키와 복호화 키가 동일하다. 그러므로 송신자와 수신자가 비밀 통신을 하기 전에 비밀리에 키를 공유하고 있어야 한다. 따라서 사전 비밀리에 키를 공유하기 위한 키 분배 과정이 필요하다. 공개 키 암호 방식은 암호화 키 및 복호화 키 k_i를 분리하여 암호화 키를 공개하고, 복호화 키를 비밀리에 보관한다. 물론 공개 암호화 키로부터 비밀 복호화 키를 계산할 수 없어야 한다. 송신자는 수신자의 공개 암호화 키로 전송하려는 정보를 암호화하고 수신자는 수신한 암호문을 자신의 비밀 복호화 키로 평문을 복원시킨다.

8.24 XOR 연산자 이용 암호화 작성

XOR 암호화는 셀룰라 오토마타 도구를 이용하여 비밀 키 스트림을 생성한다. XOR 암호화 작업은 평문으로부터 단일코드 값들 즉 8비트 2진수로 나타낼 수 있다. 암호문 작성은 평문과 연속 비트를 가지고 있는 키 스트림과 XOR 연산에 의해 작성한다.

[표 8-2] 암호화 작성과정

비트 수	2^7	2^6	2^5	2^4	2^3	2^2	2^1	2^0	결 과 (ASCII 코드)
평문 (plaintext) "K"	0	1	0	0	1	0	1	1	$K(75)_{10}$
암호화 적용 key stream "m"	0	1	1	0	1	1	0	1	$m(109)_{10}$
암호문 (Ciphertext) XOR($\oplus$)	0	0	1	0	0	1	1	0	$\&(38)_{10}$

평문의 첫 번째 문자가 "K"이면, 2진수는 "01001011"(10진수는 75)이다. 그리고 키 스트림의 첫 번째 문자가 "m"이면, 2진수는 "01101101"(10진수는 109)이다. 이 두 개의 문자를 XOR 연산하여 표와 같은 결과를 얻는다. 즉 암호화 키 "m"을 적용하여 평문 "K"를 XOR 연산하여 결과 "00100110"(10진수 38)이다. 이 과정은 각 비트별 XOR 연산자를 이용하여 암호문을 작성하며, 전체 평문이 암호화되었을 때까지 반복한다.

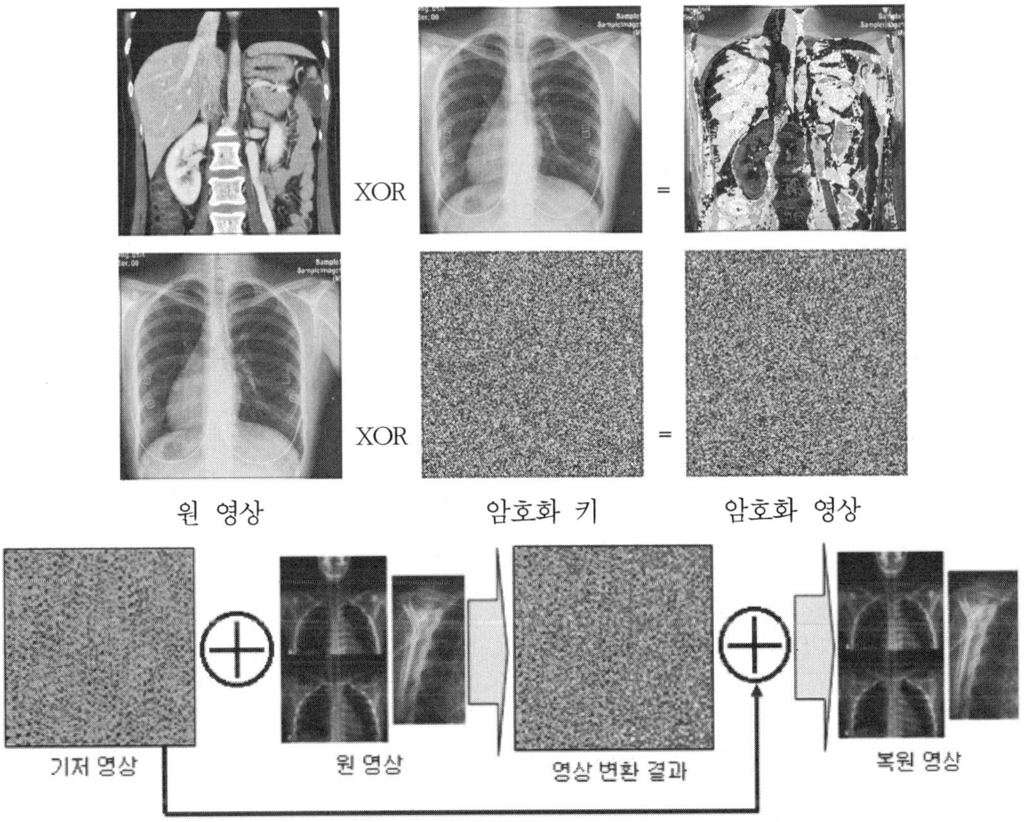

[그림 8-67] XOR 연산자를 이용하여 의료영상 변환(암호화 작성)

다음 문장에서, 평문 "p", 키 스트림 "k" 그리고 암호문 "c"의 관계를 다음과 같이 비교해 볼 수 있다.

① $p \oplus k = c$;
② 또는 $c \oplus k = p$;
③ 그 외 $(p \oplus k) \oplus k = p$;

XOR 연산자를 이용한 암호화 및 해독 사이클은 모든 조건에 만족한다. 따라서 XOR 연산자는 비트 스트림으로서 대칭키 암호화에 적합하다.

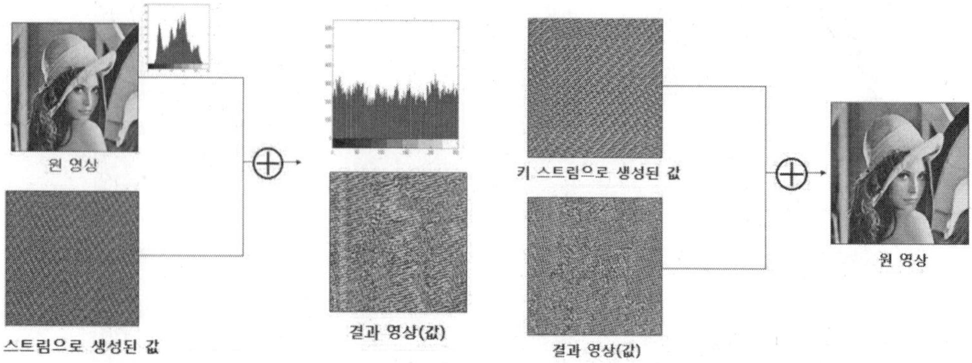

[그림 8-68] XOR 연산을 이용한 영상 변환

8.25 FSR 기본 성질

FSR(Feedback Shift register)은 스트림 암호화하는 방법으로 정의된 2진 평문과 2진 비밀 키를 각 비트마다 XOR 연산하여 암호문을 얻고, 복호화는 암호문의 각 비트마다 비밀 키의 각 비트를 XOR 연산으로 평문을 구하는 암호화 시스템이다. 이 방법은 비트 단위로 암호화하므로 오류 확산 현상이 없고 블록 암호 알고리듬에 비해 빠르고 구현이 쉽다. 스트림 암호화는 이진 수열 발생기를 기본으로 하고 주기, 선형 복잡도, 상관 면역도 등과 같은 비도(security level) 수준에 대한 정량화가 가능하고 비교적 수리적 분석이 가능한 수치를 사용한다는 장점이 있다.

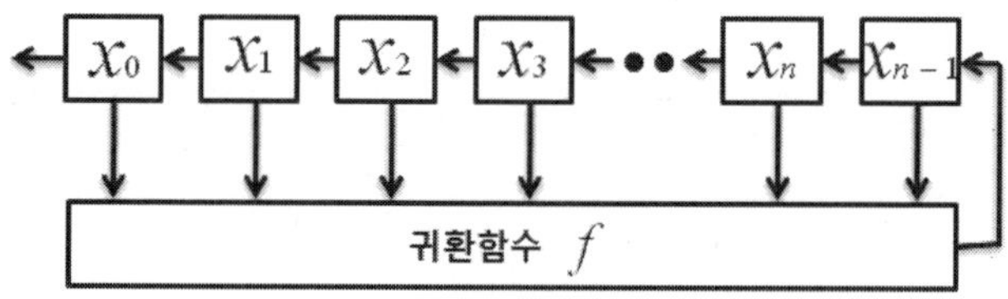

[그림 8-69] FSR의 기본 구조

FSR은 길이가 n인 현재 상태(x_0, x_1, $\cdots$, x_{n-1})를 나타내는 n개의 셀과 귀환함수 f로 구성되어 있다. 귀환함수 f는 x_0, x_1, $\cdots$, x_{n-1}을 입력으로 n개의 셀에 들어 있는 값들을 왼쪽으로 이동하게 되는데, 이때 0번째 셀의 현재 상태 x_0이 출력되고, 비어있는 $n-1$번째 셀에는 귀환함수 f의 출력 값을 입력한다. 이러한 방식의 반복을 통하여 긴 주기의 이진 수열을 생성한다. 수식은 다음과 같이 정의된다.

$$f(x_0, x_1, \ldots\ldots, x_{n-1}) = x_0 \oplus x_1 \oplus \cdots \oplus x_{n-1}$$

FSR에 의한 이진 출력 수열은 항상 일정한 주기를 갖는데, n개의 셀을 갖는 FSR의 경우, 초기 상태가 모두 0인 경우는 이진 출력 수열이 모두 0이 되므로 주기가 1이 되고, 초기 상태가 모두 0이 아닌 경우는 출력 수열의 주기가 $2^n - 1$보다 작거나 같게 된다. 따라서 FSR이 가질 수 있는 최대 주기는 $2^n - 1$이며, 이러한 최대주기를 갖기 위해서는 선형 함수 f를 잘 선택해야 한다.

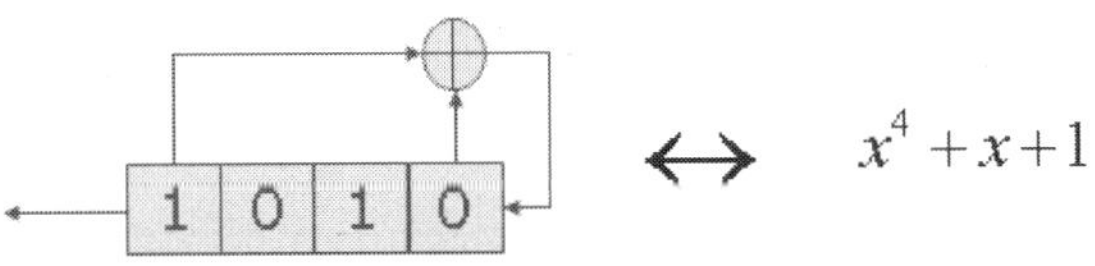

[그림 8-70] FSR 사용과 다항식 표현

예를 들어, 위의 그림에서 4비트 구성의 초기 상태 값 "1010"일 때, 생성되는 수열은 "110010001111010"이 된다. 여기서 최대 주기는 $2^4 - 1 = 15$가 된다. 그 결과를 다음 표에 나타내었다.

[표 8-3] FSR 주기 수열

FSR 주기 수열				
순서	Cell-1	Cell-2	Cell-3	Cell-4
1	1	0	1	0
2	1	1	0	1
3	0	1	1	0
4	0	0	1	1
5	1	0	0	1
6	0	1	0	0
7	0	0	1	0
8	0	0	0	1
9	1	0	0	0
10	1	1	0	0
11	1	1	1	0
12	1	1	1	1
13	0	1	1	1
14	1	0	1	1
15	0	1	0	1

또한 FSR 방법을 이용한 주기적 수열의 생성은 다음 표와 같이 다항식으로 표현할 수 있다.

[표 8-4] 최대 주기를 갖는 FSR의 다항식 표현

차수 n	다항식 표현	사이클 길이(2^n-1)
2	x^2+x+1	3
3	$x^3+x+1,\quad x^3+x^2+1$	7
4	$x^4+x+1,\quad x^4+x^3+1$	15
5	$x^5+x^3+1,\quad x^5+x^4+x^2+x+1$	31
6	$x^6+x^5+1,\quad x^6+x^5+x^3+x^2+1$	63
7	$x^7+x^3+1,\quad x^7+x^6+x^5+x^4+1$	127
8	$x^8+x^2+x+1,\quad x^8+x^4+x^3+x^2+1,$ $x^8+x^6+x^5+x^4+1,\quad x^8+x^7+x^3+x^2+1$	255

그러나 FSR 방법은 키 스트림 생성기에 의해 주기적 수열을 생성하기 때문에 영상을 변환하는 것은 한계가 있다. 그러므로 기존 FSR 방법을 개선하기 위해 다양한 키 스트림 생성 연산자를 이용하여 복잡한 수열을 생성한 다음, CA와 CAT 방법을 단계적으로 적용하는 원리가 이용되고 있다.

8.26 NFSR 기본 성질

NFSR(Non-linear Feedback Shift Register)은 주기적인 특성을 갖는 FSR 방법에 NOT 연산자를 추가한 구조를 가지고 입력비트가 이전 상태에 대해 비선형적인 시프트 레지스터(Non-linear shift register)이다. 이 방법은 귀환 함수를 효율적으로 선택하면 긴 주기를 가지므로 암호화에 사용할 수 있다. NFSR을 이용하면 2진 평문과 2진 비밀 키를 각 비트마다 XOR 및 NOT 연산하여 암호화 및 복호화 할 수 있다. 이 방법은 비트 단위로 단순히 XOR과 NOT 연산자로만 연산하므로 오류 확산 현상이 없고, 블록 암호 알고리듬에 비해 빠르고 구현이 쉽다. 또한 NFSR은 LFSR 보다 알려진 평문 공격에 대해 강인한 방어력을 가지며 향상된 주기를 갖는다.

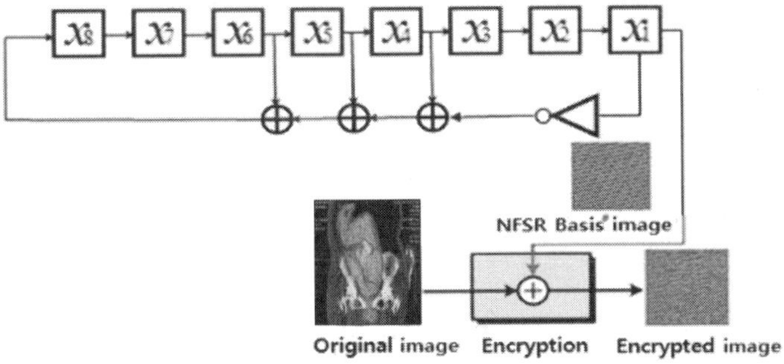

[그림 8-71] NFSR 구조

위 그림의 NFSR 구조는 8비트와 비선형 귀환회로 XOR과 NOT 연산자로 구성된다. 비선형 귀환함수 f를 다음과 같이 식으로 나타내며, F는 여원 벡터로서 NOT 연산자를 표시한다.

$$f(x_1, x_2, \ldots, x_8) = x_8 \oplus x_6 \oplus x_5 \oplus x_4 \oplus (x_1 \oplus F)$$

위의 수식을 적용하여 NFSR 기저 영상을 만든 다음 의료 영상과 XOR 연산에 의해 의료 영상을 변환시킨다. 그 결과, 의료 기본 영상과 히스토그램은 다음과 같이 나타낼 수 있다.

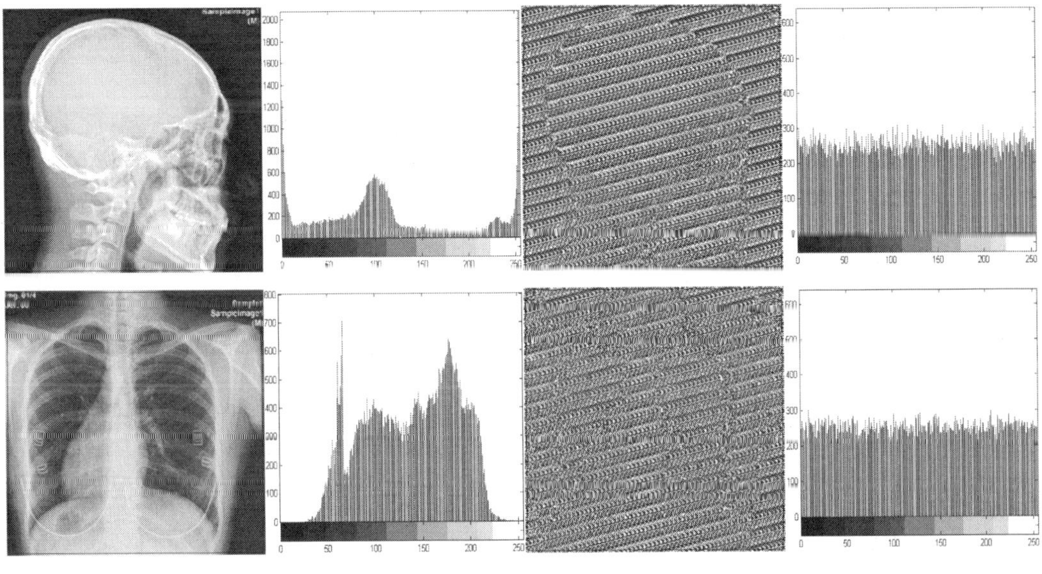

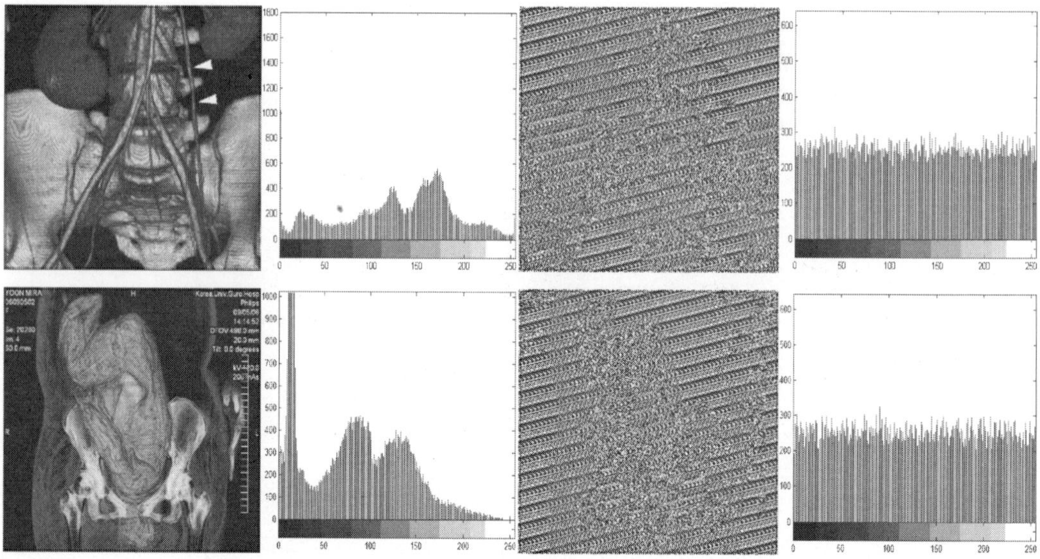

[그림 8-72] 의료 영상과 암호화가 된 영상과 히스토그램

이와 같이 주기적인 수열을 이용하여 의료 영상을 변형 및 암호화 할 수 있으며, 쉽게 복호화도 할 수 있다.

8.27 셀룰라 오토마타 기술

셀룰라 오토마타(CA, Cellular Automata) 원리는 Von Neumann과 Ulam에 의해 발표된 이론으로 원래 물리학, 화학, 컴퓨터 공학 등의 분야에서 동적 현상을 연구하는데 사용되어 왔다. 특히 Ulam은 맨허턴 계획에 사용되던 컴퓨터를 이용하여 기하학적 패턴을 재귀적 방식으로 재생산할 수 있는 프로그램을 처음 제안하였다. 재생산의 주된 특징은 물리적 로봇의 3차원 세계보다 추상적인 기하학적 공간에서 더 쉽게 연구될 수 있다는 것을 암시한다. 이후 Wolfram은 CA를 셀이라 불리는 메모리의 배열로 소개하고, 셀의 상태가 자기 자신 및 인접한 셀 상태의 국소적인 상호작용에 의해서 동시에 갱신되는 시스템을 제안하였다.

특히 CA는 전이 규칙(transition rule)에 의해 다음 상태를 결정하는 방법으로 고품질의 PN(pseudo noise) 수열을 생성한다. 따라서 CA는 난수 생성, 신호 분석, 영상 압축, 오류정정부호, 반도체 기술 등 많은 분야에서 응용되었다. Das는 행렬 대수학을 이용하여 선형 CA의 상태 전이 행동을 분석하였으며, Wolfram은 처음으로 암호화 원리를 제안하였다. 이후 Chaudhuri와 Nandi 등에 의해서 CA를 폭 넓게 응용되었다. Muzio 등은 최대 주기를 갖는

LFSR(Linear Feedback Shift Register)에 대응하는 CA를 특별한 선형 규칙을 이용한 PCA (Programmable CA)로 구성할 수 있음을 보고하였다.

또한 선형 CA는 표수 2인 체 $GF(2^m)$ 상에서의 전이 행렬(transition matrix)에 의해 유일하게 표현되고 모든 전이 행렬은 특성다항식을 가진다. 유한체 $GF(2^m)$상에서 m이 클수록 높은 영상의 다양성 및 영상의 암호화 수준을 기대할 수 있다.

8.27.1 CA 기본 성질

CA(Cellular Automata)는 동역학계를 해석하는 한 방법으로 시간과 공간을 이산적으로 다루는 시스템이다. 이것은 복잡한 자연현상을 시뮬레이션 하는데 유용한 도구로 이용되고 있다. CA는 다음 네 가지의 요소로 구성된다. 첫째, 셀룰라 공간으로 무한한 다차원의 공간을 동일한 크기의 셀로 분할한 공간을 의미하며, 여러 가지의 정규 다각형으로 분할이 가능하다. 또한 CA는 자연의 현상(natural complex systems)을 계산의 형태로 나타내고자 하는 것으로 객체를 상호작용하는 오토마타인 셀들, 즉 각 셀은 나름대로의 규칙을 갖는다. 둘째, 지역 상태로, 주어진 시간에서 각 셀의 상태, 즉 셀이 가지는 값을 의미한다. 세 번째, 이웃 셀(Neighborhood)과의 관계이다. 이웃 셀은 중심 셀 주위에 인접하고 있는 셀들의 집합을 의미하는데, 보통 거리, 방향, 각도에 의해서 결정된다. CA에서 주변 셀 구성은 매우 자유롭기 때문에 다양한 형태나 크기의 구성이 가능하며, 다차원 혹은 매 시기별 다른 주변 셀을 구성할 수 있다. 넷째, transition rule이다. transition rule은 각 셀이 매 시간별로 어떻게 변화할 지에 대해 Wolfram Rule을 정한다. 이러한 단순한 기능을 가지고 복잡한 해법을 풀 수 있는 기반은 CA가 수학적 기초를 기반으로 하고 있다는 것이다.

결론적으로 CA란 시간과 공간을 이산적으로 다루는 시스템으로서 기본단위는 하나의 셀로 구성되어 있다. 셀의 현재 상태는 특정 공간의 규칙에 의하여 다음 상태로 발전시킨다. 1차원 CA는 모든 셀들이 선형으로 배열되어 있기 때문에, 국소적 상호작용, 즉 자기 자신과 인접한 두 셀에 의해 이루어지는 3-이웃 CA이다. CA는 각 단계의 순서를 통하여 발전하며, 각 셀의 다음 상태가 계산된다. 다음 그림은 3-이웃 선형 CA의 발전 구조를 나타낸다.

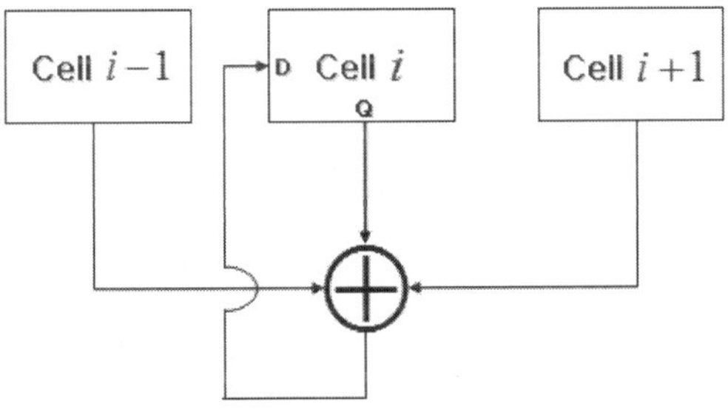

[그림 8-73] 3-이웃 선형 CA 발전 구조

모든 셀들은 동시에 3-이웃에 의해 다음 상태로 변환한다. 이것을 1차원 CA에 대한 국소적인 상태 전이 함수를 다음 식 $f(x)$로 나타낼 수 있다. 또한 모든 전이 행렬은 특성 다항식을 가진다. 파라미터 k는 기수 정수(odd integer)로서 수식 $k=2r+1$을 가진다. 여기서 r은 radius of the function $f(x)$로 i번째 셀 값을 계산한다. 수학적 표기로서 다음과 같이 정리된다.

radius $r=1$일 때 neighbour cells $k=3$이며,

$$x_i(t+1)=f[x_{i-1}(t), x_i(t), x_{i+1}(t)]$$

radius $r=0$일 때 neighbour cells $k=1$이며,

$$x_i(t+1)=f[x_i(t)]$$

위의 식에서 i는 각 셀의 위치를 나타내고, t는 진행 시간, 그리고 $x_i(t)$는 시간 t에서 i번째 셀의 상태를 나타낸다. $x_i(t+1)$는 시간 $t+1$에서 i번째 셀의 상태를 의미하며, f는 결합 논리를 가지는 국소전이 함수를 의미한다.

[표 8-5] 시간 t와 $t+1$에서의 상태 예

t / $t+1$	111	110	101	100	011	010	001	000	규칙
$t+1$	0	0	1	1	1	1	0	0	60
	0	1	0	1	1	0	1	0	90
	0	1	1	0	0	1	1	0	102
	1	0	0	1	0	1	1	0	150
	1	0	1	0	1	0	1	0	170
	1	1	0	0	1	1	0	0	204
	1	1	1	1	0	0	0	0	240

위의 표 규칙에 대한 상태 전이 함수는 다음 아래 표로 표현할 수 있으며, 여원 규칙으로 표현할 수도 있다. 위의 표 규칙에 따른 결합 논리는 다음 아래 표 규칙으로 표현할 수 있다. 기호 $\oplus$는 XOR 논리를 나타낸다.

[표 8-6] CA 규칙 예

규칙	$x_i(t+1)$	규칙	$\overline{x_i(t+1)}$
60	$x_{i-1}(t) \oplus x_i(t)$	195	$\overline{x_{i-1}(t) \oplus x_i(t)}$
90	$x_{i-1}(t) \oplus x_{i+1}(t)$	165	$\overline{x_{i-1}(t) \oplus x_{i+1}(t)}$
102	$x_i(t) \oplus x_{i+1}(t)$	153	$\overline{x_i(t) \oplus x_{i+1}(t)}$
150	$x_{i-1}(t) \oplus x_i(t) \oplus x_{i+1}(t)$	105	$\overline{x_{i-1}(t) \oplus x_i(t) \oplus x_{i+1}(t)}$
170	$x_{i+1}(t)$	85	$\overline{x_{i+1}(t)}$
204	$x_i(t)$	51	$\overline{x_i(t)}$
240	$x_{i-1}(t)$	15	$\overline{x_{i-1}(t)}$

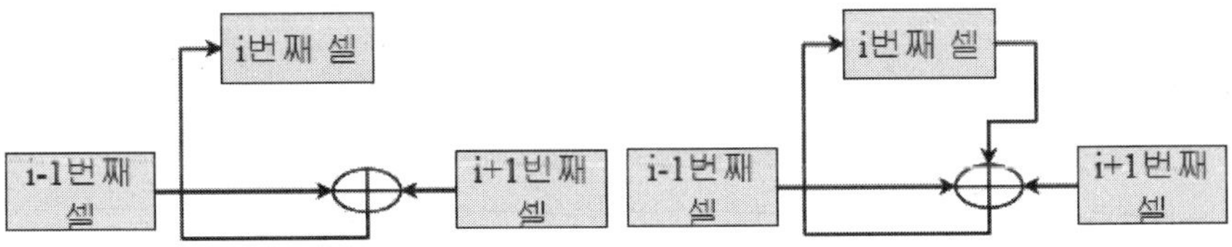

규칙 90 규칙 150

$x_i(t+1) = x_{i-1}(t) \oplus x_{i+1}(t)$ $x_i(t+1) = x_{i-1}(t) \oplus x_i(t) \oplus x_{i+1}(t)$

[그림 8-74] 규칙 90과 150 구조

현재 상태가 두 이웃에만 의존하여 다음 상태로 갱신될 때 규칙 90을, 현재 상태가 자기 자신과 두 이웃에 의존하여 다음 상태로 갱신될 때 규칙 150을 이용한다. 이때 각 셀의 CA 전이 규칙이 90이면 0을, 150이면 1을 적용한다.

따라서 CA 규칙은 기본적으로 1 또는 0의 두 상태를 갖는다. 1은 기호 "■"으로, 0은 기호 "□"으로 표시한다. 예를 들어 규칙 90에서 "초기 배열에서 두 이웃 셀이 모두 0 또는 1인 상태 즉, '□ ■ □', '■ □ ■', '□ □ □', '■ ■ ■'를 제외한 나머지는 다음 상태에서 1로 남는다." 다음 상태는 초기배열에서 '□ ■ □', '■ □ ■', '□ □ □', '■ ■ ■'을 세외한 나머지의 형대가 있는가를 검토함으로 얻어진다. 예를 들어 다음 그림과 같이 표기된다.

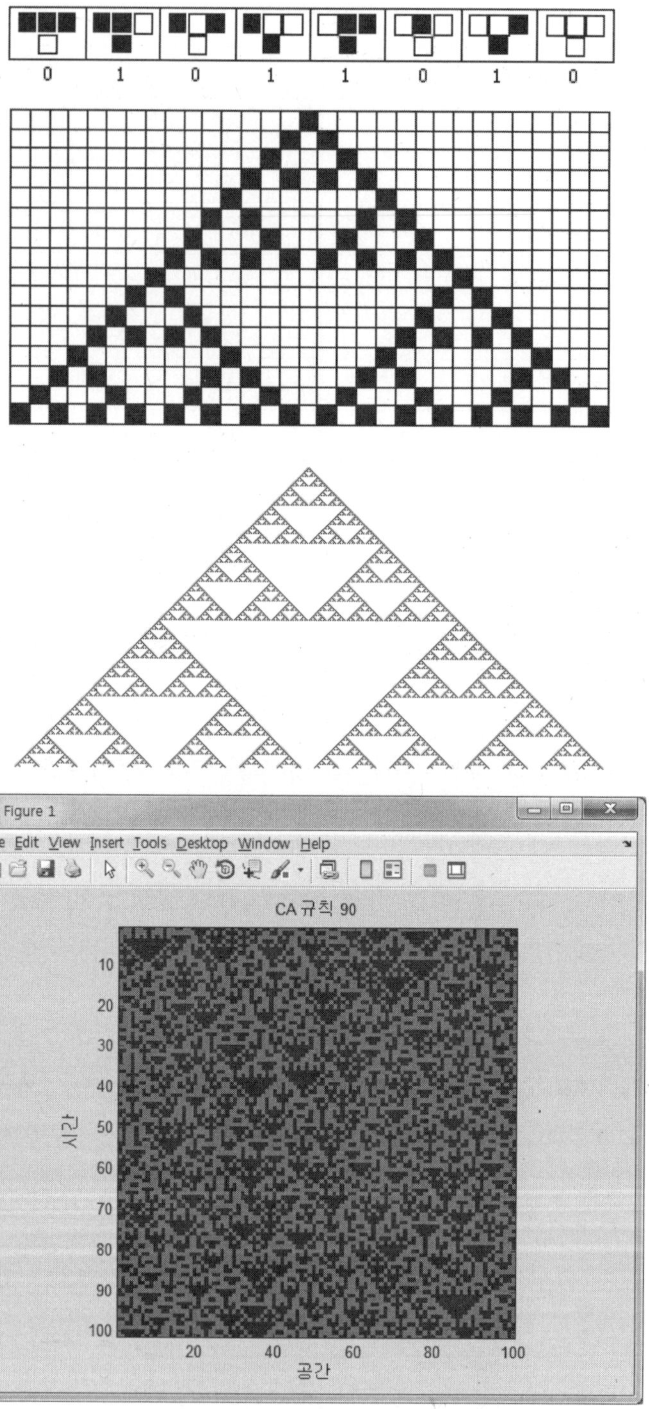

[그림 8-75] 규칙 90의 1차원 CA의 발전

$GF(2) = \{0,1\}$ 에서 3-이웃 CA는 서로 다른 2^3개 이웃의 배열상태가 있으며, 그러한 CA에는 2^{2^3}개의 상태 전이 함수가 있다. CA의 상태 전이 함수에 대한 전이 영상은 $2^{2^3} = 256$개로 분류 할 수 있다. Wolfram은 모든 1차원의 CA 발전 양상을 조사해 4개의 클래스로 분류하는 것을 제안하였다.

① 클래스 1 : 셀 전체가 계속 발전되지 않는다.
(규칙 8, 32, 40, 64, 96, 128, 136, 160, 168, 192, 224 등)
② 클래스 2 : 모든 셀들이 단순배열로 발전된다. 즉 제한된 사이클을 가진다.
(규칙 4, 12, 68, 72, 92, 93, 100, 108, 140, 141, 156, 157, 164 등)
③ 클래스 3 : 모든 셀들이 규칙에 따라 발전되고 있는 것으로 보이나, 발전 과정에서 불규칙적이고 예측할 수 없는 매우 복잡한 패턴을 생성한다.
(규칙 18, 22, 30, 45, 60, 90, 105, 106, 122, 126, 146, 150 등)
④ 클래스 4 : 규칙적인 패턴과 랜덤인 패턴이 공존해서 복잡한 패턴을 생성한다.
(규칙 54, 110, 124, 137 등)

클래스 1은 질서 상태, 클래스 2는 새로운 변화를 생성하지 않는다. 또한 카오스 상태인 클래스 3은 랜덤하게 변화하므로 의미가 있는 정보를 생성할 수 없다. Wolfram은 질서 상태와 카오스 상태의 사이에 있는 클래스 4와 같은 상태가 생명 현상과 같이 현실세계에서 볼 수 있는 복잡한 현상들을 일으키는 근원이라고 하였다.

(a) 클래스 1 : 규칙 96, 128, 168, 224

(b) 클래스 2 : 규칙 4, 68, 108, 232

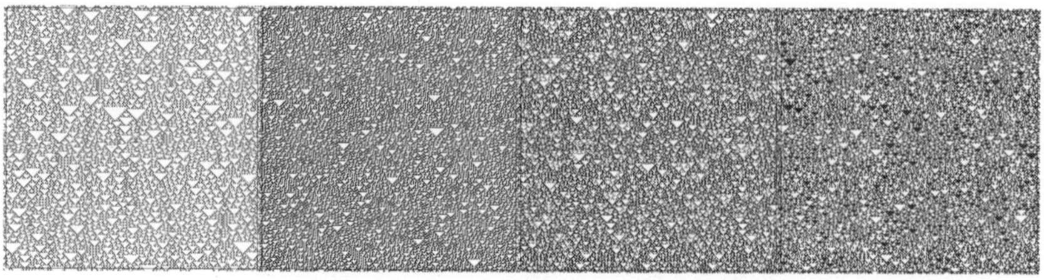

(c) 클래스 3 : 규칙 18, 30, 90, 150

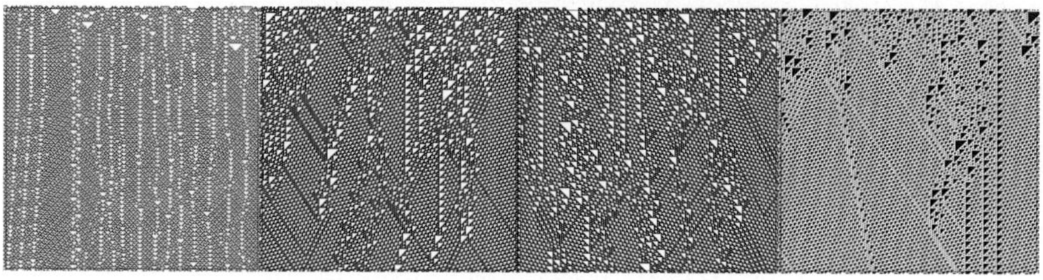

(d) 클래스 4 : 규칙 54, 110, 124, 137

[그림 8-76] 대표적인 클래스에 의한 상태 전이 영상들

따라서 위의 그림에서 클래스 3은 카오스 모델로서 흥미 있는 성질을 가지고 있고, 클래스 4는 복잡계의 특징을 나타내고 있다.

CA를 분류하는 방법에 따라서 논리에 따른 분류, 적용되는 규칙의 개수에 따른 분류, 형태에 따른 분류, 경계조건에 따른 분류로 응용될 수 있다. 이러한 CA는 초기 배열 구조와 상태 전이 함수에 따라서 다양한 형태로 발전한다. 먼저 논리에 따른 분류는 가산 CA(Additive CA)와 비가산 CA(Nonadditive CA)로 나눌 수 있다. 첫째 가산 CA는 선형 CA 즉, 적용된 연산이 XOR로 구성된 CA를 의미하며, 또한 여원 CA(Complemented CA)는 적용된 연산이 XNOR 및 XOR 조합으로 구성된 CA를 의미한다. 둘째, 비가산 CA는 셀들의 규칙이 AND 또는 OR로 구성된 CA를 의미한다.

또한 적용되는 규칙의 개수에 따른 분류는 Uniform CA 즉, 모든 셀에 동일한 규칙이 적용된 CA를 의미하며, Hybrid CA 즉, 규칙이 2개 이상 적용된 CA를 의미한다. 형태에 따른 분류에서는 Group CA 즉, 셀들의 상태가 몇 개의 사이클을 이루며 반복하는 CA이며, Nongroup CA는 Group CA가 아닌 CA를 의미한다.

또한 각 셀의 상태 전이에서 고려해야할 것은 CA를 구성하는 양끝 셀에서 존재하지 않는 이웃에 대한 가정이다. 1차원 CA에 대하여 첫 번째 셀의 왼쪽 이웃과 마지막 셀의 오른쪽 이웃이 존재하지 않기 때문에 이에 대한 가정을 정의해야 한다. 이를 경계조건(Boundary Condition)이라고 한다. 경계조건에 따른 분류는 다음 3가지로 분류할 수 있다.

① NBCA(Null Boundary CA) : 양 끝의 셀 상태를 0으로 정의한 CA.

② PBCA(Periodic Boundary CA) : 양 끝의 셀들이 서로 연결되어 있는 CA.

③ IBCA(Intermediate Boundary CA) : 첫 번째 셀의 왼쪽을 세 번째 셀로 정의하고, 마지막 셀의 오른쪽 이웃을 마지막 셀로부터 세 번째 왼쪽 셀로 정의한 CA.

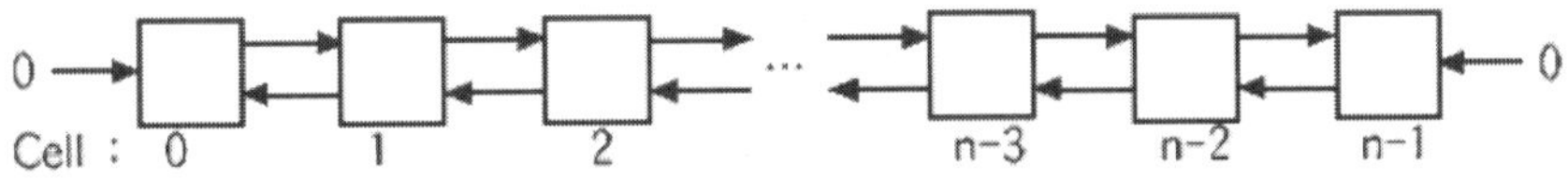

(a) NBCA 구조

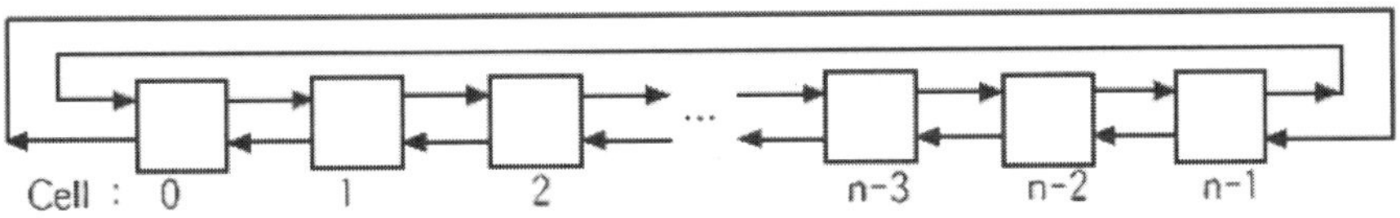

(b) PBCA 구조

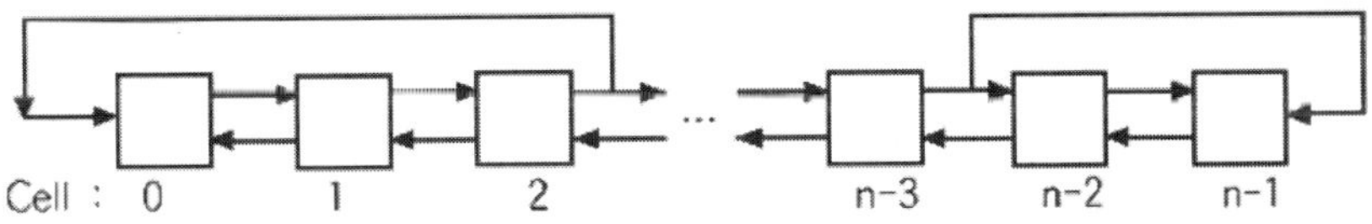

(c) IBCA 구조

[그림 8-77] 경계 조건의 유형

8.27.2 2차원 CA

2차원 CA는 von Neumann과 Moore 이웃의 원리에 따라 정의된다. 2차원 CA에 Neumann과 Moore 이웃은 다음 그림과 같이 정의된다. 그 구성은 2개의 상태 구성으로 r값에 대해 중앙 셀의 이웃을 정의한 것이다. 즉 반지름 $r = 1$에서 von Neumann은 4개의 이웃 셀, Moore는 8개의 이웃 셀로 구성된다. 따라서 Moore 이웃은 대각선 원소를 담고 있는 von Neumann 이웃의 확대이다.

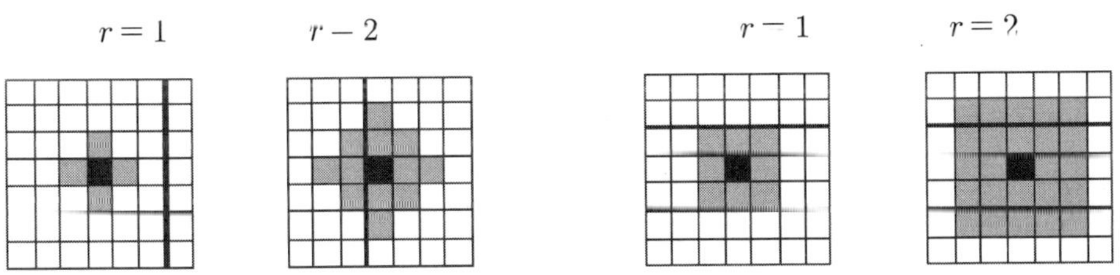

(a) von Neumann 이웃 (b) Moore 이웃

[그림 8-78] 반지름 r에 대해 von Neumann 이웃과 Moore 이웃

직사각형 배열에, Moore 이웃을 위해 유사하게 다음 그림과 같이 von Neumann 이웃처럼 열거된다. 여기서 (i,j)번째 상태의 값은 $x_{i,j}$로 표시된다.

<table>
<tr><td></td><td>$(i,j+1)$</td><td></td></tr>
<tr><td>$(i-1,j)$</td><td>(i,j)</td><td>$(i+1,j)$</td></tr>
<tr><td></td><td>$(i,j-1)$</td><td></td></tr>
</table>

[그림 8-79] von Neumann 이웃 셀의 계산 방식

8.28 CA의 상태 전이 행렬과 특성 다항식

n개의 셀로 구성된 선형 CA의 상태 전이 함수는 선형 변환이므로 $n \times n$ 표준 행렬로 나타낼 수 있으며, 이를 상태 전이 행렬이라 한다. n개의 셀을 갖는 선형 3-이웃 NBCA에서는 현재 상태를 다음 상태로 전이시키는 전이 함수를 $n \times n$ 행렬로 나타낼 수 있다는 것이다. NBCA의 상태 전이 행렬은 정방행렬의 주대각선, 그 윗 대각선과 그 아래 대각선을 제외한 나머지가 0인 삼중 대각 행렬(tridiagonal matrix)이다.

n셀 90/150 NBCA의 상태 전이 행렬 T_{NBCA}는 아래 식과 같이 삼중 대각 행렬로 나타낸다.

$$T_{NBCA} = \begin{pmatrix} a_1 & 1 & 0 & \ldots & 0 & 0 \\ 1 & a_2 & 1 & \ldots & 0 & 0 \\ 0 & 1 & a_3 & \ldots & 0 & 0 \\ & & & \cdots & & 1 \\ 0 & 0 & 0 & \ldots & 1 & a_n \end{pmatrix}$$

$$(a_1, a_2, \ldots, a_n \in \{0,1\})$$

a_n는 n번째 셀에 적용된 전이 규칙이 90인 경우는 0이고, 150인 경우는 1이다. 이것은 상태 전이 행렬 T_{NBCA}에서 n번째 행은 n번째 셀에 적용되는 CA 규칙이며, 그 셀의 다음 상태가 현재 상태에 의존하면 1, 그렇지 않으면 0으로 한다는 의미이다. $R_{NBCA} = < a_1, a_2, \ldots, a_n >$를 90/150 NBCA 상태 전이 규칙이라 한다.

IBCA도 NBCA 구조와 마찬가지로 현재 상태를 다음 상태로 전이시키는 상태 전이 함수를 $n \times n$ 행렬로 나타 낼 수 있으며, NBCA에서 적용된 규칙을 사용한다. 아래 식은 n셀 IBCA의

상태 전이 행렬 T_{IBCA}이다. IBCA 구조를 가진 상태 전이 행렬은 첫 번째 행의 왼쪽으로부터 세 번째 원소와 마지막 행의 오른 쪽부터 세 번째 원소가 항상 1이다.

$$T_{IBCA} = \begin{pmatrix} a_1 & 1 & 1 & 0 & .. & 0 & 0 & 0 \\ 1 & a_2 & 1 & 0 & .. & 0 & 0 & 0 \\ 0 & 1 & a_3 & 1 & .. & 0 & 0 & 0 \\ : & : & : & : & .. & : & : & : \\ 0 & 0 & 0 & 0 & .. & a_{n-2} & 1 & 0 \\ 0 & 0 & 0 & 0 & .. & 1 & a_{n-1} & 1 \\ 0 & 0 & 0 & 0 & .. & 1 & 1 & a_n \end{pmatrix}$$

$$(a_1, a_1, ..., a_n \in \{0,1\})$$

$R_{IBCA} = < a_1, a_2, ..., a_n >$를 IBCA의 상태 전이 규칙이라 한다. 상태 전이 행렬 T_{NBCA} (T_{IBCA}도 같은 방식으로 적용 가능)는 현재 상태 $f_t(x)$가 시간 t에서 CA의 상태를 나타내면 시간 $t+1$에서의 상태는 아래 식과 같다.

$$f_{t+1}(x) = T_{NBCA} \cdot f_t(x)$$

예를 들어 4셀의 1차원 NBCA 규칙이 $R_{NBCA} = < 90, 150, 90, 150 >$으로 최대 사이클을 갖는 상태 전이 행렬은 아래 식 T_{NBCA}와 같다.

$$T_{NBCA} = \begin{pmatrix} 0 & 1 & 0 & 0 \\ 1 & 1 & 1 & 0 \\ 0 & 1 & 0 & 1 \\ 0 & 0 & 1 & 1 \end{pmatrix}$$

CA의 현재 상태가 $f_t(x) = (0\ 1\ 0\ 1)$이면, 다음상태는 식 $f_{t+1}(x)$와 같이 계산된다.

$$f_{t+1}(x) = T_{NBCA} \cdot f_t(x) = \begin{pmatrix} 0 & 1 & 0 & 0 \\ 1 & 1 & 1 & 0 \\ 0 & 1 & 0 & 1 \\ 0 & 0 & 1 & 1 \end{pmatrix} \cdot \begin{pmatrix} 0 \\ 1 \\ 0 \\ 1 \end{pmatrix} = \begin{pmatrix} 1 \\ 1 \\ 0 \\ 1 \end{pmatrix}$$

시간 $t+2$에서 CA의 상태는 식 $f_{t+2}(x)$와 같이 표현된다.

$$f_{t+2}(x) = T_{NBCA} \cdot f_{t+1}(x) = T_{NBCA}(T_{NBCA} \cdot f_t(x)) = T_{NBCA}^2 \cdot f_t(x)$$

같은 방법으로 p단계 시간은 식 $f_{t+p}(x)$와 같다.

$$f_{t+p}(x) = T_{NBCA}^p \cdot f_t(x)$$

선형 그룹 NBCA는 상태전이 행렬의 행렬식이 1인 CA이다. 선형 그룹 NBCA의 상태전이 행렬을 T_{NBCA}라 하면 $\det(T_{NBCA})=1$이다.

이러한 선형 그룹 NBCA의 상태전이 행렬은 역행렬이 존재한다. 따라서 상태전이 행렬 T_{NBCA}의 역행렬을 구하면 현재 상태의 바로 직전 상태를 구할 수 있다. 따라서 본 식의 성질을 적용하여 의료 영상을 변환시킬 수 있으며, 역행렬을 이용하여 원래의 영상으로 복원할 수 있다.

$$f_{i,t-1}(x) = T_{NBCA}^{-1} f_{i,t}(x)$$

식 $f_{i,t-1}(x)$에서, T_{NBCA}^{-1}은 T_{NBCA}의 역행렬이며, $f_{i,t}(x)$는 i번째 셀이 t시간 일 때의 상태를 나타낸다.

효과적으로 선택된 규칙의 집합이 사용될 때 가장 효과적인 최대길이 수열을 생성한다. 모든 셀의 상태가 0인 경우를 제외한 2^n-1개의 상태가 하나의 주기 내 있는 CA를 최대길이 CA(Maximal Length CA, 이하 MLCA)라 한다. 다음 그림은 전이 규칙이 $R_{NBCA} = <90,150,90,150>$인 4셀 MLCA 상태 전이 그래프이다.

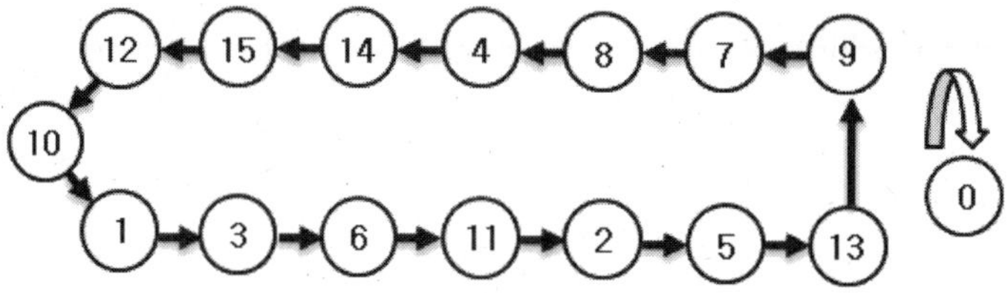

[그림 8-80] 〈90,150,90,150〉의 상태 전이 그래프

NBCA(Null Boundary CA)에서 MLCA 구조를 Matlab으로 구현해보면 다음 프로그램과 같다. 그 결과 위의 그림과 같은 상태전이 결과로 출력된다. 여기서 설명된 MLCA 구조는 NBCA를 기초로 한 것으로, 경계조건은 첫 번째와 마지막 셀이 0의 상태로 연결된 것을 의미한다.

```
%% NBCA_MLCA4.m
%% NBCA_MLCA4=〈90,150,90,150〉
 clear all;
 clc;

 T_NBCA=[0 1 0 0 ;
          1 1 1 0 ;
```

```
            0 1 0 1 ;
            0 0 1 1 ]

  state_0=[0;0;0;1]
  state_1=[0;0;0;1];

  transition_bin(:,1)=state_0;
  transition_dec(:,1)=(state_0(1,1)*8)+(state_0(2,1)*4)+(state_0(3,1)*2)+(state_0(4,1)*1);

for n=2:1:15
  state_0=state_1;

  % 현재 상태에서 다음으로 전이하기 위해서 xor을 수행하기 위한 특정 열 선택
  check1=state_0(1,1);
  check2=state_0(2,1);
  check3=state_0(3,1);
  chcck4=state_0(4,1);

  col_1=(check1*T_NBCA(:,1));
  col_2=(check2*T_NBCA(:,2));
  col_3=(check3*T_NBCA(:,3));
  col_4=(check4*T_NBCA(:,4));

  state_1=bitxor(bitxor(col_1,col_2),bitxor(col_3,col_4));

  transition_bin(:,n)=state_1;
  transition_dec(:,n)=(state_1(1,1)*8)+(state_1(2,1)*4)+(state_1(3,1)*2)+(state_1(4,1)*1);
end
disp(transition_dec); % 출력 결과
```

결과는 상태 전이 행렬과 위의 그림과 같은 상태 전이 그래프 형태로 값이 출력된다

```
T_NBCA =
     0    1    0    0
     1    1    1    0        ← 상태 전이 행렬
     0    1    0    1
     0    0    1    1

 1  3  6  11  2  5  13  9  7  8  4  14  15  12  10  ← 상태 전이 결과
```

8.28.1 CA의 특성다항식

특성다항식(characteristic polynomial)이란 주어진 CA의 상태 전이 행렬 T에 대하여 $GF(2)$ 상에서 $(T+xI)$의 행렬식이다. 최소다항식(minimal polynomial)은 특성 다항식의 인수 중 T를 근으로 갖는 차수가 가장 낮은 다항식이다. CA의 상태 전이 행렬이 T일 때, T의 특성다항식 $c(x)$은 다음 식과 같다. 여기서 I_n는 n차 단위행렬이다.

$$c(x) = |T + xI_n|$$

예를 들어, 다음 행렬 T에 대해 특성다항식을 구해보면, 식 $|T+xI|$와 같다.

$$T = \begin{pmatrix} 1 & 1 & 0 & 0 \\ 1 & 0 & 1 & 0 \\ 0 & 1 & 1 & 1 \\ 0 & 0 & 1 & 1 \end{pmatrix}$$

$$\begin{aligned} |T+xI| &= \begin{vmatrix} 1+x & 1 & 0 & 0 \\ 1 & x & 1 & 0 \\ 0 & 1 & 1+x & 1 \\ 0 & 0 & 1 & x+1 \end{vmatrix} \\ &= x^4 + x^3 + x^2 + x \\ &= x(x+1)^3 \end{aligned}$$

[표 8-7] 최대 주기를 갖는 CA 구성과 다항식 표현

길이 n	CA 규칙	다항식 표현	사이클 길이 (2^n-1)
2	10	x^2+x+1	3
3	011	x^3+x+1	7
4	1010 1011	x^4+x+1 x^4+x^3+1	15
5	01111	x^5+x^2+1	31
6	000110	x^6+x+1	63
7	1011001	x^7+x+1	127
8	10100010 01001011	$x^8+x^7+x^5+x^3+1$ $x^8+x^6+x^5+x+1$	255

위의 표에서 0은 전이 규칙이 90을, 1은 전이 규칙 150을 의미하는 최대 주기를 가지며 특성다항식으로 표현할 수 있다.

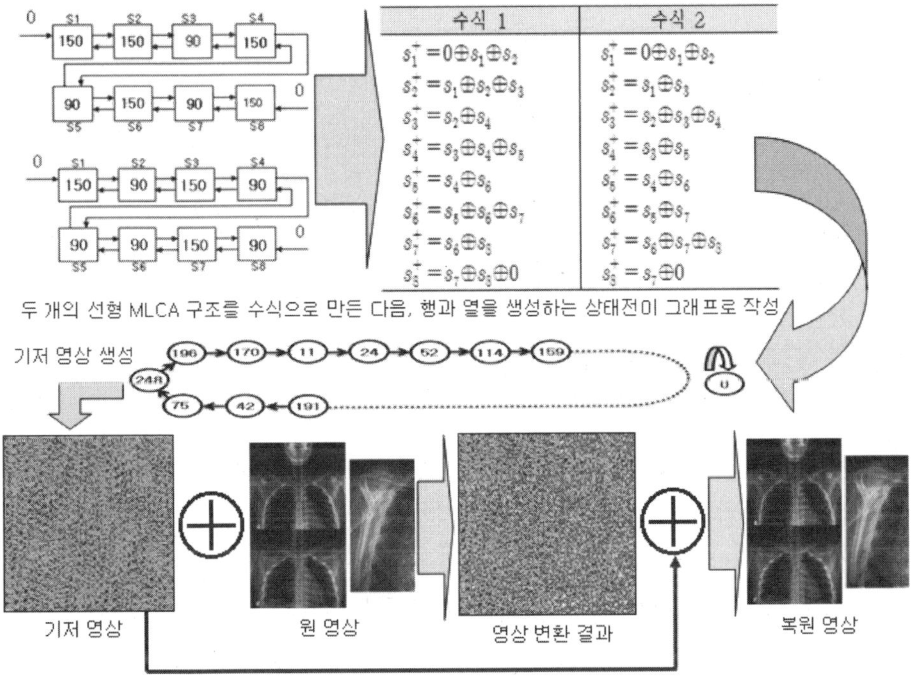

[그림 8-81] 최대 주기를 갖는 CA를 이용하여 영상 암호화

8.29 여원 CA 정의 및 성질

여원 CA는 각 셀에 적용되는 규칙이 XOR과 XNOR 논리의 조합으로 표현된다. 여원 CA의 i번째 셀에 적용되는 규칙이 여원규칙이면, i번째 셀의 상태 전이 함수는 다음 식 $\overline{x_i(t+1)}$과 같다.

$$\overline{x_i(t+1)} = f[x_{i-1}(t), x_i(t), x_{i+1}(t)] \oplus F(x)$$

여기서 f는 여원규칙에 대응되는 선형규칙이며, $F(x)$는 여원 벡터를 나타낸다. 여원 CA의 전이 행렬을 $\overline{T}$ 라 하면, 이를 선형 CA와 관련지어 다음 상태를 구하는 식 $f_{t+1}(x)$으로 유도할 수 있다.

$$f_{t+1}(x) = \overline{T} \cdot f_t(x) = F(x) \oplus T \cdot f_t(x)$$

여원 CA를 표현한 수식 $\overline{T}^p$는 $\overline{T}$를 p 번 적용한 것이라면, 현재 상태로부터 p시간 단계 후 여원 CA의 상태 $f_{t+p}(x)$는 다음 식과 같이 표현할 수 있다.

$$\begin{aligned} f_{t+p}(x) &= \overline{T}^p \cdot f_t(x) \\ &= T^p \cdot f_t(x) \oplus (I \oplus T \oplus \ldots \oplus T^{p-1}) F(x) \end{aligned}$$

8.30 CAT 정의 및 성질

CAT는 근본적으로 CA 규칙과 각 이웃에 있는 셀의 수, 셀들의 초기 값(initial configuration), 경계 형상(boundary configuration), 셀 공간 및 구조의 형태(cellular space/structure), 셀 공간 차원 등에 의해서 응용된다.

다음 식 f_i에서 함수 f는 기저함수(basis functions or filters)를 생성할 수 있는 식으로서, N 셀이 1차원 CAT 공간으로 구성되어 있을 때, 함수 f는 공간영역(physical space of lattice grid) i에서 정의된 함수로서 1차원 CAT 식을 의미한다.

$$f_i = \sum_{k=0}^{N-1} c_k A_{ik} \qquad (i, k = 0, 1, 2, 3, \ldots, N-1)$$

여기서 A는 CAT 기저함수, k는 CA 공간벡터(CA space of lattice grid), c는 CAT 변형 계수를 나타낸다. 전체 CA 공간에서, 기저함수는 CA 상태의 발전과 관계가 있으며, 공간영역 i에서 각 포인트가 연결된 A_{ik}의 기저함수를 가지고 있다. CAT 변형 계수 c_k는 다음 식으로 표현할 수 있다.

$$c_k = \frac{1}{\lambda_k} \sum_{i=0}^{N-1} f_i A_{ik} \qquad c_k = \sum_i f_i B_{ik} \qquad B_{ik} = \frac{A_{ik}}{\lambda_k}$$

여기서 B_{ik}는 A_{ik}의 역으로 표현된 것이며, λ_k는 다음 식과 같이 나타낼 수 있다.

$$\lambda_k = \sum_{i=0}^{N-1} A_{ik}^2$$

또한 2차원 공간 $N \times N$ 셀일 경우, 기저 함수는 $A \equiv A_{ijkl}$이고, f_{ij}의 2차원 CAT 식은 다음과 같이 표현할 수 있다.

$$f_{ij} = \sum_{k=0}^{N-1} \sum_{l=0}^{N-1} c_{kl} A_{ijkl} \quad (i, j, k, l = 0, 1, 2, \ldots, N-1)$$

여기서 c_{kl}는 2차원 변형계수이다. A_{ijkl}는 2차원 기저함수를 의미한다. 이것은 1차원 기저함수로부터 생성된다. 즉 A_{ik}와 A_{jl}는 1차원 기저함수를 의미한다.

$$A_{ijkl} = A_{ik} A_{jl}$$

1차원 및 2차원 CAT을 이용하는 방법은 먼저, 게이트웨이 값을 설정한 다음, 1차원 또는 2차원 기저함수를 만드는 일이다. 2-상태, 8-셀, 3-이웃의 구조를 가지는 2차원 CAT의 기저함수는 게이트웨이 값(K^{k^m}=규칙, K^N=초기 구성, $K^{2N} = K^{2T}$=시간 T와 좌우 경계 구성, $K^{N+M}-$셀의 개수, 기저함수 타입 등)에 의해 생성되는데, 다음 표는 게이트웨이 값들에 의해 $K^{k^m + 3(N+M) + 2T} = 2^{2^3 + 3(8+8) + 2 \times 8} = 2^{96}$가지의 키를 생성한다.

[표 8-8] 게이트웨이 값 사용

Gateway	Values
Wolfram Rule	234
Number of Cells per Neighborhood	3
Number of Cells in Lattice	8
Initial Configuration	01100101
Boundary Configuration	Cyclic
Basis Function Type 2	$A_{ik} = 2a_{ik}a_{ki} - 1$

여기서 K는 셀의 상태, m은 셀의 이웃, T는 시간, N과 M은 셀의 공간을 의미한다. Von Neumann 이웃으로 구성된 2차원 CA일 때 $M = T = N$이 된다. 표 7-6에 의해 갱신되는 셀들의 상태 전이 함수식은 다음과 같다.

$$a_{(r)(t+1)} = \left(\sum_{j=0}^{2^m - 2} W_j \alpha_j + W_{2^m - 1} \right)^{W_{2^m}} \bmod K$$

$$a_{(1)(t+1)} = (W_0 a_{0t} + W_1 a_{1t} + W_2 a_{2t} + W_3 a_{0t} a_{1t} + W_4 a_{1t} a_{2t} + W_5 a_{2t} a_{0t} + W_6 a_{0t} a_{1t} a_{2t} + W_7)^{W_{2^3}} \bmod K$$

위의 식 $a_{(r)(t+1)}$에서 W_j는 규칙에 따라 결정되며 정해진 규칙을 2진으로 표현하면, 8비트로 나타 낼 수 있다. 조건은 $0 \le W_j \le K$ 이고, α_j는 이웃 셀 상태들의 조합으로 이루어진다. 예를 들어 규칙=134이면, $W=10000110$이다. 여기서 셀 상태 변화는 셀의 개수가 8개이기 때문에 $t=8$까지 갱신한다. 이것은 1차원 3-이웃이며, 따라서 $m=3$으로 $W_{2^3}=W_8$의 값을 가진다. 여기서 셀들의 상태는 시간 $t(t=k)$에서 a_{0k}, a_{1k}, a_{2k} 순으로 정의된다.

다음 식 A_{ik}을 이용하여 1차원 기저함수를 구할 수 있다.

$$A_{ik} = 2a_{ik}a_{ki} - 1$$

a_{ik}는 $t=k$ 일 때 i번째 셀의 상태를 의미한다. 앞에서도 언급한 바와 같이, 2차원 기저함수는 1차원 기저함수로부터 구할 수 있다. 다음 식 c_{kl}를 이용하여 2차원 CAT 계수를 구할 수 있다. 즉 의료 영상을 다양하게 변환할 수 있다.

$$c_{kl} = \sum_{i=0}^{N-1}\sum_{j=0}^{N-1} f_{ij}A_{ijkl} \quad (k,l = 0,1,2,\ldots,N-1)$$

여기서 c_{kl}는 2차원 CAT 계수를 구하는 식이다. 이러한 2차원 CAT 기저함수를 구하는 절차는 다음 그림과 같이 나타내었다.

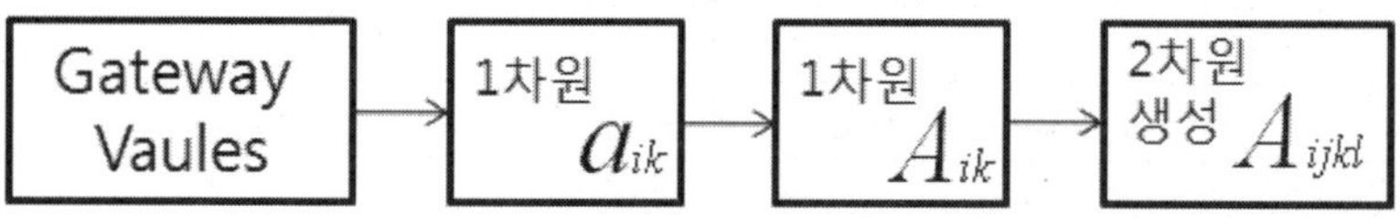

[그림 8-82] 2차원 기저함수 생성과정

CA는 단순 경계조건과 규칙에 따라 영상을 변환시키지만 CAT는 셀들의 초기 값, 경계조건, 셀 공간 및 구조의 형태, 셀 공간 차원 등을 이용한 새로운 영상을 변환하는 원리 방법이다.

```
%% CAT_basis_function_1D.m
%% 1차원 CAT 기저함수 생성
clear all; clc
init=[0 1 1 0 0 1 0 1]; % 초기 값
W=[1 1 1 0 1 0 1 0];  % Rule=234
```

```
%W=Wset of Rule, init=초기 입력 값
%aik=Rule을 변환시키는 비트 값
%Aik=A는 CAT 기저함수, k는 CA 공간벡터

disp('W=');
disp(W);        %Wset of Rule 값 출력

% aik 값 정의
N=8;
aik=zeros(N,N); % 8X8 벡터 모두 0으로 정의 N=0, aik=0
%aik =
%    0    0    0    0    0    0    0    0
%    0    0    0    0    0    0    0    0
%    0    0    0    0    0    0    0    0
%    0    0    0    0    0    0    0    0
%    0    0    0    0    0    0    0    0
%    0    0    0    0    0    0    0    0
%    0    0    0    0    0    0    0    0
%    0    0    0    0    0    0    0    0

for m = 1:N                 %1에서 8까지
    for n = 1:N             %1에서 8까지
        if n == 1
            a0=init(1,N);  % init=[0 1 1 0 0 1 0 1] 여기서 a0=init(n==1,N=1이면 a0=0,)
        else a0=init(1,n-1);
        end

        if n == N
            a2=init(1,1);
        else a2=init(1,n+1);
        end

        a1=init(1,n);
        % aik 값 정의

aik(m,n)=mod((W(1,1)*a0+W(1,2)*a1+W(1,3)*a2+W(1,4)*a0*a1+W(1,5)*a1*a2+W(1,6)*a2*
a0+W(1,7)*a0*a1*a2+W(1,8)),2);
    end

    init=aik(m,:); % init=[0 1 1 0 0 1 0 1]; 출력
end

disp('aik=');disp(aik);  % 기저 함수 정의
```

```
%aik =
%     0     1     0     1     1     1     0     1
%     0     1     0     1     1     0     0     1
%     0     1     0     1     0     1     1     1
%     0     1     0     1     0     1     1     0
%     1     1     0     1     0     1     0     1
%     1     0     0     1     0     1     0     1
%     0     1     1     1     0     1     0     1
%     0     1     1     0     0     1     0     1

for i=0:1:N-1
    for k=0:1:N-1
        Aik(i+1,k+1)=2*aik(k+1,i+1)*aik(i+1,k+1)-1;
                    % 1차원 dual-coeffcient CA 기저함수를 구하기 위한 식.
                    % basic function type 2
    end
end

disp('Aik=');disp(Aik);  %기저 함수 정의
%Aik =
%     1    -1     1    -1     1     1     1    -1
%    -1     1    -1     1     1     1    -1     1
%     1    -1     1    -1     1    -1     1     1
%    -1     1    -1     1    -1     1     1     1
%     1     1     1    -1     1    -1     1    -1
%     1     1    -1     1    -1     1    -1     1
%     1    -1     1     1     1    -1     1    -1
%    -1     1     1     1    -1     1    -1     1

%Aik 처리,  A는 CAT 기저함수, t=k일 때 i번째 셀의 상태, k는 CA 공간벡터
for i=0:1:N-1
    for k=0:1:N-1

        subplot(N,N,i*N+k+1);
        Y = [zeros(i,N);
             zeros(1,k) 1 zeros(1,N-k-1);
             zeros(N-i-1,N)];

    %  disp(Y);
        X = Aik*Y*Aik'; % 기저 함수 생성
        figure(1);colormap(gray(2));imagesc(X);
        axis square
```

```
            axis off
        end
end
```

앞 표에 정의된 게이트웨이 값과 1차원 CAT 정의 식을 이용하여 실행한 기저 함수의 결과는 다음과 같다. 다음 그림은 1차원 기저함수를 나타내는 것으로서, 흰 점 픽셀은 1을 나타내고, 검은 점 픽셀은 -1을 나타낸다. 맨 좌측 구역의 첫 번째는 A_{0k}이며, 맨 우측 구역의 첫 번째 점은 A_{k0}을 나타낸다. 원 의료 영상에 CAT를 이용하여 생성된 기저 함수를 곱하여 다양한 방법으로 영상을 변환한다.

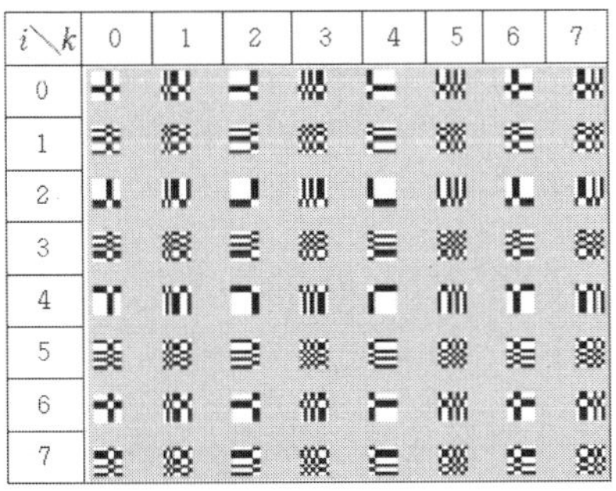

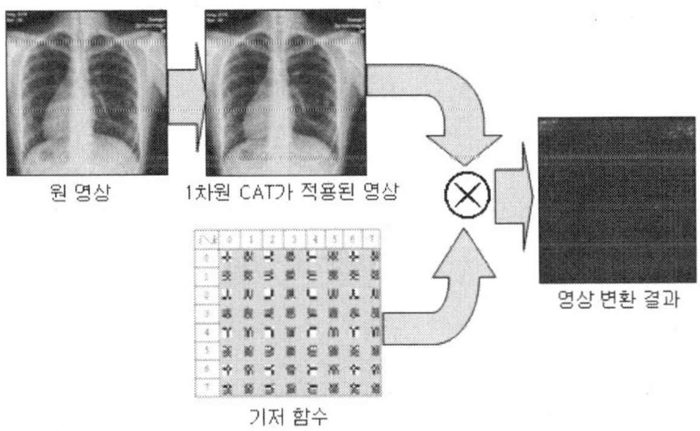

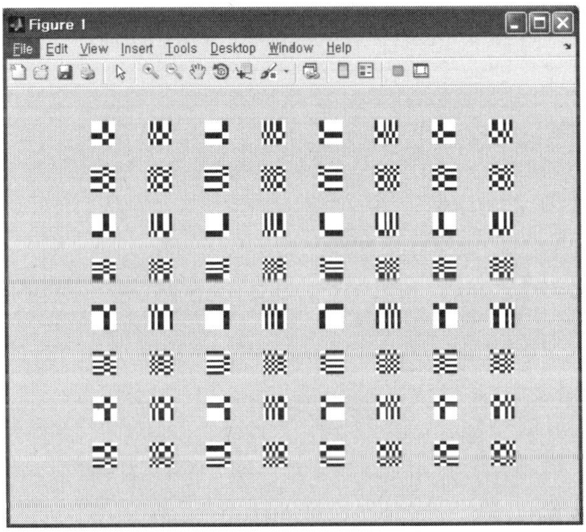

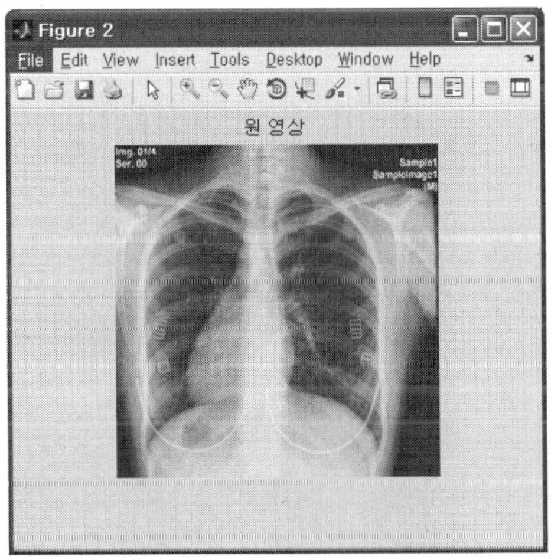

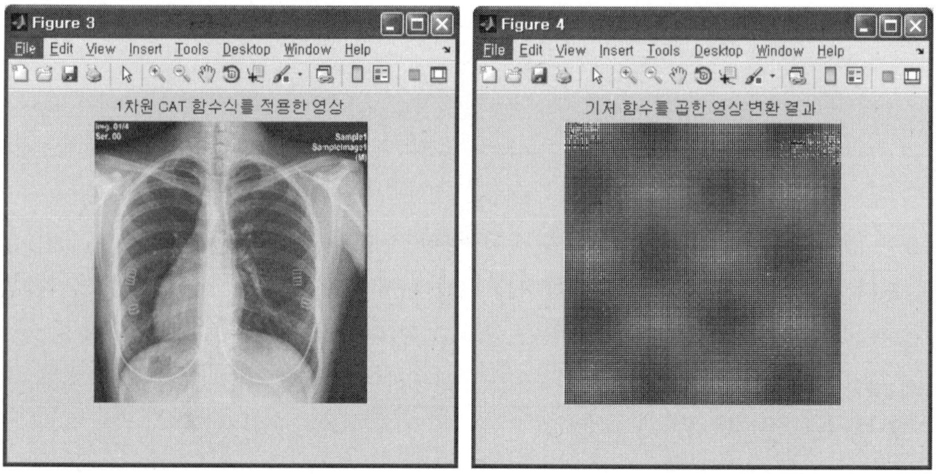

[그림 8-83] 프로그램에 의해 생성된 1차원 CAT 기저함수와 적용과정

본 절에서 설명한 CAT는 의료 영상을 다양하게 변환 할 수 있는 기본적인 처리 방법이다. 물론 CAT 기저함수는 직교성질을 가지고 있기 때문에 역 CAT로서 간단하게 원래 영상으로 쉽게 복원 가능하다.

다음은 의료 영상에 다양한 키 값으로 CAT를 적용하기 위해, 초기 키 값과 rule matrix에 대한 전이 행렬 *T*를 이용하여 영상의 변화를 고찰하였다. 아래 그림은 CAT 키 값을 이용하여 다양한 의료 영상의 변화를 보임으로서 의료인보다 편리하게 영상을 분석할 수 있게 하였다. 초기 값 1 ~ 255와 규칙 1 ~ 255를 이용하여 변화되는 모든 경우의 영상을 분야별로 출력하여 영상의 변화를 고찰하였으며, 이 중 일부의 가슴 X-ray 영상을 다음 그림과 같이 보였다.

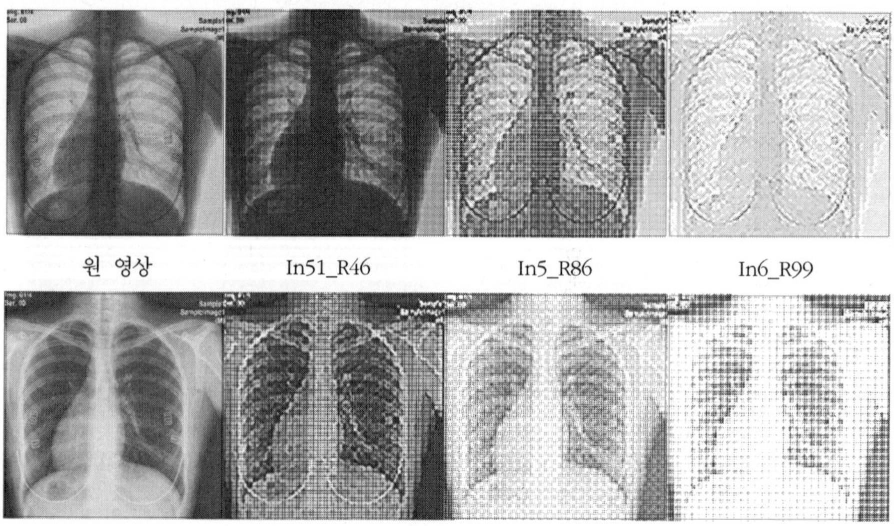

원 영상 In51_R46 In5_R86 In6_R99

In1_R200 In1_R252 In1_R188 In2_R110

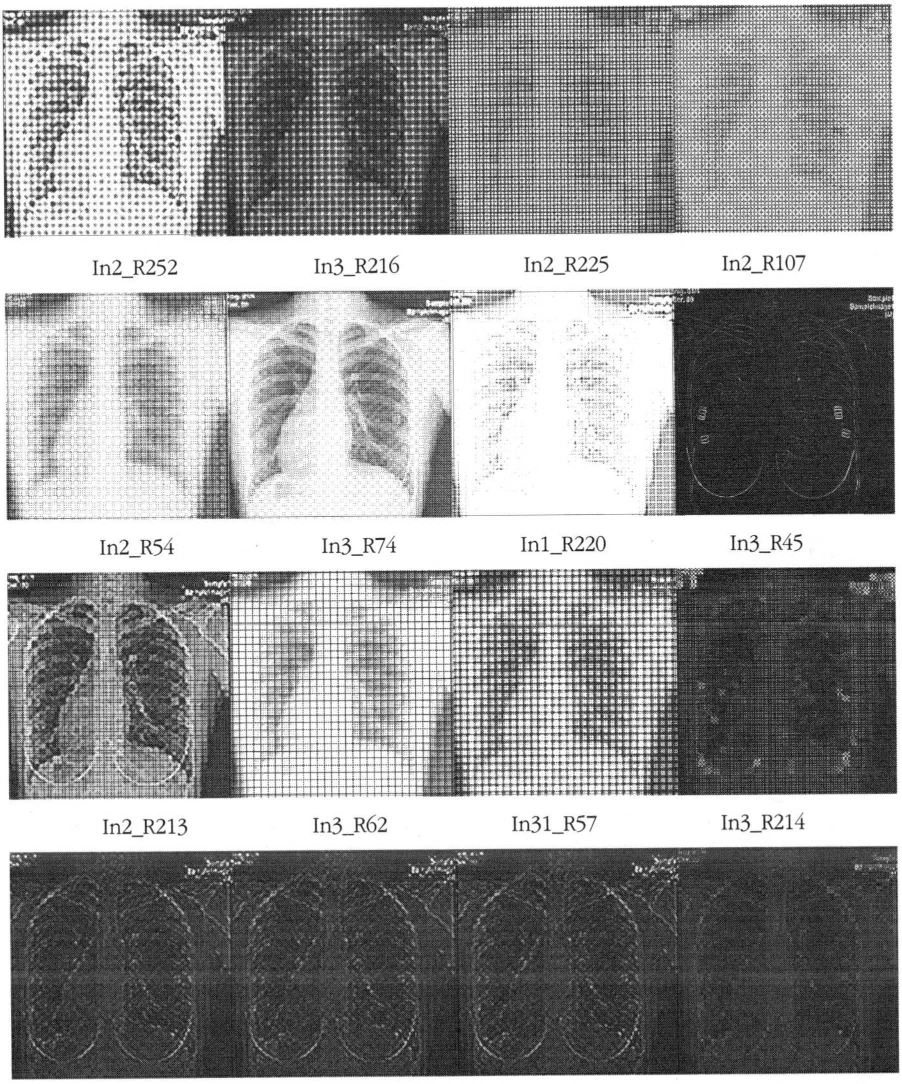

[그림 8-84] CAT를 적용한 의료 영상 변화(In–Initial, R–Rule)

CHAPTER 9

병원정보통신과 u-Health 시스템 기술

9.1 개요

통신은 멀리 떨어진 지역에 있는 임의의 사람과 대화를 나누기 위해서 편지, 전보, 전화 등 여러 종류의 통신 수단을 사용한다. 그런데 각각의 통신 수단은 사용되는 매체에 따라서 전송되는 속도나 방법상의 차이가 있다. 가령 편지나 전보는 일방적으로 한 쪽이 받는 식이며 전송되는 속도도 매우 느린 통신 수단이라 생각 할 수 있다. 이에 반해 전화는 서로 대화를 나눌 수 있어서, 상호간의 의사소통이 가능하고 전송 속도도 매우 빨라서 마치 서로 마주보고 대화하는 것과 동일한 효과를 낸다. 여기서 전화가 가장 빠른 수단일 수밖에 없는 이유는 전화에서 사용하는 전송 매체가 바로 전자 내지는 전자기파이기 때문이다. 따라서 전자가 움직이는 속도는 우리가 알고 있는 가장 빠른 속도라 할 수 있는 빛의 속도와 같이 초당 30만 킬로미터를 달리므로, 우리가 앉은자리에서 지구상의 어느 곳과도 거의 동시에 메시지를 전화로 주고받을 수 있는 것이다. 여기서 한 가지 상식적으로 의문 나는 점이 있을 것이다. 예를 들어 지금 내가 전화로 미국에 있는 어떤 사람에게 말 한마디를 했는데, 그 음성의 정보가 전자라는 전송자로 변환되어 그것이 인공위성을 통해서 미국까지 날아가서 상대방의 전화기까지 과연 전달되는 것인가? 만일 전달되면 어떤 방식으로 상대방에게 전달하는가? 즉, 전자가 지금 내가 있는 곳에서 불과 눈 깜짝할 사이에 미국까지 이동하는 것이 매우 궁금할 것이다. 정말 그렇다면 영화의 파리 인간에 나왔던 것처럼 사람도 전화선을 타고 이곳에서 저곳으로 눈 깜짝할 사이에 이동하는 것이 가능하지 않을까? 불행히도 전자가 전송되는 방식은 마치 물결과 같아서 전자 자신이 직접 이동하는 것이 아니라 자기 옆의 전자를 건드려 정보를 전달하는 방식이다.

이를 다르게 설명하자면, 옛날 통신 수단으로 사용하던 봉화를 연상할 수 있다. 즉 한쪽 산 정상에서 봉화를 올리면 다른 산 정상에서 그것을 알고 계속해서 봉화를 올린다. 이때 이들 두 산 정상 봉화대 간에 서로 오가는 것은 아무 것도 없으면서 정보는 전달된다. 이와 달리 파발마와 같은 전송 방법은 사람이 문서나 물건을 가지고 직접 현재 장소에서 다른 장소로 옮기는 형식이 된다. 이들 두 통신 방식을 비교해 볼 때, 당연히 봉화를 사용하는 것이 훨씬 빠를 것이다. 그러나 봉화에서는 파발마와 같이 물건을 실어 나르지는 못한다는 단점이 있다. 따라서 아직까지는 전화기를 통해 사람이 이동할 수 없다는 것과 동일하다. 즉, 전화로 정보 전달은 봉화와 같다고 할 수 있다. 그런데 서로 물질적으로 오가는 것이 없이, 다만 정보를 주고받기 위해서는 서로간의 약속이 필요하다. 가령 어떤 표준화된 규약이 있어서 한쪽에서는 전달하고자 하는 정보를 이 표준화된 규격으로 변화한 다음, 이를 상대방에게 알리고 상대방 측에서는 전달된 규격의 정보를 가지고 다시 원래의 정보대로 해독하는 과정이 필요하다. 오늘날의 통신은 문자뿐만 아니라 다양한 매체까지도 양방향으로 서로 주고받을 수 있어서 이를 이용한 인터넷 병원정보시스템이 활성화되고 있다.

이러한 통신은 간단하게 정의를 내리기는 쉽지 않지만, 통상 우리가 생각하고 있는 의미로서 정의를 내리자면, "불특정 다수와의 대화"라고 생각할 수 있다. 통신이란 말은 원래 "통(通) + 인(人) + 언(言)" 즉 세 글자가 합쳐진 것으로서 "사람과 사람 사이의 대화"라고 간단하게 정의를 내릴 수 있다. 앞에서 언급된 의미처럼 통신은 전화를 이용하여 먼 거리 사람과 자유로운 대화를 할 수 있는 시대에서 이제는 컴퓨터를 이용하여 국제적인 통신망으로 활용됨으로써, 네트워크에 의한 컴퓨터 군(群)이라는 하나의 유기체로 발전되고 있으며 이를 정보통신이라는 용어로 흔히 표현한다.

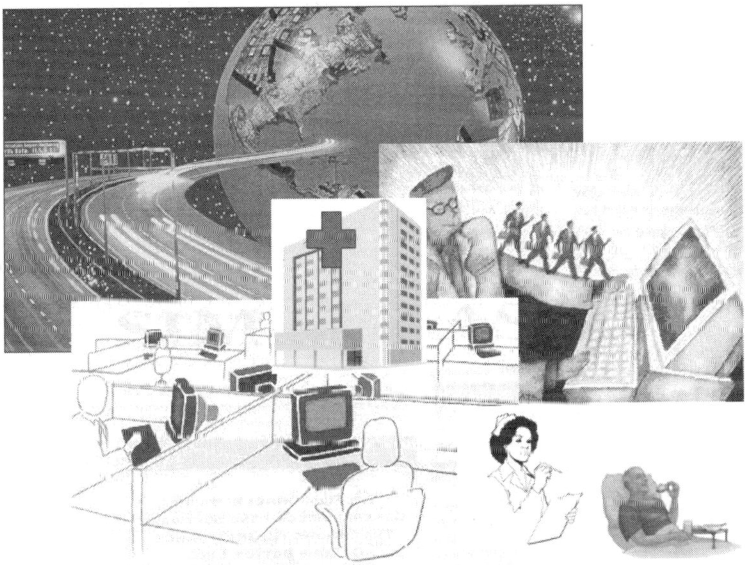

[그림 9-1] 컴퓨터를 이용하여 병원 네트워크 작업 현황

좀 더 나아가 정보통신이란 원거리의 입출력장치와 컴퓨터를 통신 회선으로 연결하여 데이터 전송 및 처리를 효율적으로 실행하는 방식을 의미한다. 정보 통신 시스템은 컴퓨터와 원격지의 단말장치 또는 컴퓨터 상호간에 통신회선을 이용하여 정보를 처리하는 시스템으로, 그 기본 구성은 데이터를 입력 및 출력하는 단말장치, 정보처리를 담당하는 컴퓨터 시스템 그리고 이 양자(兩者)를 연결하는 정보 전송 회선으로 구성된다. 정보 전송 회선은 전송회선이나 전화회선 등이 일반적으로 이용된다. 이러한 정보통신의 목적은 정보를 얻는데 있어서 비용을 절감하고 정보 이용 효과를 증대시키는데 있다. 그러므로 시간적인 제약을 극복하기 위하여 컴퓨터가 활용되고, 공간적인 거리의 제한을 극복하기 위하여 정보 통신 시스템이 사용된다. 이러한 정보 통신이 발전하면서 의료 분야에서는 환자 진료를 위한 재택 진료, 병원 내 정보공유 서비스, 병원 소모품 구입 등에 있어서 많은 변화를 가져다주고 있다.

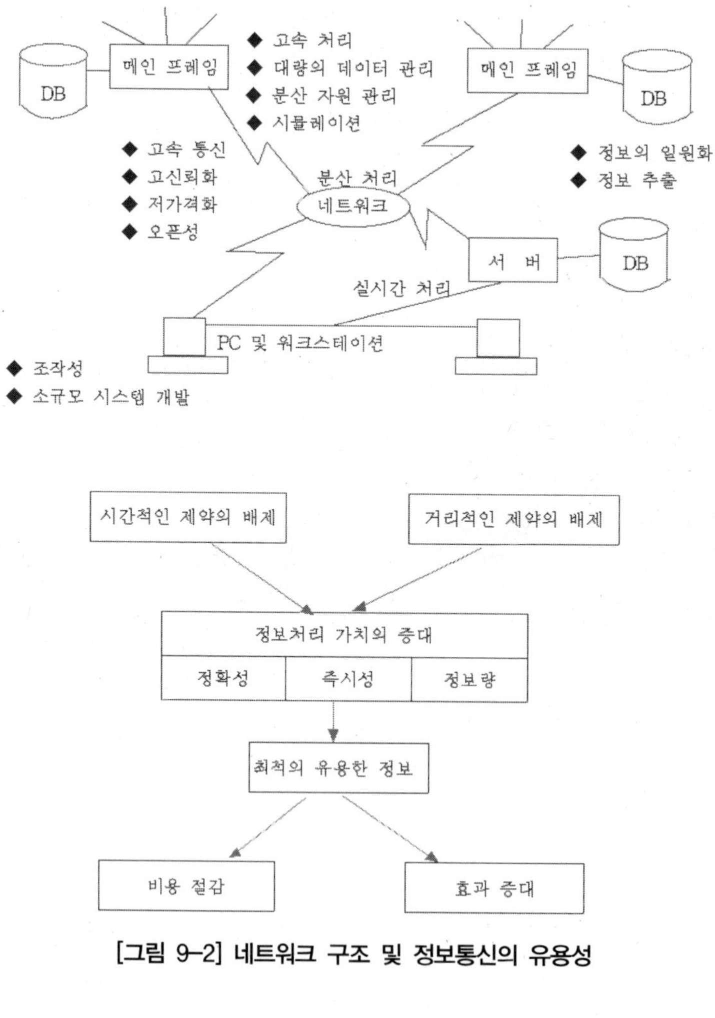

[그림 9-2] 네트워크 구조 및 정보통신의 유용성

최근 들어 컴퓨터들을 LAN(Local Area Network) 환경으로 묶어서 사무실 내 업무의 생산성과 효율성을 높이고 있다. 특히 LAN 환경 속에서 자유로운 사무 자동화가 매우 자연스러워지고 있다. 현재 국내에서 많은 컴퓨터 사용자들이 활용하고 있는 전자 정보 게시판, 기타 예약 시스템, 진료 상담 Q&A 등은 네트워크 시스템이 일반화되었다는 사실을 보여주는 예이다.

네트워크 또는 망이라는 용어로서, 이것은 두 개 이상의 컴퓨터가 서로 연결되어 있는 것을 의미한다. 컴퓨터 통신망으로 많이 활용되는 근거리 통신망은 대학이나 병원 같이 한 건물 내 있는 컴퓨터들을 전용선을 이용하여 연결한 네트워크를 의미한다. 또한 원거리 통신망(WAN, Wide Area Network)은 LAN을 여러 개 연결하여 먼 거리에서도 자유롭게 통신할 수 있게 설치된 형태로서 일반적으로, 인공위성을 사용하여 통신하는 경우를 의미한다.

클라이언트(client)와 서버(server)의 기능은 컴퓨터 사이의 기능에 따른 구분으로서 여러 대의 컴퓨터가 작업을 기능별로 분산되어 처리되는 환경을 의미한다. 이것은 네트워크를 이용하여 컴퓨터끼리 자원을 서로 공유하거나 정보를 주고받는 기능을 수행하는 것을 의미한다. 여기서 서버라고 하는 기능은 정보를 제공하는 역할을 담당하며, 클라이언트는 이렇게 제공되는 정보를 요구하는 기능을 담당하고 있다. 그러므로 네트워크를 통해 웹 및 이메일, ftp, telnet과 같은 각종 서비스를 다른 컴퓨터에 제공하는 컴퓨터를 서버라고 하며, 서버에 자료를 요청하는 컴퓨터를 클라이언트라고 한다.

9.2 네트워크와 클라이언트, 서버, Peer-to-Peer

웹을 효율적으로 사용하기 위해서는 먼저, 컴퓨터 네트워크에 대한 기본적인 지식을 갖추어야한다. 여기서 네트워크란 무엇이고 어떻게 작동하는지를 알 필요가 있다. 또한 클라이언트, 서버, Peer-to-Peer 등의 기본적인 개념을 다음과 같이 정리된다

(1) 네트워크

네트워크 또는 망이라는 용어로서, 이것은 두 개 이상의 컴퓨터가 서로 연결되어 있는 것을 의미한다. 컴퓨터 통신망으로 많이 활용되는 근거리 통신망(LAN, Local Area Network)은 대학이나 병원같이 한 건물 내 있는 컴퓨터들을 전용선을 이용하여 연결한 네트워크를 의미한다. 또한 원거리 통신망(WAN, Wide Area Network)은 LAN을 여러 개 연결하여 먼 거리에서도 자유롭게 통신할 수 있게 설치된 형태로서 일반적으로, 인공위성을 사용하여 통신하는 경우를 의미한다.

(2) 클라이언트와 서버

클라이언트(Client)와 서버(Server)의 기능은 컴퓨터 사이의 기능에 따른 구분으로서 여러 대의 컴퓨터가 작업을 기능별로 분산되어 처리되는 환경을 의미한다. 이것은 네트워크를 이용하여 컴퓨터끼리 자원을 서로 공유하거나 정보를 주고받는 기능을 수행하는 것을 의미한다. 여기서 서버라고 하는 기능은 정보를 제공하는 역할을 담당하며, 클라이언트는 이렇게 제공되는 정보를 요구하는 기능을 담당하고 있다. 그러므로 네트워크를 통해 웹 및 E-mail, ftp, telnet과 같은 각종 서비스를 다른 컴퓨터에 제공하는 컴퓨터를 서버라고 하며, 서버에 자료를 요청하는 컴퓨터를 클라이언트라고 한다.

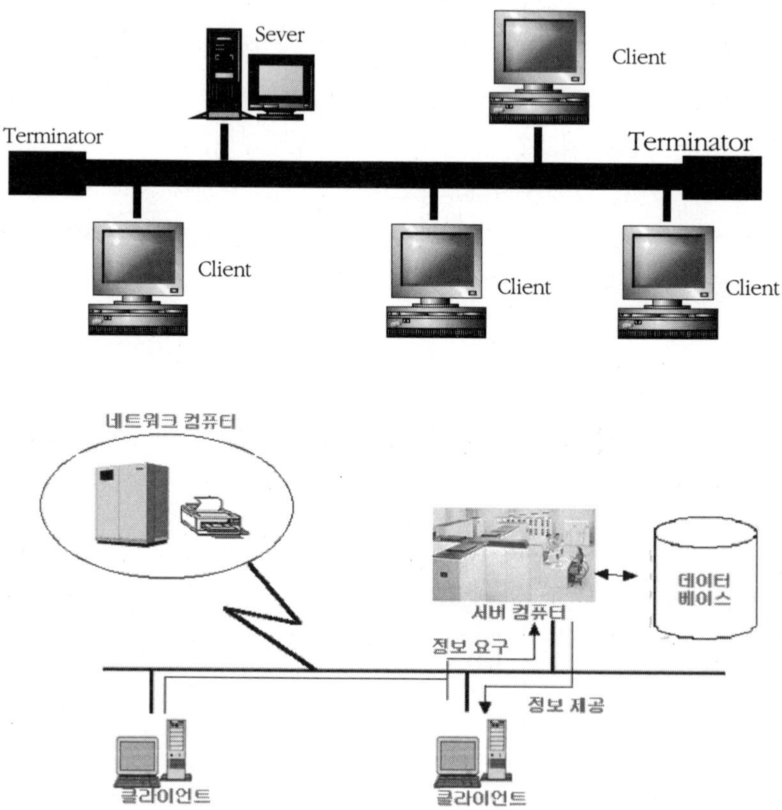

[그림 9-3] 클라이언트, 서버와 병원 네트워크 구성

위의 화면은 클라이언트와 서버와의 관계를 나타낸 것이다. 사용자가 접속한 컴퓨터는 클라이언트로 서버에게 정보나 서비스를 요구할 수 있다. 또한 서버는 여러 가지 정보를 데이터베이스에 저장하여 사용자가 요청한 정보나 서비스를 자유롭게 제공할 수 있도록 만전의 준비를 기하고 있다.

(3) Peer-to-Peer

Peer-to-Peer 망은 각각의 연결 시스템이 자신들의 데이터와 자원을 독립적으로 저장 및 처리 할 수 있으며, 필요시 다른 시스템에게 특정 정보를 요구 또는 처리할 수 있는 망의 형태이다. 대부분의 응용 프로그램들이 각각의 컴퓨터에 존재하게 된다.

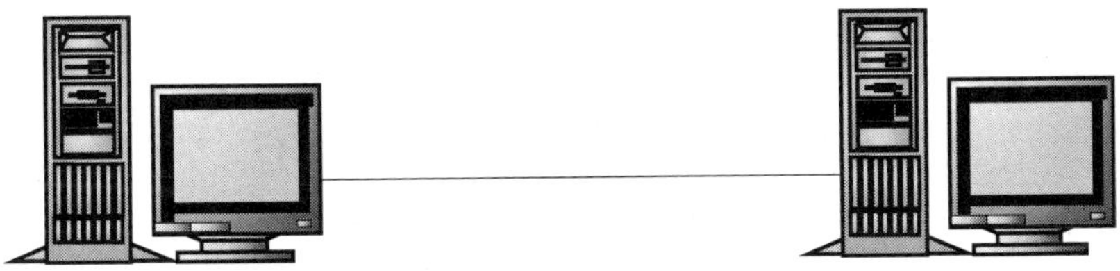

[그림 9-4] Peer-to-Peer 망

9.3 네트워크 토폴리지

통신망은 어떠한 형태로 구성하느냐에 따라 그 성능이 다를 뿐만 아니라 각각의 장단점이 있어 어느 것이 좋다고 단정하기는 매우 어렵다. 따라서 네트워크의 이용형태를 잘 분석하여 적합한 망의 형태를 구성하는 것이 바람직하다. 또한 통신망의 형태는 통신수단도 결정하게 된다.

(1) 버스형(Bus Topology)

버스형을 다른 표현으로 선형버스라고도 하는데 여러 가지 토폴로지 중 가장 단순하고 일반적인 네트워크 구성 형태이다. 다음 그림에서 보는 바와 같이 단일 선상에 네트워크 컴퓨터들을 모두 연결하여 사용하는 방법이다. 이 토폴로지를 통해 연결되어 있는 컴퓨터들은 케이블을 통해 전기적인 신호의 데이터를 주고받게 된다. 버스 토폴로지에서는 케이블의 중간 부분에 문제가 발생하면 전체 네트워크에 문제가 발생하지만 한 노드(네트워크 컴퓨터)에 문제가 발생하면 그 노드만 네트워크 사용이 불가능하게 되며 다른 네트워크에는 아무런 영향을 미치지 않는다.

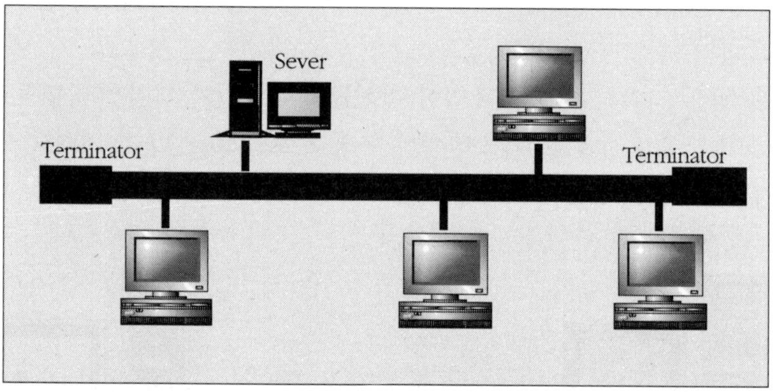

[그림 9-5] 버스형 구조

(2) 스타형(Star Topology)

스타형은 컴퓨터에서 나온 케이블이 허브(Hub)라는 장치에 모두 연결되어 있는 형태이다. 따라서 모든 컴퓨터는 중앙의 제어점과 point-to-point 방식으로 연결되어 있다. 이 방식은 가장 일반적으로 사용되어지고 있는 형태이다. 스타형 네트워크는 중앙에 집중된 자원과 중앙 집중식 관리라는 장점이 있다. 따라서 고장의 발견이 쉽고 수리가 용이하며, 한 기기의 고장이 전체에 영향을 미치지 않는다는 점과 시스템의 일괄변경과 데이터베이스 관리가 용이하다는 장점이 있는 반면 중앙의 제어장치에 고장이 발생하게 되면 네트워크의 사용이 불가능하게 되며 네트워크 설치 시 케이블 구축에 소요되는 노력과 비용이 많이 든다는 단점이 있다.

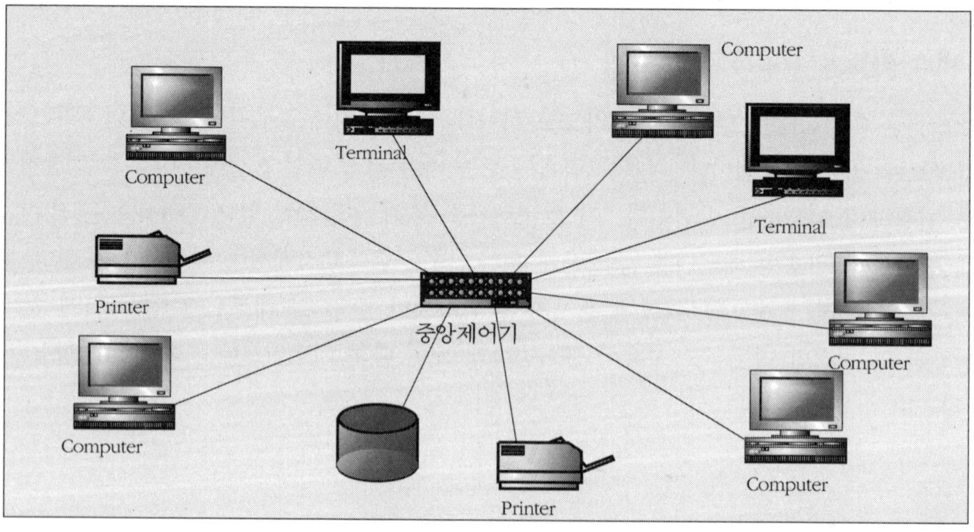

[그림 9-6] 스타형 구조

(3) 링형(Ring Topology)

링형은 노드(컴퓨터, 라우터, 프린터 등)를 하나의 원을 이루도록 연결한 형태이다. 네트워크의 끝이 따로 없기 때문에 신호는 원을 그리며 한 방향으로 흐르면서 각각의 컴퓨터를 거치게 된다. 신호가 개별 노드 모두를 통과하기 때문에 그 중 하나라도 이상이 생기면 네트워크 전체에 영향을 미치게 된다. 링형은 각각의 노드에서 신호의 재생이 가능하기 때문에 비교적 거리의 제약이 적고 잡음에 강하다. 이 방식은 광섬유의 특성에 적합하며 통신제어가 간단하고 신뢰성이 높은 편이다. 또한 노드의 수가 증가하면 버스형에 비해 속도의 감소가 심하지 않으므로 비교적 큰 네트워크에서 사용된다. 그러나 다른 형태에 비해 비용이 많이 들고 노드의 추가나 변경이 어려우며 한 노드의 고장은 전체 네트워크의 고장을 야기한다는 단점이 있다. 분산 제어와 검사(checking) 및 회복(recovery)이 가능하며 주로 FDDI(Fiber Data Distribution Interface)에 사용된다.

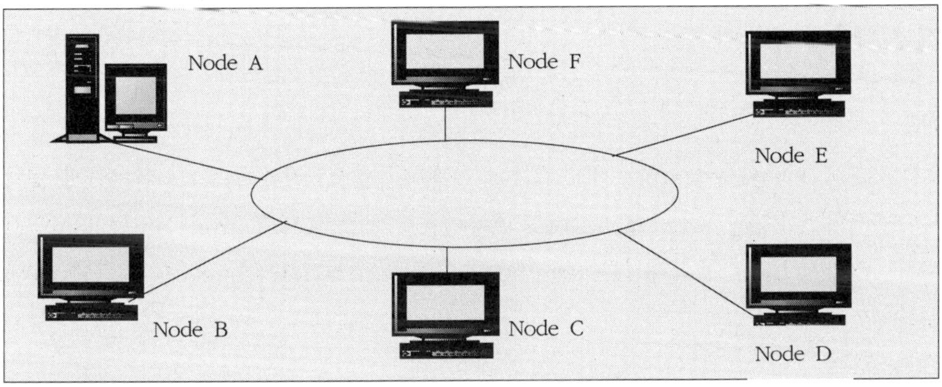

[그림 9-7] 링형 구조

(4) 망형(Mesh Topology)

망형 네트워크는 탁월한 신뢰성과 경로의 대체가 가능하다. 그림에서 보는 바와 같이 별도의 케이블에 의하여 각 컴퓨터가 다른 컴퓨터와 이중 혹은 삼중으로 연결된다. 따라서 한 경로가 문제가 발생한다고 해도 다른 경로를 이용하여 데이터를 전달할 수 있다. 망형은 문제 해결이 용이하고 안전성을 확실하게 보장하는 반면 많은 케이블을 사용하기 때문에 설치비용이 비싸다.

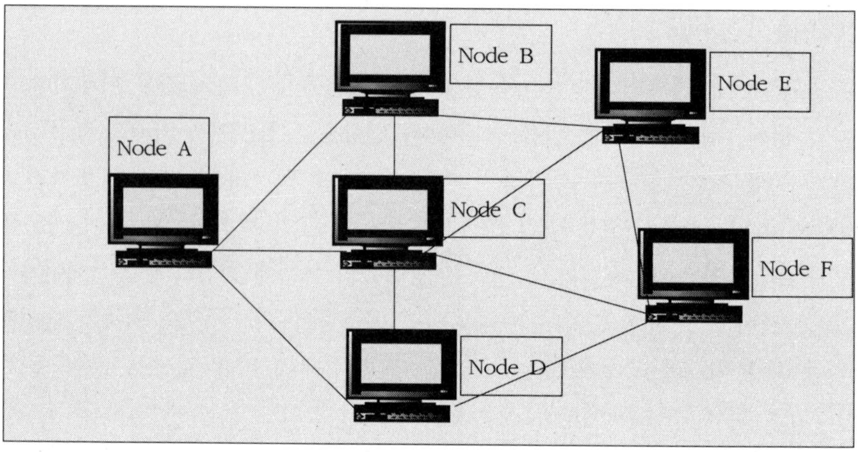

[그림 9-8] 망형 구조

네트워크 토폴리지(Network Topology)에서 각 컴퓨터 시스템들은 네트워크를 구축하기 위해서는 다음 장비들이 필요하다.

• NIC

NIC(Network Interface Card)는 네트워크에 연결하기 위해 컴퓨터의 Port(슬롯)에 설치하는 장치(카드)이다. 이것을 Network adaptor 혹은 LAN adaptor라고 한다. NIC는 ISA(Industry Standard Architecture) 방식과 PCI(Peripheral Component Interconnect) 방식이 있다.

• Transceiver

트랜시버는 컴퓨터 신호를 망에 전송할 수 있는 신호로 변환하는 장치이다.

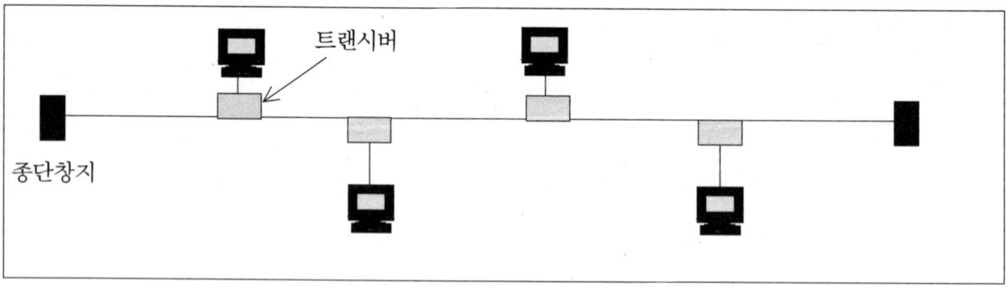

[그림 9-9] 트랜시버 연결

• Hub

허브는 망에서 다수의 컴퓨터들을 함께 연결하기 위한 중앙 분배장치이다. 특히 허브는

star topology를 구성하기 위해 사용되며, 최근에는 모든 LAN에서 사용되고 있다. 허브에 연결되는 포트 수에 따라 4port, 8port, 12port, 16port, 24port, 36port 등이 있다.

- Repeater

리피터는 원거리 전송 시 약해진 망 신호를 재생(regenerate)하고 복원하는 물리계층의 접속 장치이다. 이것은 보통 디지털 전송의 신호 재생을 위해 사용된다. 리피터는 컴퓨터들을 망에 함께 연결하는 전송매체들의 길이를 연장하는데 사용된다.

- Bridge

브리지는 개개의 망들 또는 망 내의 서로 분리된 영역들의 컴퓨터들을 상호 연결하기 위한 장치이다. 그러므로 브리지를 이용하여 개개의 소규모 망들을 대형 망으로 확장할 수 있다.

- Router

라우터는 네트워크 계층에서 망들을 상호 접속하는 장치로 서로 다른 유형의 망들을 상호 연결하는데 사용된다. 라우터를 이용하면 근거리 통신망들 간 연결하여 광역망으로 확장할 수 있도록 한다. 이를 이용하여 다른 망의 특정 컴퓨터 간의 정보를 교환할 수 있다.

- Gateway

게이트웨이는 네트워크 계층 이상의 망 간 접속 기능을 수행하는 장치로 보통 두 개의 서로 다른 망들을 상호 연결하는데 사용된다. 게이트웨이는 정보를 어떠한 변환 없이 하나의 망에서 다른 망으로 전달하는데 사용된다.

- Brouter

브라우터는 브리지와 라우터의 기능을 조합한 장치로 망간의 정보전송을 위한 연결 장치이다. 브라우터는 라우터처럼 경로설정 기능을 포함하여 망의 주소 또는 목적지 컴퓨터들의 주소를 결정할 수 있고, 일단 경로설정이 정해지면 브리지처럼 정보를 전송한다.

9.4 네트워크 구조

(1) OSI 구조

컴퓨터 통신과 네트워크의 사용이 증가됨에 따라 통신 소프트웨어를 매번 특정 목적으로 힘들게 개발하지 않는 방법을 모색하게 되었다. 그러나 이러한 방법은 하나의 표준만으로는 충분하지 못하다는 것이 분명해 진다. 왜냐하면 이 기종(서로 다른 기종) 컴퓨터상의 서로 다른 응용프로그램이 협력하여 통신을 하는 작업은 하나의 단위로 처리하기에는 너무나 복잡할 뿐만 아니라 컴퓨터 및 장비업체간에도 미묘한 갈등의 소지가 있다. 따라서 ISO (International Organization for Standardization)는 이런 구조를 발전시키기 위해 1977년에 부위원회를 구성해서 서로 다른 컴퓨터를 연결하는 표준을 정의하였는데 이것이 바로 OSI 표준모델이다. OSI 표준모델은 7개의 층으로 구성된 층 구조(Layering)이다. 즉, 통신기능을 수직적인 층으로 분할하여 각 층마다 다른 시스템과 통신하는 데 필요한 기능들을 수행하도록 하며, 각 층은 바로 아래층의 본래 기능을 그대로 받아 사용한다. 그리고 각 층은 바로 위의 층에 서비스를 제공한다. 따라서 각 층은 다른 층에 변화가 있더라도 전혀 영향을 받지 않는다. OSI층의 정의는 다음 표와 같다.

[표 9-1] OSI 7 Layer의 정의

Layer	기 능
1. Physical Layer	구조화되지 않은 비트 스트림을 물리적 매체를 통하여 전송하는 것에 관계한다. 즉, 기계적, 전기적, 기능적, 절차적 특징을 다루어 물리적 매체를 액세스한다.
2. Data Link Layer	물리적인 링크를 통하여 신뢰성 있는 정보를 전송하는 기능을 제공한다. 동기화, 에러제어, 흐름제어 등을 하여 데이터 블록(프레임)을 전송한다.
3. Network Layer	상위 계층에서 시스템을 연결하는 데 필요한 데이터전송과 교환기능을 제공한다. 즉, 연결을 설립하고 관리하고 해제하는 역할을 한다.
4. Transport Layer	종점 간(end-to-end)에 신뢰성 있고, 투명한(transparent) 데이터 전송을 제공한다. 즉, 종점 간 에러복구와 흐름제어를 담당한다.
5. Session Layer	응용간의 통신에 대한 제어구조를 제공한다. 즉, 서로 협력하는 응용들에 대하여 연결을 설립, 관리, 해제한다.
6. Presentation Layer	데이터 표현(구문, syntax)에 차이가 있는 응용 프로세스들에게 그 차이에 관계하지 않게 한다.
7. Application Layer	사용자가 OSI환경을 액세스할 수 있도록 하며, 분산정보서비스를 제공한다.

① 물리층(Physical Layer)

장치들 간의 물리적인 인터페이스와 비트를 다른 시스템으로 옮기는 규칙에 관한 층이다. 즉, 데이터링크 계층에서 전달된 프레임을 비트로 변환하여 옮기는 방법 등에 관한 규정을 정한다.

② 데이터링크 계층(Data Link Layer)

물리적 링크의 신뢰도를 높여주며 링크 활성화, 유지, 비활성화 작용을 할 수 있는 수단을 제공한다. 이 층에서 높은 층에 제공하는 서비스는 주로 에러의 감지와 제어이다. 그러므로 이 층이 활성화되면 높은 층에서는 링크에 대해 에러가 없는 전송을 하게 된 많은 데이터링크를 거쳐야 하므로 상위 층에서도 에러제어를 해 주어야 한다.

③ 네트워크 계층(Network Layer)

네트워크 계층에서는 일종의 통신망을 통해 단말시스템 사이의 정보전달이 이루어지게 된다. 트랜스포트 계층에서 전달된 세그먼트에 네트워크 주소정보를 추가한 패킷을 데이터 링크 계층으로 전달해 준다. 이 계층에서는 경로결정 뿐만 아니라 트랜스포트 계층에서와 같이 데이터 흐름제어를 담당하며, 세그먼트가 전송할 수 있는 최대크기보다 큰 경우에는 세그먼트를 분할하여 전송하기도 한다. 또한 논리적 주소로 물리적 주소도 알아낸다.

④ 트랜스포트 계층(Transport Layer)

다른 시스템에 있는 프로세스간의 데이터 교환을 위해 신뢰할 수 있는 메커니즘을 제공하는 것으로, 데이터 단위가 에러 없이 순서에 맞게 중복되거나 없어지는 일없이 전송되도록 한다. 또한 네트워크를 가장 잘 사용하도록 하며, 세션 계층이 요구하는 특수한 서비스를 제공한다. 예를 들면 세션 계층에서 에러율(error rate), 최대지연시간, 우선순위, 보안 등에 관하여 받아들이는 정도를 명시하는 경우도 있다. 하위 계층들의 각종 통신망 서비스의 차이 또는 속성에 관계없이 균일하고 신뢰성 있는 데이터 전송 서비스를 바로 위의 세션 계층에 제공한다. 또한 통신망의 차이를 극복하기 위해 네트워크 계층이 제공하는 서비스 품질에 따라서 5가지 종류의 등급으로 분리하여 규정하고 있다. 즉, 어떤 종류의 통신망이 사용되었는지를 세션 개체에서 의식하지 않도록 하며, 양방의 세션 이용자 간에 투명적이며 신뢰할 수 있는 종단간(end-to-end) 통신을 가능하게 하는 계층이다. 또한 이용자가 요구하는 서비스 품질과 네트워크 계층이 제공한 서비스 품질을 보완하여 준다.

⑤ 세션 계층(Session Layer)

다양한 응용기능의 요구를 충족시키기 위한 전송제어 기능을 상위의 표현계층에 제공한다. 세션 계층은 세션 서비스와 프로토콜로 구성된다. 세션 서비스는 이 계층이 상위의 표현 계층에 제공하는 서비스에 대한 규정으로 표현 개체와 세션 개체간의 데이터(SSDU, Session Service Data Unit)를 주고받음으로서 제공된다. 또한 세션 프로토콜은 양단의 세션 개체간의 통신을 위해서 지켜야할 통신규칙을 규정하고 있다. 이때 사용되는 데이터를 SPDU(Session Protocol Data Unit)이라고 한다.

⑥ 프리젠테이션 계층(Presentation Layer)

프리젠테이션 계층은 응용 엔티티 간에 교환되는 데이터의 구문에 관계하여 데이터 표현과 형식의 차이를 해결한다. 이 계층은 엔티티들 사이에 상용되는 구문을 정의하며, 사용되는 표현을 선택하거나 교정하는 작업을 한다.

⑦ 응용 계층(Application Layer)

사용자가 OSI환경을 액세스할 수 있도록 하며, 분산정보서비스를 제공한다.

(2) 데이터 전달의 원리와 캡슐화

OSI 7 Layer 상호 간의 데이터 전달 원리는 다음 그림에서 보는 바와 같이 송신측(application X)의 최상위 계층(application layer)에서 발생된 데이터가 하위 계층으로 전달된다. 이때 원래의 데이터에 각 계층에서 전달받은 헤더(header) 정보가 추가되어 전달된다. 한 단계 낮은 계층에서는 한 단계 높은 계층에서 전달받은 데이터(데이터 + 헤더)를 하나의 데이터로 취급한다. 그 다음 한 단계 낮은 계층에서도 이와 같은 방법으로 헤더를 계속 추가하면서 전달되어 마지막 최하위 계층(물리 계층)에서는 원래 데이터와 각 계층에서 만들어진 헤더가 합쳐진 패킷이 만들어진다. 이러한 과정을 캡슐화(encapsulation)이라고 한다. 이 패킷이 통신 회선을 통해 목적지까지 도달하게 되고 수신측(application Y)에서는 반대의 과정을 거쳐 각 층마다 헤더를 벗겨내며 최상위 계층으로 전달된다. 이러한 과정을 캡슐해제(decapsulation)이라고 한다. 수신측의 최상위 계층(응용 계층)에서는 송신측의 최상위 계층에서 보냈던 원래의 데이터(헤더가 없는 데이터)가 정확하게 전달된다.

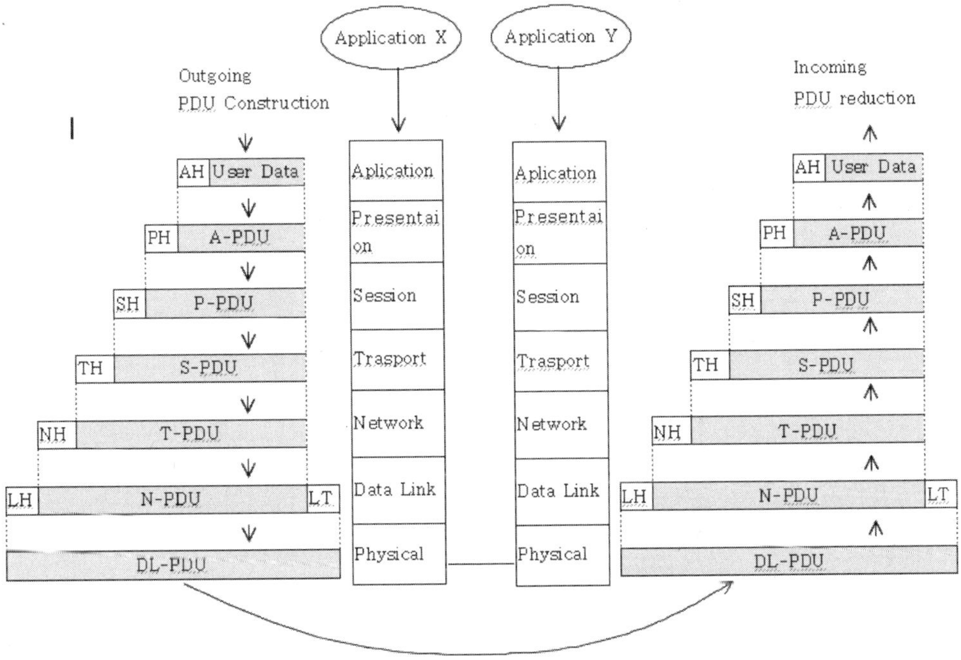

[그림 9-10] OSI 송신과 수신 패킷의 형태

(2) TCP/IP 구조

TCP/IP 프로토콜은 1960년대 말 미국방성의 연구에서 시작이 되었으며, 80년대 초 프로토콜 모델이 공개되면서 네트워크의 범용 프로토콜로 이용되기 시작했다. TCP/IP 프로토콜은 OSI 7계층과는 달리 4계층 모델로 구성되어 있다. 즉, 응용 프로그램 층, 트랜스포트 층, 인터넷 층, 네트워크 인터페이스 층으로 이루어져 있다. 응용 프로그램 층은 사용자의 데이터를 처리하여 트랜스포트 층으로 넘겨주고, 트랜스포트 층은 데이터를 세그먼트(segment)로 만들어 인터넷 층으로 넘겨준다. 인터넷 층에서는 세그먼트(segment)에 헤더(header)를 추가하여 패킷을 만들어 네트워크 인터페이스로 보낸다. 네트워크 인터페이스는 패킷을 프레임 단위로 만들어 LAN을 통해 목적지까지 전달한다.

① TCP/IP 프로토콜

다음 그림은 TCP/IP와 OSI 7 모델을 비교한 것이다.

OSI 7 Layer Model	TCP/IP Protocol
Application Layer	Application
Presentation Layer	
Session Layer	
Transport Layer	Transport
Network Layer	Internet
Data Layer	Network Interface
Physical Layer	

[그림 9-11] TCP/IP와 OSI 7 모델의 비교

다음 그림은 응용 프로그램과 각 계층에서 사용하고 있는 프로토콜 및 포트를 나타낸 것이다.

응용프로그램	FTP	TELNET	HTTP		SMTP	DNS	SNMP	POP	DHCP
트랜스포트 층	20,21	23	80		25	53		110	67,68
	TCP				UDP				
인터넷 층	IP	ICMP	ARP		RARP				
네트워크 층	MAC 주소 : 802.3 프레임 LLC : WINSOWING, BUFFERS								
	이더넷 토큰 링, 토큰 버스, FDDI								

[그림 9-12] TCP/IP Layer

② 응용 프로그램 층(Application Layer)

응용 프로그램 계층에서 제공하는 주요 프로그램들은 다음 표와 같다.

[표 9-2] 응용 프로그램의 기능

분류	프로토콜	기능
파일송수신	FTP	파일 송수신
파일송수신	TFTP	파일 송수신
UNIX 파일시스템	NFS	네트워크를 통해 다른 시스템의 파일시스템을 이용
메일송신	SMTP	메일서버와 메일서버간의 메일 송수신
원거리접속	Telnet	다른 시스템으로 로그인할 수 있는 기능
네트워크 망 관리	SNMP	데이터의 흐름정보를 가지고 네트워크 및 시스템 관리
이름해석서버	DNS	호스트 이름에 대한 IP Address를 알려주는 기능
웹서버	HTTP	Web 서비스 Protocol
뉴스서버	NNTP	뉴스기사 송수신 Protocol
메일수신	POP	메일서버와 메일 클라이언트간의 메일 송수신

③ 트랜스포트 층(Transport Layer)

트랜스포트 층은 TCP(Transmission Control Protocol)와 UDP(User Diagram Protocol)으로 구성되어 있으면 기능은 OSI 7 Layer의 트랜스포트 층과 동일하다.

- TCP : 연결보장 프로토콜로 세그먼트가 상대측까지 제대로 전달되었는지 확인신호를 주고받음으로써 세그먼트가 정확하게 전달되었는지 확인하는 프로토콜이다.(숫자는 TCP port 번호)
- UDP : 무연결성 프로토콜로서 세그먼트를 일방적으로 보내기만 하고 세그먼트가 정확하게 전달되었는지 확인하지 않는 프로토콜이다.(숫자는 UDP port 번호)

④ 인터넷 층(Internet Layer)

OSI 표준모델의 네트워크 층에 해당되며, 주로 패킷을 도착지 주소까지 전달하는 역할을 한다.

- IP(Internet Protocol) : 패킷이 도착지 주소(Destination Address)까지 전달될 수 있도록 출발지 주소와 도착지 주소를 포함하고 있다.
- ARP(Address Resolution Protocol) : 도착지 데이터링크 주소(일명 MAC(Media Access Control) 주소)를 알아내는 역할을 한다.
- RARP(Reverse ARP) : 데이터링크 주소에 대한 네트워크 주소(IP 주소)를 알아내는 역할을 한다.
- ICMP(Internet Control Message Protocol) : 제어 메시지를 송수신할 때 쓰이는 데 주로 상대측이 접근 가능한지 아닌지를 알려주는 역할을 담당한다.

⑤ 네트워크 인터페이스 층(Notwork Interface Layer)

OSI 표준모델에서 Data link 층과 물리 층에 해당하는 층이다.

9.5 근거리 통신망

근거리 정보통신망(LAN, Local Area Network)은 빌딩이나 병원, 학교 구내 등 일정지역 내 분산된 컴퓨터 및 주변장치와 컴퓨터 관련 기기를 통신회선으로 연결하여, 각종 정보를 교환할 수 있는 독자적인 통신망이다. 이것은 반도체 기술의 발전과 사무자동화 및 근거리

정보통신망 표준화가 정립됨으로써 더욱 많은 발전을 거듭하고 있다. 근거리 통신망은 네트워크 상 지역 간에 데이터를 전송하는 수단을 제공해 주는 동시에 이들 지역 간에 공통적인 데이터 경로를 관리하는 수단을 제공해준다. 그러므로 근거리 통신망은 한정된 조직 구성체 내에서 운영하고 있는 데이터베이스 등과 같은 공동의 정보를 여러 구성원들이 빈번히 사용하는 경우와 여러 종류의 컴퓨터, 디스크, 프린트 등 하드웨어 자원을 공유하는 경우에 매우 유용한 통신수단이 된다.

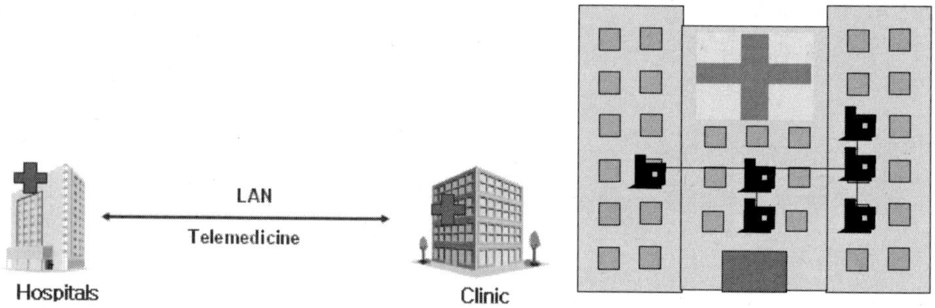

[그림 9-13] LAN을 이용한 근거리 통신 형태

(1) 근거리 통신망의 정의

컴퓨터 표준 위원회는 LAN을 "다수의 독립적인 컴퓨터 기기들이 상호간 통신할 수 있는 데이터 시스템"이라고 정의하고 있다. 또한 가까운 지역 내 한정된 네트워크라는 점과 채널의 물리적인 성질에 의해 아주 적은 에러률을 가지고 고속 통신이 수행되는 점도 다른 네트워크와의 차이점으로 정의된다. 케니스 터버(Keeneth J. Thurber)와 하비 프리만(Harvey A. Freeman)은 "단일 기관의 소유일 것, 즉 수마일 범위 내 지역으로 한정되어 있을 것 또는 광역 네트워크의 경우보다 고속의 통신이 수행될 것"으로 정의하고 있다. 따라서 근거리 통신망은 최소 10미터에서 최대 10킬로미터 정도의 거리에서 원활하게 사용할 수 있는 통신망이라고 할 수 있다.

근거리 정보 통신망의 특성은 다음과 같다.

① 단일 기관의 소유이다.
② 패킷 지연이 최소화된다.
③ 광대역 전송 매체의 사용으로 고속통신이 가능하다.
④ 경로 설정이 필요 없다.
⑤ 매우 낮은 에러율을 가진다.

⑥ 확장성과 재배치성이 좋다.
⑦ 네트워크 내 어떤 기관에도 전송이 가능하다.
⑧ 종합적인 정보처리 능력을 갖는다.

근거리 정보 통신망의 효과로는 다음과 같은 것들이 있다.

① 정보 자원의 공유
② 정보의 실시간 처리, 자원의 일관성
③ 정보 처리 비용 절감
④ 통합된 사무자동화 구축
⑤ 다른 기종간의 통신

(2) 근거리 통신망의 기능

① 데이터 고속 전송 - 근거리 네트워크의 고속 전송 기능으로 단시간 내 대량의 데이터를 전송할 수 있다.
② 보수의 용이성 - 네트워크에 대한 보수의 용이성 및 신뢰성이 있어야 한다.
③ 경제성 - 네트워크 실비에 대한 경제적인 부담이 적어야 한다.
④ 대량의 데이터를 원격으로 처리 - 문서 및 음성 그리고 비디오, 영상 데이터 등 대량의 데이터를 고속으로 전송하는데 있어서 각종 신호를 디지털화하여 고속으로 처리한다.
⑤ 전자메일 - 근거리 통신망에 접속된 개인용 컴퓨터 사이에서 문자 정보를 전송하는 것으로 동시 통신 및 시각 지정의 반복 발신 등 필요한 부분이 가능하다.
⑥ 데이터베이스 상호이용 - 근거리 통신망에 접속된 개인용 컴퓨터의 데이터베이스 및 패키지 등을 상호 이용한다.
⑦ 병렬처리 - 각 근거리 통신망에 접속된 컴퓨터를 병렬로 이용 가능하다.

9.5.1 근거리 통신망의 특징

(1) 분산 처리

근거리 통신망은 중앙집중식이 아니고 상호 동등한 입장에서 통신을 수행한다. 병원, 공장, 연구소, 학교 등 구내에 분산 설치된 컴퓨터, 워크스테이션, 호스트 컴퓨터 등은 대등한 입장에서 상호 접속되어 자원을 공유한다. 즉 독립적인 장치는 자신의 CPU를 가지고 계산과 작업을 처리하므로 전체 네트워크의 프로세스와 기억 장치가 분산되어 있다. 따라서 전체 시스템의 능력은 네트워크에 연결된 모든 컴퓨터의 능력에 따라 결정되고 호스트 컴퓨터의 능력에는 좌우되지 않는다.

(2) 거리

근거리 통신망은 수 킬로미터 거리 내에서 정보를 전송하는 네트워크이다. 로컬(local)이라는 단어가 의미하듯이 LAN은 대개 병원 또는 공장과 같이 일정한 장소에 여러 대의 컴퓨터 및 통신 장치를 연결하여 하나의 네트워크를 구성한다. 이러한 LAN의 발전 초기에는 더욱 엄격하게 거리의 제한이 따랐기 때문에 전체 거리가 수십 미터 내지 수 킬로로 제한되었다. 그러나 전송 매체와 장비의 발달 힘입어 LAN의 영역은 수십 킬로미터 이상으로 확대되기에 이르러 거리의 제한은 거의 사라지고 있다.

(3) 사설 망

국가 내지는 준 국가 기관인 공공 기관의 독점체제하에서 운영되는 공중 통신망과는 달리 단일 조직의 소유로 되어 있어서 임의로 통신 장치를 연결하여 자유롭게 사용할 수 있는 사설 통신망이다.

(4) 신뢰성

LAN은 제한된 거리에서 연결되므로 여타 통신망보다 훨씬 낮은 에러률을 유지하여 신뢰성이 매우 높다. 즉 공중망의 경우에 있어서 에러율 $(\frac{1}{10})^5$에 비하여 $(\frac{1}{10})^9$내지 $(\frac{1}{10})^{12}$ 정도의 낮은 에러율을 유지하고 에러 처리 방식도 타 네트워크보다 개선된 방식을 사용하고 있기 때문에 통신의 신뢰도가 지극히 높은 뿐만 아니라 전송의 효율도 개선된다.

9.5.2 LAN 이용 환경

LAN은 단일 건물 내 모든 장치가 모여 있는 경우라든지, 단지 10대 안팎의 컴퓨터만을 연결하는 단순한 경우라든지, 대규모 고층 빌딩 및 광범위하게 분산되어 복잡하게 컴퓨터가 연결되어 사용하는 경우 등 모든 경우에 있어서 유용하게 활용될 수 있다. 이러한 LAN 규모와 요구사항은 천차만별이고 환경에 따라 LAN이 이용되는 양상은 다양하다. 물론 이에 따라서 구성되는 제품의 특성도 요구 사항과 환경의 반영에 따라 각양각색으로 달라진다. 즉 소규모 조직이라면 전체 빌딩에 하나의 LAN이면 충분하고 단순한 몇 가지 장치만으로 구성할 수 있다.

LAN 서버에 몇 대의 컴퓨터를 연결하는 정도면 족하다. 또한 중간 내지는 대규모의 조직이라면 부서 단위에서는 소규모의 LAN으로 서브 네트워크를 구성하고, 이들은 고속도의 백 본(backbone) LAN으로 연결한다. 백 본에는 대형 컴퓨터, 미니컴퓨터, 각종 통신 장치, 프린트 서버, 네트워크 서버 등이 연결된다. 그러나 각 지역에 많은 건물이 흩어져 있는 초대규모의 조직이라면 업무 특성에 따라 요구사항이 달라지고, 서로 다른 정도의 성능 및 통신 부서별 방식을 제공하는 다양한 제품을 연결하여 복합적인 통신망을 구성한다. 물론 건물 간의 데이터 전송률, 비용, 전송 속도를 고려하여 분산되어 있는 건물 간 효율적인 통신망을 사용함으로서 전체 조직을 하나의 네트워크로 연결한다.

(1) 공장 환경

공장의 경우 전형적인 응용 분야는 자동 제어이다. 즉 컴퓨터를 사용한 제조 설비 제어, 공정 제어, 로봇제어 등의 환경에서는 분산되어 있는 장치에서 수집한 데이터를 컴퓨터로 처리한 후 그 결과를 기초로 하여 각 장치의 동작을 제어한다. 즉 자동 제어 환경에서 모든 공정이 실시간 처리를 바탕으로 원활히 진행되기 위해서는 수집된 데이터가 고속으로 전송되어야 한다. 그리고 수집이나 제어의 대상이 많아지는데 따른 전송 효율의 변화도 적어야 한다. 특히 공장의 열악한 환경에서 전기적 잡음이나 간섭에 대한 대비가 충분해야 한다. 이러한 요구 조건을 모두 충족시키기 위해서는 전송 매체의 특성이 달라야 하며, 매체를 액세스하는 특성도 개선되어야 하고, 전송속도도 상당히 빨라야 한다. 이러한 공장에서 구체적인 자동화 기기로서는 PC(Programming Controller), 산업용 로봇, CNC(Computer Numerical Controller), 공작기기 등이 많이 사용된다.

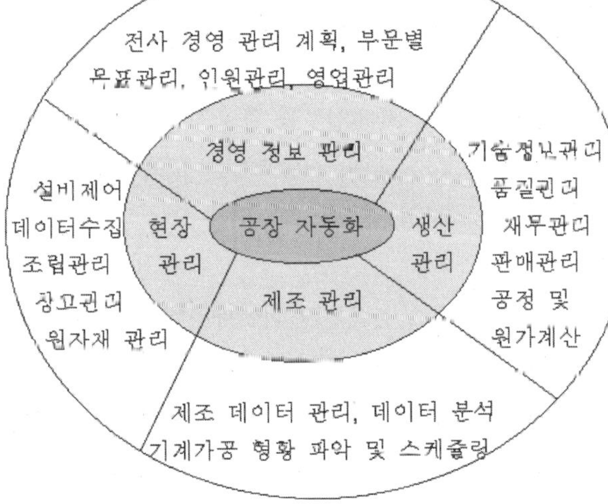

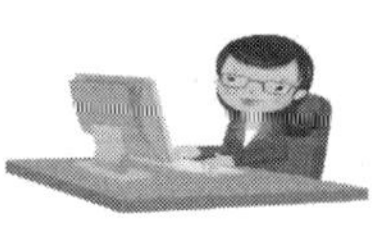

[그림 9-14] LAN으로 연결된 자동화

(2) 사무실 환경

문서편집, 전자우편, 전자파일 등의 업무를 처리하는 사무실 환경에서는 데이터의 특성이 단순한 반면, 다양한 종류의 장치들을 연결하여 하나의 네트워크로 구성하는 것이 중요하다. 컴퓨터를 서버, 호스트 컴퓨터 등과 연결하는 것을 비롯하여 외부의 다양한 망과 연결이 가능해야 하고, 사용자의 환경에 따라 요구되는 응용 프로그램이 다양하게 지원되어야 한다. 따라서 이러한 LAN의 기본 기능 제공으로서는 통신 제어 기능, 신호 변환 기능, 정보 전달 기능 등이 있다.

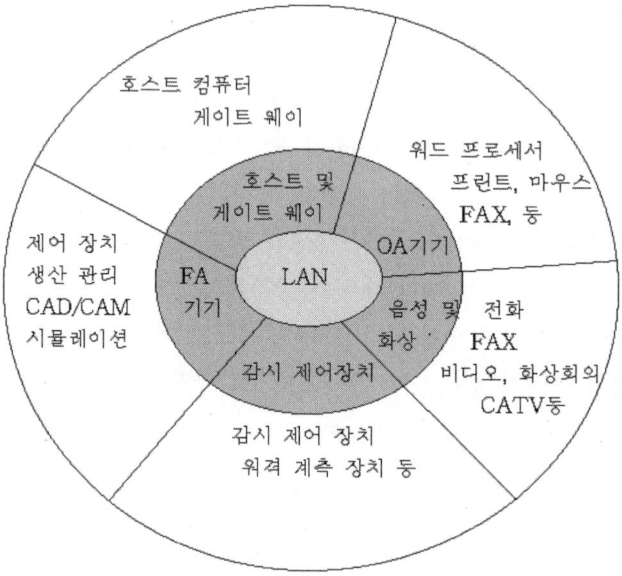

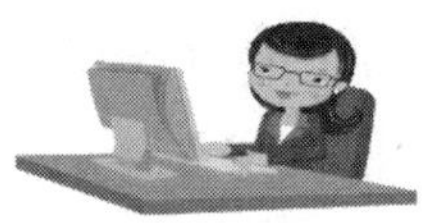

[그림 9-15] LAN을 이용한 사무자동화

LAN은 단일지역 내 위치한 하나의 기관에서 자체업무를 효율적으로 수행시키기 위해 구성된다. 전송매체는 동축케이블이나 광섬유가 사용되며, 전송속도는 고속이다. 또한 LAN의 분류로서 성형 LAN 즉, 주 컴퓨터를 중심으로 지점 간 회선에 의해 연결되며, 실현이 용이하고 평균 비용이 싸고 고장 및 수리가 용이하다.

버스형 LAN은 각 형태가 상호 지점 간 형태로 연결되며 회선과 단말 장치의 접속이 간단하고 시스템을 경제적으로 구성할 수 있다. 환형 LAN은 각 터미널에서 재생이 가능하기 때문에 제약이 적고, 잡음이 강하며 광섬유의 특질에 잘 부합하다. 그러나 분산 제어와 점검기능이 가능하나 단말의 변경, 추가가 어려우며 단말의 고장에 대처하기 어려운 단점이 있다.

9.6 광역 네트워크 구조 및 의료 정보 실현

광역 네트워크(WAN, Wide Area Network)는 컴퓨터 네트워크의 하나로서 근거리 통신망이라든가 도시 내 네트워크에 비해서 공간적인 규모가 보다 큰 전국 또는 국제 규모의 네트워크를 의미한다. WAN은 공중 통신망이나 전용망을 이용해서 실현할 수 있는데, 전화망, 텔렉스망, 패킷 교환망, 데이터 회선 교환망, ISDN 등의 공중통신망이 이용되는 경우가 많다. 광역 통신망은 전기통신사업자가 제공하는 전용회선과 교환회선 등의 통신회선을 이용하여 지역적으로 멀리 떨어진 지역 간에 각종 통신을 실현하는 네트워크를 의미한다. 여기서 각종 통신은 데이터, 음악, 팩스, 영상 등의 통신 그리고 이를 통합한 멀티미디어 통신 등을 총칭해서 하나의 광역 네트워크의 실현이라고 할 수 있다.

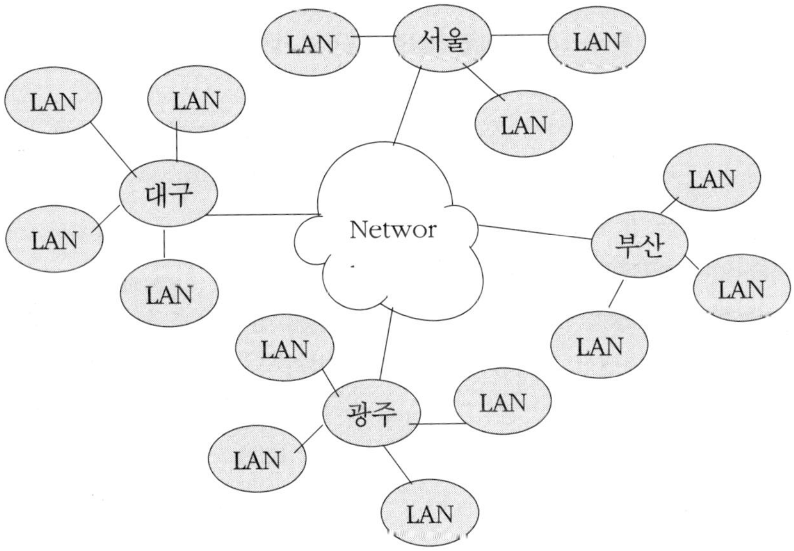

[그림 9-16] WAN의 형태

[표 9-3] LAN과 WAN의 차이점

종류 / 기능	LAN	WAN
네트워크의 규모	병원, 학교 및 단일 공장 건물 내 통신	지리적으로 멀리 떨어진 지역 간의 통신
주요 전송로	동축케이블 종류	전용회선 및 교환회선
주요용도	서버 및 그룹웨어 방식에 의한 작업	멀티미디어 통신

WAN을 이용한 통신은 크게 5가지로 나눌 수 있다. 이것은 최근 디지털화에 의한 통신의 주류로서 대별되고 있다.

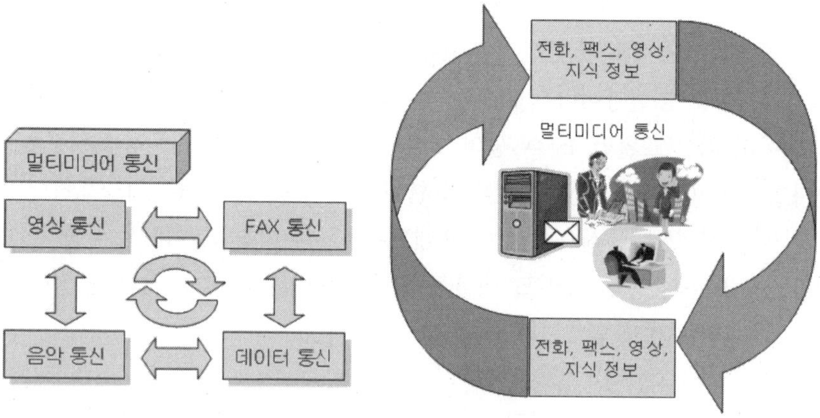

[그림 9-17] WAN을 이용한 통신 및 멀티미디어 통신

음악 통신은 멀티미디어 통신에서 대표적인 것으로 그 응용은 매우 다양하게 발전하고 있다. 음악 통신은 정확성, 즉시성, 원격성이 있어야 한다. 또한 팩스 통신은 전화회선을 이용해서 문서나 도면을 송신하는 방식으로서, 송신자가 전화를 거는 것과 같은 감각으로 문서를 주고받을 수 있는 방식이다. 영상 통신은 TV 등을 봐도 알 수 있듯이 시각적으로 상호간에 정보를 전달하는 방식이다. 팩스 통신이 문서나 사진 등의 정지 영상을 송수신하는 것에 비해 영상 통신은 음악과 동기를 가지면서 동영상 통신을 한다. 따라서 WAN을 이용함으로서 멀티미디어 통신을 실현 할 수 있다. 즉 멀티미디어 통신은 각각 분리 처리되어 왔던 음악 통신 및 데이터 통신을 하나로 통합하여 하나의 미디어로 송수신하는 방식을 의미한다.

멀티미디어 통신의 효과는 다음과 같다.

① 회선 비용의 절감

각 미디어가 전송로를 공용하기 때문에 설비를 중복할 필요가 없으며, 디지털화에 의해 음악과 영상 데이터를 대역 압축 할 수 있고, 통신량을 삭감할 수 있다.

② 회선의 고 신뢰화

회선상의 잡음과 장애는 강한 디지털 신호로 전송하기 때문에 안정된 고품질의 통신을 실현 할 수 있다.

③ 고도의 서비스 실현

아날로그 데이터 통신에는 실현성이 결핍된 음악 메일, 정보 통신, TV 회의를 실현화했다.

이러한 광역 네트워크 기반에서 의료 분야에 구체적으로 활용되는 광역의료정보시스템(WAMIS, Wide Area Medical Information System)의 역할은 의료기관 간 의료정보 공유를 위한 체계구축과 1차에서 3차 의료기관 간 환자정보공유, 진료이송체계 확보 등을 목적으로 한다. 즉 지역 대형 병원을 중심으로 주변 연계된 병의원들이 환자의 의료정보 즉 진료소견, 검사결과, 방사선 촬영결과 및 판독 소견, 임상검사 결과 및 소견, 해부병리 검사 결과 및 판독 등을 공유하여 환자의 편의를 제공하고자한다. 이러한 시스템은 지역 중심병원의 보다 나은 의료기기 및 진료행위와 각종 의료정보 즉 텍스트, 영상, 음성을 통합하여 환자의 진료를 의뢰한 지역 병의원에게 인터넷을 이용하여 정보를 제공하는 첨단 광역 서비스 제도이다. 이 시스템은 의뢰받은 병의원에서 의뢰환자의 병세와 경과를 인터넷으로 확인할 수 있다. 또한 회송된 환자 진료 시 중심 병원의 각종 의료정보를 참조할 수 있다. 환자나 보호자가 직접 병원을 방문하지 않고도 일반 개인의원 및 2차병원에서 인터넷을 이용해 진료예약을 할 수 있으며 검사결과를 조회할 수 있는 매우 편리한 시스템이다.

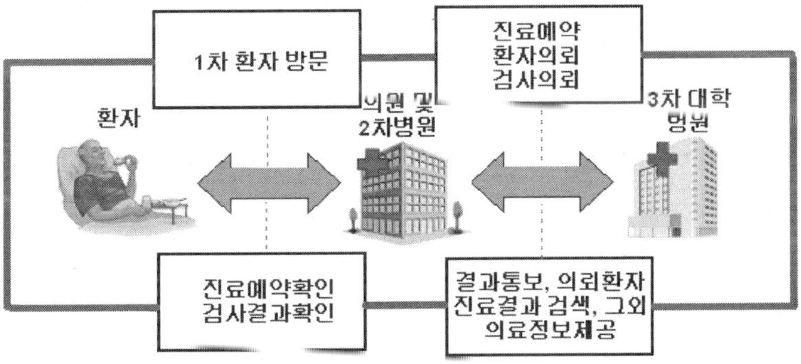

[그림 9-18] 광역의료정보시스템 현황

이와 같이 광역의료정보시스템을 활성화하면, 환자들은 불필요한 이동시간과 대기시간을 줄이게 되며, 환자를 의뢰한 병의원에서는 진료 및 검사결과를 빠르게 확인할 수 있게 됨에 따라 질 높은 의료시비스를 제공할 수 있게 될 것이다. 이러한 광역의료정보시스템은 1, 2, 3차 의료 기관과 광역의 웹을 이용하여 진료정보를 공유할 수 있게 만든 시스템으로 진료 환자의 예약부터 검사, 결과까지 문서와 영상을 동시에 조회할 수 있는 장점을 가지고 있다. 현재, 충남대병원을 시작으로 강남병원, 순천향병원, 부산대병원, 대구파티마병원 등이 시스템 구축을 완료했거나 활성화 중에 있다.

9.7 홈 헬스 캐어 시스템

홈 헬스 캐어 시스템(home healthcare system)은 홈 네트워크와 같이 가정 내 컴퓨터를 네트워크로 연결하여, 병원과의 자료를 송수신 한다. 집에서 환자의 정보를 병원 서버 컴퓨터로 보내고, 병원에서는 담당의가 그 정보를 체크한 다음 직접 진료 및 처방을 내리는 것이다. 이와 같이 가정에 홈 네트워크가 설치되면 병원에 가지 않고도 여러 가지의 질병에 대한 처방을 편리하게 제공 받을 수 있다.

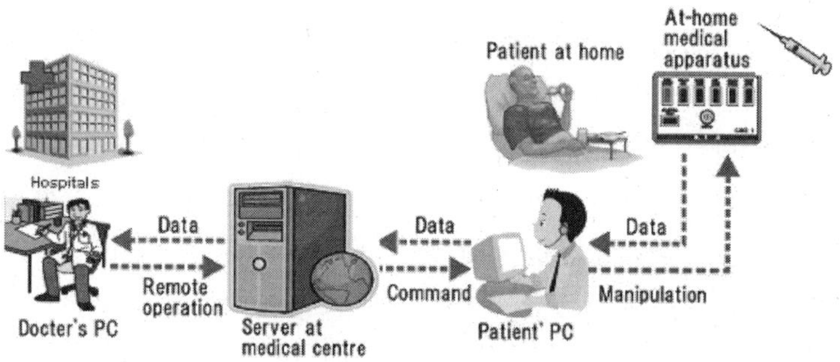

[그림 9-19] 홈 캐어 시스템 구조

홈 헬스 캐어 시스템의 기반이 되는 홈 네트워크는 가정 내 모든 가전기기 및 컴퓨터 관련 제품들을 하나의 네트워크로 연결하고 이 모든 기기들을 인터넷 접속을 통해 제어하는 것이다. 그렇게 되면 인터넷 서비스의 공유는 물론, 데이터 전송을 자유롭게 이용할 수 있다. 홈 네트워크 기술은 가입자 망과 홈 네트워크로 연결된 가정용 기기들 그리고 이들을 연결시켜 주는 게이트웨이로 구성된다. 가입자 망은 가정 내에서 외부 인터넷으로 연결을 가능케 해주는 부분으로 기술 개념과 서비스 형태에 따라 크게 유선망과 무선망으로 나눌 수 있다.

유선망은 기존의 전화 회선을 이용하여 적은 추가 비용으로 가정 내 정보통신 장비들을 하나의 네트워크로 연결하는 기술이다. 무선망은 위성을 이용한 방식과 광대역 무선가입자망(B-WLL, Broadband Wireless Local Loop) 등이 있다. 무선망 기술은 이동성에 대한 제약이 있지만 이동 통신망을 이용한 가입자망의 경우 언제 어디서든 인터넷에 접속이 가능하므로 매우 실용적이면서 효율성이 뛰어나다. B-WLL은 방송과 통신의 융합 서비스를 제공할 수 있는 무선 CATV의 대표적인 기술로서 프로그램 전송 시 기존의 동축케이블이 아닌 무선을 이용한다. 또한 이 기술은 프로그램 신호를 지상의 극초단파 송신기를 통해 전송하는 다채널 방송 서비스 기능을 제공하는 기술의 방식이다.

B-WILL은 광대역 무선통신망으로 가입자의 위치까지 광통신망이 깔려있지 않아도 기지국으

로부터 무선으로 데이터, 영상 등을 주고받을 수 있는 통신 시스템을 의미한다. 이러한 서비스망은 일반 개인이나 소규모 업체를 대상으로 초고속 인터넷 무선 접속이 가능하다. 가입자들은 일반전화나 영상전화, 무선방식의 케이블 TV 수신도 B-WILL를 이용하게 되면 자유롭게 활용할 수 있다.

9.8 원격의료, e-Health와 u-Health

원격의료는 한마디로 정의한다면, 정보통신기술을 활용하여 의료인이 먼 거리에 떨어져 있는 환자에게 의료서비스를 제공하는 것이다. 또는 서로 다른 장소에서 의료인 간에 의료정보 교환에 의한 의료서비스 실시 또는 교육을 하는 것이라 정의할 수 있다. 이러한 원격의료는 그 수단으로 인터넷 기반을 활용하고 있으며, 다양한 형태의 웹으로 의료정보를 제공하게 된다. 특히 멀티미디어 데이터베이스에 의한 의료정보의 제공과 검색이 가장 많이 이루어지고 있다. 그 외 인터넷과 광범위한 네트워킹 기술을 의료 및 공중 보건 분야에 적용함으로써 보다 발전적인 원격의료(telemedicine)를 촉진하고 있다.

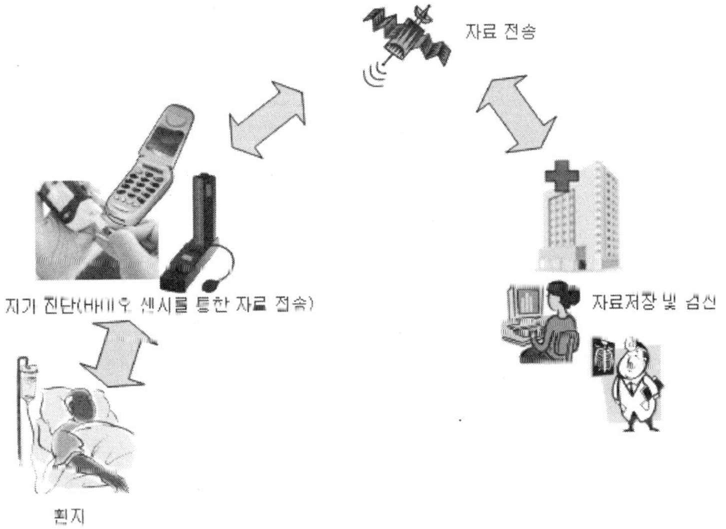

[그림 9-20] 원격 의료 구성도

원격의료는 공공의료 차원에서 최신의 정보통신기술을 활용하여 의료취약지역 등의 주민을 대상으로 활용하는 것이다. 1959년 미국의 한 정신병원에서 100마일 떨어진 주립정신병원을 무선통신망으로 연결하였으며, 같은 해 캐나다 몬트리올에서는 동축선을 이용하여 원격방사선 판독을 시도한 것이 오늘날 원격의료의 초기 발판의 한 사례이다. 이러한 원격의료가 각광을 받기 시작한 것은 정보기술 개선, 인터넷통신망, 의료영상전달시스템, 전자처방, 무선 및 이동 통신망 등 정보통신기술의 발전, 사회 경제 환경의 변화, 의료 환경의 변화 즉 의사의 부족, 의약분업, 대기시간, 높은 의료비용 등이 복합적으로 작용한 결과라 할 수 있다.

이러한 원격의료는 컴퓨터의 발전으로 텍스트, 음향, 동영상 등의 모든 데이터를 포함하는 멀티미디어 자료의 형태로 제공된다. 오늘날의 원격의료가 전통적인 원격 의료보다 가치가 있는 것은 임상실험정보 및 영상자료 즉 X-선, MRI 영상 파일 등을 자유롭게 전달할 수 있다는 것이다. 이러한 정보를 이동 컴퓨터 및 통신장치를 활용하여 시간과 공간을 초월하여 원격의료를 실시할 수 있다.

원격의료는 다음과 같은 의료의 여러 분야에 활용될 수 있다. 원격상담에 의한 진료, 원격검진에 의한 진료 및 처방, 원격상담, 원격수술, 처치, 교육, 간호 등이다.

(1) 원격상담에 의한 진료

원격지 의료인이 초고속 정보통신망을 통하여 현지 의료인과 의료지식 및 의료 기술을 상담하는 것이며, 일대일 또는 일대다 형태로 의료인 간 또는 환자들과 상담하는 것이다.

(2) 원격검진에 의한 진료

심전도, 혈압, 맥박, 체지방, 혈당 등 원격측정결과를 의료인이 정보통신망을 통하여 분석하고 그 결과에 따라 원격지의 환자를 진료 및 처방을 실시하는 것이다.

(3) 원격상담에 의한 진료

의료인이 정보통신망을 통하여 원격지의 환자와 상담하는 것이다.

(4) 원격수술

원격지의 의료인이 현지의 의료인에게 상담 또는 지시를 하여 현지 환자의 수술을 실시하는 것이다.

(5) 원격처치

원격지의 의료인이 현지에 의료인을 통하여 원격 처치를 실시하는 것이다.

(6) 원격 의료인 교육

원격지 의료인의 강의, 원격지 의료인의 수술 등은 정보통신기술을 활용하여 의료인 및 의대생에 대한 의학교육을 실시하는 것이다.

(7) 원격간호

원격지의 간호사가 현지의 간병인 또는 보호자를 통하여 상담 또는 지시하여 환자에 대한 간호를 실시하는 것이다. 최근 미국에서는 방사선과, 심장내과, 외과, 피부과 등의 전문의들이 원격의료를 도입하는 경향이 증가하고 있으며 미국원격의료협회(American Telemedicine Association)에서는 교도소 재소자, 군인 또는 우주인 등에 대한 보건의료서비스를 원격 의료 활동의 영역으로 고려하고 있다.

Tele medicine - 원격 의료
Tele radiology- 원격 영상 진단
Tele consultation - 원격 상담
Tele analysis - 원격 질병 분석
Tele encephalogram - 원격 뇌파 진료
Tele cardiology - 원격 심장 진료
Tele dermatology - 원격 피부과
Tele homecare - 원격 방문 보건
Tele education - 원격 교육

또한 정보통신기술의 발전으로 인해 원격의료라는 개념과 공통적으로 사용되는 용어가 e-Health이다. e-Health는 원격의료의 개념과는 유사하지만 이 또한 정보통신기술을 의료시스템에 적용하여 환자 중심의 진료서비스가 강화된 진료 개념의 새로운 변화라 할 수 있다. 또한 e-Health와 유사하게 사용되는 용어로서 u-Health라는 단어도 흔히 사용한다. u는 유비쿼터스(ubiquitous)의 첫 단어를 사용한 개념으로서 유무선 네트워킹 기술을 활용하여 원격으로 환자를 언제, 어디서나 모니터링이 가능한 건강관리 및 의료 서비스를 표현하는 용어이다. 이와 같이 e-Health는 IT 서비스를 통해 원격으로 환자의 의료 서비스를 제공해주는 단순 개념이라면, u-Health는 환자의 모든 정보를 관리하면서 healthcare 서비스를 다양한 방법으로 제공해주는 시스템이다.

9.9 유비쿼터스와 U-헬스 케어

IT 혁명이라고 할 수 있는 유비쿼터스(ubiquitous)는 일반 사용자가 네트워크를 전혀 의식하지 않고 장소에 상관없이 자유롭게 접속하여 새로운 정보를 이용하고 새로운 지식을 창출하는 통신 환경을 의미한다. 이러한 유비쿼터스 환경은 최근 모바일 기기의 발달로 인해 새로운 U-헬스 케어 기술을 탄생시켰다. U-헬스 케어는 첨단 정보 통신 기술을 이용하여 언제 어디서나 예방, 진단, 치료, 사후관리의 의료 서비스를 제공해주는 것이다.

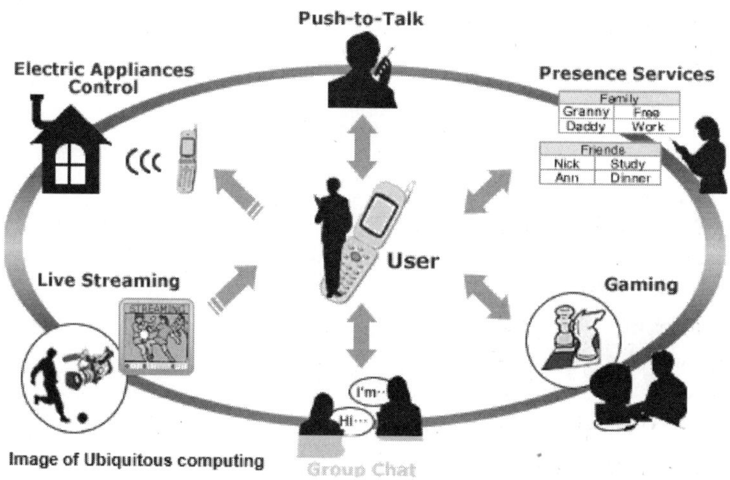

[그림 9-21] 유비쿼터스 환경을 이용한 원격 제어

그럼 유비쿼터스가 실생활 및 의료 분야에 어떻게 이용되는지 예를 들어 보자.

외출하여 집으로 귀가하는 중에 보일러를 가동시켜 실내 온도를 조절한다거나, 아니면 따뜻한 물을 적정하게 받게 하는 것이 가능하다. 또한 무선 제어 기능으로 에어컨 및 세탁기 작동상태 그리고 냉장고 온도 조절, 사무실 CCTV 조종 등 주로 일상생활에서 응용되는 방식이 현재 대부분이다. 또한 의료 서비스 분야를 적용한 U-헬스 케어 사례에서는 80대 당뇨병을 앓고 있는 환자가 외출 중 갑자기 어지러움을 느끼면서 쓰러지기 일보 직전 자신의 몸에 부착된 혈당관리 시스템의 센서가 자동으로 혈당을 점검해서 적정 인슐린을 투입하고 환자의 몸 컨디션 상황을 담당 간호사에게 자동으로 전송되는 일련의 시스템이 대표적 사례라 할 수 있다. 이러한 유비쿼터스 환경은 현재 초고속 정보통신과 맞물려 기술적인 진보로 인해 계속 발전될 것으로 기대된다.

9.10 u-Health 시스템 기술

u-Health란 의료와 정보기술(IT)을 접목한 것으로 의사가 시간적 · 공간적 제약 없이 환자를 진료하는 원격진료 시스템이다. 이는 의료 접근성이 떨어지는 의료 취약계층에 혜택을 줄 수 있다는 점에서 '21세기 복지 인프라'로 평가된다. 또한 미국 동포나 의료서비스 후진국 환자들도 온라인으로 우리나라 병원의 진료를 받을 수 있게 되는데, 이는 의료관광 활성화에 기여할 것으로 기대되면서 새로운 경제성장의 동력으로 주목되고 있다. 즉, u-Health 시스템은 원격 환자 모니터링과 네트워킹 기술을 활용하여 언제, 어디서나 이용이 가능한 건강관리 및 의료서비스 시스템 말한다. 이는 초기 IT의 발전으로 등장한 e-Health를 좀 더 보건의료 소비자 중심으로 발전한 것이다. 이는 보건의료대상자와 제공기관을 포괄하는 물리적 공간을 연결해 전자적 보건의료정보의 교환을 넘어 진료가 가미된 개념이다. 따라서 u-health는 기존의 의료영역을 공간적, 시간적으로 확장한 개념으로 다음 그림과 같이 나타낼 수 있다.

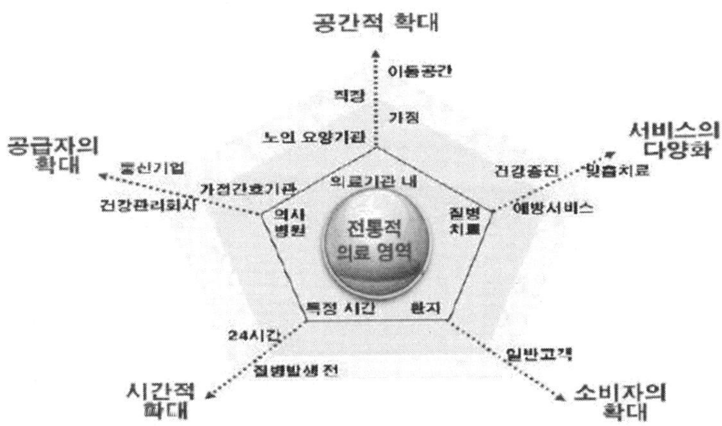

[그림 9-22] u-Health 시스템의 활용 범위

전 세계적으로 평균 수명의 증가 및 저 출산으로 인해 고령화가 빠르게 진행되면서 사회적으로나 경제적으로 여러 문제가 발생하고 있다. 사회적으로는 노동인구의 감소로 인한 생산가능 인구의 부양부담증가, 경제적으로는 의료비 및 요양 보호수요 노인의 증가로 인한 사회 복지 비용의 가중으로 국민 개인은 물론 국가 재정 악화될 것은 너무나 자명한 일이다. 이러한 환경을 극복할 수 있는 하나의 대안으로 u-Health가 대두되고 있다. u-Health는 유비쿼터스 컴퓨팅(ubiquitous computing) 환경에서 언제 어디서나 개인의 건강상태를 확인할 수 있는 건강관리(healthcare management)의 개념이다. 이를 실행하기 위해서는 지속적이고 주기적인 건강상태의 측정과 모니터링이 필요하다. 유비쿼터스 컴퓨팅환경에서의 건강상태 측정 및 모니터링은 사용자의 편리성과 함께 측정 시스템의 정확성, 임상적 유의성 등에 적합해야 한다. 또한 u-Health는 기존의 의료기기 기술과 IT 기술의 접목을 통하여 새롭게 발전하는 분야이다. 유비쿼터스 IT의 대표적인 실현방식이며 우리 삶을 가장 풍요롭게 만들 산업영역으로 부각되고 있다. u-Health를 통하여 보건의료가 병원 중심의 진료라는 공간적 제약을 넘어, 생활과 진료공간을 자연스레 결합시키면서 일상 속에서 보편적으로 자리를 잡을 것으로 기대되기 때문이다.

9.10.1 u-Health 시스템의 등장과 구성요소

(1) u-Health 시스템의 등장

u-Health 산업이 등장하게 된 배경은 인구 고령화와 정보통신기술의 발전이 맞물리면서 의료비절감의 필요성 및 편리한 의료서비스를 이용하려는 보건의료 소비자의 요구(needs), 첨단IT를 갖춘 의료 서비스 제공자들의 욕구가 부합하면서부터였다. 최근 보건의료는 u-Health 시스템을 통하여 언제, 어디서나 적절한 의료서비스를 안전하게 제공할 수 있다. 또한 보건의료 제공자와 이용자 모두에게 시간과 비용을 절감하게 만들며 병원중심에서 보건 의료 소비자 중심으로 의료 환경의 변화를 촉진하고, 예방에서 진단, 치료, 사후관리 등 전 보건의료과정을 균형적으로 발전할 것으로 전망한다.

다음 그림은 u-Health의 등장 배경, 개념 및 특징을 나타내고 있다.

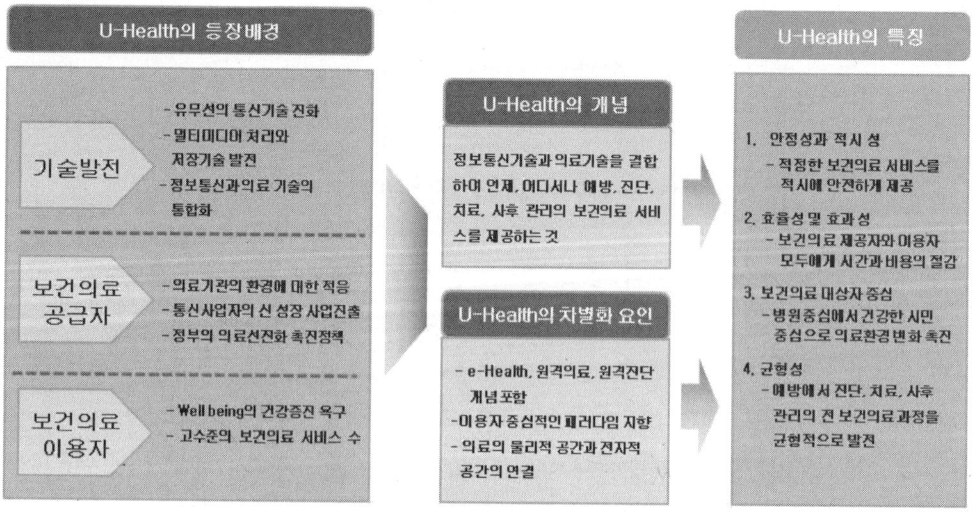

[그림 9-23] u-Health의 등장 배경, 개념 및 특징

(2) 전통적인 Health 시스템과 u-Health 시스템과의 차이점

u-Health 시스템의 등장은 의료의 전통적인 패러다임을 바꾸어 놓았다. 우선 의료의 주체가 의료기관에서 의료 소비자 중심으로, 치료 중심에서 예방중심으로 변하는 것을 들 수 있다. 전통적인 의료에서는 의료소비자가 질환이 있을 경우 의료기관을 방문해서 검사하고 치료를 받거나 검진을 하게 되는데 반해 u-Health 시스템에서는 건강관리 혹은 질병의 조기발견에 더 역점을 두고 있다고 할 수 있다. 따라서 u-Health를 위한 여러 가지 환경 조성이 필요하다. 먼저 의료 소비자가 의료기관에 가지 않고도 건강상태를 진단받을 수 있는 의료기관이나 건강관리센터가 필요하다. 또한 생체 신호를 항상 측정 할 수 있는 휴대용 측정장비, 측정된 생체 신호를 전송하고 피드백 받을 수 있는 네트워크 등 u-Health를 할 수 있는 환경이 필요하다. 다음 표는 전통적인 Health와 u-Health의 차이를 간략하게 요약한 것이다.

[표 9-4] 전통적 Health 시스템과 u-Health 시스템과의 차이

구분	전통적 Health 시스템	u-Health 시스템
위치	병원 등 전문기관	소비자위주
조직	분산	네트워크화
임상 접근	발병 위주	건강관리
의사결정자	의사	의사와 환자
데이터	일정기간자료관리	항상 자료 접근 관리 가능
벤더	헬스 케어 제공업체	헬스케어 IT, 통신 소매

(3) u-Health 시스템의 구성요소

u-Health는 여러분야가 관련되어 있어 어느 특정분야만 발달 한다고 해서 가능한 것은 아니다. 서비스의 수혜자인 소비자의 요구(needs)를 충분히 반영한 서비스만이 성공적인 u-Health 시스템을 구현할 수 있다. 따라서 u Heath에서 핵심이 되는 구성요소와 적합한 역할을 정의함으로써 소비자요구에 좀 더 근접할 수 있는 여러 가시 방인을 모색해야 할 것이다. u-Health에서 핵심 구성요소는 센싱(sensing) 부분 · 모니터링(monitoring) 부분 · 분석(analyzing) 부분 · 피드백(feedback) 부분 등 4가지이다. 다음 그림에서 보는 바와 같이 핵심구성요소들은 서로 연관되어 있어 어느 한 부분이라도 문제가 발생하면 결과적으로는 시스템 전체에 문제가 발생한다. 따라서 u-Health 시스템의 성공여부는 4가지의 구성요소들이 함께 발전해야만 한다. 센싱 기술은 매우 발달되어 있는데 통신장애가 발생한다든가, 분석 방법이 적합하지 않다든가, 모든 것이다 좋은 결과를 얻었는데 적시에 소비자에게 피드백이 되지 않은 경우는 u-Health 시스템의 실패 요인이 된다.

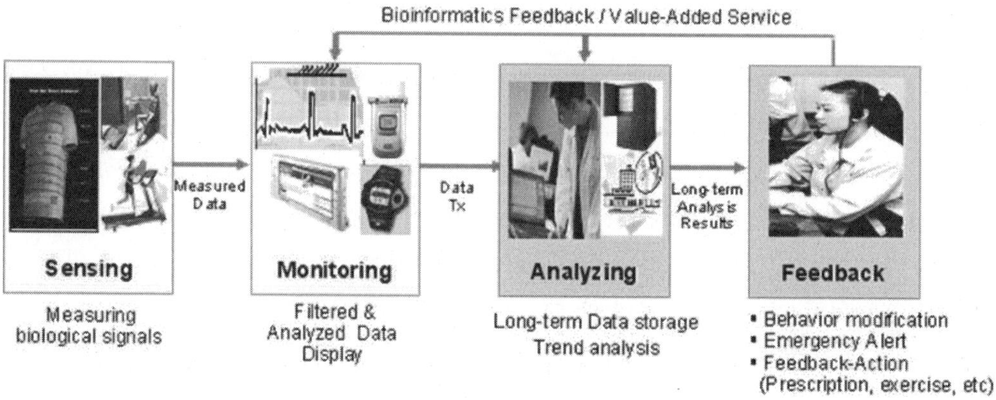

[그림 9-24] u-Health 시스템의 구성요소

1) 센싱(sensing) 부분

인체에서 발생하는 물리적·화학적 현상의 변화를 감지하는 부분이다. 인체는 항상성(Homeostasis)에 의하여 생명을 유지하려는 많은 물리·화학적 작용이 발생하는데 개인의 건강이나 질환의 종류, 진행 정도 등의 정보를 측정하기 위해서는 적절한 물리적 현상의 처리가 가능한 전기적 신호로 변환을 해주어야 한다. 유비쿼터스 환경에서 생체정보를 측정하기 위해서는 기존의 방법과 다른 측정 방법 및 원리를 찾아야 한다. 최근에는 소비자가 일상생활을 하면서 생체신호를 늘 측정할 수 있는 센서개발에 많은 노력을 기울이고 있으며 다양한 환경의 측정결과에도 신뢰성을 높이려는 노력을 하고 있다. 측정된 생체신호는 그림에서 보는 바와 같이 모니터링부분으로 전송된다.

2) 모니터링(monitoring) 부분

센싱 부분에서 측정된 생체정보를 1차적으로 처리하는 부분이다. 생체정보는 측정된 자체로는 많은 노이즈(noise)를 포함하고 있어 노이즈를 제거하고 의미 있는 정보만을 추출하는데 이를 필터링(filtering)이라고 한다. 필터링된 정보는 시각화(visualization) 하기 전에 분석과정(analysis)을 거쳐야 한다. 분석과정에서는 생체 정보의 특징 점들을 찾아 의미 있는 신호가 왜곡되지 않도록 보정을 해야 한다. 분석부분에서의 분석과 모니터링 분석은 분명히 차이가 있다. 모니터링 분석은 단순히 신호자체에 대한 분석을 나타내지만 분석(analyzing) 부분에서의 분석은 의학지식을 갖고 분석하는 것을 의미한다. 시각화(visualization)는 생체신호를 소비자들이 눈으로 확인할 수 있도록 하는 것을 말하며 대표적인 방법이 그래프 형태나 디지털 형태로 표현하는 것이다. 최근 거의 모든 의료기기들이 센싱 부분과 모니터링 부분을 구성요소로 가지고 있어 의학적인 전문지식 없이 임의로 해석할 수 있는 여지가 있다. 이는 자칫 위험을 초래할 수 있으므로 u-Health에서는 소비자들이 자의적으로 해석하지 않도록 많은 고려가 필요하다.

3) 분석(analyzing) 부분

분석(analyzing) 부분은 기존의 e-Health와 차별화 되는 부분으로 현재의 상태를 모니터링할 뿐만 아니라, 장시간에 걸쳐 측정된 데이터로부터 건강 상태, 생활 패턴(pattern) 등을 나타내는 새로운 건강 지표(wellness index)를 찾는 단계이다. 이 단계에서는 생체신호를 장기 저장 장치에 누적 · 저장해야 이러한 경향분석이 가능하다. 예방의학의 관점에서 볼 때 개인의 건강 기저선(baseline)은 사람마다 다를 수 있지만 기저선에서 시작된 이상한 전이(transition)는 특별한 질병으로 발전할 수 있는 가능성을 가지고 있기 때문에 기저선 변동의 발견은 매우 중요한 의미를 가질 수 있다. 따라서 u-Health에서는 일상생활 속 건강 기저선의 변화를 감지하는 것을 중요한 요소로 인식해야 한다. 그러나 현실적으로 일상생활 속에서 발생하는 모든 소비자들의 생체신호를 장기간 저장하는 것은 결코 쉬운 일이 아닐 것이다. 따라서 소비자의 건강 특성에 따라 생체신호의 저장 주기 및 기간 등을 결정하는 논리적 근거 마련이 필요하다.

4) 피드백(feedback) 부분

분석(analyzing) 부분에서 장시간에 축적된 정보 분석 결과로 얻어진 건강 기저선이나 생활의 변화에 따른 사용자의 행동변화(behavior modification), 경고(alert) 등의 메시지를 사용자에게 전달하는 과정을 의미한다. 이 부분에서는 어떻게 소비자에게 효율적으로 행동의 변화나 경고를 전달할 것인가를 고려해야 한다. 의료서비스 분야의 관점에서 의료전문가(의사, 간호사 등)의 역할이 강조되는 부분이라 할 수 있다.

9.10.2 u-Health 시스템 시장의 주체

u-Health 시장의 주체는 보건의료 소비자, 보건의료 제공자, 정책결정자 그리고 응용 서비스 개발자 등으로 구분할 수 있다.

(1) 보건의료 소비자

보건의료 소비자는 u-Health 시장의 최대 수혜자인 동시에 생체신호 측정 장비와 네트워크을 사용하는 end-user이다. 따라서 u-Health의 서비스를 받기 위해서는 이러한 장비를 갖추어야 함은 물론 보건의료 제공자와 서비스 협정을 맺는 주체가 되어야 한다. 따라서 u-Health의 모든 분야와 관련돼 언제 어디서나 서비스를 받을 수 있다.

(2) 보건의료 제공자

보건의료 제공자는 유무선 네트워크를 통해 소비자로부터 수집된 신호를 분석 및 평가하여 피드백 하는 보건 정보 및 서비스를 제공하는 주체이다. 이를 의료 기관이 담당할지 아니면 제3의 보건의료 지원기관이 담당할지 아직 명확하지 않다. 이것은 의료법과 관련되어 있기 때문에 먼저 의료법의 보완이 선결되어야 하고, 이를 운영하기 위해서는 수입구조를 어떻게 가져가야 할 것인지 등에 대한 연구가 좀 더 필요하다. 현재는 병원을 중심으로 한 시범사업 및 업체 중심의 회원제 서비스를 시도하고 있다. 다음 그림은 소비자 영역과 공급자 영역에 대한 의료의 새로운 패러다임을 보여준다.

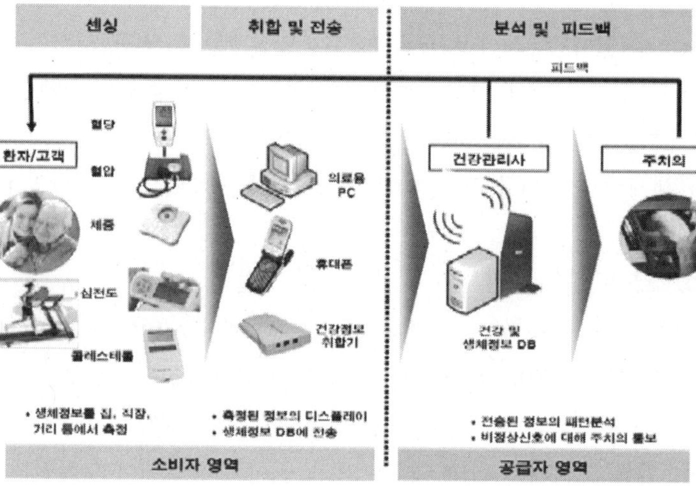

[그림 9-25] 새로운 의료 패러다임 u-Health 시스템 흐름도

(3) 정책결정자

정보통신기술과 보건의료의 연계를 통해 새로운 성장 동력 엔진을 구상하는 주체로서 u-Health 산업 육성을 위한 기반조성과 산업화를 추진한다. u-Health를 활성화하기 위해서는 기술적 문제, 의료에 관한 문제, 원활한 운영을 위한 관련 법규 문제 등에 대해 연구하고 해결하는 노력이 필요하다. 기술적인 문제에는 주로 장비의 안전성, 신뢰성, 의료정보의 보안 및 보호를 위한 검증이 이에 해당한다. 특히 u-Health에서 사용하는 장비는 네트워크 장비를 비롯하여 센서에 이르기까지 종류가 다양하고 성능 면에서도 많은 차이가 있다. 기존의 의료는 환자의 상태를 알아내기 위해 의사의 처방에 따라 병원 내에서 검사하고 직접 환자를 대면하면서 치료함으로써 책임 소재가 명확하였다. 그러나 u-Health는 생체신호의 측정자가 다르고, 또한 원거리에서 네트워크를 통해 전달되기 때문에 정보왜곡 등의 문제가 발생할 수 있다.

때문에 왜곡된 정보를 통해 나온 진단을 소비자에게 피드백을 했을 때 결과에 대한 책임은 누가 져야 할 것인지 등에 대하여 고민을 하여야 할 것이다. 따라서 정책결정자의 역할이 매우 커질 수 밖에 없다.

(4) 응용 서비스 개발자

응용 서비스 개발자는 u-Health 구현을 위한 보건의료기관의 정보화를 구현하는 각종 의료 솔루션, 센서, 단말기 등을 제공하는 주체이다. 주요 업체로는 전자기기 · 가전 · 의료기기 · 소프트웨어 업체 등이 있다.

9.11 국내 u-Health 시스템 산업의 최근 동향

국내 홈&모바일 헬스케어 산업 시장은 2016년에 최소 5조원에 이를 것으로 추정하고 있다. 기존, 공공기관과 병원을 중심으로 많은 시범사업을 진행해 왔고, 또한 계속해서 시범사업들을 진행하고 있다. 1990년 이후 주요 서비스 현황은 다음과 같다.

① 1990년 3개 대학병원(서울대병원, 춘천한림대병원, 경북대병원)과 3개 보건의료원(연천, 화천, 울진)간 원격 의료시범사업이 실시되었다. 네트워크의 전송 속도 및 기술 등의 문제로 사업은 중단되었지만 의료의 새로운 방향을 제시하였다고 볼 수 있다.

② 1996년 서울대병원 치매센터와 인천남구, 서울 노원구를 중심으로 원격 치매진료 시범사업을 수행하였다. T1급의 통신전용회선을 사용하여 치매환자를 대상으로 상담, 재활 교육 및 치매 전문 인력 양성 교육 등을 실시하였다.

③ 2004년 전남대병원과 전남 곡성군을 중심으로 농촌지역 원격진료시스템을 구축하였다. 원격 화상진료시스템, 원격DB 설계, 원격 화상진료시스템 시범 지역을 운영하였다. 한편 지식경제부에서는 u-Health 서비스 모형을 다음 그림과 같이 제시하였다.

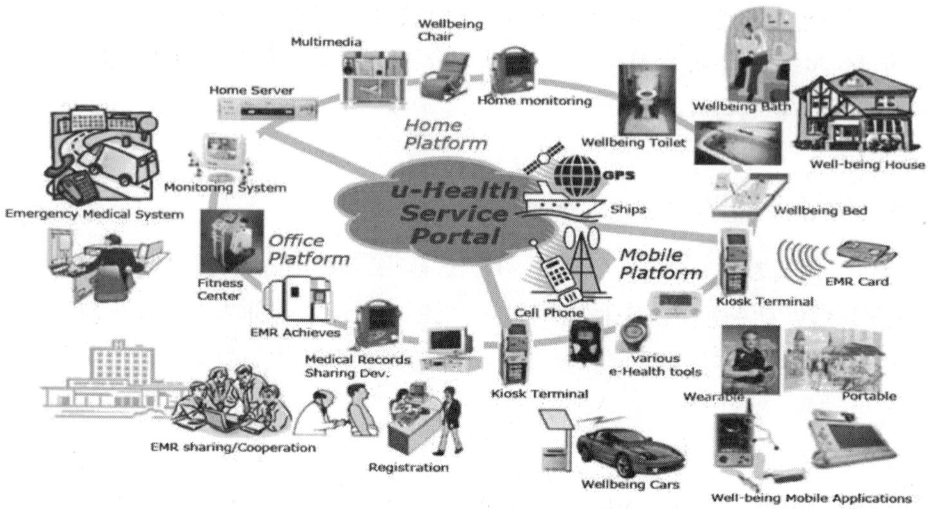

[그림 9-26] 유비쿼터스 헬스 서비스

④ 2005년 군 원격진료시스템 구축해 원격지 의사가 원격진료(혈압, 체온, 맥박, 혈당, 심전도 등) 시범사업을 실시하였다.

⑤ 2006년 행정안전부와 전남신안군이 중심이 되어 도서지역 원격 u-Healthcare 시스템을 구축하여 도서지역 주민 대상의 원격진료 서비스를 제공하였다. 또한 u-Health 선도 사업인 디지털 홈 구축 활성화 사업의 일환으로 부산광역시, 대구광역시를 대상으로 총 36억원의 예산으로 추진하였다.

⑥ 2007년 복지 정보통신 인프라 구축 사업으로 충남, 경기, 경남, 부산광역시를 대상으로 85억 7천만원의 예산을 투입하였다. 이 사업에서는 '원격건강모니터링', '독거노인 u-care', '응급의료', '산업장 및 꿈나무 u-건강관리 서비스' 등 8개 서비스를 발굴 및 적용하였다.

⑦ 2008년 강원, 경기, 충남 지역을 대상으로 'USN기반 원격건강모니터링'과 경기, 충남, 전북 지역을 대상으로 '독거노인 u-Care 시스템' 시범사업을 추진하였다. 추진 목적은 RFID, USN, 모바일 등 u-IT 기술을 의료복지 분야에 적용하여 u-서비스를 발굴 · 보급하고 신규 시장 창출 등 경쟁력 강화를 도모하는 것이다. 또한 고령화 사회 노인의 안전관리 및 의료 취약 환경 극복을 통해 맞춤형 국민복지 및 따뜻한 사회 구현에 기여하는 것이다. 'USN기반 원격건강모니터링'사업의 구성도는 다음 그림과 같다.

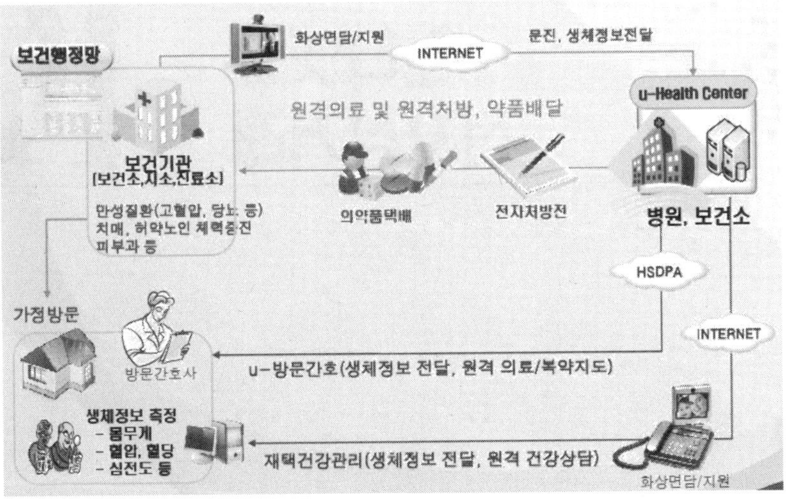

[그림 9-27] USN 기반 원격 건강 모니터링 구성도

한편 병원을 중심으로 한 Hospital 형과 홈&모바일 헬스케어 형의 서비스가 시작되었다. 연세세브란스 병원의 경우 스마트카드를 활용해 진료, 접수, 예약, 처방전 발급 및 수납은 물론 무인 안내시스템을 통해 주차 및 진료실 위치 안내와 실시간 대기환자 안내 서비스를 제공하고 있고, 삼성서울병원은 2005년에 'Mobile Hospital' 시스템을 도입해 PDA폰을 통해 전국 어디서나 환자정보와 영상 이미지의 조회가 가능해졌다. 분당 서울대학교 병원에서도 2005년 7월부터 3개월간 KT와 함께 수원 삼성실버타운 노블카운티를 대상으로 하는 u-Healthcare 시범서비스를 시행하였다. 혈당과 심전도 같은 생체신호를 휴대전화이나 가정 내 IP 공유기를 이용해 서버로 데이터를 전송하고, 병원 내 설치된 서버에서 생체 데이터를 저장하고 관리하는 동시에 차트 및 도표를 생성하여 병원 내 전문의가 환자의 상태를 체크하도록 하였다. 최근에는 u-Health에 대한 인식이 높아지면서 웰리스 형의 서비스도 국내 기업을 통해 제공되기 시작하였다. 삼성전자와 아디다스가 제휴해 마이코치(micoach, SGH-F110)라는 단말기를 출시하였다. 휴대전화에 암밴드, 심장박동 모니터, 보폭센서 등이 부착되어 있어 이용자의 심장 박동 수, 달리기 속도, 칼로리 소비량 등 각종 정보를 실시간으로 저장해 확인이 가능하다. 또한 휴대전화에 저장된 정보를 마이코치 홈페이지에 올리면 정보를 분석하여 적합한 맞춤형 운동 프로그램을 제공하기도 한다. 그밖에도 KT는 2007년 1월부터 GC헬스케어와 제휴를 맺고 의사와 통화하면서 건강에 대해 자문을 구하는 'u-Health 건강 상담' 서비스를 제공하면서 소프트웨어가 자동적으로 환자의 일정에 맞추어 병원 및 의사를 예약하는 '지능형 예약관리 에이전트' 서비스도 가능할 것으로 보인다. 또한 휴대전화를 이용한 만성질환관리 서비스가 이미 도입되었다. 헬스피아 등의 회사는 혈액, 당뇨, 심박 수 등을 측정하여 휴대폰을 통해 건강정보 데이터베이스로 데이터를 전송하면 분석결과를 문자메시지로 통보 받는 서비스를 제공하고 있다.

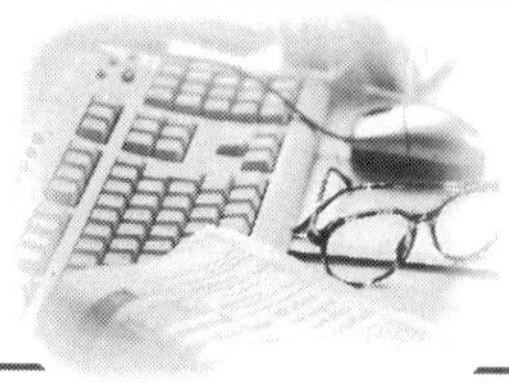

CHAPTER 10

인터넷과 전자상거래

10.1 개요

인터넷이란? 한마디로 여러 컴퓨터들이 서로 연결된 하나의 가상공간에서 이루어지는 "정보의 바다"라고 할 수 있다. 이것은 여러 네트워크들이 묶여 이루어진 하나의 네트워크로서 세계적인 통신망이다. 즉 세계도처에 자리 잡고 있는 물리적인 컴퓨터에 저장된 정보의 집합으로서, 네티즌들은 이러한 정보들을 서로 공유하고, 선별 검색해서 원하는 정보를 구한다.

병원의 측면에서 인터넷은 무수히 많은 의료 지식 정보를 제공해주는 가상 의학 도서관 또는 환자 진료 및 치료를 위한 재택 진료 시스템 기능을 제공해준다. 시스템은 가상공간에서 환자의 질병을 치료하기 위해 의료인들 간 가상 의사결정 장으로 토의할 수도 있으며, 그 결과를 제3자 의료인들이 환자를 직접적으로 치료하는데 참조할 수도 있다. 이와 같이 인터넷을 통해서 전 세계에 의료 정보를 제공 및 홍보하거나 또는 화상회의, 화상진료와 같은 형태로 어디서든지 쉽게 최신의 지식 정보를 받아볼 수 있다. 이것은 과거 단순 문자방식이 아니고, 음성 및 영상처리, 멀티미디어가 가능한 방식으로 쉽게 제공받을 수 있다.

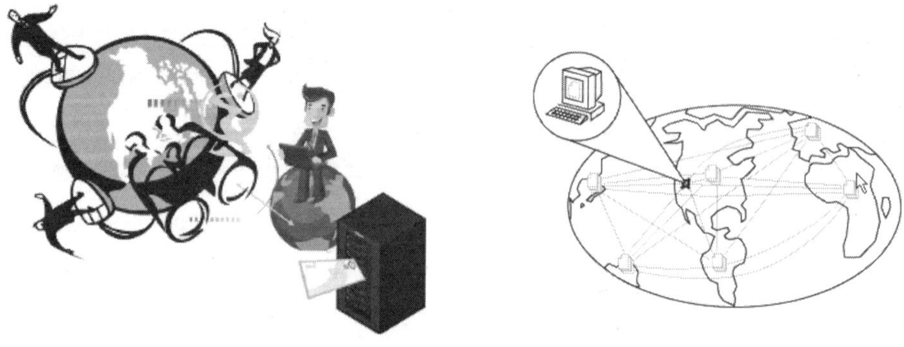

[그림 10-1] 인터넷 활용 현황

10.2 인터넷 발전

1969년 미 국방성의 알파넷(ARPAnet, Advance Research Projects Agency Network)과 미국 과학재단의 NSFNET을 중심으로 발전한 인터넷은 초기 WAN(Wide Area Network) 환경에서 주로 군사적인 목적이나 학교의 교육망 그리고 정부의 행정 통신망 등에서 정보의 공유를 위해 사용해 왔었다. 그 후 인터넷 이용이 새로운 기술 혁명으로 대두되면서 전 세계적으로 인터넷 사용이 확산되는 계기가 되었다. 인터넷의 장점은 바로 WWW라는 기술의 등장이다. 이것은 1989년에 유럽 핵물리학 센터(CERN, The European Particle Physics Laboratory)에 근무하고 있는 팀 버너스 리(Tim Berners Lee)에 의해 하이퍼텍스트 프로젝트라고 명명된 정보 전달 방법을 제안한 때부터이다.

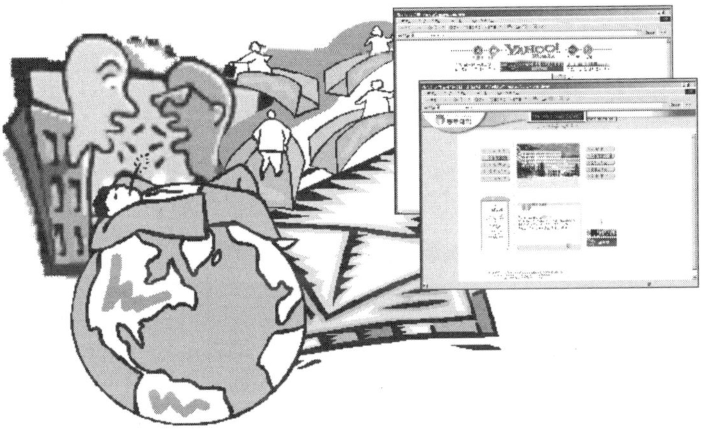

[그림 10-2] 인터넷 활용 화면

프로젝트의 최초 과제는 고차원 에너지 물리학협회 회원들간 정보 교환과 의사소통을 위해 네트워크를 통한 하이퍼텍스트를 사용할 수 있는 시스템을 구축하는 것이었다. 물론 지금의 웹처럼 소리나 영상을 추가할 의도나 화상을 전송하기 위한 기능은 전혀 고려되지 않았다. 그 후, 이 프로젝트는 전 세계에 거미줄처럼 얽힌 네트워크라는 뜻을 가진 웹이라는 이름으로 불리게 되었고, 1990년 말 NeXT라는 컴퓨터에서 동작하는 최초의 웹 소프트웨어가 발표되었다.

소프트웨어는 컴퓨터 전문가들만이 사용할 수 있는 특수한 명령어를 사용하는 것이 아니고 누구나 쉽게 쓸 수 있는 하이퍼텍스트로 된 정보를 전송하고 보여주는 기능을 새롭게 선보였다. 이 소프트웨어를 이용한 시연회가 CERN 위원회에서 개최한 세미나와 1991년도에 개최된 하이퍼텍스트 학술대회에서 발표되었다. CERN이 웹을 제안한 몇 달 후부터 미국의 슈퍼 컴퓨팅 센터(NCSA, National Center for Super computing Applications)는 소프트웨어 설계 그룹을 조직하여 웹을 쉽게 이용할 수 있는 소프트웨어를 개발하기 시작하였으며, 그 결과 1992년 11월에 웹브라우저인 모자이크의 개발을 계기로 오늘날 말하는 실질적인 인터넷 시대가 시작되었던 것이다.

인터넷의 발전은 몇 년 전까지만 해도 일부 전문가들이 전자 우편이나 파일 전송 기능으로 한정되어 왔으나, 이제는 주로 학술적인 정보 교환이나 국제적인 대화의 장으로 인하여 어디에서나 일반 전화처럼 일부 또는 다수와 연결할 수 있게 되었다. 특히 윈도우에서 마우스 하나로 인터넷의 모든 정보를 쉽게 검색할 수 있는 편리한 기능으로 W^3(WWW, World Wide Web) 서비스가 등장하여 인터넷이 더욱 대중화되고 있는 현 시점이 사실 인터넷 활용의 전환기를 맞이해도 과언이 아니다.

10.3 인터넷 유용성

인터넷은 디지털 TV, 라디오, 신문이나 멀티미디어 매체와 같은 형태로 구성되어 있기 때문에 사용자가 필요한 정보를 쉽게 찾아볼 수 있다.

(1) 최신 지식 정보 제공

전 세계에 퍼져있는 전문 분야를 다양한 방식으로 교환하거나 최신의 지식 정보들을 서로 공유할 수 있다.

(2) 멀티미디어 환경 제공

표준 프로토콜인 TCP/IP를 이용하여 이 기종간의 서로 자료 처리 및 활용이 가능하다.

(3) 신속한 정보 교류

인터넷의 가장 큰 장점은 서로 간 정보를 신속하게 주고받을 수 있다는 점이다. 정보 형태는 문자, 음성, 동영상에 이르기까지 거의 모든 정보를 인터넷이 연결된 곳이면 어디서든지 송수신이 가능하다.

(4) 통제 기구 부존재

인터넷은 도메인 네임(DNS)과 IP 주소를 부여하는 기관은 있지만 전체적인 운영을 책임지고 총괄하는 기구가 없다. 인터넷은 매우 거대한 세계적인 네트워크로 누구나 접근할 수 있고 원하는 정보를 얻을 수 있다. 그러므로 개인이나 병원, 기업들이 자신의 웹 사이트를 개설하고 운영하는 것에도 별다른 제약이 없다. 따라서 인터넷을 활용하기에 따라서 세계적인 네트워크를 자신의 것처럼 만들 수도 있다.

(5) Interactive 활용

인터넷은 양방향 커뮤니케이션을 수행할 수 있으며 시간과 공간의 제약을 줄여 주는 역할을 한다. 특히 대표적인 인터넷 활용은 인터넷 채팅, 인터넷 전화, 인터넷 의료 상담, 인터넷 진료, 인터넷 의료 쇼핑, 인터넷 의료 마케팅 등이다.

(6) 세계적인 네트워크 활용

멀티미디어 및 디지털 통신 기술의 발달로 인터넷의 성능은 날로 향상되고 있고 통신, 정보 고속도로, 분산형 데이터베이스가 서로 연결되어 있다. 네트워크가 점점 지능화됨에 따라 인터넷의 발전 가능성은 무한하다고 할 수 있으며, 전 세계를 무대로 활동할 수 있다.

(7) 저렴한 통신비용

인터넷은 컴퓨터와 기타 간단한 주변장치만 준비하고, 양질의 서비스를 제공하는 ISP 업체에 가입하게 되면 저렴한 통신비용으로 이용할 수 있다. 최근의 정액제로 운영하는 초고속 전용선을 이용하면 저렴한 비용으로 이용할 수 있다.

10.4 인터넷 의료정보

인터넷을 통한 의료정보는 다음과 같은 장점을 들 수 있다.

① 인터넷을 통해 신속한 의료 정보 교환 및 새로운 의료 정보를 창출한다.
② 인터넷을 통한 최신 의료 정보 뉴스, 의료 자료 긴급 입수 및 이를 다양하게 활용할 수 있다.
③ 인터넷 의료 멀티미디어 도서관 활용 및 전 세계의 의료 관련 유용성이 있는 관련 사이트를

답사하여 새로운 의료 정보를 획득 할 수 있다.

④ 인터넷을 이용하여 각 병원 및 생명공학 연구소, 학교, 의료 행정 전산망 등을 활용하여 새로운 의료정보를 얻을 수 있다.

⑤ 인터넷을 통하여 여러 의료인과의 대화 및 필요한 의료정보 교환 및 의료관련 교육을 학습 할 수 있다.

인터넷을 통한 의료분야 서비스는 원격진료, 원격의료장비 제어 형태로 다음과 같이 분류할 수 있다.

[표 10-1] 인터넷 원격 의료 분야 응용

분 류	내 용
인터넷 원격 진료 분야	① 데이터기반의 응급 원격진료 서비스 ② 가정용 원격의료장비 제어 ③ 장애자를 위한 휴대용 단말 서비스 ④ 가상 원격 진료 서비스 ⑤ 재택 영상진료서비스 ⑥ 의료영상 실시간 전송서비스 ⑦ 의료 영상 데이터베이스 구축 서비스
인터넷 원격 의료 장비 제어 분야	① 의료 장비 원격 서비스 ② 의료영상 렌더링 서비스 ③ 수술용 로봇 제어 서비스 ④ 가정용 의료장비 제어 서비스

인터넷을 통한 주요 서비스는 다음과 같다.

① 의료영상 실시간 전송 서비스

고해상도 의료 영상정보를 실시간으로 고속 전송하여 원격지에서 증세를 진단할 수 있는 서비스

② 장애자를 위한 휴대용 단말 서비스

정보의 적절할 변형을 통하여 시각장애, 청각장애, 언어장애 등과 같은 장애를 극복할 수 있는 휴대형 소형 단말 서비스

③ 가상 원격 진료 서비스

광대역의 분산 망 환경에서 공동작업 기술을 이용하여 환자와 동일한 상태의 가상 인체를 창조하고 진단 및 처방, 예후 관리 등을 제공하는 서비스

④ 수술용 로봇 제어 서비스

광대역 병원 네트워크를 기반으로 실시간 및 공동작업 형태의 원격수술을 수행하기 위한 고정밀 의료장비를 제어하는 서비스를 의미한다.

10.5 웹 문서와 의료정보

웹을 사용하는 문서의 방식은 일반 문서와는 조금의 차이가 있다. 웹 문서는 텍스트뿐만 아니라 멀티미디어라고 불리는 음성, 동영상과 같은 미디어들을 문서 내 포함하며, 다른 문서에 연결되어 활용되기도 한다. 이러한 멀티미디어의 특징을 하이퍼텍스트라고 한다. 웹에서는 일반적으로 HTML(HyperText Markup Language) 문서라고 말한다. 문서의 구조는 과거 트리 형태의 구조가 아니라, 거미줄 구조처럼 되어 있기 때문에 원하는 정보를 찾기 위하여 문서 자체에서 제공하는 링크를 선택한다.

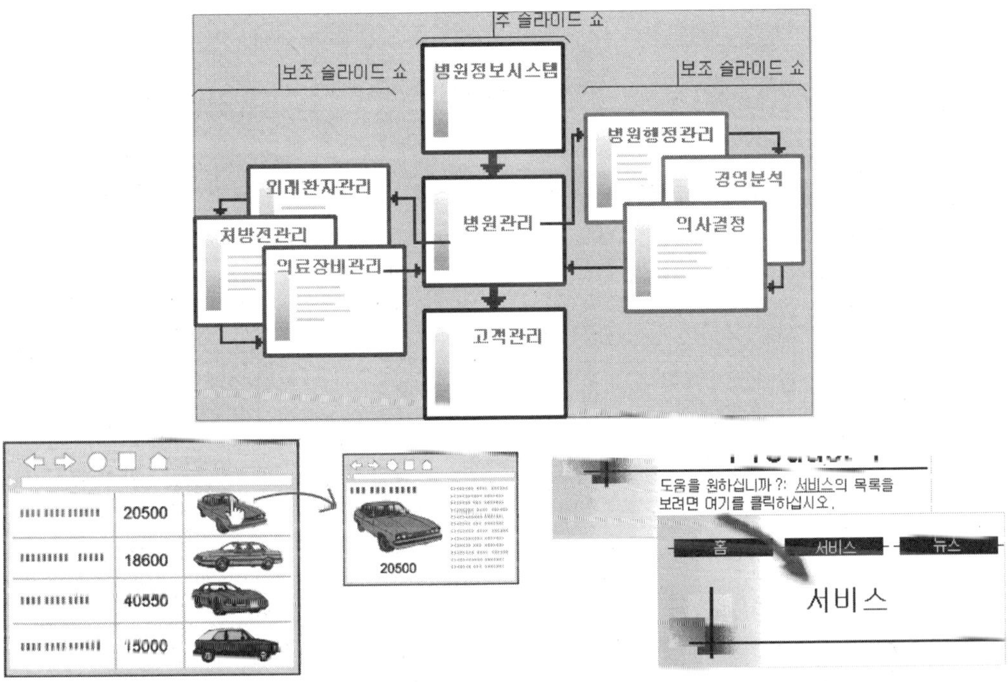

[그림 10-3] 웹 문서로 작성된 병원관리 시나리오 및 기타 웹 활용 화면

하이퍼텍스트와 하이퍼미디어는 다른 페이지나 정보의 연결 고리를 포함하는 문자열이나 그래픽을 말한다. 웹 페이지에 밑줄 있는 단어나 그래픽을 눌러서 다른 문서로 이동할 수 있다. 이러한 문서는 같은 정보의 다른 페이지이거나 다른 웹사이트, 동영상, 그림 또는 소리일 수 있다. 이렇게 문서에 관련된 사항들을 직접 연결시켜 줌으로써, 사용자는 자유로이 정보를 찾아 갈 수 있다.

10.6 병원 접속 방법

병원을 접속하기 위한 방법으로 IP(Internet Protocol) 주소를 사용한다. TCP/IP 네트워크상에 접속되는 모든 노드가 개별적으로 갖는 유일한 주소로서 경로 및 목적지를 찾아가기 위한 주소이다. 이것은 인터넷에 접속되어있는 모든 컴퓨터는 고유의 번호를 갖고 있는데 그 번호가 바로 IP주소이다. 이것은 보통 4개의 숫자로 구성되며 각 숫자는 8비트로 이루어져 있다.

[표 10-2] IP 주소와 도메인 구성

주소	도메인 이름
숫자 4자로 구성	문자열 구성
221.161.136.4	https://www1.pnuh.co.kr/default.html

일반 사용자들은 숫자로 구성된 IP 주소보다, 문자열로 구성된 도메인명이 훨씬 기억하기 쉬우므로 통상적으로 도메인 이름을 많이 사용한다. 또한 도메인 이름은 각 부분별 서브 도메인의 집합으로 각 점으로 구분되어 있다. "www1.pnuh.co.kr"에서 서브 도메인은 www1, pnuh, co, kr이다. 여기서 도메인의 이해는 오른쪽에서 왼쪽으로 읽어나가면서 국가, 기관, 네트워크, 컴퓨터로 해석하면 된다. 이러한 도메인의 구성은 보통은 4개이지만 3개인 경우도 있다. 즉 가장 오른쪽에 있는 서브 도메인을 최상위 도메인이라고 하는데, 이러한 최상위 도메인은 서브 도메인이 4개일 경우는 국가 코드를 나타내고, 3개일 경우는 기관을 나타낸다.

10.7 국가별 도메인 명

도메인이란? 컴퓨터 네트워크에서 비슷한 목적을 가지고 관련된 범위 내에서 이용되는 컴퓨터 그룹의 이름을 지칭하는 용어이다. 이것은 암기하기 어려운 숫자로 된 IP주소 즉 "http//72.32.63.41/" 대신에 단어를 사용한 주소 형식 즉 "http://www.cancercare.org/"를 사용할 수 있다. 그리고 도메인은 왼쪽에서 오른쪽으로 갈수록 상위계층(범위가 큰 계층)이 되는데, 최상위 도메인은 기관이나 지역의 속성을 갖는 도메인이 된다.

[표 10-3] 국가별 도메인

도메인	국가 명	도메인	국가 명
.au	호주	.jp	일본
.ca	캐나다	.kr	대한민국
.ch	스위스	.nz	뉴질랜드
.de	독일	.pl	폴란드
.dk	덴마크	.ru	러시아
.es	스페인	.tr	터키
.fr	프랑스	.uk	영국
.il	이스라엘	.us	미국
.it	이탈리아	.va	바티칸
.sk	슬로바키아	.tw	내국

10.8 주소 표현 방식

URL(Uniform Resource Locator)은 통상 웹 페이지 주소 입력항목에서 임의의 홈페이지를 실행하기 위해 프로토콜 "http://"를 사용한다. 그 외 URL 형식에는 gopher 즉 디렉토리 구조로서 인터넷 주소를 제공하는 "gopher://" 그리고 FTP 리소스의 네트워크 위치를 제공하는 "ftp://" 등이 있다.

http://www.microsoft.com/frontpage/productinfo/default.htm

프로토콜 (http://) / 웹 서버 (www.microsoft.com) / 경로 (/frontpage/productinfo/) / 파일 이름 (default.htm)

[그림 10-4] 일반적인 주소 표현

인터넷 주소는 최신 정보를 찾는데 보편적인 방식을 제시해주고 있다. 그래서 WWW 상에 다른 문서를 연결할 경우에 있어서도 중요한 역할을 한다. 따라서 이것을 사용하는 사람뿐만 아니라 WWW 검색기에도 상당히 영향을 미치고 있다.

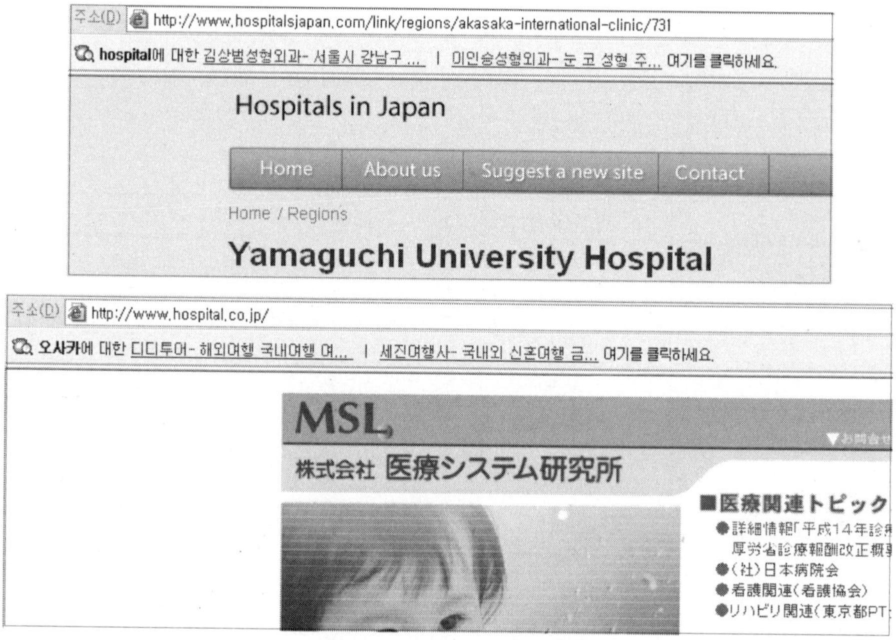

[그림 10-5] 주소 표현 방법

10.9 인터넷 정보 센터

한국 인터넷 진흥원(http://www.kisa.or.kr/main.jsp)에서는 국내 인터넷의 기능 유지와 이용 활성화를 위하여 IP 주소 및 도메인 등록 서비스를 수행하고 있다. 또한 국제적으로 한국을 대표한 인터넷 공식기구로 상위 인터넷 정보 센터(APNIC, InterNIC)와의 정보교환, 업무협력, 기술교류 등 활동을 수행하고 있다.

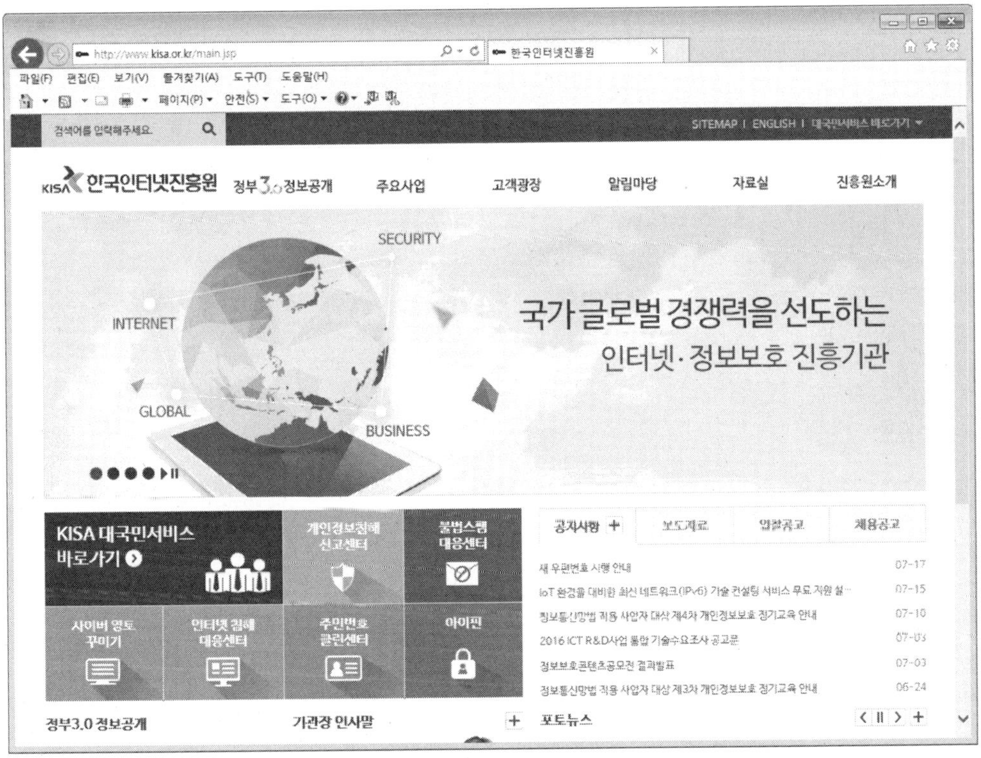

[그림 10-6] 한국 인터넷 정보 센터 홈페이지

10.10 정보 검색 도구

URL(Uniform Resource Locator)은 인터넷에 존재하는 수많은 정보의 위치를 정확하고 편리하게 표현하는 방법이다. 이것은 상대방 컴퓨터와 어떻게 접속할지를 결정하는 방법과 주소로 이루어져있다. URL은 하나의 컴퓨터 통신망에 있는 한 항목을 확인하고, 임의의 주소를 부여하여 원하는 페이지를 불러내는데 사용하는 텍스트이다. URL은 특정 웹사이트의 소재지 정보를 제공해 주는 기능으로 서버의 주소 및 파일의 위치를 나타낸다. 인터넷 정보 검색을 위한 도구는 Archie, FTP, Gopher, USENET, Veronica, Whois, WAIS, NetFind 등이 있다.

(1) 아치

아치(Archie)는 인터넷상의 정보들을 자동적으로 수집하며 이를 색인화하여 이용자들에게 질적인 서비스를 제공한다. 특히 인터넷의 Anonymous FTP 사이트를 대상으로 폴더 및 파일명을 색인화하여 사용자가 특정 주제어로 파일의 위치를 찾을 때 매우 유용하다.

(2) 웨이즈

웨이즈(WAIS)는 검색 단어를 통해 색인화된 정보를 신속하게 검색하여 그 결과를 알려주는 서비스이다.

(3) 베로니카

베로니카(Veronica)는 특정한 주제어를 가지고 고퍼(gopher)의 메뉴를 검색하기 위한 서비스를 제공해준다.

(4) 후이즈

후이즈(Whois)는 인터넷 사용자나 기관의 이름을 통해 그 주소를 검색하기 위한 서비스를 제공해준다.

(5) 파일

파일(File)의 의미는 로컬상의 파일 즉 자신이 사용하는 컴퓨터에서 정보를 검색한다.

(6) HTTP

HTTP는 HyperText Transport Protocol의 약자로서 WWW 서버상의 파일을 나타낸다. 일반적으로 인터넷 홈페이지를 실행시킬 때 이러한 프로토콜을 이용한다. 예를 들자면, "http" 프로토콜을 이용하여 "http://www.hopkinsmedicine.org/"으로 사용할 수 있다.

(7) 텔넷

원격지에서 원하는 서버에 로그인하는 것은 텔넷이라고 한다. 이를 이용하게 되면 미국이든 유럽이든 다른 지역의 호스트 컴퓨터를 사용할 수 있다. 물론 시스템에 접속하기 위해서는 특정 시스템의 접속을 위한 사용자 계정과 비밀번호가 있어야 한다. 그러나 한번 접속하게 되면 자신의 컴퓨터가 아닌 원격으로 접속된 컴퓨터를 사용하여 프로그램을 실행할 수 있다. 이 경우 자신의 컴퓨터는 단말기 역할만 수행한다. 여기서 원격지 접속은 문자 기반의 인터넷 도구로서 서버에서 서버에로의 원격 접속을 통해 한 서버에 접속한 상태로 다른 통신망에 접속하여 서비스를 이용하거나 인터넷 서버에 접속하여 관리자로 작업을 할 수 있다. 여기서 원격지 접속은 직접 서버에 연결되기 때문에 서버의 보안이 철저하지 않으면 해킹을 당할 수 있다.

10.11 인터넷 정보 검색

웹은 인터넷상에 문자 및 영상으로 메뉴 정보를 제공해 주는 서비스이다. 그 특징으로는 문서가 하이퍼텍스트라는 기술을 사용하여 문자뿐만 아니라 영상, 음성, 동영상 등의 자료를 전송할 수 있다는 것이다. 또한 웹은 하이퍼링크라는 기술을 이용하는데, 과거 고퍼(gopher)와 같이 자료검색 도구가 계층적 트리 구조인데 반해, 웹은 연결 선형 구조로서 관련된 문서를 수평적으로 서로 거미줄처럼 연결시켜 놓은 형태를 의미한다.

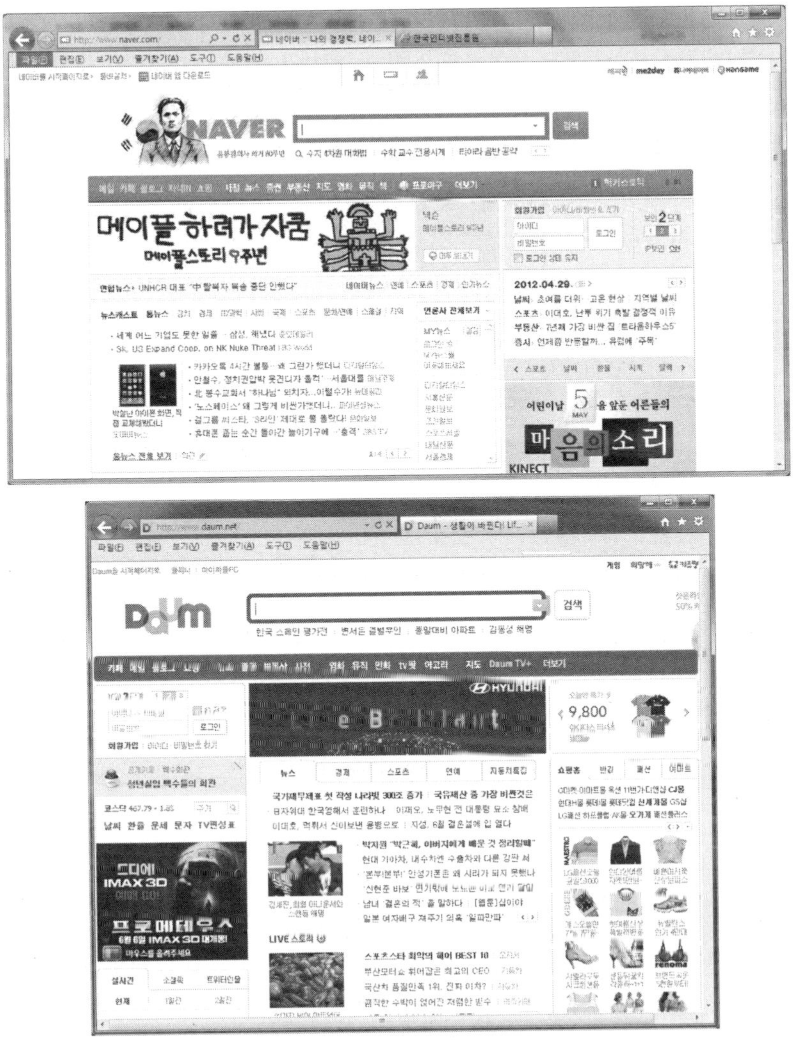

[그림 10-7] 인터넷 검색 홈페이지

인터넷 자료 검색은 주로 검색엔진을 활용하게 되는데, 다음과 같은 구성요건을 갖추고 있어야만 검색 엔진으로서 제 기능을 원활히 수행할 수 있을 것이다.

① 데이터베이스 내 특정 데이터 검색의 속도가 빨리 처리될 것.
② 데이터베이스 내 수 많은 최신의 정보를 가지고 있을 것.
③ 데이터베이스의 내용 및 갱신 주기가 매우 신속하게 이루어 질 것.
④ 데이터베이스 내 질의를 이용하여 검색할 때, 검색 옵션의 다양성 및 편리한 사용자 환경을 제공할 것.

(1) 자동 색인

자연어 문서로 이루어진 실제 문자열에서 이후의 검색을 위해 자동으로 색인을 만들어 준다.

(2) 빠른 색인, 정확한 색인

타(他) 정보검색시스템과 비교되는 빠른 색인 속도 및 한국어의 특성을 잘 반영한 정확한 색인은 사용자가 요구하는 정보를 쉽고 빠르게 찾게 도와준다.

(3) 빠른 검색 속도, 순위별 내용보기

자체 데이터베이스를 사용한 검색은 빠른 속도를 자랑하며, 찾은 최신의 정보들을 우선순위별로 표현하므로 사용자는 대부분의 경우 나열되는 정보 중 제일 앞의 몇 개만 살펴보면 된다.

(4) 자료 크기에 민감하지 않은 고정적인 검색 속도

검색 속도는 처리되는 실제 문서의 양이 많아질수록 많이 걸릴 수 있다. 일부 검색 엔진은 문서의 양에 크게 반응하지 않아 검색 속도는 거의 일정한 수준을 유지하게 된다.

(5) 빠른 보기(간결하고 빠른 내용 보기)

찾아진 정보의 원문을 보지 않고 일부만 간략히 먼저 찾아지는 정보와 함께 나타내고 있으므로 전체 내용을 쉽게 파악할 수 있다.

(6) 한글 외래어의 영어 참조 기능

외래어는 영어 문서에서도 등장할 수 있다. 검색 엔진은 한글 외래어를 영문으로 변환하여 확대 검사해 보는 뛰어난 기능을 가지고 있다.

(7) 한글 유의어 사전의 참조 기능

찾고자 하는 단어가 애매할 경우 한글 유의어를 참조하여 검색을 확장할 수 있다. 이것은 검색하고자 하는 단어 끝에 "#"을 붙이면 확장이 가능한 단어를 확장해 준다.

(8) 자연어 부울 연산자 제공

한글 혹은 영어로 연산자를 "그리고" 혹은 "and" 등으로 입력할 수 있다. 이는 연산자에 익숙하지 않은 사용자들을 위한 배려이다.

(9) 자동문서 분류

색인 시 대상 문서를 여러 가지 분야별로 자동 분류해 주는데, 이는 검색 시 효율을 높여줄 수 있는 기능으로써 분야별 검색도 가능하다.

(10) 신조어 인식 기능

자동 색인 시 여러 문서에 쓰인 시사 언어처럼 신조어들은 보통의 정보검색시스템이 놓치거나 아주 까다롭게 처리해 주어야 하는 부분이다. 이를 경우 검색엔진은 단지 그 원시 문서만 있으면 알아서 자동으로 인식하게 된다.

(11) 동적 색인

현재 만들어진 색인어 정보 파일에 정보를 추가함으로써 더해지는 정보를 즉시 추가할 수 있으며, 색인 후에 새로운 문서가 추가되었다고 처음부터 색인을 다시 실행할 필요가 없다.

10.12 인터넷 정보 보안

개방화된 인터넷상에서 보안은 심각한 문제로 대두되고 있다. 최근 인터넷의 보급이 확산됨에 따라 개인이 직접 서버를 운영을 하다 보니 과거의 유닉스 계열의 보안문제에서 각종 운영체제 즉 유닉스, 리눅스, 윈도우 NT 등의 보안 문제가 새롭게 등장하고 있다. 인터넷의 활성화로 인한 ISP 업체의 등장으로 인터넷 접속의 용이성과 시스템 및 네트워크망 관리자의 보안 인식부족 등 현재 인터넷상에서 여러 문제점이 대두되고 있다.

인터넷은 개방형 시스템으로 인해 악의적인 마음만 먹으면 쉽게 해킹을 할 수 있다. 최근의 인터넷 상거래의 활성화로 인해 인터넷상에서 대금을 결제하거나, 사이버 은행, 사이버 증권, 의료 마케팅 등을 이용하여 일이 많다. 그러나 아직까지 일반 소비자들 입장에서는 보안에 대한 불안한 마음을 가지고 있기 때문에 자신의 정보 노출을 꺼려하거나 쇼핑몰에서 물품 구입에 수반한 대금 결제부문에서 있어서도 불안감을 느끼고 있다. 또한 현재 인터넷을 이용한 의료 마케팅 등은 고객의 차원에서는 인터넷상에서 진료 및 향후 치료 예후까지 예측할 수 있게 각 병원들이 다양한 방법으로 광고하고 있기 때문에 이 또한 고객의 측면에서 사이버 공간의 병원들은 고객이 상담한 기타 여러 정보에 대해 철저한 관리가 필요하다.

일부 소비자들의 심리는 인터넷 상거래 및 의료 마케팅의 활성화에 대해 심리적 불안감이 장애요인으로 지식 정보화의 걸림돌이 될 수 있다. 따라서 철저한 보안 프로그램의 개발과 개인정보의 보호에 대한 관심과 법적인 장치를 마련하여 안심하고 상거래를 할 수 있도록 하여야 할 것이다.

정보 보안에 대한 요구사항은 ISO에서 반드시 확보가 되어야 할 5가지가 있다.

(1) 인증

인증(Authentication)은 상대방의 신분과 자격여부를 확인하는 것으로 상대방 혹은 상대방의 컴퓨터와 최초 연결이 이루어질 때 필요하다. 인증은 크게 한쪽만을 확인하는 일 방향 인증과 양측 모두를 확인하는 쌍방향 인증으로 나누어진다. 인증의 방법은 미리 등록된 비밀번호 또는 비밀 키를 사용하게 된다. 그러나 유무선 전산망을 통해 원거리에서 비밀번호나 비밀 키를 확인하는 것은 중간에서 도청 당할 가능성이 매우 높다.

(2) 접속 제어

접속제어(Access Control)는 시스템에 들어온 사용자가 정보를 취득하고자 할 때 사용할 수 있는 권한이 있는지 여부를 판단하는 것을 의미한다. 보호가 필요한 정보자원에 대하여 사용자별로 관리자가 임의적으로 사용 권한을 부여할 수 있도록 하거나 사용자에게 보안 등급과 사용분야를 부여하고 권한을 통제하는 방법을 사용한다.

(3) 기밀성

기밀성(Confidentiality)은 중요 자료가 외부에 불법적으로 누출되거나 도청되지 않도록 하는 것을 의미한다. 현재 단일 데이터의 완전성 및 단위 데이터 전체의 순서를 보호하는 방법과 전자 데이터를 암호화하여 데이터의 변화와 파괴를 방지하는 방법이 있다.

(4) 무결성

무결성(Integrity)은 사용되는 정보가 정확하고 믿을 수 있는 정보가 될 수 있도록 하는 것이고, 비 인가자가 마음대로 변경할 수 없도록 하는 것이다. 현재 단일 데이터의 완전성 및 단위 데이터 전체의 순서를 보호하는 방법과 전자 데이터를 암호화하여 데이터의 변화와 파괴를 방지하는 방법이 있다.

(5) 부인 봉쇄

부인 봉쇄(Non-repudiation)는 자료를 송수신 하는데 있어서 사용자가 자신의 행위 사실을 부인할 수 없도록 하는 것이다. 대표적인 기술로는 전자 서명이 있는데, 이는 메시지 변조와 송신자가 부인하는 것을 방지할 수 있다.

10.13 의료기관 인증제

의료기관 인증제는 환자의 안전과 의료 서비스의 질적인 수준을 향상시키기 위해 2011년 1월 24일부터 보건복지부가 인증하는 제도이다. 이 제도는 국내 의료기관의 무질서한 과대 홍보로부터 환자들의 피해를 최소화하기 위한 제도로서 일종의 인터넷 의료 마케팅이라고 생각할 수 있다. 현재 서울대병원 등이 첫 의료기관 인증서를 교부받았으며, 계속적으로 국내 병원들이 인증서를 받기위해 관련 자료들을 제출하고 있다. 이 제도는 특히 의료의 질적 수준과 환자 안전의 수준을 획기적으로 높이는 계기가 마련된 것이다.

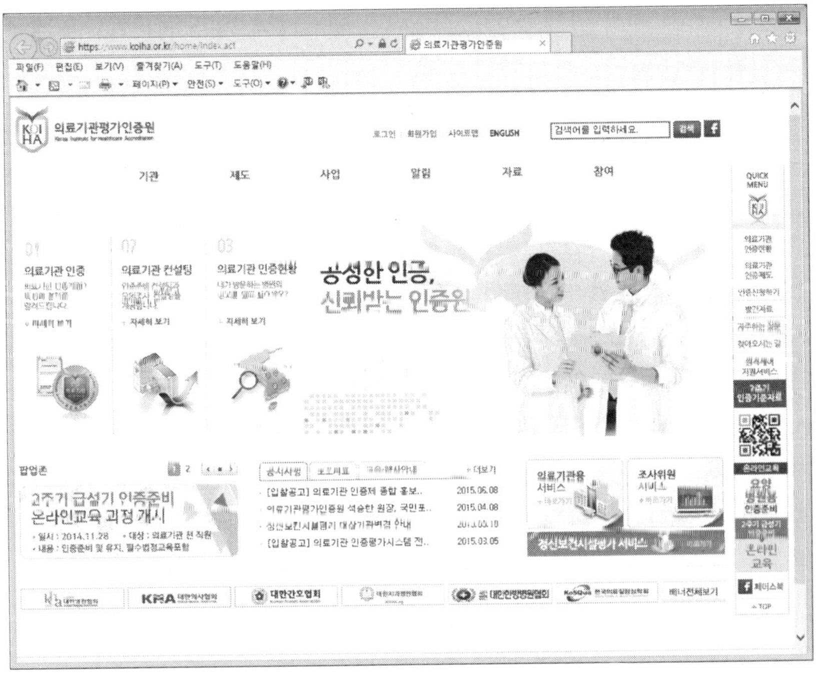

[그림 10-8] 의료기관 평가 인증원 홈페이지

이러한 보건복지부로부터 인증 받은 의료기관은 인증유효기간 4년 중 인증마크를 제작 사용함으로써 광고효과를 통한 시장 선점과 여타 의료기관과의 차별성이 부각되고, 특히 공공보건 의료사업 참여시 가점부여 등으로 인증 받은 의료기관을 우대하는 각종 행정 및 재정적 지원조치가 이루어진다. 또한 인증전담기관(재단법인 의료기관평가인증원)의 인터넷 홈페이지(https://www.koiha.or.kr/home/index.act) 등에 인증결과를 공표하여 국민으로 하여금 인증 받은 의료기관을 우선 선택하는 합리적인 사회분위기가 조성될 수 있을 것으로 기대된다.

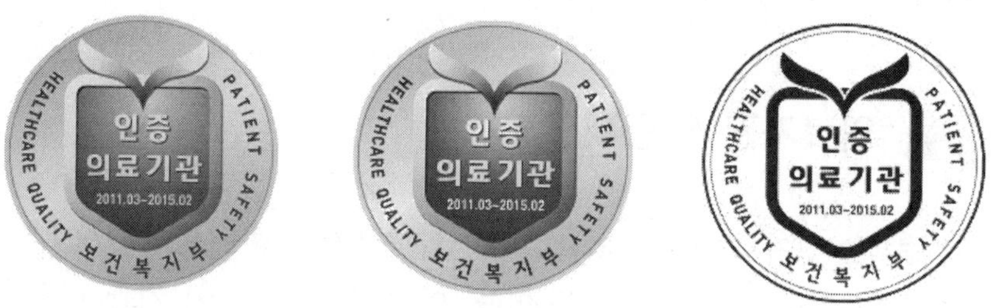

[그림 10-9] 인증 마크 표시

인증 마크는 의료의 질과 환자의 안전을 최우선의 가치로 의료기관의 서비스 및 시설을 조사하여 인증하는 마크이다. 인증마크의 프레임을 안전과 보호의 의미를 상징하는 방패의 형태로 표현하여 환자의 안전을 최우선으로 생각하는 인증마크의 의미를 담고 있으며, 프레임 상단에 희망을 상징하는 새의 날개모양의 모티브를 활용하여 의료기관 인증을 통한 의료기관의 비전을 상징하고 있다.

이러한 의료기관의 인증제도는 국내 병원들이 환자들로부터 신뢰를 얻고 국제적으로 인정받는 의료기관 인증제도로 정착시키기 위함으로 다음과 같은 특성 및 기대효과가 있다.

특성은 다음과 같다.

① 환자안전 기준을 포함한 국제 수준(ISQua)의 인증기준 마련되었다.
② 추적 조사를 이용한 조사방법으로 신뢰성이 확보되었다.
③ 조사 인력의 전문성 및 객관성이 강화되었다.
④ 맞춤식 결과를 활용 제공하여 인증정보의 활용도가 제고되었다.
⑤ 의료기관의 질적 향상을 지원하는 컨설팅 서비스 제공으로 파트너 쉽이 확보되었다.
⑥ 인증유효기간 중 의료기관 자체평가를 통해 자발적. 지속적 의료서비스 질 향상

기대효과는 다음과 같다.

(1) 인증대상 확대에 따른 평가 사각지대 해소

현행 종합병원 위주의 평가가 중소병원을 포함하는 병원 급 의료기관까지 확대되어 중소병원의 의료의 질적인 수준의 향상을 기대할 수 있다.

(2) 의료기관의 자발적, 지속적 서비스 향상 노력 유도

인증유효기간 4년 중 의료서비스의 질적인 향상 활동에 대한 자체 평가를 실시하고 그 주요 실적지표에 대한 인증전담기관의 모니터링을 실시한다.

(3) 평가의 효율성 제고 및 의료기관의 평가부담 경감

정부가 개별법으로 규정한 의료기관 대상의 각종 평가를 인증전담기관으로 하여금 통합하여 수행할 수 있는 체계가 마련된다.

기타 인증 유효기간 중 의료기관 자체평가를 통해서 자발적이고 지속적인 의료서비스의 질적 향상을 도모한다. 이러한 의료기관의 인증 기준은 의료법 제58조(의료기관 인증) ① 보건복지부장관은 의료의 질과 환자 안전의 수준을 높이기 위하여 병원 급 의료기관에 대한 인증(이하 "의료기관 인증"이라 한다)을 할 수 있다. ② 보건복지부장관은 대통령령으로 정하는 바에 따라 의료기관 인증에 관한 업무를 관계 전문기관(이하 "인증전담기관"이라 한다)에 위탁할 수 있다. 이 경우 인증전담기관에 대하여 필요한 예산을 지원할 수 있다. ③ 보건복지부장관은 다른 법률에 따라 의료기관을 대상으로 실시하는 평가를 통합하여 인증전담기관으로 하여금 시행하도록 할 수 있다.

이러한 의료법에 근거는 다음과 같은 주요 내용들을 포함하고 있다.

① 환자의 권리와 안전을 위한 인증제 도입
② 의료기관의 의료서비스 질 향상을 위한 인증제 도입
③ 의료서비스의 제공과정 및 성과를 분석
④ 의료기관의 조직적 인력관리 및 운영
⑤ 환자의 만족도 평가 등이다.

또한 의료기관 인증 기준은 다음과 같은 4개 영역으로 평가한다.

(1) 기본 가치 체계

① 안전 보장 활동
② 지속적인 질적 수준 향상

(2) 환자 진료 체계

① 진료 전달 체계와 평가 관리
② 환자 진료 관리
③ 수술 및 마취 진정 수준 관리
④ 약물 관리
⑤ 환자의 권리 존중 및 사생활 보호

(3) 행정 관리 체계

① 경영 및 조직 관리 운영
② 인적 자원 관리
③ 감염 관리
④ 안전한 시설 및 환경 관리
⑤ 의료 정보 관리

(4) 성과관리체계

① 임상질지표 관리

참고로, 임상질지표의 의미는 의료기관에서 일정 질환에 대해 진료과정에서 필요한 행위를 일정시간 내 적정하게 실시했는지 여부와 진료 량이 어느 정도인지를 평가하는 방식을 의미하는 것으로 적정하게 환자를 진료한 것인지에 대해 구체적으로 평가하는 항목이다.

이러한 인증 기준은 보건복지부에서 마련한 기준으로 모든 의료기관에 공통적으로 적용가능한 보편적인 기준을 근간으로 구성되어 있으나, 의료기관의 규모 및 특성에 따라 일부 기준 및 조사항목들을 선택적 또는 단계적으로 적용하도록 구성되어 있다.

의료기관 인증제의 가장 큰 장점은 지금까지의 공급자 중심 의료 문화에서 소비자(환자 및 보호자)중심의 의료 문화로 전환되는 혁신적인 제도이다. 오늘날 의료 서비스에 대한 소비자의 인식이 높아짐에 따라, 의료의 질을 확보하여 양질의 서비스를 제공하는 것은 어느 때보다 중요해지고 있다.

이러한 의료기관 인증제는 환자의 입장에서 본다면 다음과 같다.

의료기관들이 의료 서비스의 제공 과정에 대한 규정을 만들어 일관되게 수행할 것을 요구하는 의료기관 인증제는 소비자를 위한 의료서비스 제공의 계기를 마련했다는 점에서 큰 의의가 있다. 이러한 의료기관 인증제는 모든 의료기관을 대상으로 실시하고 있으나, 병원급 이상 의료기관은 자율적으로 인증을 신청할 수도 있다. 다만, 요양병원과 정신병원은 의료 서비스의 특성 및 환사의 권익 보호 등을 고려하여 2013년부터 의무적으로 인증신청을 하도록 의료법에 명시되어 있다.

10.14 인터넷 전자상거래 시스템

최근 인터넷에서 가장 활성화되고 있는 것이 바로 전자상거래(Electronic Commerce)이다. 인터넷 전자상거래는 전통적인 상거래와 달리 사이버 공간에서 상거래 행위를 하는 것을 말한다. 소비자는 인터넷을 통하여 직접 제품을 살펴보고, 가격을 비교하고, 대금을 결제하면, 자신의 집으로 배달되는 일련의 사이버 상거래이다.

사이버 상거래 중 활성화되고 있는 대표적인 사이트가 인터넷 경매이다. 인터넷 경매는 웹상에서 경매 물품을 직접 경매에 붙여 사고파는 행위를 말한다. 즉 팔고자 하는 물품을 경매 사이트에 등록을 해 놓으면 경매 사이트 운영자는 물품을 경매에 붙여 구매자를 찾아주는 역할을 한다. 이러한 인터넷 경매를 이용하면 희귀한 물품, 중고품 등을 저렴한 비용으로 구입할 수 있다.

이와 같은 거래방식에서, 기업의 측면에서는 물류비용의 절감으로 인한 제품의 원가 절감, 기업 광고 효과 등 새로운 기업 이윤을 창출해 주는 경제적인 효과가 있다. 또한 소비자의 입장에서는 직접 매장에 가지 않고 집에서 컴퓨터만으로 여러 제품을 검색하거나 가격을 비교하여 보다 저렴한 제품을 선택할 수 있으며, 선택 제품은 자신이 원하는 장소에서 제품을 받을 수 있는 편리성의 효과를 얻을 수 있다. 현재 인터넷 전자상거래는 해결해야 할 과제들이 많이 남아 있지만 법적인 안전장치와 기술적인 보안장치가 확실하게 마련되면 전통적인 상거래가 차지하는 비중보다 훨씬 높아질 것으로 예상된다.

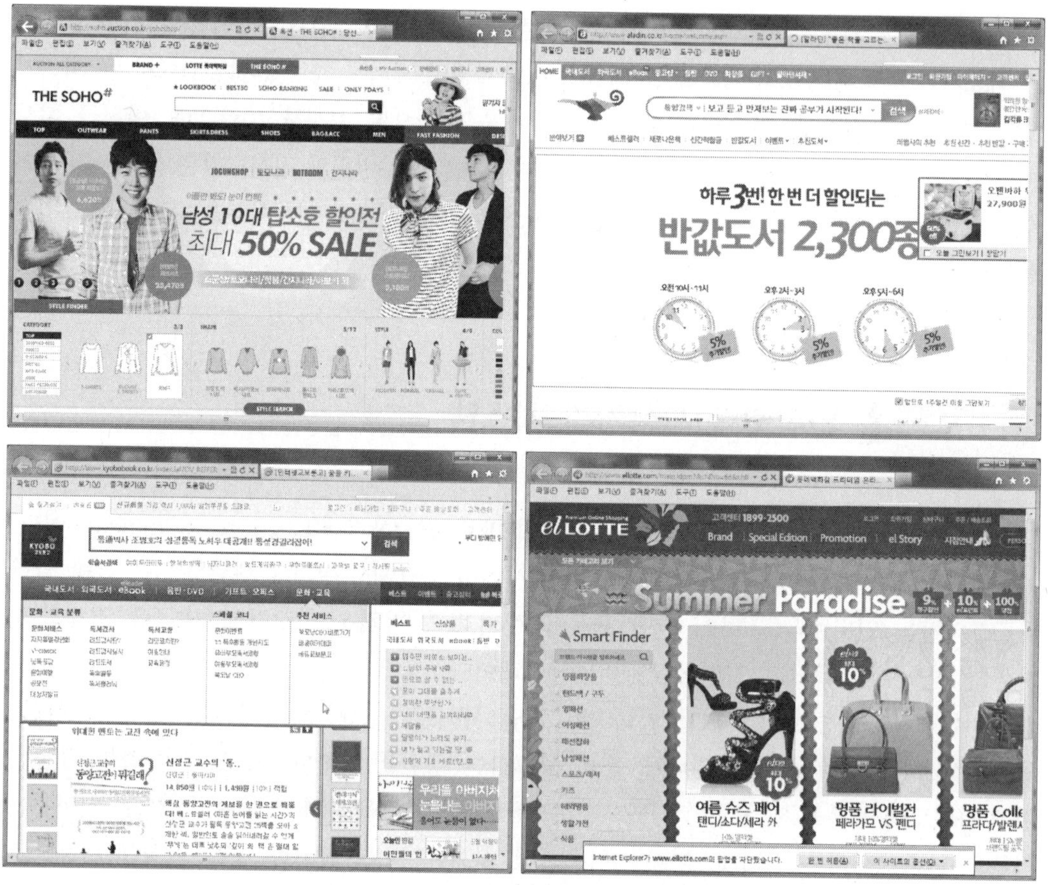

[그림 10-10] 인터넷 전자상거래 홈페이지

인터넷의 사용이 급속하게 증가함에 따라 인터넷을 통하여 기업과 소비자 간의 상거래가 점차 확산되고 있으며, 앞으로 인터넷상의 전자상거래가 기업 거래의 엄청난 잠재적 시장을 제공할 것으로 예상되므로 이것이 바로 전자상거래의 주된 모습이 될 것이다.

현재 인터넷 전자상거래는 소비자 중심으로 되어 있지만, 전자상거래의 상당 부분은 차츰 기업과 기업 간의 거래로 발전해 나갈 것이다. 이러한 경우 인터넷은 전자상거래를 위한 이상적인 환경을 제공할 것이며, 상대방과 사업상의 거래를 하거나 통신으로 주고받기 위하여 저렴하고 유연하면서도 효율적인 수단이 될 것이다.

전자상거래는 EDI(전자 자료 교환), 전자메일, 바코드, 파일전송, 전자 정보 서비스, 음성사서함, 이미지 시스템, 비디오 메시징과 같은 형태의 수단을 통하여 거래와 관련된 모든 정보를 교류함으로써 기업의 경영 방식을 재창조하고, 기업조직의 구조를 개선하며, 고객을 만족할 수 있는 서비스를 제공함으로써 경쟁의 우위를 확보함은 물론 제조, 유통, 지원에 대한 서비스 향상 및 비용을 절감하여 궁극적으로 기업의 이윤을 극대화시키는 것이다.

EDI(Electronic Data Interchange)란? 일반적으로 전자적 문서 교환을 의미한다. 이것은 기업 간 상거래 행위에 관한 제반 자료를 컴퓨터 네트워크를 통해 주고받는 것이다. 현재 국제 무역에는 이러한 EDI 시스템이 거의 활성화되고 있다.

그 외 인터넷 상거래는 각종 연극·영화 티켓 예매, 항공권 예매, 철도권 예매, 등의 서비스를 제공하고 있다. 또한 인터넷을 이용하면 최신의 정보를 얻을 수 있는 인터넷 방송, 인터넷 라디오 등이 활성화되어 있으며, 다양한 인터넷 컨설팅 또한 제공해 주고 있는 사실상 인터넷을 통하여 개인 상담부터 창업, 법률정보, 투자정보 일로 말할 수 없을 만큼 다양한 정보와 상거래 행위를 누구나 할 수 있게 충분한 장을 제공해주고 있다.

10.15 전자상거래의 등장 배경 및 활용

전자상거래라는 용어는 1989년 미국의 국립 로렌스 리버모오 연구소(Lawrence Livermore National Laboratory)에서 미 국방성의 프로젝트를 수행하면서 사용되기 시작하였고, 전자상거래가 일반적으로 논의되기 시작한 시점은 1990년대 초반으로 추정된다. 당시 전자상거래에 대한 논의는 VAN(Value Added Network)을 이용하여 기업 간 또는 정부와 기업 간의 전자적인 자료 교환을 위한 EDI가 주류를 이루었다.

그러나 1990년도 초기에 개발된 웹과 브라우저로 인하여 인터넷이 점차 기업의 제품 및 서비스의 판매와 마케팅을 위한 매체로 활용되기 시작하면서 전자상거래는 인터넷을 기반으로 한 새로운 응용 형태로 발전하였다. 또한 인터넷과 컴퓨터의 확산에 따라 소비자가 전자상거래의 경제 주체로 참여하게 되면서 인터넷을 이용한 기업과 소비자간 전자상거래가 최근까지 범세계적으로 논의의 핵심을 이루고 있다.

인터넷 전자상거래 활용으로는 다음과 같은 것이 있다.

(1) 신뢰성 확보

인터넷 전자상거래 과정에서 네트워크상에서 문제가 발생하게 되면 발생 원인을 찾을 수가 없으며 또한 문제 발생에 대한 이의를 세기할 수도 없다.

(2) 이용 속도 및 저렴한 비용

최근 인터넷에서 제공되는 정보가 과거의 문자 위주에서 멀티미디어화 되고 사용자가 급증하면서 인터넷 접속 속도가 크게 떨어지고 있다. 또한 초고속 인터넷 전용선도 지역적인 제한으로 인해 이용자들에 원활하게 서비스가 되고 있지 않은 것도 정보의 공유화 차원에서는 문제가 아닐 수 없다. 산업사회에서 정보화 사회로 이행하는데 있어서 모두 정보화를 공유하기 위해서는 사회적인 정보 인프라의 구축과 저렴한 비용으로 이용할 수 있도록 하여야 할 것이다.

(3) 보안 유지

인터넷은 개방형 시스템으로 인해 악의적인 마음만 먹으면 쉽게 해킹을 할 수 있다. 최근의 전자상거래의 활성화로 인해 인터넷상에서 대금을 결제하거나, 사이버 은행, 사이버 증권을 이용하여 직접 대금을 결제하는 일이 많다. 그러나 아직까지 일반 소비자들 입장에서는 보안에 대한 불안한 마음을 가지고 있기 때문에 자신의 정보 노출을 꺼려하거나 쇼핑몰에서 물품 구입에 수반한 대금 결제부문에서 있어서도 불안감을 느끼고 있다. 바로 이러한 소비자들의 심리는 인터넷 전자상거래의 활성화에 장애요인이 될 뿐만 아니라 정보화의 걸림돌이 될 수 있다. 따라서 철저한 보안 프로그램의 개발과 개인정보의 보호에 대한 관심과 법적인 장치를 마련하여 안심하고 상거래를 할 수 있도록 하여야 할 것이다.

(4) 불건전한 정보 유통

인터넷은 불특정 다수의 사용자가 사용할 수 있는 개방형 시스템으로 전 세계의 네트워크가 연결되어 있다. 시시각각으로 변하는 지구촌에서 일어나고 있는 최신뉴스, 증권정보 등 유용한 정보가 있는 반면에 청소년 및 일반인들에게 유해한 정보도 상당히 많이 있다. 이와 같이 유해한 정보는 현재의 기술로서는 차단할 수 있는 방법이 없는 무방비 상태에 놓여 있는 실정이며 나아가 사회적인 문제로 이어지고 있다. 따라서 이에 대한 철저한 관리 감독과 대비책을 마련하여야 할 것이다.

(5) 다양한 서비스 제공

인터넷을 이용하다보면 실질적으로 유용한 정보를 찾기란 힘들뿐만 아니라 제한된 용량으로 인해 양질의 정보를 찾기란 여간 어려운 일이 아니다. 따라서 보다 다양한 형태의 정보와 데이터베이스를 사용자들이 이용할 수 있도록 노력하여야 할 것이다.

10.16 전자상거래의 유형

전자상거래의 유형은 전자적인 통신 매체 또는 기업, 개인, 정부 등의 경제 주체간의 관계에 따라 다음과 같이 분류할 수 있다.

첫째, 전자적인 통신매체의 종류에 따라 분류하면 컴퓨터 통신을 이용한 온라인 혹은 Home Shopping, EDI, 인터넷 웹서비스를 이용한 전자/가상 상점(electronic/cyber shopping mall) 등으로 구분할 수 있다.

[표 10-4] 경제 주체간의 전자상거래 유형 및 내용

전자상거래			
기업과 개인간 EC	기업간 EC	기업과 정부간 EC	개인과 정부간 EC
인터넷을 통해 기업과 개인 소비자 간의 제품 탐색, 제품 판매, 전자 결제 등의 전자상거래. 즉 쇼핑몰, 인터넷 뱅킹/증권 등을 의미한다.	기업 간 폐쇄된 네트워크상에서 특정 조직간 정보교환과 정보공유를 실현하여 설계에서 재고관리, 결재에 이르기까지 모든 단계에 정보기술을 통해 효율화를 추진하는 것을 의미한다. 예로는 인터넷 EDI, CALS 등이 있다.	정부와 기업 간의 전자상거래는 인터넷으로 입찰해서 정부가 물품을 구매하는 형식을 의미한다. 즉 조달청 등이 그 예이다.	소비자와 정부 간에 상품이나 서비스를 거래하는 유형으로 현재 상품거래는 거의 없고, 서비스만이 거래 대상으로 하고 있으며, 그 예는 주민등록등본발부, 인감증명서 발부 등이 있다.

둘째, 거래에 참여하는 경제 주체의 성격에 따라 "조직간 전자상거래(inter-organizational EC)"와 "소비자 지향적인 전자상거래(customer-oriented EC)"로 구분할 수 있다. 좀 더 세부적으로 분류하면, 소비자와 기업거래, 기업 간 거래, 소비자와 정부거래, 기업과 정부 거래로 구분할 수 있다. 이 가운데 기업, 정부 등의 조직간 전자상거래에 있어서는 EDI가 주요 수단으로 활용된다.

EDI는 전통적으로 MHS(Message Handling System, 개인용 컴퓨터, 팩시밀리, 텔렉스 등 통신수단에 관계없이 상대방의 통신수단별 번호만 알면 국내외 어디서나 메시지를 교환할 수 있는 시스템)를 기반으로 한 VAN(Value Added Network, 부가통신) 서비스를 이용하는 방식이 일반적이었으나 최근에는 인터넷을 이용한 Web-EDI가 활성화되고 있다. 한편 소비자 지향적인 전자상거래, 즉 개인과 기업 간의 거래는 전자 소매로 구분되기도 하며, 이 경우 흔히 인터넷상의 웹을 이용한 가상 상점의 형태로 구현되고 있다.

(1) 기업과 개인간 EC

기업과 개인간 전자상거래는 기업과 소비자간 상품과 서비스를 전자적 매체를 이용해 교환하는 방식을 말하며 기술적으로는 인터넷, 웹을 기반으로 하여 광고, 가상 상점, 전자 지불 시스템 즉 전자 화폐 포함 등을 중심으로 구현되고 있다.

소비자 대상의 전자상거래는 무형의 상품과 서비스 및 물리적인 상품을 전자적인 매체를 이용해서 판매하는 시장으로 대별되고 있으며, 무형의 상품과 서비스를 거래하는 시장에서 거래되는 품목으로는 디지털 상품과 서비스로 컨텐츠 즉 뉴스, 잡지, 전문 컨설팅 서비스, 방송, 오락, 소프트웨어 등, 여행 예약, 금융 즉 인터넷 뱅킹, 사이버 증권 등이 대표적이며, 물리적인 상품을 전자적인 매체를 이용해서 판매하는 시장은 종래의 우편 및 통신 판매가 인터넷의 보급 확산에 따라 웹을 이용한 가상 쇼핑몰의 형태로 전환된 것으로 볼 수 있다. 현재 기업과 개인간 전자상거래의 통계는 조사 기관마다 많은 차이를 보이고 있지만 현재 급속하게 증가하고 있다.

(2) 기업간 EC

기업간 전자상거래는 상품과 서비스를 수요, 공급하는 기업 간의 상거래 절차에 있어서 컴퓨터 네트워크를 이용한 방식으로 정의되고 있으며, 기술적으로는 EDI가 기업간 전자상거래의 주요 기술 기반이며, 최근에는 기업 간 상업적인 거래에 인터넷이 활용되면서 제품의 창출, 구매, 유통, 고객관리 등 다양한 형태의 기업 활동의 전자적 수행을 가능케 하고 있다. 기업간 전자상거래 하는 세계 시장은 계속 지속적인 성장세를 유지할 것으로 기대되며, 그 규모가 더욱더 크질 것으로 예상하고 있다.

(3) 기업과 정부간 EC

기업과 기업 간 전자상거래는 정부 조달을 인터넷으로 입찰을 해서 정부가 물품을 구매하는 형식을 말한다. 현재 국내에서는 조달청에서 조달에 대한 전자 거래 시스템을 구축 운영하고 있다. 이와 같이 행정기관에서 일반 기업체를 대상으로 물품을 구매하는 형태는 개인과 기업간 전자상거래에 비해 규모나 거래 액수 면에서 비교가 안될 만큼 대형 거래가 많이 이루어지고 있으며, 그 거래량도 상당하다.

(4) 개인과 정부간 EC

소비자와 정부간 상품이나 서비스를 거래하는 유형은 아직까지 상업적인 상품거래는 거의 없고 서비스만이 거래 대상으로 하고 있다. 즉 정부가 일반 국민들에게 제공하는 모든 주민등록 등본, 인감증명서, 등기부 등본 발부 등이 서비스에 해당된다.

10.17 전자상거래의 경제적 효과

전자상거래의 경제적 효과는 전통적인 상거래와 비교하면 확연하게 알 수 있다. 아래의 표에서 알 수 있는 바와 같이 전자상거래의 실현으로 인한 경제적 효과를 소비자 및 기업 그리고 정부의 측면에서 살펴보면 다음과 같이 요약할 수 있다.

[표 10-5] 전자상거래와 전통적 상거래와의 비교

구 분	전자상거래	전통적인 상거래
유통 채널	기업 ↔ 소비자	기업 → 도매상 → 소매상 → 소비자
거래 대상 지역 거래 시간	전 세계 판매 대상, 24시간 영업 글로벌 마케팅	일부지역에 국한, 제약된 영업시간 Closed Club
판매 거점 및 방법	Cyber Space(네트워크) 정보에 의한 판매	Market Place(시장, 상점) 전시에 의한 판매
고객 수요 파악	온라인으로 수시 수집 재입력이 필요 없는 디지털 데이터	영업사원이 수집 정보 재입력 필요
마케팅 활동	쌍방향을 통한 전자 메일 상호 대화식 마케팅	구매의 의사에 관계없는 일반적인 마케팅
고객 대응	고객 욕구 신속히 파악 고객 불만 즉시 대응	고객 욕구 파악이 지연 고객부란 대응 지연
소요 자본	홈페이지 구축 등에 상대적으로 적은 비용 소요	토지, 건물 등의 구입에 거액의 자금 필요

10.17.1 소비자의 경제적 효과

(1) 신대의 다양성

전자상거래는 실물 경제에 존재하는 지리적, 공간적인 제약을 극복할 수 있으며, 가상의 공간 속에서 전 세계 정보와 기업, 제품, 서비스를 선택할 수 있다.

(2) 편리성

소비자들은 편리성을 온라인으로 제품을 구입하는 가장 주요한 요인 중의 하나로 꼽는다. 인터넷을 통해서 쇼핑하는 것은 시간을 절약할 수 있다. 따라서 소비자는 상점을 방문하거나 상점 영업시간에 맞춰서 다른 일정을 조정할 필요가 없다.

(3) 풍부하고 좋은 정보

웹 소비자들은 보통 오프라인 소비자들보다 더 많은 정보를 가질 수 있으며, 이러한 정보 비교해서 정보의 질을 평가하고 선택할 수 도 있다. 또한 각종 쇼핑정보를 Intelligent Agent를 통해 비교하고 원하는 가격과 색상 등을 선택해서 구매할 수도 있다.

(4) 제품 가격의 인하

인터넷 전자상거래가 실물 경제가 지닌 지리적, 차별화 속성에 의한 시장의 구분이 사라지게 되고 전 세계적 경쟁체제가 도입되면서 업체 간의 가격 경쟁이 심화되고 지속적인 비용인하 노력으로 가격은 지속적 하락하고, 전자상거래에서는 실물 경제에서 발생되는 각종 비용 즉 매장 임대, 관리, 인건비 등의 축소로 가격 인하 가능성이 확대된다.

(5) 주문형 제품 제공

인터넷은 개별 고객들에게 주문형 제품을 제공할 수 있는 가능성이 높다. 웹을 기반으로 하는 기업, 그 중에서도 특히 방송사 및 신문사 등은 이미 각 고객의 요구를 만족시켜줄 수 있는 주문형 제품을 제공한다.

10.17.2 기업의 경제적 효과

(1) 효과적이고 경제적인 마케팅

고객 데이터베이스를 활용한 효과적이고 차별적인 마케팅을 수행할 수 있으며, 전통적인 마케팅 수단에 비해 저렴한 광고, 홍보, 고객 서비스를 실행할 수 있으며, 전체적으로 기업의 효과는 높이고 비용은 절감하고 고객 서비스의 질을 높일 수 있는 효과적인 수단이 된다.

(2) 구매 비용의 감소

EDI를 활용할 경우, 약 5에서 10% 정도의 조달 비용을 절약할 수 있으며, 만일 인터넷을 이용할 경우 감소폭이 확대된다.

(3) 재고 수준 감소

재고 수준의 적정 운용으로 서비스 향상 및 운영비용을 감소할 수 있다.

(4) 제품 생산 기간의 단축

공급자와 수요자간의 정보 교류 확대로 생산 소요 시간(cycle time)을 단축할 수 있다.

(5) 효과적인 고객 서비스

제품에 대한 설명, 기술적인 지원, 주문한 제품에 대한 진행 상황 등에 관한 정보를 온라인으로 보유하고 있는 것은 고객 서비스 담당자들이 보다 복잡한 질문을 처리하고, 대 고객 관계를 관리하게 함으로써 비용을 절감할 수 있을 뿐만 아니라 고객들을 보다 만족시킬 수 있다.

(6) 새로운 시장개척 및 판매 기회 확대

인터넷을 이용함으로써 시간적 및 공간적인 제약을 극복되기 때문에 새로운 시장을 개척하기 용이할 뿐만 아니라 판매의 기회가 확대된다.

따라서 이러한 소비자 및 기업의 경제적 효과는 결국 정부의 경제적 효과로 확대될 수 있으며, 전자상거래의 실현은 효율적으로 행정을 처리할 수 있으며, 대 국민의 서비스의 질 향상과 국민들의 고충을 신속하게 받아들일 수 있을 뿐만 아니라 즉각적인 대응이 가능하게 된다.

10.17.3 의료 EC

최근 인터넷에서 가장 활성화되고 있는 것이 바로 전자상거래(Electronic Commerce)이다. 인터넷 전자상거래는 전통적인 상거래와 달리 사이버 공간상에서 상거래 행위를 하는 것을 의미한다. 소비자는 인터넷에 연결하여 직접 제품을 살펴보고, 가격을 비교하고, 대금을 결제하면, 자신의 집으로 배날되는 일련의 사이버 상거래이다.

이와 같은 거래방식은 기업의 측면에서는 물류비용의 절감으로 인한 제품의 원가 절감, 기업 광고 효과 등 새로운 기업 이윤을 창출해 주는 경제적인 효과가 있다. 또한 소비자의 입장에서는 직접 매장에 가지 않고 안방에서 컴퓨터만으로 여러 제품을 검색하거나 가격을 비교하여 보다 저렴한 제품을 선택할 수 있으며, 선택된 제품은 자신이 원하는 장소에서 제품을 받을 수 있는 편리성의 효과를 얻을 수 있다. 이러한 전자상거래가 최근에는 일반 기업뿐만 아니라 국내 대학병원 및 특화된 개인병원에서도 자병원의 홍보를 위해 의료 전자상거래를 활성화하려는 조짐이 일고 있다.

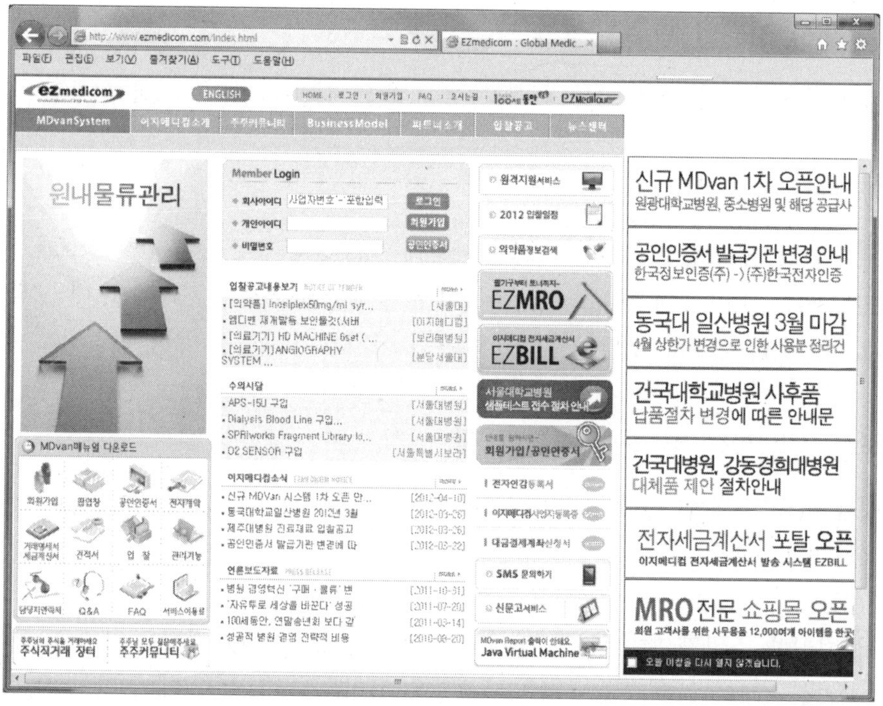

[그림 10-11] 인터넷 의료 전자상거래 홈페이지

현재 의료계 전자상거래 시장 규모는 약 20조 이상에 달하는 것으로 파악된다. 실로 엄청난 메리트가 있는 분야라고 할 수 있다. 이러한 의료 전자상거래를 보건복지부 주관으로 활성화하려는 목적은 의료부문의 경우에 있어서는 동일물품에 대한 물품명칭 및 표현양식의 다양화로 인한 업무의 효율성 저하와 부정확성이 가장 큰 문제점이며, 이로 인한 호환성의 결여로서 E-business화의 걸림돌로 작용되고 있다.

이와 관련해서 대한병원협회는 의료부문의 전자상거래 활성화를 위한 전자상거래 기반조성 사업단을 구성하여 "물품분류표준화"사업을 추진하고 있다. 이와 같이 병의원이 의료 전자상거래 도입을 통해 병원경영을 보다 내실 있는 운영을 하려고 하는데 있다. 현재 병원의 물류관리는 연간의료비 가운데 진료부문 4%, 관리부문 4%, 재료비, 관리비 등 기타 물류비용 27% 등 46%에 달하고 있다면서 의료 전자상거래의 도입을 통해 인건비, 재료비, 관리비 등에서 일어나는 일정비용을 절감할 수 있다. 결론적으로 의료 전자상거래 도입을 통해 1%의 구매원가를 절감하는 것은 한 병원의 수익률이 5%로 가정했을 때, 약 10%의 매출 증가와 같은 효과를 가진다고 생각할 수 있다.

이와 같이 인터넷의 사용이 급속하게 증가함에 따라 인터넷을 통하여 의료 전자상거래가 급속히 확산되고 있으며, 앞으로 인터넷상의 의료 전자상거래가 병원 거래의 엄청난 잠재적 시장을 제공할 것으로 예상된다.

10.18 전자상거래의 구현 사례

전자상거래의 구현사례는 그 범위 즉 개인과 기업간, 기업간, 개인과 정부간, 기업과 정부간에 따라 여러 형태로 나누어 살펴볼 수 있으나 여기서는 인터넷상에서 실질적으로 구현되는 사례를 중심으로 살펴보면 다음과 같다.

10.18.1 전자 소매

전자상거래의 대표적인 형태가 쇼핑몰을 이용한 물품 구매 방식일 것이다. 현재 인터넷을 통하여 서비스되고 있는 대부분 방식이 직접 사이트에 접속하여 회원 등록을 하게 되면, 소비자가 원하는 상품의 가격과 성능을 비교하여 구매를 하게 된다. 구매에 따른 대금 지급을 신용카드나 은행송금 및 기타의 방법으로 대금을 결제하게 되면 쇼핑몰에 따라 약간의 차이는 있겠지만 24시간 내 소비자 앞으로 배달이 이루어지게 된다. 이러한 쇼핑몰의 종류는 도서, CD, 전자제품, 가구, 꽃 배달 등 여러 쇼핑몰이 주류를 이루고 있다. 또한 최근에는 서비스 형태에 따라 다양한 쇼핑몰의 출현으로 인해 소비자들은 상품의 선택에 있어 불편을 해소하기 위한 쇼핑몰 가격 전문사이트 등도 등장하고 있기 때문에 소비자는 보다 저렴하고 안전한 거래를 할 수 있도록 가이드 역할을 하고 있다.

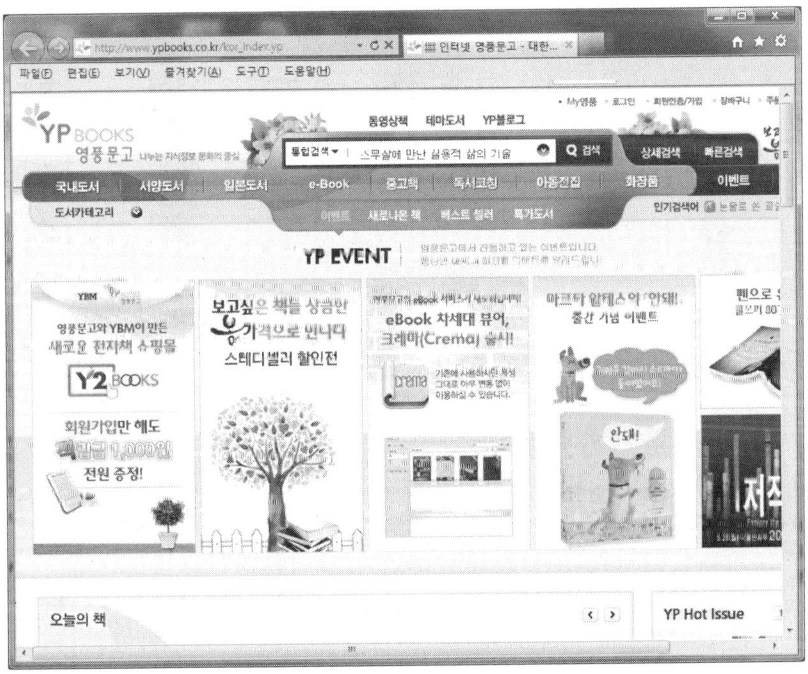

[그림 10-12] 전자 소매를 이용할 수 있는 영풍문고 홈페이지

10.18.2 전자 금융

최근 국내에서 전자 거래 기본법 및 전자 서명법이 1999년 7월 1일부터 시행됨으로 인해 기존의 은행들이 인터넷 뱅킹 서비스에 나서고 있다. 현재 국내에 9개의 일반은행 및 시중은행을 비롯하여 인터넷상에서 잔액 확인 및 송금 서비스를 받을 수 있게 되었다. 여기서 인터넷 뱅킹을 이용하는 방법은 사이버 은행이 요구하는 소정의 절차를 이행하고 인터넷상에서 전자 통장을 다운로드 받아서 설치하면 언제든지 이용할 수 있다. 인터넷 증권을 이용하여 많은 투자자들이 인터넷으로 주식 공모 및 주식 투자를 하고 있을 뿐만 아니라 최근에는 한국통신에서는 인터넷상에서 은행, 보험사, 증권회사를 통합적으로 이용할 수 있는 시스템을 가까운 기일 내에 구축을 하고 있다. 그리고 전자 자금 이체법과 관련하여 각종 금융 거래에 대한 법적인 보호 장치가 마련되게 되면 인터넷 금융은 상당한 발전이 예상되며, 각종 금융거래에 따른 보안 문제와 개인 프라이버시 보호 등이 마련되면 인터넷을 통한 금융거래는 상상을 초월할 정도의 발전이 예상된다.

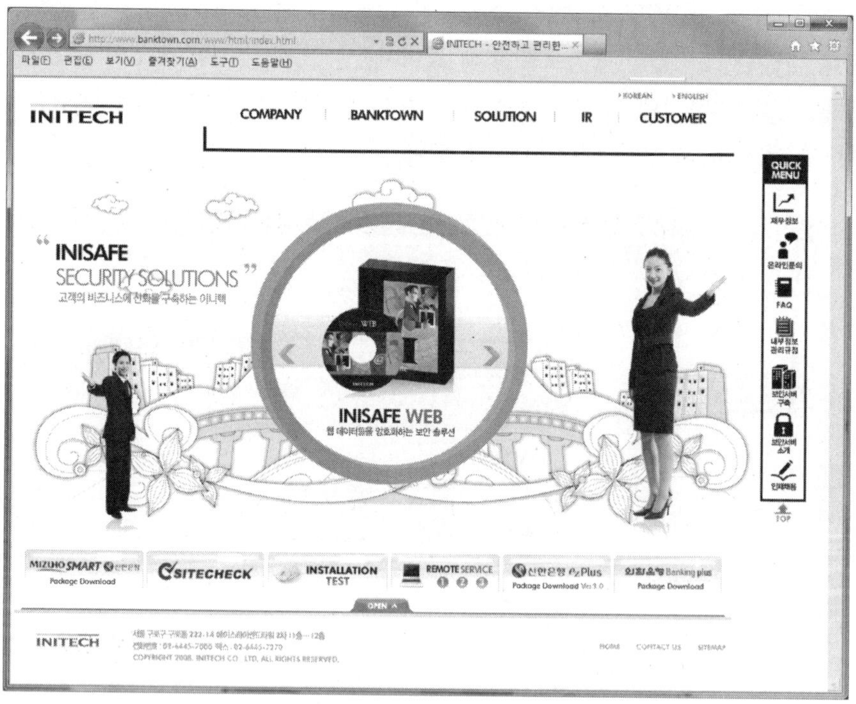

[그림 10-13] 인터넷 뱅킹을 활용할 수 있는 뱅크타운 홈페이지

10.18.3 전자 출판

인터넷에서 가장 정보를 많이 얻을 수 있는 곳이 전자출판과 관련한 사이버 메거진 일 것이다. 쉽게 말하면 사이버 메거진을 효율적으로 활용하면 최신의 정보를 많이 얻을 수 있다. 즉 인터넷상에서 서비스하고 있는 대부분의 사이트들은 용량 및 비용적인 측면에서 많은 정보를 제공하지 못하고 있지만, 전자출판 관련 사이트를 활용하면, 학습자들에게는 아주 유용한 정보를 무료로 정보를 서비스 받을 수 있다. 인터넷을 통한 각종 원격강의 등과 함께 연동되어 사이버 공간상에서 각종 교육 프로그램이 활성화되고 있을 뿐만 아니라, 다양한 포맷으로 학습을 할 수 있는 프로그램의 개발이 활발하게 이루어지고 있다. 또한 네트워크의 전송 속도의 개선으로 인해 화상회의, 원격강의 등 일대일 쌍방향 원격강의와 전자출판 형태도 다양하게 서비스를 제공하고 있다.

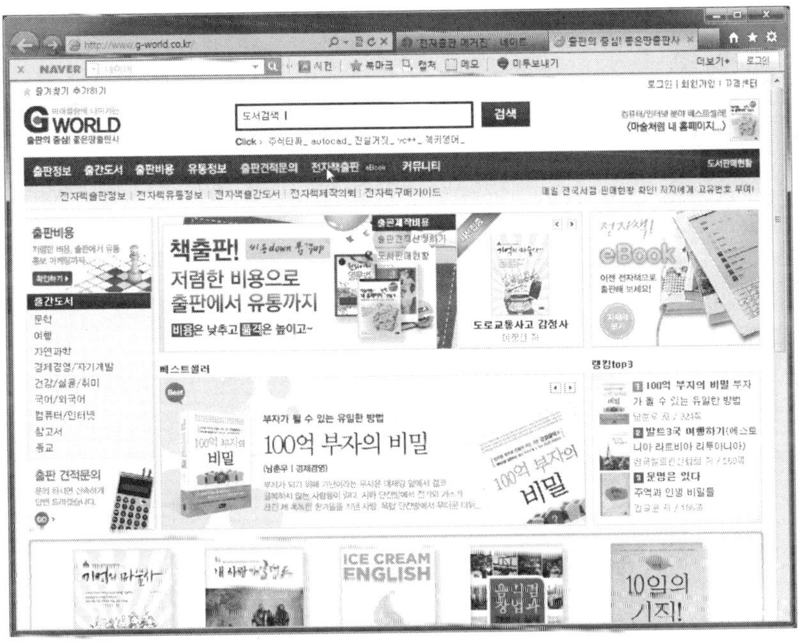

[그림 10-14] 전자출판 관련 홈페이지

10.18.4 전자 무역

인터넷 기술 즉 웹의 기술은 전 세계를 하나의 공동체를 형성하고 있다. 다시 말해 네트워크와 컴퓨터만 있으면 전 세계를 여행할 수 있다. 그 중에서 기업을 운영하는 사람에게는 더없이 편리하고 유용한 수단이 인터넷 일 것이다. 자사의 제품을 홍보하는데 있어서 저렴한 비용으로 전 세계를 대상으로 네트워크를 타고 홍보를 할 수 있다. 아직은 그 이용이 저조한 실정이지만 법적 제도적인 보완과 기술적인 보완이 이루어지게 되면 엄청나게 성장할 수 있는 잠재력을 가지고 있는 것이 바로 전자무역일 것이다. 현재 전자무역 즉 사이버 무역은 기존의 국제무역 구조와 비교해 볼 때 진행순서에는 별다른 차이가 없다고 할지라도 방법이나 수단에는 큰 차이가 있게 된다. 먼저 거래처를 발굴하거나 광고 마케팅하는 방법이 크게 달라지게 되며, 상담 및 계약체결을 위한 의사교환 방식도 기존과는 전혀 다르게 된다. 또한 대금결제도 전자화폐 등 전혀 다른 수단이 이용되며, 상품의 운송이나 물류도 항공 운송이나 국제특송 등이 활발하게 이용되고 있다.

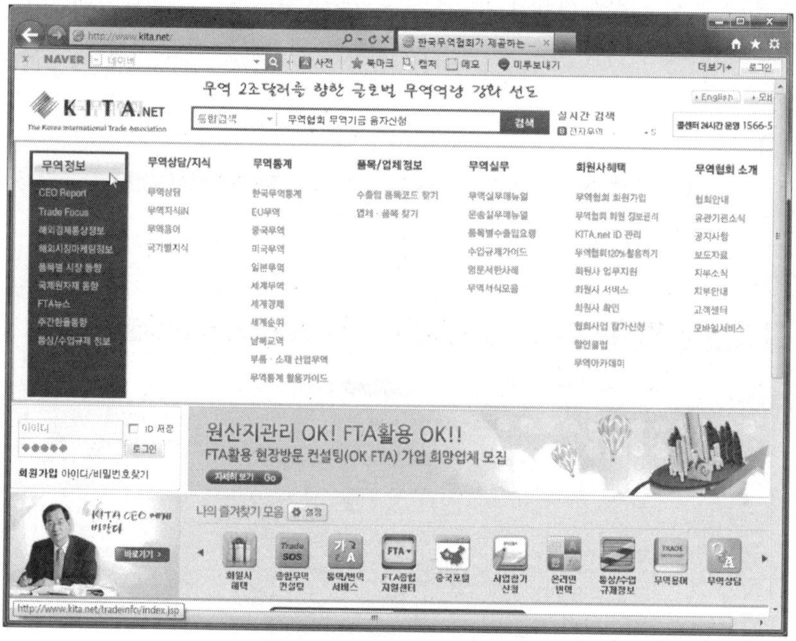

[그림 10-15] 전자무역 홈페이지

10.18.5 소프트웨어 및 영화 다운로드

인터넷에서 취급되고 있는 상품 중 무형의 상품으로써 가장 적합한 전자상거래의 형태가 바로 소프트웨어 거래일 것이다. 이는 거래가 이루어지게 되면 물리적인 이동 없이 바로 네트워크로 통해 거래가 이루어지게 되고, 대금결제가 이루어지게 되며, 상품의 이동도 간단하게 이동할 수 있기 때문이다.

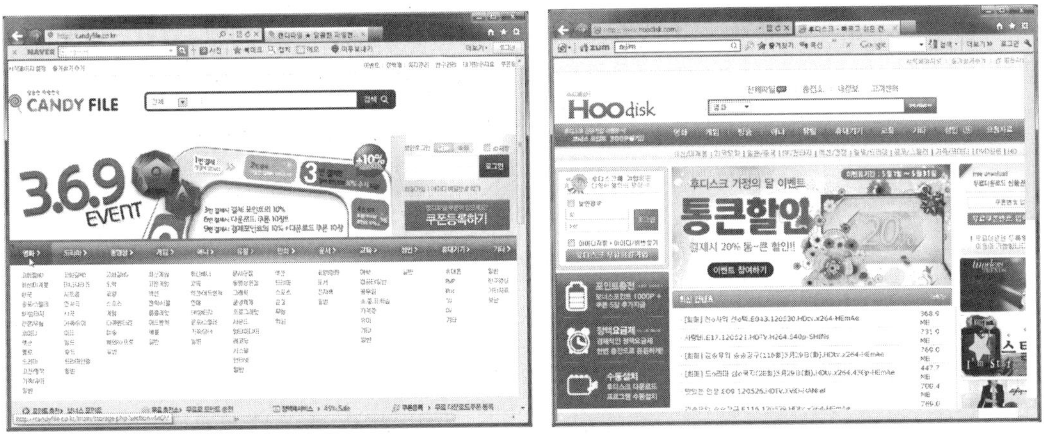

[그림 10-16] 소프트웨어 및 영화 다운로드 홈페이지

10.18.6 판매 및 서비스

인터넷은 정보교환 및 공유에서 한 걸음 더 나아가 실물 경제에서의 상거래 활동이 가상공간에서 상거래가 이루어지고 있는데, 이를 인터넷 전자상거래라고 한다. 국내에서는 1996년 롯데 쇼핑몰이 처음으로 사이버 쇼핑몰을 운영하기 시작해 최근에 약 800개 이상의 종합 쇼핑몰 및 전문 쇼핑몰이 운영되고 있다. 이러한 쇼핑몰에서 고객은 마우스로 클릭만 하면 원하는 상품을 구매할 수 있을 뿐만 아니라 기업에서 제공하는 각종 서비스를 인터넷을 통해

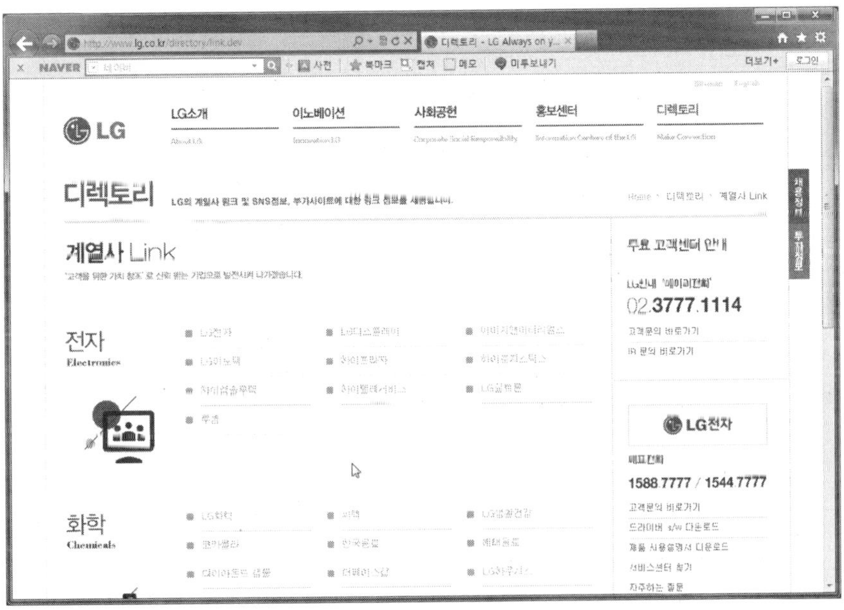

[그림 10-17] 판매 및 서비스를 위한 LG 홈페이지

받을 수 있다. 특히 무형의 상품인 경우에는 예를 들면 각종 소프트웨어, 음악 파일 등은 인터넷상에서 대금 지불과 동시에 다운로드 할 수 있기 때문에 장소와 시간에 구애됨이 없이 매매가 가능하다. 그리고 제품에 대한 하자 및 수리, 교환 등을 인터넷을 통해 서비스를 해 주고 있을 뿐만 아니라 소프트웨어적인 지원과 고객의 불만 사항, 설문 조사 등을 통해 자사의 판매 전략에도 반영하기도 하는 적극적인 자세를 취하기도 한다.

10.18.7 인터넷 증권 및 뱅킹

인터넷 증권은 웹에서 실시간으로 주식을 구입 및 판매하는 행위를 의미한다. 현재 인터넷에서는 실시간으로 주식 정보를 제공하고 있다. 주식 투자자들은 해당 증권회사의 프로그램을 이용하여 주식 정보를 얻고, 직접 주식 거래를 할 수 있다. 또한 인터넷 뱅킹 또는 홈뱅킹은 웹에서 자신의 예금확인, 송금, 자동이체 등이 가능하도록 한다. 현재 국내 대부분 금융사들은 이러한 인터넷에서 은행 업무를 할 수 있도록 서비스를 제공하고 있다.

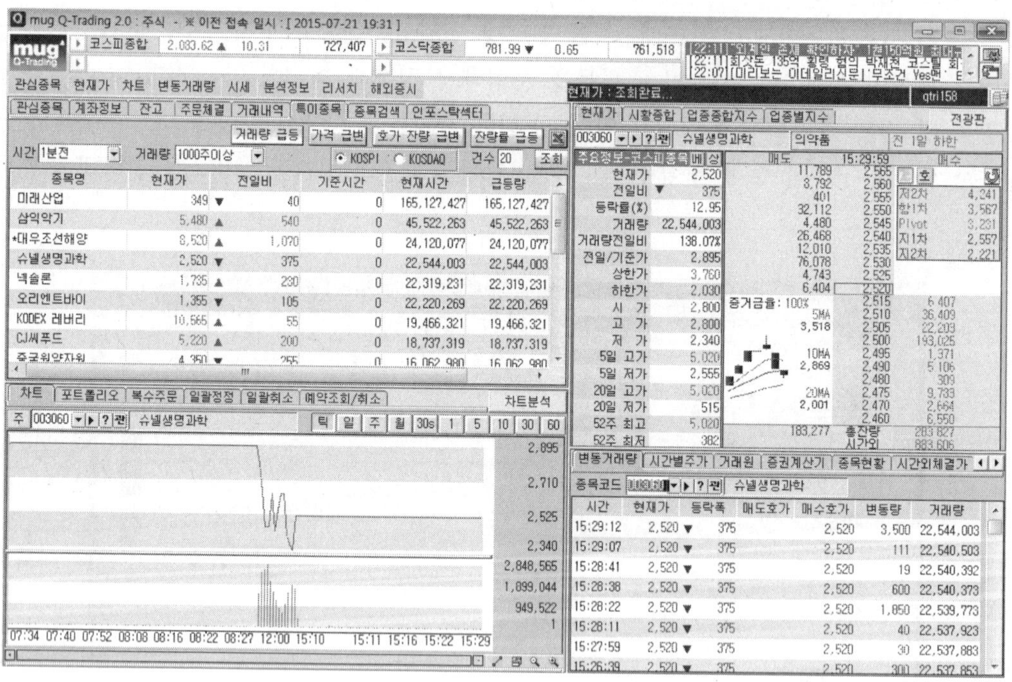

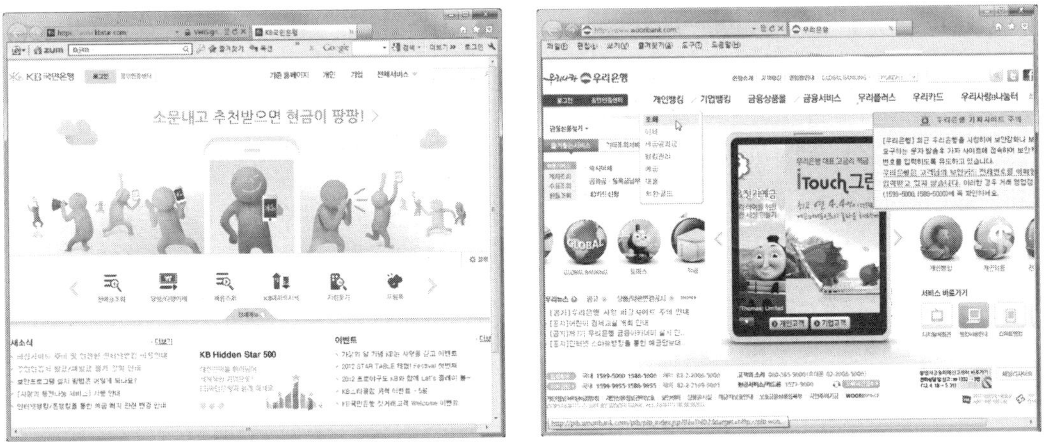

[그림 10-18] 주식투자 화면과 인터넷 뱅킹

10.18.8 인터넷 의료 마케팅

현재 국내 병원들은 의료 관광 산업의 활성화에 따라 치열한 고객 유치 경쟁 속에서 진료과목별 전문화와 시설 및 설비의 대형화를 추진하고 있다. 또한 의료서비스의 차별화를 위해 고객 중심의 환자 관리 지원 서비스 즉, 맞춤식 의료 지원 서비스, 의료 컨설팅 등에 대한 요구도 점차적으로 증가하고 있는 실정이다.

한편 의료복지사회에 대한 사회적 관심은 고령인구에 대한 의료 및 재활서비스에 대한 질적 변화를 요구하고 있으며, 이에 따라 일반 병원뿐만 아니라 요양 및 재활시설에서도 보다 차별화된 의료 서비스에 대한 수요가 증가할 것으로 예상된다.

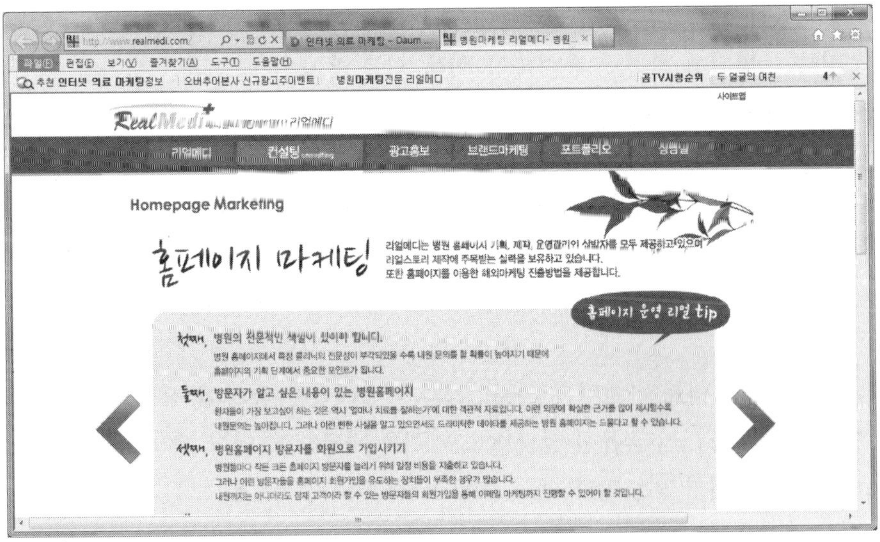

[그림 10-19] 인터넷 의료 마케팅 관련 정보 홈페이지

이에 맞게 현재 병원급 이상 및 기타 복지 기관은 현재 질병을 보유하고 있는 환자나 앞으로 발병 될 수 있는 예상 잠재 환자들이 자신의 건강을 최상으로 유지할 수 있게 진료 과정부터 맞춤식으로 코디할 수 있는 각 병원들의 독특한 시설과 이를 홍보할 수 있는 인터넷 매체를 효과적으로 활용할 필요가 있다. 이제는 의료기관도 과거 환자를 기다리는 방식에서 직접 찾아가는 방식으로 변모해야 하는데 유일하게 의료인과 환자가 가깝게 직접적으로 대화 및 질병에 대한 토의를 할 수 있는 장이 바로 인터넷 공간이다.

인터넷 마케팅의 주요 전략에 대해 알아보자.

인터넷을 이용하는 주요 목적은 광고일 것이다. 광고는 다른 매체를 통해서도 이용할 수 있지만, 인터넷을 이용하면 저렴한 비용과, 다양한 방법으로 홍보를 할 수 있다는 장점이 있다. 또한 자사의 홈페이지를 구축하고, 홈페이지를 홍보하고, 제품을 판매하고 그리고 소비자들의 다양한 의견을 수렴하여 마케팅 전략의 수단으로 이용하기도 한다. 특히 인터넷 마케팅은 인터넷을 이용하는 가장 중요한 수단 중의 하나라고 할 수 있다. 최근의 웹의 다양한 기법들이 개발되면서 인터넷을 이용한 기업 마케팅에 많은 투자를 하고 있다. 이것은 그만큼 시장의 잠재력과 무궁무진한 수요자들이 있기 때문이다. 따라서 다양한 잠재 수요자들에 대한 마케팅 전략을 수립하여 시장 공략을 하는 것이 무엇보다 중요하다 하겠다.

(1) 의료 마케팅 활용

최근 인터넷에서 가장 활성화되고 있는 것이 바로 의료 마케팅이다. 의료 마케팅은 과거 환자가 병원을 찾아오는 방식에서 이제는 병원이 환자를 찾아가는 방식으로 세월은 많이 변했다. 특히 한류 열풍에 힘입어 중국 및 일본, 유럽 등의 외국 관광객들이 국내 의료 관광으로 방문하는 경우가 대부분이다. 그러므로 국내 중소병원들은 이러한 외국인 의료 관광 자원들을 자신이 운영하는 병원에 환자로 유치하기 위해 의료 홍보에 집중적인 투자를 아끼지 않고 있다. 이에 맞추어 인터넷은 무한한 공간의 자원으로서 실질적인 높은 척도의 가치를 가진다.

인터넷은 누구나 열려있는 가상공간으로서 의료 마케팅을 자유롭게 활용할 수 있다. 특히 진료과목에 대한 전문화된 의료 수준 및 병원 시설을 집중적으로 홍보할 수 있는 유일한 장이다. 이러한 방식은 집에 앉아서 물건을 구입하는 인터넷 전자상거래와 유사한 방식이지만 의료 행위 후 환자의 예후까지 관리하는 방식으로 단순 인터넷 전자상거래와는 조금 차이가 있다.

결론적으로 인터넷 의료 마케팅은 환자(고객)가 인터넷을 통하여 직접 예상 진료나 치료 방식 및 향후 예상 예후까지 꼼꼼히 살펴보고, 가격을 비교하고, 일시 계약금 등 대금을 결제하면, 진료 및 치료를 위한 의료인과 진료 예약이 원스톱 방식으로 모든 게 처리되는 일련의 사이버 의료 상거래이다.

이와 같은 방식은 병원의 측면에서 보면 환자 유치를 위한 홍보비용의 절감으로 인해 의료 홍보비 절감, 병원 광고 효과 등 새로운 이윤을 창출해 주는 경제적인 효과가 있으며, 환자의 입장에서는 직접 병원을 찾아가지 않고 집에서 인터넷만으로 병원의 질적 수준과 의료인 진료 수준, 진료비 등을 비교하여 보다 저렴하고 높은 수준의 진료를 선택할 수 있는 효과를 얻을 수 있다.

현재 인터넷 의료 마케팅은 해결해야 할 과제들이 많이 남아 있지만 법적인 안전장치와 기술적인 보안장치가 확실하게 마련되면 의료 상거래가 차지하는 비중은 계속 높아질 것으로 예상된다. 특히 외국인의 경우 대부분 인터넷을 통해 국내 병원에 예약 접수가 이루어지기 때문에 향후 인터넷을 통한 의료 상거래는 현재 보다 훨씬 많이 이용될 것으로 기대된다.

(2) 인터넷 의료 마케팅이 갖추어야할 조건

인터넷의 사용이 급속하게 증가함에 따라 인터넷을 통하여 병원(의료인)과 환자(고객)간의 진료 상담 등이 점차 확산되고 있으며, 이를 발판으로 인터넷상의 의료 상거래가 병원의 측면에서는 환자 유치 따른 엄청난 잠재적 시장을 제공할 것으로 예상되므로 이것이 바로 의료 상거래의 주된 모습이 될 것인데, 이러한 인터넷 의료 마케팅이 갖추어야할 조건은 다음과 같다.

1) 신뢰성 확보

인터넷 의료 상거래 과정에서 네트워크에 문제가 발생하게 되면 발생 원인을 찾을 수가 없으며 또한 문제 발생에 대한 이의를 제기할 수도 없다. 특히 의료 상담과정에 발생되면 더욱더 그러하다.

2) 저렴한 비용

산업사회에서 정보화 및 지식 사회로 이행하는데 있어서 모두 지식 정보를 공유하기 위해서는 사회적인 정보 인프라의 구축과 저렴한 비용으로 이용할 수 있도록 하여야 할 것이다.

3) 보안 유지

인터넷은 개방형 시스템으로 인해 악의적인 마음만 먹으면 쉽게 해킹을 할 수 있다. 즉 환자 입장에서는 자신의 질병에 대한 프라이버시에 대한 불안한 마음을 가지고 있기 때문에 추가적인 안전장치가 필요하다. 따라서 철저한 보안 프로그램의 개발과 개인정보의 보호에 대한 관심과 법적인 장치를 마련하여 안심한 의료 진료 상거래를 할 수 있어야한다.

4) 과장된 병원 정보

인터넷은 불특정 다수의 사용자가 사용할 수 있는 개방형 시스템으로 전 세계의 네트워크가 연결되어 있다. 시시각각으로 변하는 지구촌에서 일어나고 있는 최신뉴스, 새로운 질병 정보, 병원 정보 등 유용한 정보가 있는 반면에 과장된 유해한 정보도 상당히 많이 있다. 따라서 이에 대해 관계 기관에서는 철저한 관리 감독과 대비책을 마련하여야 할 것이다. 특히 외국인들의 의료관광은 병원 홈페이지를 이용하는 경우가 대부분이므로 관계 기관은 철저한 관리 감독이 필요하다. 현재 국내에서는 의료 기관 인증제를 점차 도입하고 있는 실정이므로 병원의 질적 수준에 대한 문제는 점차적으로 해결될 수 있을 것으로 보인다.

5) 다양한 의료 서비스 제공

인터넷을 이용하여 병원 및 의료 관련 기관에서는 환자를 위한 다양한 의료 정보 서비스에 아끼지 말아야한다. 특히 여성들을 대상으로 미용, 피부, 각종 성형은 매우 중요한 정보로서 양질의 정보를 제공하여야 할 것이다. 이 문제 또한 국내 의료 기관 인증제가 정착되면 많은 문제점이 해소될 것으로 보인다.

10.18.9 인터넷 광고

인터넷의 가장 큰 장점 중의 하나가 바로 광고의 효과를 극대화할 수 있다는 것이다. 기업의 홍보는 물론 개인적인 홍보도 인터넷을 통하게 되면 쉽게 할 수 있다. 그 이유는 다른 매체를 통해 광고를 하는 것보다는 훨씬 비용이 적게 소요될 뿐만 아니라 전 세계를 무대로 광고를 할 수 있다는 장점과 시간적인 제한이 없다는 장점을 가지고 있기 때문이다. 최근 이러한 인터넷 광고 방식도 다양화되고 있는 추세이다. 예를 들면 배너를 이용하여 광고하든 일반적인 방식에서 전자 메일, 즉석 복권, 게임 등을 통해 기업의 홍보를 하고 있다. 또한 인터넷 광고 대행업을 하는 웹 사이트도 출현하여 광고를 원하는 개인 또는 기업들의 홈페이지를 홍보해 주기도 한다. 기타 오프라인 상태에서 신문, 잡지, 디지털 TV 및 방송 등에서도 웹 사이트를 홍보하기도 할 뿐만 아니라 홍보의 차원을 넘어 이제는 인터넷 홈페이지를 통해 거래 당사자에게 자사에 제공하는 예를 들면, 제품의 제조 공정 과정, 주문형 상품, 선적시기 등의 다양한 서비스를 제공하기도 한다.

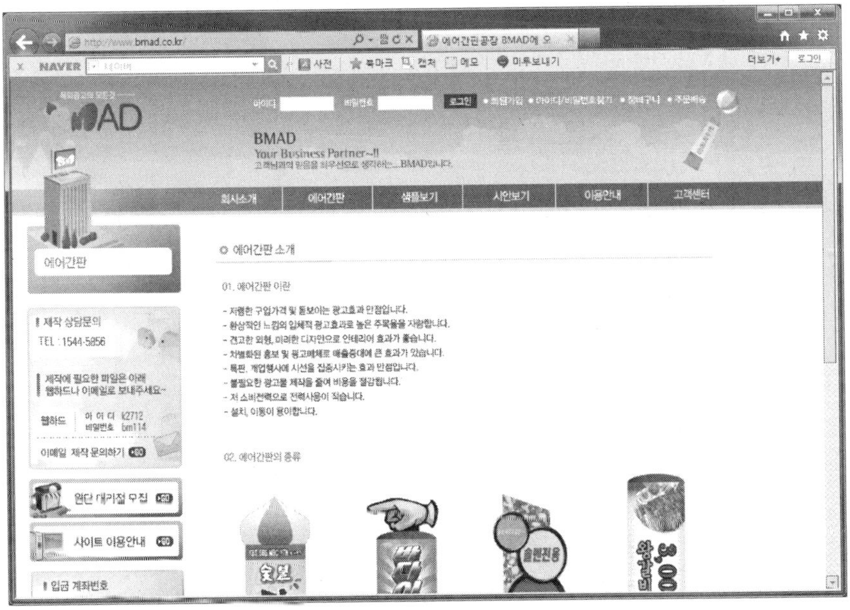

[그림 10-20] 인터넷 광고 홈페이지

(1) 인터넷 병원 광고

인터넷의 가장 큰 장점 중의 하나가 바로 광고의 효과를 극대화할 수 있다는 것이다. 병원이나 일반 기업의 홍보는 물론 개인적인 홍보도 인터넷을 통하게 되면 쉽게 할 수 있다. 그 이유는 다른 매체를 통해 광고를 하는 것보다는 훨씬 비용이 적게 소요될 뿐만 아니라 전 세계를 무대로 광고를 할 수 있다는 장점과 시간적인 제한이 없다는 장점을 가지고 있기 때문이다. 최근 이러한 인터넷 광고 방식도 다양화되고 있는 추세이다. 예를 들면 인터넷 배너를 이용하여 광고하든 일반적인 방식에서 전자 메일, 즉석 복권, 게임, 의술에 대한 시나리오 프레젠테이션 등을 통해 병원 또는 기업의 홍보를 하고 있다. 또한 인터넷 광고 대행업을 하는 웹 사이트도 출현하여 광고를 원하는 개인 또는 단체들의 홈페이지를 홍보해 주기도 한다. 기타 오프라인 상태에서 신문, 잡지, 디지털 TV 등에서도 웹 사이트를 홍보하기도 할 뿐만 아니라 홍보의 차원을 넘어 이제는 인터넷 홈페이지를 통해 거래 당사자에게 자사에 제공하는 예를 들면, 제품의 제조 공정 과정, 주문형 상품, 선적시기 등의 다양한 서비스를 제공하기도 한다.

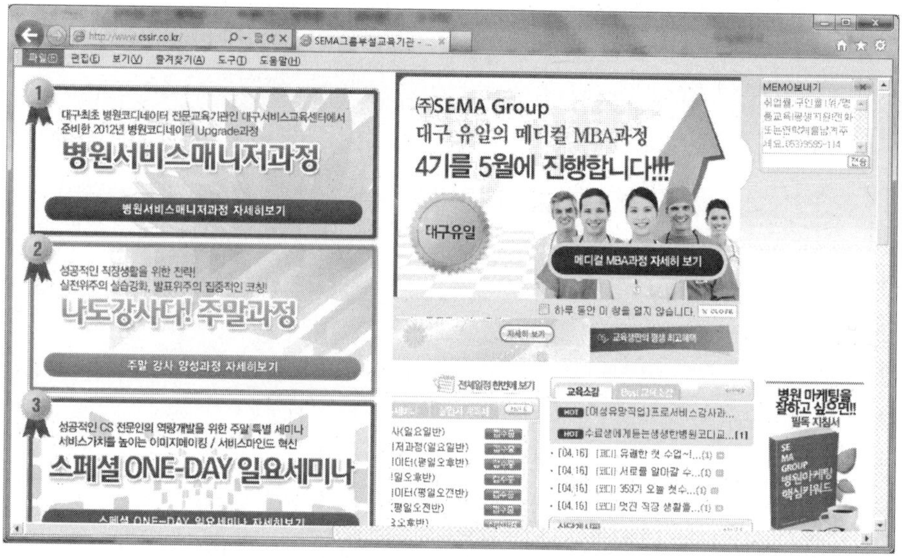

[그림 10-21] 인터넷 병원 광고 홈페이지

10.19 향후 인터넷 의료 정보

인터넷은 단순한 전자우편, 파일전송, 정보 수집의 차원을 넘어 병원 및 기업의 조직, 제품 홍보, 인트라넷을 이용한 기존의 사업지원 및 확장, 인터넷 의료 광고, 의료 마케팅, 재택 진료, 화상 진료 등 모든 제반 활동으로까지 이어지고 있다. 과연 미래의 인터넷은 어떠한 모습으로 변화할 것인가? 그리고 우리는 어떤 모습으로 바뀌어 갈 것인가? 공상 영화에서 보듯이 과연 그와 같은 모습으로 바뀌어 갈까? 과연 사이버 공간에서 어떠한 일이 벌어질 것인가를 상상해 보기 바란다. 현재 인터넷에서 활성화되고 있는 분야는 One-Stop-Service로, 각종 민원서류, 교육, 취미, 오락, 은행 및 병원 예약 업무, 등이 일반적으로 활성화 되고 있다. 또한 병원에서는 환자를 위한 진료 예약 신청, 화상 진료, 의사의 진단 결과까지 해결될 수 있으며, 병원 행정 전반까지도 인터넷을 통해 해결할 수가 있다.

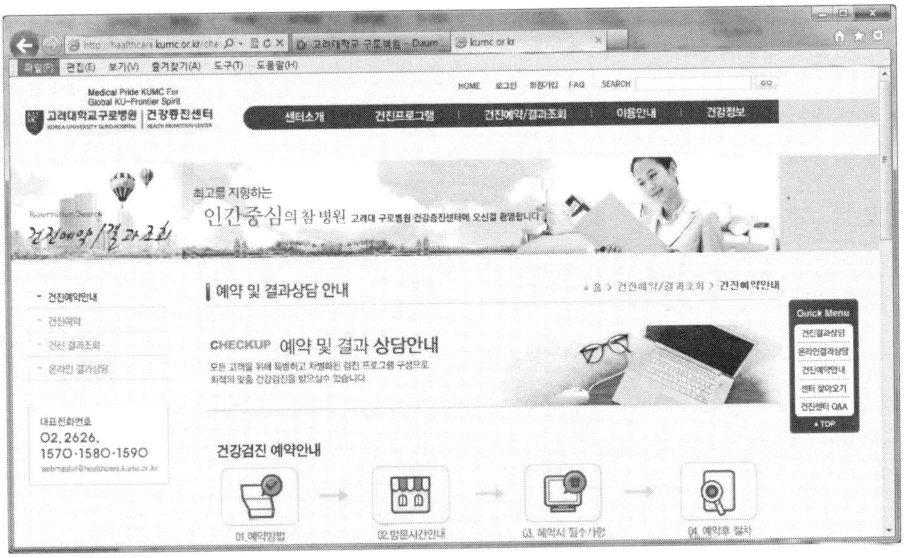

[그림 10-22] 병원 예약 서비스 홈페이지

기타 행정, 민원, 구매, 영업 관리 등 모든 거래 행위를 사이버 공간상에서 활성화될 수 있다. 이렇게 되면 개인은 집에서 재택근무, 진료, 구매 등, 병원 및 기업의 경영주는 컴퓨터에 앉아서 모든 고객을 관리할 수 One-Stop-Service을 수행할 수 있다. 그야말로 컴퓨터의 세상 즉 인터넷의 세상이 되는 것이다.

10.20 인터넷 전자상거래 보안문제

개방화된 인터넷상에서 보안은 심각한 문제로 대두되고 있다. 최근 인터넷의 보급이 확산됨에 따라 개인이 직접 서버를 운영을 하다 보니 과거의 유닉스 계열의 보안문제에서 각종 운영체제 즉 유닉스, 리눅스, 윈도우 NT 등의 보안 문제가 새롭게 등장하고 있다. 인터넷의 활성화로 인한 ISP 업체의 등장으로 인터넷 접속의 용이성과 시스템 및 네트워크망 관리자의 보안 인식부족 등 현재 인터넷상에서 여러 문제점이 대두되고 있다.

전자상거래는 개방형 네트워크를 통하여 거래가 이루어지며, 거래상대방과 직접적인 접촉이 없이 매매거래가 체결된다. 이것은 바로 전자상거래에 있어서 장점이자 상호간의 신분에 대한 인증이 쉽지 않다는 단점으로 작용한다. 사이버 공간상에서 거래의 원활화를 위해서는 거래 정보에 대한 보안대책이 해결되지 않고서는 완전한 전자상거래의 실현은 어렵다는 것이다. 특히 인터넷을 통하여 안전한 전자상거래를 행하기 위해서는 우선 거래상대방의 신원을 확인

할 수 있는 본인 인증이 이루어져야 하고 거래내용에 부정이 없는 것을 증명하는 구조가 수반되어야 하며 거래 내용에 대한 제 3자에게 노출되지 않게 기밀성을 보장하는 암호화와 다른 사람에 의한 변조 및 봉인이 작성한 사실이나 내용을 부정할 수 없게 하는 전자서명기능을 채택한 프로토콜 등이 필요하다.

따라서 인터넷은 이러한 개방형 시스템으로 악의적인 마음만 먹으면 쉽게 해킹을 할 수 있다. 최근 들어 인터넷 상거래의 활성화로 인해 인터넷상에서 대금을 결제하거나, 사이버 은행, 사이버 증권, 의료 마케팅 등을 이용하는 일이 많다. 그러나 아직까지 일반 소비자들 입장에서는 보안에 대한 불안한 마음을 가지고 있기 때문에 자신의 정보 노출을 꺼려하거나 쇼핑몰에서 물품 구입에 수반한 대금 결제부문에서 있어서도 불안감을 느끼고 있다. 또한 현재 인터넷을 이용한 의료 마케팅 등은 고객의 차원에서는 인터넷상에서 진료 및 향후 치료 예후까지 예측할 수 있게 각 병원들이 다양한 방법으로 광고하고 있기 때문에 이 또한 고객의 측면에서 사이버 공간의 병원들은 고객이 상담한 기타 여러 정보에 대해 철저한 관리가 필요하다.

일부 소비자들의 심리는 인터넷 상거래 및 의료 마케팅의 활성화에 대해 심리적 불안감이 장애요인으로 지식 정보화의 걸림돌이 될 수 있다. 따라서 철저한 보안 프로그램의 개발과 개인정보의 보호에 대한 관심과 법적인 장치를 마련하여 안심하고 상거래를 할 수 있도록 하여야 할 것이다. 인터넷은 개방형 TCP/IP 체제하에서 일반 사용자들은 보다 쉽게 이들 정보에 접근이 가능함으로 인해 인증이나 개인의 사생활 및 개인 정보 등의 전자상거래 보안문제는 인터넷 전자상거래에 있어 가장 중요한 문제가 된다.

보안에 대한 요구사항은 ISO에서 제시하는 전자상거래를 사용하는데 반드시 확보가 되어야 할 5가지가 있다.

(1) 인증

인증(Authentication)은 전자상거래에서 상대방의 신분과 자격여부를 확인하는 것으로 상대방 혹은 상대방의 컴퓨터와 최초 연결이 이루어질 때 필요하다. 인증은 크게 한쪽만을 확인하는 일 방향 인증과 양측 모두를 확인하는 쌍방향 인증으로 나누어진다. 인증의 방법은 미리 등록된 비밀번호 또는 비밀 키를 사용하게 된다. 그러나 유무선 전산망을 통해 원거리에 서 비밀번호나 비밀 키를 확인하는 것은 중간에서 도청 당할 가능성이 매우 높다.

(2) 접속 제어

접속제어(Access Control)는 시스템에 들어온 사용자가 정보를 취득하고자 할 때 사용할 수 있는 권한이 있는지 여부를 판단하는 것을 의미한다. 보호가 필요한 정보자원에 대하여 사용자별로 관리자가 임의적으로 사용 권한을 부여할 수 있도록 하거나 사용자에게 보안 등급과 사용분야를 부여하고 권한을 통제하는 방법을 사용한다.

(3) 기밀성

기밀성(Confidentiality)은 중요 자료가 외부에 불법적으로 누출되거나 도청되지 않도록 하는 것을 의미한다. 현재 단일 데이터의 완전성 및 단위 데이터 전체의 순서를 보호하는 방법과 전자 데이터를 암호화하여 데이터의 변화와 파괴를 방지하는 방법이 있다.

(4) 무결성

무결성(Integrity)은 전자상거래에서 사용되는 정보가 정확하고 믿을 수 있는 정보가 될 수 있도록 하는 것이고, 비 인가자가 마음대로 변경할 수 없도록 하는 것이다. 현재 단일 데이터의 완전성 및 단위 데이터 전체의 순서를 보호하는 방법과 전자 데이터를 암호화하여 데이터의 변화와 파괴를 방지하는 방법이 있다.

(5) 부인 봉쇄

부인 봉쇄(Non-repudiation)는 자료를 송수신 하는데 있어서 사용자가 자신의 행위 사실을 부인할 수 없도록 하는 것이다. 대표적인 기술로는 전자 서명이 있는데, 이는 메시지 변조와 송신자가 부인하는 것을 방지할 수 있다.

10.21 전자상거래와 법률적 문제

정보통신기술의 발달로 새롭게 노입되고 있는 거래방식인 전자상거래는 기존의 서면 및 사람과의 대면거래와는 달리 쌍방향적이고 다수 대량으로 이루어진다는 점 등 여러 가지 차이점을 가지고 있다. 이에 따라 법적인 측면에서도 기존의 법 이론을 그대로 적용하기는 어려운 면이 있나. 또한 소비자와 기업 간 또는 기업과 기업 간, 기업과 정부 간의 전자거래를 안심하고 거래를 하기 위해서는 법저 제도적인 장치가 마련되어야 할 것이다. 따라서 기존의 상거래 방식과 전자상거래에서의 법적인 측면을 볼 때 다음과 같은 문제점을 고려하여야 한나.

① 전자적인 형태의 문서에 법적인 가치 부여 문제
② 전자상거래의 계약 체결시기와 하자 문제

③ 전자상거래와 소비자 보호 문제
④ 전자 인증과 관련된 문제
⑤ 전자화폐와 전자결제 등 전자자금 이체와 관련된 문제
⑥ 전자상거래와 조세 문제
⑦ 전자약관 문제
⑧ 전자상거래와 프라이버시 문제 등 다양한 문제점을 가지고 있다.

현재 이러한 문제점에 대해 점차적으로 해결되고 있지만 국제적으로는 각국의 사회적, 문화적, 법률적 차이에 따라 전자상거래의 형태가 다양하기 때문에 국제적 상거래로 인한 분쟁의 합의점을 찾는데 아직도 많은 어려움이 산재되어 있다. 이러한 문제가 조속히 해결된다면 소비자가 안심하고 자유롭게 전자상거래를 이용하게 될 것이다.

참고 문헌

01. 경영과 컴퓨터, Oct. 2004.
02. 강성홍외8, "보건정보관리학", 청구문화사, 2001.
03. 권덕문외23, "의료영상정보학", 대학서림, 2004.
04. 광주광역시교육청, "21세기 교육정보화를 지향하는 광주교육 알기 쉬운 정보 통신 용어의 해설(IV)", 혜성, Oct. 2000.
05. 김신효외 3, "의료정보화 및 보안 기술 표준화 동향", 전자통신동향분석, Vol. 21, No. 6, Dec. 2006.
06. 김자희, IE 매거진, 2005년 여름호.
07. 김영일외2, "의료영상정보학", 대학서림, 2004.
08. 김창환, "유비쿼터스 환경에서의 의료정보화 기술 동향", 주간기술동향통권 1383호, 정보통신연구원, Feb. 2009.
09. 김영일외4, "의료영상정보학", 대학서림, Aug. 2007.
10. 고창순, "보건의료정보학", 현문사, Sep. 2003.
11. 남태희, "ASP 프로그래밍 활용", Jan. 2003.
12. 남태희. "CGI와 PHP 활용", Jan. 2001.
13. 남태희, "HTML과 나모 웹 에디터5 활용", Aug. 2002.
14. 남태희, "Matlab 디지털의료영상처리", 글로블, April. 2011.
15. 남태희, "컴퓨터과학총론", 21세기사, Jan. 2004.
16. 남태희, "컴퓨터정보응용학", 월송, Aug. 2013.
17. 남태희, "메디컬정보학", 대학서림, Jan. 2014.
18. 남태희, "보건의료정보학", 대학서림, Feb. 2008.
19. 남태희외7, "병원정보관리학", 메디시언, Feb. 2016.
20. 남태희외1, "의료전산학개론", 월송, Jan. 2014.
21. 남태희외7, "의료정보관리학", 메디시언, Mar. 2011.
22. 남태희, "유닉스 시스템", 진영사, Jul. 2000.
23. 남태희외5, "인터넷활용과 전자상거래", Feb. 2000.
24. 남태희, 김석태, 조성진, "90/150 NBCA 구조를 이용한 영상 암호화", 한국해양정보통신학회, 2009년도 춘계종합학술대회, Vol. 13, No. 1, pp. 152-155, May. 2009.
25. 남태희, "CAT를 이용한 의료영상보안기술", 한국멀티미디어학회, 2012년 춘계 학술발표대회 논문집, Vol. 15, No. 1, pp. 332-335, May. 2012.

26. 남태희, 김석태, 조성진, "IBCA에 기초한 여원 MLCA와 2D CAT를 이용한 영상 암호화", 전자공학회논문지, Vol. 46-SP, No. 4, pp. 34-41, Jul. 2009.
27. 남태희, 김석태, 조성진, "LFSR과 CAT을 이용한 영상 암호화", 한국해양정보통신학회, 2009년도 춘계종합학술대회, Vol. 13, No. 1, pp. 164-167, May. 2009.
28. 남태희, 김석태, 조성진, "LFSR과 2D CAT를 이용한 단계적 영상 암호화", 한국해양정보통신학회논문지, Vol. 13, No. 6, pp. 1150-1156, Jun. 2009.
29. 남태희, "MLCA와 1차원 셀룰라 오토마타 변환을 이용한 새로운 의료 영상 암호화", 동주대학 논문지 제31집, Dec. 2009.
30. 남태희, 조성진, 김석태, "비선형 FSR과 2D CAT을 이용한 영상 암호화", 한국통신학회논문지, Vol. 34, No. 7, pp. 663-670, Jul. 2009.
31. 남태희, "비선형 MLCA와 1D CAT를 이용한 의료영상 암호화", 한국멀티미디어학회, 2012년 춘계 학술발표대회 논문집, Vol. 15, No. 1, pp. 336-339, May. 2012.
32. 대한의료정보학회간, "보건의료정보학", 현문사, 1999.
33. 대한의료정보학회외1, "의료정보관리사", 청구문화사, Aug. 2006.
34. 류시원, "보건복지포럼", Jul. 2002.
35. 박경모외, "한국표준질병사인분류의 분석과 개선안에 관한 연구".
36. 보건의료정보표준화위원회, "http://www.medistds.or.kr/"
37. 부수일외, "보건의료정보학", 계축문화사, Dec. 2003.
38. 신영수외, "임상의료정보학입문", Patrice Degoulet and Marius Fieshi, Springer, New York, NY,(번역), 1997.
39. 삼성경제연구소, "u-Health 시대의 도래(u-Health 관련 사업의 유형)", May. 2007.
40. 삼성경제연구소(제602호), "u-Health 시대의 도래", 2007.
41. 산자부, "e-Health 산업육성 로드맵", Jan. 2004.
42. 이인영, "인터넷 의료정보의 법률적 문제점", 대한병원협회지.
43. 이청희, 시큐아이닷컴(주) 컨설팅사업팀.
44. 인제대학교 부설 보건의료정보연구소, 홈페이지 "http://home.inje.ac.kr/~ihi/".
45. 정규원, "의료정보의 활용 및 보호".
46. 정보통신정책연구원, "초고속인터넷 서비스 시장의 특성 및 발전방향", 2001.
47. 정보통신연구진흥원, "u-Health 수요 전망과 시장개발 방향", Jan. 2006.
48. 조한익, "국민 복지를 위한 원격의료와 의료정보 표준화".
49. 진한엠엔비, "유비쿼터스 시대의 보건의료(u-Health 흐름도)", 2005.
50. 최길영외 4, "RFID 기술 및 표준화 동향", 전자통신동향분석 Vol. 22, No. 3, Jun. 2007.
51. 제17차 대한의료정보학회 추계학술대회 초록집 394-395.

52. 한국과학기술원, "초고속 정보통신기반 구축 시범사업의 수요에 관한 조사연구", 1998.
53. 한국 데이터베이스 진흥 센터 일부참조.
54. 한국소프트웨어진흥원 정책센터, "u-Health 산업의 최근동향", Aug. 2008.
55. 한국의료정보교육협회 편, "의료정보관리사", 청구문화사, Aug. 2004.
56. 한미라, 매경 지식경영아카데미우수논문.
57. Fuller. F, Manning. W, "Computers and Information Processing", A Division of international Thomson Publishing, 1997.
58. J. Giesl, and K. Vlcek, "Image encryption based on strange attractor", ICGST-GVIP Journal, Vol. 9, Issue No. 2, Apr. 2009.
59. K.W. Wong, S.H. Kwok, and W.S. Law, "A fast image encryption scheme based on chaotic standard map", Physics Letters A, Dec. 2007.
60. Larry. L, Nancy. L, "Computers & Information Systems", Prentice Hall, 1997.
61. Larry. L, Nancy. L, "Computers", Prentice Hall, 1998.
62. Menezes, A., van Oorschot, P., Vanstone, S. Handbook of Applied Cryptography, CRC Press, 1997.
63. N.K. Pareek, V. Patidar, and K.K. Sud, "Image encryption using chaotic logistic map", Image and Vision Computing, Feb. 2006.
64. O. Lafe, "Cellular Automata Transforms: Theory and Application in Multimedia Compression, Encryption, and Modeling", Kluwer Academic Publishers, Jan. 2000.
65. Vigenère Cipher. Wikipedia: The Free Encyclopedia. 21 Feb 2005, 21:58 UTC. 24 Feb 2005.
66. T.H. Nam, "Gradual Encryption of Medical Image using Non-linear Cycle and 2D Cellular Automata Transform", Korea Multimedia Society, Vol. 17, No. 11, pp. 1279-1285, Nov. 2014.
67. T.H. Nam, S.T. Kim, and S.J. Cho, "Image Encryption using Non-linear FSR and Complemented MLCA", 2009 International Conference of Maritime Information and Communication Sciences, Vol. 2, No. 1, pp. 168-171, Jun. 2009.

저자와의
협의에 의해
인지 생략

병원관리를 위한

컴퓨터 시스템

1판 1쇄 2017년 2월 15일

저 자 남태희 / 김영민
발행인 송광헌
발행처 북두출판사
주 소 서울특별시 영등포구 경인로82길 3-4
센터플러스 807호 (우) 07371
전 화 02-2164-2580~1
FAX 02-2164-2584
등 록 1993. 11. 22. 제 10-902 호

정가 : 30,000원

ISBN : 979-11-5906-187-5 93000

한국과학기술출판협회 회원사